感谢参与《〈中国绝经管理与绝经激素治疗指南〉解读》编写的所有专家。

《中国绝经管理与绝经激素治疗指南》

解 读

主 审 徐 苓 张绍芬 王惠兰

主 编 郁 琦 任慕兰

副主编 陈 蓉 张淑兰 吴 洁

人民卫生出版社

·北京·

图书在版编目（CIP）数据

《中国绝经管理与绝经激素治疗指南》解读 / 郁琦，
任慕兰主编 . -- 北京 ：人民卫生出版社，2024. 9（2025. 1重印）.
ISBN 978-7-117-36769-1

Ⅰ. R711. 51

中国国家版本馆 CIP 数据核字第 2024X71A58 号

人卫智网	www.ipmph.com	医学教育、学术、考试、健康，购书智慧智能综合服务平台
人卫官网	www.pmph.com	人卫官方资讯发布平台

《中国绝经管理与绝经激素治疗指南》解读

《Zhongguo Juejing Guanli yu Juejing Jisu Zhiliao Zhinan》Jiedu

主　　编：郁　琦　任慕兰
出版发行：人民卫生出版社（中继线 010-59780011）
地　　址：北京市朝阳区潘家园南里 19 号
邮　　编：100021
E - mail: pmph @ pmph.com
购书热线：010-59787592　010-59787584　010-65264830
印　　刷：北京盛通数码印刷有限公司
经　　销：新华书店
开　　本：889 × 1194　1/16　印张：15
字　　数：423 千字
版　　次：2024 年 9 月第 1 版
印　　次：2025 年 1 月第 3 次印刷
标准书号：ISBN 978-7-117-36769-1
定　　价：69.00 元

打击盗版举报电话：010-59787491　E-mail: WQ @ pmph.com
质量问题联系电话：010-59787234　E-mail: zhiliang @ pmph.com
数字融合服务电话：4001118166　E-mail: zengzhi @ pmph.com

　　"更年期"这一词汇现在变得非常热门，大抵出于这样几个原因：一是现代人类寿命逐渐延长，使得传统意义上的"长寿"变得唾手可得，"人生七十古来稀"早已成为过时的陈旧词汇。随着现代人类寿命逐渐延长，绝经在近70年成为一种普遍现象，其本质是卵巢这一女性必不可少的器官的功能衰竭。二是更年期的到来确实会给女性的身心健康、周边相关人群的心理感受，乃至整个医疗系统都带来非常大的影响。这是由于雌激素缺乏将伴随涉及多个系统的多种绝经相关症状，并与骨质疏松等许多极大占用医疗资源的老年慢性疾病相关。三是随着经济水平的提高，大众对于医学的要求已经从单纯的治病救人、延长寿命，改变为更加重视生活质量。

　　女性的价值不应该以生育能力定义。所谓"绝经"，就是到了一定年龄，女性身体的一个器官功能丧失了，而这一器官恰好是女性独有，且其所分泌的女性激素滋润着女性全身。因此，所谓"绝经女性"无非就是到了某一个年龄段需要补充其所缺少的激素的女性而已。现代社会，随着寿命的延长，人类将面临各种器官功能跟不上整体寿命的延长而相继衰退乃至衰竭的窘境。每个器官各有其功能衰退的轨迹，如甲状腺、胰岛和膝关节功能衰退，这就是老龄化。对于甲状腺功能减退适当补充甲状腺激素，糖尿病患者在医生的指导下补充胰岛素或其他药物，甚至给予膝关节严重退化不能行走者人工关节置换，都是为大众所接受的有效治疗方式，绝经激素治疗（menopause hormone therapy，MHT）本质上就是应对高龄化造成一个器官功能衰竭而采取的弥补措施。

　　为了使国内各级医师更好地管理和防治绝经期相关疾病、更新知识，并与国际接轨，国内绝经领域的各位专家在认真学习国际绝经学会、北美绝经学会、美国内分泌学会和亚太绝经联盟的最新相关指南后，结合我国的具体情况，遵循现代指南编写的规范，在独立的证据收集和梳理机构的循证医学专家的帮助下，从临床实际需求出发提出了27个核心问题（patient-interventions-comparisons-outcomes，PICO），广泛收集证据，就近百个建议形成了循证医学证据级别和专家推荐意见等级，编写了《中国绝经管理和绝经激素治疗指南2023版》（简称2023版指南）。在编写的过程中，各位医学专家、循证专家和助手们付出了难以想象的辛劳，针对每一个问题都查阅了大量文献，进行具有循证意义的总结。由于篇幅所限，这样的总结在2023版指南中往往仅浓缩为一小段，甚至只有一句话。为了让广大医务工作者更好地理解2023版指南的内容，能够更好地应用并指导临床工作，2023版指南编写专家组将重点PICO进行拓展和梳理，并形成了这本《〈中国绝经管理与绝经激素治疗指南〉解读》，为医务工作者提供参考。

　　本书出版之际，恳切希望广大读者在阅读过程中不吝赐教，欢迎发送邮件至邮箱renweifuer@pmph.com，或扫描下方二维码，关注"人卫妇产科学"，对我们的工作予以批评指正，以期再版修订时进一步完善，更好地为大家服务。

郁　琦

2024年7月1日于北京

目 录

上篇　绝经健康管理

下篇　绝经相关临床问题的处理

上篇
绝经健康管理

第一章

绝经健康管理的历史

第一节　全球绝经健康管理发展历程

东西方的古代医学均对"绝经"这一女性特有的生命历程早有论述。希波克拉底(约公元前 460 年—前 370 年)和亚里士多德(公元前 384 年—前 322 年)都在各自的论著中描述了"绝经",他们认为大多数女性到了 40 岁左右,子宫会变得"干而冷",不能维持月经,也失去了生育的能力。在古代中国,《黄帝内经》中也有记载,女性到了"七七"之年,也就是 50 岁左右,"天癸竭,地道不通",进入绝经阶段。此时多数观点认为绝经是生命衰老的必经之路,只需要也只能够顺其自然。但同时人们也观察到,绝经后女性更容易出现各种不适,由于科学发展水平的限制,当时很难对绝经这一现象做出解释,也无法对绝经带来的不适症状予以有效治疗。

随着人类平均寿命的延长,人们对绝经这一现象的观察和理解也逐步加深。19 世纪中叶,一些妇科医生以甲状腺治疗作为类比,使用动物的卵巢组织治疗女性围绝经期症状,疗效显著,而无明显不良反应,由此开启了激素治疗的先河。此后,科学家们通过研究证实了雌激素的存在和对女性生理周期的影响,证实绝经本质上是卵巢功能的衰竭,雌激素的缺乏。20 世纪初,从怀孕动物的尿液中提取和合成雌激素的方法在西方国家兴起,雌激素生产逐渐走向商业化。20 世纪 60 年代,美国妇科医生罗伯特·威尔逊在《芳龄永驻》(Ferminizing Foever)一书中指出,绝经是"一种严重的身心综合征",他称雌激素为"青春药丸",极力主张绝经妇女运用"大剂量激素"来延缓衰老带来的问题。此时正值第二波妇女解放运动的浪潮,威尔逊的观点被广泛转载和传播,雌激素疗法风靡一时,商业化口服雌激素产品成

为最受美国妇女欢迎的处方药。但此时,雌激素治疗的风险和适应证仍然疑云重重,很多医生对威尔逊的激进观点持反对和保守态度。此后,关于绝经后激素治疗的观点几经更新。1978 年国际绝经学会(International Menoause Society, IMS)成立,此后北美绝经学会(North American Menopause Society, NAMS)、欧洲女性与男性更年期学会(European Menopause and Andropause Society, EMAS)、亚太绝经联盟(Asia Pacific Menopause Federation, APMF)等国际学术组织相继成立,绝经健康管理问题逐渐成为全世界关注的热点。

随着雌激素治疗的开展,越来越多的研究证实雌激素疗法虽然显著缓解了围绝经期症状,却使得子宫内膜癌发病率增加,这一副作用导致绝经激素疗法陷入第一次低谷。但与此同时,有些研究发现,若加用孕激素,可以保护子宫内膜,防止子宫内膜过度增生,从而降低内膜癌风险。1971 年国际健康基金会首次在瑞士日内瓦召开关于激素补充治疗的大会,会议强调有子宫的妇女在补充雌激素时应周期性加用孕激素以保护内膜,并提出补充雌激素的目的是恢复妇女的健康,而并非使激素达到绝经前水平。20 世纪 80 年代后,激素治疗启用周期性加用孕激素的方案,但这种方案有周期性阴道出血,用药者生活上有所不便。在这种情况下,连续联合应用雌孕激素的方案应运而生,这种方案既保留了雌激素的益处,避免内膜癌风险升高,又不会引起周期性出血,因此大受欢迎,首个雌孕激素复合片于此时问世。同时,学界提出了"激素替代治疗"(hormone replacement therapy, HRT)这一术语,相较于旧称"雌激素治疗",可以完整概括更新后方案的特征,

也标志着绝经相关激素治疗的临床诊治趋于成熟。1990 年，由 IMS 主办的第六届国际绝经大会总结指出，理想的 HRT 应该不仅能有效缓解症状，还能预防泌尿生殖器官萎缩、预防绝经后骨质疏松、保护心血管功能、促进心理健康，同时无阴道出血、不增加致癌风险等。在本届大会提出了应用选择性雌激素受体调节剂（selected estrogen receptor modulator，SERM）的设想，即 SERM 对需要雌激素作用的靶组织起作用，如骨组织、心血管和脑组织等，而对子宫内膜和乳腺不起作用。这类药物用于绝经管理仍在探索中，目前北美地区已将第三代雌激素受体调节剂巴多昔芬用于有完整子宫的女性预防骨质丢失、缓解绝经相关症状，而不需额外添加孕激素。

为了进一步探索 HRT 对人体各系统的远期作用，全世界学者开展了许多大型前瞻性研究。1976 年美国启动了护士健康研究（nurse's health study，NHS），调查研究了 1.2 万名女性护士的健康数据后发现，在绝经初期、45~55 岁接受雌激素疗法的女性，患心脏病的风险较对照组下降 30%。20 世纪 90 年代，为了验证 HRT 对绝经后女性心血管疾病的预防作用，学者又相继启动了多项大规模多中心随机对照临床试验，其中较具代表性的是美国心脏与雌激素 / 孕酮替代研究（heart and estrogen/progestin replacement study，HERS）和妇女健康研究（women's health initiative，WHI）。

HERS Ⅰ 期、Ⅱ 期研究在 1998 年和 2002 年公布的结果显示，在对 2 763 名绝经后冠心病妇女随访后，发现 HRT 并不能降低该类患者的心血管事件风险，而深静脉血栓形成、肺栓塞和胆道手术风险增加，且在治疗开始后第 1 年内冠心病事件风险增加。WHI 研究则是一项针对 16 万余名更年期妇女的临床试验，分为 3 个随机控制的独立干预手段，探索其对绝经后妇女常见疾病的预防效果，性激素补充疗法是其中一项干预措施。雌孕激素联合治疗组的临床试验提前 5 年终止，平均随访 5.2 年，原因是该组浸润性乳腺癌的风险超过了已设定的安全范围，且总体健康风险超过益处，也不能用于冠心病一级预防。此类研究报告一经发表，立刻引起了医师、患者和媒体的疑虑与恐慌，HRT 再次陷入低谷。但由此使得学界反思，需要严格控制 HRT 的适应证，这为 HRT

临床应用的规范化进一步奠定了基础。本着冷静专业的态度，部分研究者发现，开始激素治疗的时机距离绝经时间的长短、开始激素治疗的年龄均可能影响 HRT 的心血管效应，而部分动物实验也佐证了这一点，2016 年"时机假说"（timing hypothesis）被提出，即 HRT 启动存在"窗口期"，在绝经早期应用雌激素，可以有效地延缓甚至逆转心血管病变的进展；而绝经晚期已经出现了动脉粥样硬化斑块，此时补充雌激素不能逆转这种病理改变，反而通过血管扩张和炎症反应，可能导致斑块脱落，使栓塞事件发生风险增加。经过反复思考、讨论，HRT 的使用开始逐渐恢复。

关于雌孕激素联合用药与乳腺癌风险的关联，自 20 世纪末至今，持续受到广泛关注。目前的观点认为，尚无激素治疗增加乳腺癌风险的直接依据；不超过 5 年的 HRT 并不增加乳腺癌风险，而超过 10 年的 HRT 轻度增加乳腺癌风险，但其风险小于肥胖、酗酒、缺乏锻炼等。人工合成的孕激素使乳腺癌风险增加，天然孕激素（黄体酮）和地屈孕酮则并不增加乳腺癌风险。在 HRT 治疗过程中，需要严格把控指征，定期全面评估，与乳腺外科充分合作。

随着人们对激素治疗的理解加深，其运用更加广泛，人们逐渐认识到 HRT 的范围很大，涉及的激素包括性激素、甲状腺激素和糖皮质激素等，而性激素的运用场景也包括围绝经期和绝经后、早发性卵巢功能不全以及妇科肿瘤生存者等，不同人群运用的激素类别和剂量也大不相同。为了进一步明确围绝经期和绝经后相关激素治疗与其他临床情况的区别，新的名词"绝经激素治疗"（menopausal hormone therapy，MHT）被提出，并在 2012 年被 IMS 认可并推荐。MHT 特指女性绝经相关的性激素补充治疗，包括单一雌激素治疗、单一孕激素治疗、雌孕激素联合等方法；需要强调的是，MHT 并不是完全"替代"卵巢功能，而是以最低有效剂量达到改善症状和预防疾病的目的。对 MHT 的认知在短短百年之内不断变化，有了如此进展，目前已经充分认识到在适宜人群中开展 MHT 对绝经管理有重要意义，应该继续在临床实践中密切关注 MHT 的效果和副作用，以达到更有效、更安全地提高绝经后女性生活质量的目的。

近年来，绝经综合管理的理念越来越受到重

视。良好的绝经管理不仅应该能够缓解绝经的各种不适症状,而且能在心血管、骨骼、认知等多个维度保障绝经女性的正常生活。此外,虽然经过长期研究,MHT 已经成为绝经管理中不可或缺的部分,但也存在严格的适应证和禁忌证,存在"治疗窗口期",同时也并不能一次性解决广大绝经后女性的各种问题。因此,非激素管理方面也绝不可忽视。绝经女性需要从绝经过渡期开始,开展全面的健康管理,包括定期体检、合理膳食、科学起居、增加社交和脑力活动、健康锻炼等。这些看似简单的生活方式调整,却是绝经女性中最能广泛应用的"治疗",医务人员应该担负起宣教与鼓励的职责,引导绝经女性改善生活方式,提高生活质量,做到持之以恒。在此基础上,严格把关,在适宜人群中加用 MHT,在非适宜人群中可以加用非激素类药物治疗,才能使绝经管理效益最大化。

时至今日,绝经健康管理理念已经日趋完善,且仍在不断探索之中。绝经激素治疗几经低谷与风波,但又屡屡峰回路转、重获新生。随着人类寿命的延长、人口老龄化的加剧,为广大围绝经期和绝经后妇女缓解症状、改善健康的任务更加艰巨,绝经健康管理仍需医学界、社会和媒体等各方的支持和共同努力。

(郁 琦 洪新宇)

参考文献

1. 郁琦. 绝经学. 北京: 人民卫生出版社, 2013.
2. 唐文佩, 张大庆. 生命过程的医学化——绝经成为疾病的历史与争论. 自然科学史研究, 2018, 37 (1): 117-127.
3. 罗敏, 崔小娟, 甄璟然, 等. 从活着到生活——绝经健康管理的发展沿革. 中国科学: 生命科学, 2021, 51 (8): 1024-1030.
4. 中华医学会妇产科学分会绝经学组. 中国绝经管理与绝经激素治疗指南 2023 版. 中华妇产科杂志, 2023, 58 (1): 4-21.
5. KOPERA H. The dawn of hormone replacement therapy. Maturitas, 1991, 13 (3): 187-188.

第二节　绝经健康管理的中国之路

绝经是指女性月经的永久性停止,本质是卵巢功能的衰竭。早在《黄帝内经》的《素问·上古天真论》一节中,就有对于女性生理周期的描述:"女子二七而天癸至,任脉通,太冲脉盛,月事以时下,故有子……七七,任脉虚,太冲脉衰少,天癸竭,地道不通,故形坏而无子也。"然而在新中国成立前,中国女性人均寿命较短,且由于传统观念对女性的束缚和大众文化程度普遍较低的限制,绝经问题并没有受到广泛关注。

随着我国人均预期寿命持续提高和人们对女性健康的重视程度逐渐提高,绝经过渡期和绝经后期这一重要的女性生命历程逐渐走入大众视野。根据《中国妇女发展纲要(2011—2020年)》终期统计监测报告,我国女性人均预期寿命从 2010 年的 77.37 岁提高到 2015 年的 79.43 岁,2020 年则进一步提高到 80.88 岁;而中国女性开始进入围绝经期的平均年龄为 46 岁,绝经的平均年龄在 48~52 岁。这意味着现代女性将会有超过 1/3 的生命在绝经过渡期及绝经后期度过。随着老龄化社会的到来,将会有更多的女性面临绝经过渡期和绝经后期,及其伴随的一系列远期健康问题。而随着妇女社会地位和文化程度显著提高,传统性别观念逐渐被淘汰和更新,越来越多的绝经过渡期和绝经后期女性开始主动寻求医疗帮助,以提高当前的生活质量、规划未来的健康管理。

如今,已认识到绝经会给女性带来一系列健康问题,如潮热出汗、情绪不佳、睡眠障碍及全身肌肉关节痛等绝经相关症状,以及由于长期缺乏雌激素引起的代谢性疾病风险增加,包括骨质疏松症、心脑血管疾病等。根据中华医学会妇产科学分会绝经学组发布的最新指南《中国绝经管理与绝经激素治疗指南 2023 版》(简称 2023 版指南),绝经管理的理念是在缓解绝经相关症状的同时,预防中老年慢性疾病的发生,即"治未病"。在绝经过渡期即应开始全面的生活方式调整,并在专业医务人员的指导下,在适宜人群中开展包括绝经激素治疗(MHT)在内的各项医疗干预。目前我国的绝经学理论和研究已取得长足进步,但当前的指南观点、团队架构的形成绝不是一蹴而就的,而是在曲折中前进、螺旋式上升的,结合国际研究形势和中国国情,不断完善而形成的体系。

自 20 世纪 70 年代起,欧美国家率先进入老龄化社会,绝经学研究成为热点。国内学界也逐渐认识到组织绝经学会的重要性,90 年代由北京协和医院葛秦生教授率先提出"绝经管理"的理念。1999 年,北京协和医院作为卫生部指定的主办单位,在全国范围内首次开展了 MHT 的医学继续教育。2000 年底,由北京协和医院张以文教授提议、林守清教授牵头,成立了中华医学会妇产科学分会绝经学组,共有 14 名委员,林守清教授任首届学组组长。同年 11 月,绝经学组在北京召开了第一届全国绝经大会。至此,绝经学研究在中国经历了从无到有的建立过程。然而,2002 年顶级医学杂志 *The Journal of the American Medical Association(JAMA)* 报道了 WHI 研究的最新成果,在这项随机、双盲、安慰剂对照的大样本研究中,接受雌孕激素治疗(每日结合雌激素 0.625mg 加醋酸甲羟孕酮 2.5mg)的女性在随访 5.2 年后患侵袭性乳腺癌的风险超过安全范围,且总体指标(血栓、冠心病、脑卒中、肺动脉栓塞等)明显弊大于利,因此这项研究被建议提前终止。这引起了医生、患者和媒体对于绝经后激素替代治疗的恐慌和困惑,全世界的激素替代治疗陷入低谷,在中国刚刚起步的绝经事业也变得异常艰难。在此背景下,中华医学会妇产科学分会绝经学组结合国内外专家的意见,提出应该审慎看待这个统计学结果,WHI 的研究结果只能说明特定人群(欧美人群)、特定药物(结合雌激素 + 醋酸甲羟孕酮)在特定时间(绝经时间较长、激素使用时间较长)的情况下,会出现特定的不良结果,因此临床中更应该严格把握适应证与禁忌证,个体化规范使用激素替代治疗。本着这个理念,2003 年中华医学会妇产科学分会绝经学组推出了中国第一个版本的《激素补充治疗临床应用指南》。2006 年 12 月,第二届全国绝经相关问题专题研讨会召开,也为重新审视 MHT 提供了契机,并推出了《绝经过渡期和绝经后激素治疗临床应用指南修订稿草案(2006 版)》,此后中国绝经管理和激素治疗指南紧跟国际研究进展不断更新完善。在这次大会上,还进行了第二届绝经学组成员的改选,成员达到

了 21 名,北京协和医院郁琦教授接任组长至今。2013 年,由郁琦教授主编的《绝经学》出版,该书以绝经学组的成员为主要骨干,同时还邀请相关领域的知名专家撰写相关章节,具有高度权威性、全面性,是国内第一本绝经学专业书籍。

近年来,国内多个医学社会团体也纷纷成立绝经相关专业学组,如中国老年保健协会更年期与妇科内分泌分会、中国医药教育协会生殖内分泌专业委员会、中国医药教育协会更年期教育专业委员会、中华预防医学会更年期保健分会、中国妇幼保健协会妇科内分泌分会等,在全国持续开展医学继续教育和大众科普教育工作。如今,越来越多的围绝经期女性开始主动就医。2014 年一项北京协和医院员工调查显示,有症状的院内女职工中约有 56.70% 主动就诊;一项发表于 2020 年的上海社区调查显示,有症状者中约 25.97% 的患者主动就诊,这一数据与女性医务人员相比仍明显较低。与此同时,中国围绝经期女性对 MHT 的知晓率逐年上升,2006 年一项报道显示北京城区女性绝经激素治疗知晓率为 19.1%;2017 年浙江省流行病学调查数据显示,MHT 知晓率为 71.76%。

随着中国绝经健康管理工作的不断推进,中国绝经管理工作逐渐得到国际同行的高度认可。2014 年至今,北京协和医院郁琦教授受聘担任国际绝经协会(IMS)官方杂志 *Climacteric* 的副主编,同时受该杂志委托,中华医学会妇产科学分会绝经学组创办了《更年期(中文版)》,推送绝经领域前沿文献,帮助各级医师更好地管理和防治绝经相关症状及疾病,更新知识,并与国际进展接轨。2019 年 5 月,中华医学会妇产科学分会绝经学组组长、北京协和医院郁琦教授由亚太绝经联盟(Asia Pacific Menopause Pederation,APMF)推举成为 APMF 主席,这也是中国首次担任 APMF 主席国。2021 年,第八届 APMF 绝经大会在中国杭州召开,会议邀请全球权威专家,就 MHT 与肿瘤学、大脑和精神疾病、健康生活方式、多学科协作等话题进行了广泛的学术交流与研讨。

2023 年,中华医学会妇产科学分会绝经学组推出了最新的 2023 版指南。本次指南的修订工作自 2021 年 5 月启动,经历 23 次线上专家讨论会议,邀请循证医学专家团队协助梳理证据,精

心推敲打磨,经过绝经学组全体成员共审、同行评议,历时 1 年 8 个月,最终于 2023 年 1 月发布。2023 版指南基于《中国绝经管理与绝经激素治疗指南(2018)》(简称 2018 版指南),参考 IMS 2016 版指南、北美绝经学会(NAMS)2022 版指南等国际最新指南,并紧跟 IMS 2022 年会议热点,结合中国特点及当前的临床需求,做出了系列更新:根据循证医学证据,修订了新的适应证、禁忌证和慎用情况;增加了对绝经期精神心理问题、绝经过渡期异常子宫出血等临床常见问题的关注;在 MHT 的长期获益与风险中,增加了"血液系统肿瘤"部分;增加了"MHT 的随访"部分;将围绝经期和绝经后女性性健康及避孕单独成章等。

基于 2023 版指南,笔者编写了本书,旨在进一步加强基层医生对绝经管理和激素治疗的理解。必须认识到,尽管绝经管理在中国的推广之路已经取得长足进展,但仍有众多绝经女性未得到充分的健康指导和治疗,城乡间差距依然存在。面对绝经管理在城乡间不平衡、不充分的问题,必须继续提升基层医务人员绝经管理业务水平,不断开展绝经健康管理的医学继续教育,让基层医生能够对患者进行正确的绝经健康指导和科普,解除绝经过渡期及绝经后期健康管理在基层的阻力。一方面,鼓励绝经过渡期和绝经后期女性改善生活方式,开展全面的健康管理,包括定期体检、合理膳食、增加社交和脑力活动、健康锻炼等,这些都离不开基层医生的参与;另一方面,基层医生也应疏导患者和公众对性激素使用的偏见和顾虑,在严格把控适应证和禁忌证的前提下,合理推广 MHT。希望在老龄化社会来临之际,本书能为基层绝经管理的推广和规范化作出相应的贡献。

(郁 琦　洪新宇)

参考文献

1. 郁琦. 绝经学. 北京: 人民卫生出版社, 2013.
2. 罗敏, 崔小娟, 甄璟然, 等. 从活着到生活——绝经健康管理的发展沿革. 中国科学: 生命科学, 2021, 51 (8): 1024-1030.
3. 中华医学会妇产科学分会绝经学组. 中国绝经管理与绝经激素治疗指南 2023 版. 中华妇产科杂志, 2023, 58 (1): 4-21.

第三节　2023 版指南的修订背景和工作概况

一、2023 版指南的修订背景

中国绝经健康管理的组织化工作起步较国外晚,但进展较快。自中华医学会妇产科分会绝经学组成立后,经过 20 余年的不懈努力,绝经管理在我国得到了越来越多女性的关注,其理念被广大医务工作者熟悉和接受,绝经管理的专业化队伍和组织已经发展壮大,国家的医疗保健政策制定也深度关注了更年期保健和绝经激素治疗。绝经学组在 2003 年首次推出了《激素补充治疗临床应用指南》,此后经历了一系列更新,主要有《绝经过渡期和绝经后激素治疗临床应用修订稿草案(2006 版)》《绝经过渡期和绝经后期激素补充治疗临床应用指南(2009 版)》《绝经期管理与激素补充治疗临床应用指南(2012 版)》《绝经相关激素补充治疗的规范诊疗流程》《中国绝经管理与绝经激素治疗指南(2018)》。

自 2018 年的中国指南发布后,绝经管理实践仍不断有新的证据积累。欧洲女性与男性更年期学会(EMAS)、英国更年期和女性健康学会(British Menopause Society & Women's Health)、韩国绝经学会(Academic Committee of the Korean Society of Menopause)及北美绝经学会(NAMS)等各地区绝经组织也相继更新了绝经管理的相关指南。2022 年 10 月 IMS 主办的第 18 届世界绝经大会在葡萄牙里斯本顺利召开,会议上对本领域的热点问题展开了热烈讨论。这些发展均促使了中国绝经管理指南更新工作的启动。

二、2023 版指南的修订工作概况

2023 版指南的修订工作在郁琦教授的倡导下于 2021 年 5 月启动,严格遵循指南制订的规则,成

立了指南写作组,并邀请专业的循证专家团队协助证据的收集和梳理,凝聚了中华医学会绝经学组全体成员的心血,最终在 2023 年 1 月发布。

(一) 指南修订过程中重点讨论的问题

1. 指南的呈现形式　本版指南修订的工作初始,写作组专家们经过反复讨论后,基于绝经管理内容的丰富性和复杂性,无法以有限的基于循证医学的核心问题(patient intervention comparison outcome,PICO)的形式呈现,在借鉴了 IMS、NAMS、EMAS 等发布的国际指南后,2023 版指南延续了叙述模式,在每部分内容后均精练了"要点",使相应部分的核心内容一目了然,使读者迅速抓住重点。

2. 指南写作的证据等级和推荐强度标准　2018 版指南应用了英国皇家妇产科医师协会(RCOG)推荐的证据水平和建议等级标准(UK green TOP)。近年来国际国内指南较多采用的是 GRADE 证据质量分级标准。

经过写作组反复讨论后,2023 版指南推荐意见采用更为简洁的方式,兼顾研究证据级别和专家推荐强度:1 类推荐为最高级别推荐,不仅基于高级别临床研究证据,专家意见也高度一致;3 类推荐为最弱推荐,无论基于何种级别证据,专家意见均存在明显分歧;2A 和 2B 类推荐介于两者之间。

3. 临床热点问题　2023 版指南由写作组专家提出了 27 个临床热点问题,循证团队将其转化为 PICO,并与写作组专家一同进行了系统的证据梳理工作。基于证据梳理形成了 95 个推荐意见,经全国绝经学组全体成员和特邀专家投票后,形成了最终的推荐级别。绝大多数推荐为 1 类或 2A 类,仅 2 处为 2B 类,无 3 类,说明该指南得到了专家们的一致认可。

(二) 主要内容的重要更新

中国女性的绝经症状与欧美女性不同,其传统观念、生活方式、疾病谱、可供选择的药物种类等均与西方女性存在较大差异。2023 版指南综合了国内外最新证据,并结合中国国情,是更适用于中国女性和中国医生的绝经健康管理指南。2023 版指南内容的重要更新如下。

1. 学术进展　首次对中国女性的绝经特征进行了描述;在适应证中增加了第四适应证——过早的低雌激素状态;禁忌证减少为 6 条,将血卟

啉症、耳硬化症和脑膜瘤变更到慎用情况,其他慎用情况也有相对改动,如子宫内膜异位症拓展为子宫内膜异位症及子宫腺肌病,胆囊疾病精确为胆石症。对乳腺癌生存者,未禁用局部用药,但强调了严格意义的阴道内雌激素制剂。结合中国市场的药物情况进行了药物和治疗方案的更新。强调 MHT 方案个体化选择,并给出了不同人群的具体方案推荐。针对多年来在绝经管理的医师教育实践中的热点问题,特别是 MHT 相关乳腺癌、MHT 中非预期出血以及子宫内膜厚度监测阈值等问题,给出明确的临床建议,这也是 2023 版指南的一大特色。在健康指导中,强调了减少压力、有氧运动和健康体检。

2. 新增内容　在绝经相关症状的治疗策略里新增了 3 部分内容,对绝经相关精神心理问题、其他躯体症状和绝经过渡期 AUB 等问题予以特别关注。在 MHT 的长期获益与风险中,新增加了"血液系统肿瘤"部分。细化"MHT 的随访"并单独成章作为第九部分。在第十部分专门阐述"围绝经期及绝经后女性性健康及避孕"。

3. 结构编排　增加了每小节的"要点",提高了指南的指导性和实践性。在流程图中对有关结构进行了调整。

三、编写指南解读的初衷和目的

在 2023 版指南的编写过程中,进行了翔实的证据梳理,各位核心编写成员和循证团队人员广泛阅读文献、总结数据,积累了大量证据,但有很多的学术内容囿于篇幅而未能在发表的指南正文里体现,因此在指南编写过程中也产生了在指南发表后编写指南解读一书的设想。

本书将通过 15 章的内容对 2023 版指南的全部内容进行细化解读,以利于各位读者加深理解、便于践行,也希望通过不断的指南临床实践为中国女性的绝经健康管理策略提供更多的真实世界证据。

(任慕兰　王艳)

参考文献

中华医学会妇产科学分会绝经学组. 中国绝经管理与绝经激素治疗指南 2023 版. 中华妇产科杂志, 2023, 58 (1): 4-21.

第二章

绝经健康管理的新进展

第一节　女性生殖衰老的生理变化和健康风险

一、2023 版指南要点

绝经是女性的自然生理过程,其本质是卵巢功能衰竭,引起雌激素波动性下降及缺乏,导致女性绝经相关症状,如月经紊乱、潮热出汗、睡眠障碍、情绪变化及全身肌肉、关节痛等;而且长期缺乏雌激素可增加代谢性疾病的风险,包括钙代谢和糖、脂代谢异常,增加骨质疏松症和心脑血管疾病等风险,严重影响了女性身体健康和生活质量。2023 版指南明确提及,根据 2018 年我国人口统计资料,50 岁以上的女性人口已超过 2 亿。绝经后期已经成为女性整个生命周期中最长的阶段。因此,2023 版指南强调,对围绝经期出现的绝经综合征进行合适的管理和临床干预是十分必要的。

二、2023 版指南相关内容的进展

2023 版指南是历版中国指南中首次提到"早绝经"的概念。绝经是指月经的永久性停止,属回顾性临床诊断。40 岁以上女性停经 12 个月,排除妊娠及其他可能导致闭经的疾病后,即可临床诊断绝经。40~45 岁绝经为"早绝经",40 岁之前出现卵巢功能衰退的临床表现称为早发性卵巢功能不全(premature ovarian insufficiency,POI)。2018 版指南提到了 POI 的概念,而这次早绝经概念的提出,意味着 40~45 岁绝经比正常年龄绝经危害更大,与 POI 一样需要更全面、系统的绝经管理。

2023 版指南重点在指导绝经相关临床管理,故对于生殖衰老过程中具体的生理变化特征并未行过多的描述,更多着眼于健康风险。

三、2023 版指南相关内容立场与推荐的依据

目前,依然有不少人片面地将围绝经期和绝经后的不适表现视作"完全正常的生理现象"。由于传统观念、文化程度等多种因素的影响,大众并未充分认识到绝经带来的危害。女性从育龄期过渡到老年期,发生了重要的病理生理改变,并且引发了相应的健康风险。

1. **生殖衰老与生育力改变**　从胚胎时期直至绝经,始基卵泡生长到闭锁的变化持续存在。妊娠第 16~20 周卵母细胞数量达到峰值,约 600 万~700 万。之后出现不可逆性减少,其速率与卵母细胞总数相关。20~30 岁女性处于最佳的生育状态,随着年龄增加卵巢功能开始逐渐衰退,卵母细胞数量和质量进行性下降。37.5 岁时卵泡池内大约剩余 2.5 万个卵母细胞,绝经前后仅剩 1 000 个左右。女性生育力下降主要由持续性的卵泡闭锁引起。然而,由于不同女性个体之间卵泡池起始数量、卵泡发育及闭锁速率等存在差异,即使生理年龄相同的女性,其实际生殖年龄也存在着一定的差别。同时女性生育力下降也受到环境、生活方式等诸多因素的影响。在围绝经期出现月经紊乱前,女性生育力往往已经严重受损。

2. **卵巢功能衰退与生殖内分泌激素变化**　女性生殖衰老过程中内分泌变化主要随着下丘脑 - 垂体 - 卵巢轴活动规律及调控激素改变。随着女性衰老,雌激素和孕激素分泌减少,血液循环中的雌激素从绝经前的雌二醇优势环境逐步过渡到以雌酮为主;与雌激素相比,孕激素更早不足或相对不足。在围绝经期到绝经后早期,雌激素

的变化模式包括缓慢下降、波动下降、升高后缓慢下降及升高后迅速下降4种情况。卵巢功能衰退早期，卵泡闭锁增加、卵泡发育不稳定，导致雌激素波动性变化，此时期卵泡刺激素（follicle-stimulating hormone，FSH）分泌增加，但黄体生成素（luteinizing hormone，LH）仍可保持正常水平。进一步地，当卵巢不再有成熟卵泡时，雌激素及抑制素对垂体的负反馈作用减弱，FSH将再次升高而LH随后上升。随着女性生殖内分泌的紊乱，雌激素长期缺乏将通过不同代谢及信号转导途径影响机体的各个环节，导致体重改变、糖脂代谢异常等，最终引起一系列健康风险。

3. **月经模式变化**　月经模式改变是卵巢衰老的重要体现，也是衰老过程中最容易鉴别的事件，生殖衰老研讨会分期+10（stages of reproductive aging workshop，STRAW+10）分期系统建议将过去10个月中发生2次邻近的月经周期长度变异≥7天作为进入绝经过渡期早期的标志，停经60天以上则为绝经过渡期晚期的标志。由于生殖衰老，女性进入围绝经期以后，发生异常子宫出血的风险显著增加。卵巢衰老过程中月经变化模式个体差异大，主要有月经稀发（月经周期长于35天，伴随经量减少及经期缩短，逐渐停止行经）或月经频发（月经周期短于21天），也有许多患者表现为完全无规律性的异常子宫出血，也有少部分人群月经模式为瞬间过渡，即月经戛然而止，不再来潮。长期的异常子宫出血包括月经过多、月经不规则、淋漓不尽等也可导致女性出现贫血与感染，甚至引起子宫内膜癌风险增加。

4. **绝经相关症状及其他健康风险**　随着生殖内分泌激素及代谢的改变，围绝经期及绝经后女性将面临诸多绝经相关症状和健康风险。其中，血管舒缩症状（vasomotor symptom，VMS）是最常见的围绝经期标志，主要表现为潮红、潮热、出汗等血管舒缩功能失调的症状。与此同时，绝经生殖泌尿综合征（genitourinary syndrome of menopause，GSM）的发病率高达65%~84%，包括生殖系统症状、泌尿系统症状以及性相关症状。此外，在性激素波动明显的时期如围绝经期，女性出现情绪障碍的概率更高。情绪障碍最主要的两种形式为焦虑和抑郁。在各种绝经相关症状的共同影响下，女性更容易在此阶段出现情绪障碍，其中抑郁相对更常见；既往有抑郁症病史的女性，在围绝经期和绝经后早期抑郁症复发风险更高。

绝经引起的低雌激素状态在更长远的阶段也将通过影响糖脂代谢、成骨活动等改变骨骼及心血管系统状态。绝经后骨质疏松症一般发生在女性绝经后5~10年，雌激素水平降低会减弱对破骨细胞的抑制作用，破骨细胞的数量增加、凋亡减少将导致骨吸收功能增强。另外，雌激素减少能降低骨骼对力学刺激的敏感性，使骨骼呈现类似失用性骨丢失的病理变化。在心血管系统方面，女性进入围绝经期后常出现心律不齐、血压波动、心悸等不适。心血管疾病（cardiovascular disease，CVD）是中老年女性最主要的死亡原因。研究表明，雌激素减少也是绝经后女性心血管疾病风险增加的关键因素。

长期以来"绝经"或"更年期"常含有贬义，绝经带来的种种不适易被忽视。正如2023版指南所述，"绝经"是女性到了一定年龄，身体的一个器官功能丧失了，而这一器官恰好是女性独有，且其所分泌的女性激素在绝经前一直滋润着女性全身；因此，所谓"绝经女性"无非是到了某一个年龄段需要补充其所缺少的激素的女性而已。

（冯鹏辉　陈　蓉）

参考文献

1. CRANDALL CJ, MEHTA JM, MANSON JE. Management of menopausal symptoms: A review. JAMA, 2023, 329 (5): 405-420.

2. BROMBERGER JT, KRAVITZ HM, CHANG YF, et al. Major depression during and after the menopausal transition: Study of Women's Health Across the Nation (SWAN). Psychol Med, 2011, 41 (9): 1879-1888.

3. HICKEY M, HUNTER MS, SANTORO N, et al. Normalising menopause. BMJ, 2022, 377: e069369.

4. MANSON JE, KAUNITZ AM. Menopause management-getting clinical care back on track. N Engl J Med, 2016, 374 (9): 803-806.

5. PATEL B, DHILLO SW. Menopause review: Emerging treatments for menopausal symptoms. Best Pract Res Clin Obstet Gynaecol, 2022, 81: 134-144.

第二节　绝经相关名词的定义

绝经的本质是卵巢功能衰竭。随着卵巢功能的衰退，女性会出现多种绝经相关症状、组织萎缩退化和代谢功能紊乱，导致一系列身心健康问题。随着人类寿命的延长，绝经过渡期和绝经后期已成为女性生命周期中最长的阶段，需要对此阶段的女性进行全面的生活方式指导和健康管理。为了便于全球化的学术交流，绝经管理领域的医务人员更需要了解和熟悉绝经管理中的相关名词，以减少相关名词不统一导致的概念混乱。2000年以后，IMS提出了一组绝经相关名词的标准定义，主要目的是保证在绝经学范围内最大程度地统一字词，从而减少了应用中可能出现的误解。以下笔者一一列举在2023版指南中涉及的和日常绝经管理工作中常常使用的相关名词。

1. **卵巢储备功能减退**（diminished ovarian reserve，DOR）　指卵巢内卵母细胞的数量减少和质量下降，伴血清抗米勒管激素水平降低、卵泡刺激素水平升高、卵巢窦状卵泡数减少，表现为生育能力下降。

2. **早发性卵巢功能不全**（POI）　指女性在40岁前出现卵巢功能衰退的临床综合征，其间隔4周连续2个周期测定血清卵泡刺激素>25IU/L，并伴月经稀发、频发或闭经至少4个月。POI的发生与遗传、环境、不良生活方式、免疫系统疾病、医源性等多种因素有关，约50%不能明确病因，称特发性POI。

3. **卵巢早衰**（premature ovarian failure，POF）指女性40岁以前出现闭经，血清卵泡刺激素>40IU/L，雌激素水平降低，可以伴有不同程度的围绝经期症状，是POI的终末阶段。

4. **早绝经**（early menopause）　指绝经发生在40~45岁，早于正常平均绝经年龄。

5. **绝经前期**（premenopausal period）　指卵巢有活动的时期，包括自青春发育到绝经的一段时间。

6. **绝经过渡期**（menopausal transitional period）　指从生育期走向绝经的一段过渡时期，是从临床症状、内分泌学及生物学上开始出现绝经趋势的迹象直至最后一次月经的时期。绝经过渡期的起点是40岁以上的妇女，在10个月之内发生2次相邻月经周期长度变化≥7天。绝经过渡期晚期的标志是跨越周期，即月经周期长度超过2个既往月经周期。

7. **围绝经期**（perimenopausal period）　起点同绝经过渡期，终点为最后一次月经后1年。包括了绝经过渡期和绝经后1年。

8. **绝经**（menopause）　绝经是指月经的永久性停止，属回顾性临床诊断。40岁以上的女性末次月经之后12个月仍未出现月经，排除妊娠后则可临床诊断为绝经。绝经的真正含义并非指无月经，而是指卵巢功能的衰竭。单纯子宫切除的女性，虽然不再有月经来潮，但如果卵巢功能正常，则不属于绝经的范畴。

9. **绝经后期**（postmenopausal period）　指从绝经一直到生命终止的这段时期。

10. **更年期**（climacteric）　是广义范围的女性生理期定义，指女性从生育期过渡到老年期的特殊阶段，多数出现在40~65岁，其标志性事件是绝经，更年期更容易被大众理解和接受，常常用于大众的科普教育。

11. **绝经综合征**（menopause syndrome）　指在绝经前后由于性激素波动或减少所致的血管舒缩症状及一系列精神心理症状、躯体症状、泌尿生殖道萎缩相关症状等，统称为绝经综合征或更年期综合征。医学上更常使用绝经综合征，更年期综合征更容易被大众理解，也常常出现在大众媒体中。

12. **绝经生殖泌尿综合征**（GSM）　是对绝经后由于雌激素降低导致的生殖道、尿路萎缩相关症状的统称，主要发生在绝经后期，约有超过50%的绝经后期女性出现该综合征，主要表现为泌尿生殖道萎缩症状，出现阴道干涩、性交困难和反复阴道感染，以及排尿困难、尿痛、尿急等反复的尿路感染。该名称于2014年被提出，目前在全世界被推广应用,取代了以往的"萎缩性外阴阴道炎"和"老年性阴道炎"等相关名词。

13. 绝经激素治疗(menopause hormone therapy,MHT)　目前 IMS 统一用 MHT 取代了以往的"性激素替代治疗"和"性激素补充治疗"(HRT),主要指对卵巢功能衰退的妇女在有适应证、无禁忌证的前提下,个体化给予低剂量的雌激素和/或孕激素药物治疗(estrogen and/or progestogen therapy,EPT)。对于有子宫者需在补充雌激素的同时添加孕激素,称为雌孕激素治疗,对于无子宫者则采用单纯雌激素治疗(estrogen therapy,ET)。目前,世界上绝大多数绝经管理学会和组织都采用 MHT,但北美绝经协会还是沿用激素治疗(hormone therapy,HT)。

14. 全身绝经激素治疗(systemic menopause hormone therapy)　经口服或经皮使用雌激素的 MHT,在 2018 版指南中称为"系统 MHT",为了更方便理解,2023 版指南修改为"全身 MHT",有别于阴道使用雌激素的局部 ET。

15. 低骨量及绝经后骨质疏松症　WHO 推荐使用双能 X 线吸收法(dual energy X-ray absorptiometr,DXA)检查骨量。绝经女性骨量测定值低于同性别同种族健康成年人骨峰值 2.5 个标准差(即 T 值 ≤ -2.5SD)诊断为绝经后骨质疏松症,T 值在 -1SD~-2.5SD 诊断为低骨量。对于 POI 及未绝经女性,建议以测定值低于同性别同年龄健康人均值 2.0 个标准差(即 Z 值 ≤ -2.0SD)定义为低骨量。

临床常见问题简答

1. 问题:POI 患者行 HRT 治疗是使用正常女性的标准剂量还是需要更高剂量,可以用到何时?

简答:2023 版指南指出,只要没有禁忌证,推荐 POI 患者使用 HRT 到正常女性的平均绝经年龄(50 岁)。HRT 治疗需要使用 MHT 标准剂量或较高的雌激素剂量,如 17β- 雌二醇 2~4mg/d、戊酸雌二醇 2~4mg/d、结合雌激素 0.625~1.250mg/d 或经皮雌二醇 50~100μg/d;有完整子宫者雌激素

治疗时应添加足量足疗程的孕激素以保护子宫内膜,孕激素的剂量要与雌激素的使用量匹配,以获得充分的子宫内膜保护。也可使用雌孕激素复合制剂如 17β- 雌二醇片 /17β- 雌二醇地屈孕酮片(2/10 剂型)。HRT 用至平均自然绝经年龄,之后按照 MHT 原则进行(1 类推荐)。在 POI 治疗过程中,应注意患者长期健康问题的评估,原发病的评估和治疗,必要时进行 MDT 诊疗。

2. 问题:对于发生过脆性骨折的绝经后女性,骨密度测量值未达到骨质疏松症的诊断标准,是否可以诊断为绝经后骨质疏松症?

简答:如果发生过脆性骨折,无论骨密度测定是否达到诊断标准都可诊断骨质疏松症。绝经后骨质疏松发生的高危因素有绝经尤其是早绝经,POI,脆性骨折(即非暴力或轻微外力后骨折)家族史,维生素 D 及钙等营养摄入不足,低体重[体重指数(body mass index,BMI)<18.5kg/m²],缺乏运动、吸烟、过度饮酒等不良生活习惯,影响骨代谢的慢性疾病,以及长期服用糖皮质激素等药物。

(陈冬梅　谢梅青)

参考文献

1. 中华医学会妇产科学分会绝经学组. 绝经管理与绝经激素治疗中国指南 (2018). 中华妇产科杂志, 2018, 53 (11): 729-739.
2. 中华医学会妇产科学分会绝经学组. 中国绝经管理与绝经激素治疗指南 2023 版. 中华妇产科杂志, 2023, 58 (1): 4-21.
3. BABER RJ, PANAY N, FENTON A, et al. 2016 IMS Recommendations on women's midlife health and menopause hormone therapy. Climacteric, 2016, 19 (2): 109-150.
4. "The 2022 Hormone Therapy Position Statement of The North American Menopause Society" Advisory Panel. The 2022 hormone therapy position statement of The North American Menopause Society. Menopause, 2022, 29 (7): 767-794
5. 马远征, 王以朋, 刘强, 等. 中国老年骨质疏松诊疗指南 (2018). 中国老年学杂志, 2019, 39 (11): 2561-2579.
6. 郁琦. 绝经学. 北京: 人民卫生出版社, 2013.
7. UTIAN WH. 最新消息——有关绝经名词新与精确的国际标准定义. 生殖医学杂志, 2000, 9 (3): 192-193.

第三节　中国女性绝经现状

一、2023 版指南要点

绝经是女性生殖衰老的标志性事件，其本质是卵巢功能衰竭。中国女性平均绝经年龄为48~52岁，受体重、吸烟、受教育程度、饮食、运动等多种因素影响。这些因素的影响在不同研究中并不完全一致，但各研究均发现吸烟对绝经年龄呈负面影响，产次≥2次者绝经较晚。

随着预期寿命延长和出生率下降加剧人口老龄化，50岁以上女性的总人数和在总人口中的占比不断上升，据统计2018年我国50岁以上女性已超过2亿，并且绝经后期已经成为女性生命周期的重要组成部分，甚至成为最长的阶段。在绝经前后女性会出现多种绝经相关症状和代谢功能紊乱，严重影响女性身心健康。然而，大部分女性未得到充分的指导与治疗。因此，2023版指南建议对绝经女性进行健康管理，在缓解绝经相关症状的同时预防慢性退行性疾病的发生，以促进中国广大绝经女性的健康。

二、2023 版指南相关内容的进展

1. 中国女性绝经特征的阐述　2023版指南首次对中国女性的绝经特征进行了阐述。大型横断面研究显示，中国女性开始进入围绝经期的平均年龄为46岁，平均绝经年龄在48~52岁，90%的中国女性在45~55岁绝经。指南还引用了中国的流行病学研究资料，对中国女性的绝经症状特征进行了描述。

2. 规范术语　2023版指南将"绝经综合征"作为描述绝经前后出现的一系列相关症状的规范用语，"更年期综合征"则注明为"习称"，后者主要用于大众的科普教育中。曾经使用过的"围绝经期综合征"则未在指南中提及。

3. 提出绝经管理的重要性及紧迫性　2023版指南同时指出，尽管女性在围绝经期和绝经后期普遍受到各种绝经相关症状困扰，但由于传统观念、文化程度等多种因素的影响，大众并未充分认识到绝经带来的各种危害，目前的诊治现状不容乐观。绝经管理重在通过医疗干预缓解女性绝经综合征的同时预防中老年慢性疾病的发生，以减轻老龄化社会带来的压力。

三、2023 版指南相关内容立场与推荐的依据

研究显示，约80%的女性经历过至少1种绝经相关症状的困扰，常见症状包括潮热出汗、乏力、易激惹、焦虑、抑郁、睡眠障碍、骨关节肌肉疼痛和泌尿生殖系统症状等。具体症状特征如下。

1. 血管舒缩症状　血管舒缩症状（vasomotor symptom，VMS）包括潮热和盗汗，是围绝经期和绝经后期早期最常见的症状。其特征为脸、颈及胸部突然发热，继而出现面部潮红、出汗、寒战等症状。一次发作可持续1~5分钟，夜间发作常影响睡眠。长期以来，文献均提示与欧美女性相比，中国女性的潮热出汗相对较轻。一些针对中国女性的横断面研究显示受VMS困扰的女性仅为30%~50%，而在欧美女性中这一比例高于60%。但是中国首个针对女性生殖衰老的前瞻性队列——协和中年女性生殖衰老队列（the Peking Union Medical College Hospital aging longitudinal cohort of women in midlife，PALM）研究显示，该队列中超过80%的女性报告经历过VMS，且近一半为中度至重度，其持续的中位时间为4.5年，无论是VMS的影响人数、占比还是持续时间均超出以往研究报告的数据。该调查的结论是中国女性的潮热出汗发生率并不低，但持续时间较欧美女性短（根据美国的一项多中心前瞻性队列研究，美国女性VMS持续的中位时间为7.4年）。前瞻性研究减少了回忆偏倚，且研究随访时间较长，其数据比横断面研究更加可靠。VMS患病率在两类研究中的差异可能由研究持续时间不同和回忆偏倚所致。

2. 情绪障碍　绝经相关情绪障碍包括焦虑和抑郁。多项研究显示，抑郁比焦虑更常见，二者的发生率均随生殖衰老分期进展而增加。据

报道,情绪障碍在中国绝经后女性中的发生率在30%左右。焦虑和抑郁的发生与教育水平、健康状况、生活压力、肥胖、种族或社会经济文化差异等其他因素相关,同时受绝经相关症状影响。其他情绪症状如情绪不稳定、烦躁、易激惹亦很常见,女性在此时期往往会面对衰老、疾病、家庭和工作压力,可能是情绪障碍的诱因。

3. 睡眠障碍　睡眠质量随着年龄增长而下降是普遍规律。睡眠障碍包括入睡困难、早醒、睡眠浅等。绝经相关症状如潮热出汗可能会加剧睡眠障碍,尤其在睡眠维持方面,是女性寻求医疗帮助的首要原因。研究显示,绝经过渡期和绝经后期睡眠障碍的发生率显著增高,约2/3的绝经后女性伴入睡困难,超过半数绝经后女性出现早醒。睡眠障碍会产生多种不良影响,包括情绪障碍、生活质量和工作效率下降等。中至重度的VMS可能导致夜间觉醒风险升高,焦虑、抑郁亦会导致睡眠障碍,形成恶性循环。

4. 骨关节肌肉疼痛　肌肉和关节疼痛也是常见的绝经相关症状之一。国内外研究显示,肌肉和关节疼痛的患病率在50%~80%。在中国女性中,这一比例约为60%。骨关节肌肉疼痛可能与雌激素波动相关,但其潜在机制尚不清楚。此外,与绝经和衰老相关的体重增加和体力活动减少可能进一步导致慢性疼痛发病率升高,引起睡眠障碍和情绪障碍,进而影响对躯体症状的敏感性和对疼痛的耐受性。

5. 绝经生殖泌尿综合征　绝经生殖泌尿综合征(GSM)是指绝经过渡期及绝经后女性因雌激素水平降低导致生殖道、尿路萎缩以及性功能障碍。随着绝经时间延长,GSM的发生率升高,有研究显示,在老年女性中GSM的发病率高达65%~84%,生殖系统症状包括外阴阴道干涩、烧灼以及性生活障碍;泌尿系统症状包括尿急、尿痛、反复感染和尿失禁等。

一项针对中国女性的研究显示,仅约1/4受绝经相关症状困扰的女性主动寻求医疗帮助,并且就诊的科室分布很散,仅8.9%的女性直接就诊于更年期专科门诊,22%的女性就诊于妇科,其他可能就诊的科室包括内科、内分泌科、中医科、神经内科和骨科等,大量女性未得到专业的指导与治疗。有些患者不就诊的原因是不了解出现这些症状的原因,另一些则囿于传统思想,认为绝经过渡期为自然过程不应干预。长期受绝经相关症状困扰不仅对女性的生活和工作造成不利影响,也为家庭和社会关系埋下隐患。

MHT是缓解绝经相关症状的有效方法。MHT能减轻潮热出汗、泌尿生殖系统症状,提高睡眠质量、焦虑、抑郁和记忆力,预防绝经相关的低骨量和骨质疏松症。在妇科内分泌医生的指导下应用MHT既能缓解绝经相关症状,也能在一定程度上延缓或避免中老年慢性代谢性疾病的发生。尽管绝大部分医务工作者认同MHT的重要性,但对于具体方案以及MHT的适应证和禁忌证不甚明确。

2023版指南旨在更好地帮助女性管理更年期,提高中老年女性的生活质量。让更多人了解更年期,消除大众对更年期的刻板印象,帮助女性平稳度过这一人生阶段。绝经健康管理应从绝经过渡期开始进行全面的生活方式调整,并在适宜人群中开展包括MHT在内的各项医疗干预。适当管理更年期,对防治女性慢性退行性疾病也有重要作用。需以妇科医生为核心,形成多学科多团队协作的综合性治疗模式,全面解决女性更年期健康问题,最终实现以预防保健为主的绝经健康管理。

临床常见问题简答

问题:如何综合处理绝经过渡期女性繁杂的症状?

简答:2023版指南建议对绝经女性进行健康管理,在缓解绝经相关症状的同时预防慢性退行性疾病的发生。女性在绝经过渡期和绝经后期不仅面临诸多令人困扰的绝经相关症状,同时骨质疏松、心血管疾病、肌肉减少、认知衰退等风险增加,意味着生殖衰老与生理衰老并存,绝经健康管理是全面管理和长期管理。绝经过渡期女性的健康管理需多学科多团队协作,以妇科医生为核心,内科、精神心理科、骨科、营养科、康复运动科等多学科医师共同参与。同时患者的健康教育也很重要,应鼓励其积极参与自身健康管理。

(范宇博　陈　蓉)

参考文献

1. WANG M, KARTSONAKI C, GUO Y, et al. Factors related to age at natural menopause in China: results from the China Kadoorie Biobank. Menopause, 2021, 28 (10): 1130-1142.

2. WANG L, ZHANG R, YANG Y, et al. Severity and factors of menopausal symptoms in middle-aged women in Gansu Province of China: a cross-sectional study. BMC Womens Health, 2021, 21 (1): 405.

3. LI J, LUO M, TANG R, et al. Vasomotor symptoms in aging Chinese women: findings from a prospective cohort study. Climacteric, 2020, 23 (1): 46-52.

4. FREEMAN EW, SAMMEL MD, LIN H, et al. Duration of menopausal hot flushes and associated risk factors. Obstet Gynecol, 2011, 117 (5): 1095-1104.

5. GOLD EB, COLVIN A, AVIS N, et al. Longitudinal analysis of the association between vasomotor symptom and race/ethnicity across the menopausal transition: study of women's health across the nation. Am J Public Health, 2006, 96 (7): 1226-1235.

6. TANG RY, LUO M, FAN YB, et al. Effects of menopause on depressive and anxiety symptoms in community women in Beijing. Zhonghua Fu Chan Ke Za Zhi, 2022, 57 (6): 419-425.

7. LUO M, LI J, TANG R, et al. Insomnia symptoms in relation to menopause among middle-aged Chinese women: Findings from a longitudinal cohort study. Maturitas, 2020, 141: 1-8.

8. ZHANG L, RUAN X, CUI Y, et al. Menopausal symptoms and associated social and environmental factors in midlife Chinese women. Clin Interv Aging, 2020, 15: 2195-2208.

9. LAN Y, HUANG Y, SONG Y, et al. Prevalence, severity, and associated factors of menopausal symptoms in middle-aged Chinese women: a community-based cross-sectional study in southeast China. Menopause, 2017, 24 (10): 1200-1207.

10. DU L, XU B, HUANG C, et al. Menopausal symptoms and perimenopausal healthcare-seeking behavior in women aged 40-60 years: A community-based cross-sectional survey in Shanghai, China. Int J Environ Res Public Health, 2020, 17 (8): 2640.

11. LIN L, FENG P, YU Q. Attitude and knowledge for menopause management among health professionals in mainland China. Climacteric, 2020, 23 (6): 614-621.

12. ZOU P, SHAO J, LUO Y, et al. Menopausal transition experiences and management strategies of Chinese immigrant women: a scoping review. Menopause, 2020, 27 (12): 1434-1443.

第四节　绝经健康管理策略

一、2023 版指南要点

2023 版指南的"绝经健康管理策略"相关内容保留了 2018 版指南的绝大部分内容，包括建议每年健康体检、推荐合理饮食、增加社交和脑力活动、健康锻炼。其中对饮食的建议参考了最新的《中国居民膳食指南(2022)》，建议多吃蔬果、奶类、全谷物、大豆，适量吃鱼、禽、蛋、瘦肉，控糖[≤(25~50)g/d]、少油(25~30g/d)、少盐(≤5g/d)、限酒(乙醇量≤15g/d)、戒烟、足量饮水(1 500~1 700ml/d)。对于运动也有更加灵活的推荐，建议每周规律有氧运动 3~5 次，每周累计 150 分钟，另加 2~3 次抗阻运动，以增加肌肉量和肌力(1 类推荐)。

二、2023 版指南相关内容的进展

由于膳食指南的更新，绝经健康管理策略中对于饮食的指导也有所更新。其中对盐的限制更为严格，建议≤5g/d。在营养标签标准中，所有国家都把钠摄入量作为影响一个国家公共卫生的最重要的核心营养素加以限制和提示。《中国居民膳食指南科学研究报告(2021)》指出，高盐饮食增加了心血管疾病、胃癌和骨质疏松等疾病的风险；高盐高钠饮食增加高血压的风险，证据等级为优，增加脑卒中和癌症的风险，证据等级为良。1990—2017 年导致死亡和疾病发生的不合理饮食习惯调查中，高钠饮食排在首位。

绝经后女性容易发生肥胖，特别是中心性肥胖，腹部脂肪堆积是代谢性疾病的高危因素。体重管理在绝经女性的健康管理中非常重要，规律运动是体重管理的重要措施。2016 年 IMS 在关于中年妇女的健康指导与围绝经期激素治疗的建议中也强调围绝经期女性应尽早进行体重管理。

体重管理的主要方法包括健康饮食和体育活动,即吃动平衡。目前有充足的证据表明,进行规律的身体活动不仅有利于维持健康体重,还能降低肥胖、2型糖尿病、心血管疾病和某些癌症的发生风险和全因死亡率,改善脑健康。身体活动还有益于骨健康,有氧运动和抗阻运动对骨密度有积极的作用,抗阻运动还能恢复和增强肌肉的力量和持久度。WHO的最新身体活动指南建议,所有成年人每周至少进行150分钟中等至剧烈的有氧活动。2023版指南推荐绝经女性每周规律有氧运动3~5次,每周累计150分钟,另加2~3次抗阻运动。

三、2023版指南相关内容立场与推荐的依据

绝经常伴随多种不适症状,并对心血管、骨骼、认知产生持续的不良影响。绝经管理的理念是"治已病"兼顾"治未病",即缓解绝经相关症状的同时预防慢性疾病,在围绝经期进行健康干预是降低慢性疾病风险的重要机会。绝经女性的健康管理包括每年健康体检、合理膳食、增加社交活动、健康锻炼等。

1. 健康体检项目

(1)体格检查:身高、体重、腰围、臀围、血压、心肺听诊、腹部触诊、乳腺查体、妇科检查。

(2)辅助检查:血常规、尿常规、肝肾功能、血脂生化、空腹血糖、凝血功能、宫颈细胞学筛查、宫颈HPV检测、妇科超声、乳腺超声、肝胆胰脾超声、心电图、骨密度等。

2. 合理膳食　绝经后女性容易发生肥胖、糖尿病、心脑血管疾病(高血压、冠心病、脑卒中等)、骨质疏松、脂肪肝、恶性肿瘤等慢性疾病,研究显示,这些慢性疾病也与饮食相关。《中国居民膳食指南科学研究报告(2021)》对30余种关键膳食因素如食物、营养素、膳食模式、生活方式等与疾病的关系进行了定性或定量研究分析,结果显示,与主要健康结局风险降低相关联的膳食因素有全谷物、蔬菜、水果、大豆及其制品、奶类及其制品、鱼肉、坚果、饮水(饮茶)等,与主要健康结局风险提高相关联的膳食因素有畜肉、烟熏肉类、酒、盐、糖和油脂等。

建议食物多样,合理搭配。多吃蔬果、奶类、全谷物、大豆,推荐餐餐有蔬菜,保证每天摄入不少于300g的新鲜蔬菜,深色蔬菜应占1/2,天天吃水果,保证每天摄入200~350g的新鲜水果,果汁不能代替鲜果。吃各种各样的奶制品,每天300~500g,每天摄入谷类食物200~300g,其中包含全谷物和杂豆类50~150g,薯类50~100g,适量吃坚果。适量吃鱼、禽、蛋、瘦肉,推荐平均每天120~200g,每周最好吃鱼2次或300~500g,蛋类300~350g,畜禽肉300~500g,少吃深加工肉制品。

建议少盐少油,控糖限酒。培养清淡饮食习惯,少吃高盐和油炸食品。成年人每天摄入食盐不超过5g,烹调油25~30g。控制添加糖的摄入量,每天不超过50g,最好控制在25g以下。反式脂肪酸每天摄入量不超过2g。不喝或少喝含糖饮料。成年人如饮酒,一天饮用的酒精量不超过15g。

建议规律进食,足量饮水,每日饮水量1 500~1 800ml,推荐喝白水或茶水,少喝或不喝含糖饮料,不用饮料代替白水。

基于科学的饮食原则和生理需要,推荐:①早餐要吃饱:建议早餐摄入适量的碳水化合物、蛋白质和脂肪,如全麦面包、鸡蛋、牛奶、水果等。②午餐要吃好:建议午餐摄入适量的碳水化合物、蛋白质和脂肪,如米饭、蔬菜、鱼肉等,使身体摄取足够的能量。③晚餐要吃少:建议晚餐以蔬菜、水果、低脂肪的蛋白质为主,避免摄入过多的淀粉类食物和高热量的零食。

3. 身体活动　身体活动既包括健康锻炼,也包括日常生活中的各种活动,范畴更广。多进行身体活动,可有很多获益。①可以减少或延缓体重增加过多的风险:每周至少150分钟中等强度的身体活动可以减少体重过度增加的风险。②可以降低心脑血管疾病的发生风险:与活动不足(<600MET-min/w)相比,低(600~3 999MET-min/w)、中(4 000~7 999MET-min/w)、高(≥8 000MET-min/w)身体活动水平分别可降低16%、23%、25%的缺血性心脏病发病风险,降低16%、19%、26%的缺血性卒中发病风险。③可以降低2型糖尿病的发生风险:150~300min/周中-高强度身体活动可以降低25%~35%的2型糖尿病发病风险。④可以降低某些癌症发生风险:高级别证据表明,身体活动可以降低大约10%~20%的结肠癌、乳腺癌、膀胱

癌、子宫内膜癌、食管腺癌、肾癌和胃癌的发生风险;中等证据显示,与身体活动最低的人群相比,身体活动最高的人群患肺癌的风险较低。⑤有益于骨骼肌肉健康:高质量证据表明,中高强度的身体活动,特别是结合高强度抗阻运动和冲击训练的干预措施,对骨量最为有益。最新研究表明,肌肉强化运动与充足的营养是防治骨质疏松症-肌肉减少症的重要策略。⑥可以降低全因死亡风险:中-高强度的身体活动与全死因死亡风险负相关,有规律的身体活动(150~300min/周,中-高强度)可以降低14%~35%的全因死亡风险,相同运动量的高强度运动比中等强度能产生更高的效益。休闲活动、职业活动和日常活动均可降低全因死亡风险。每周运动消耗能量1 000kcal,死亡风险降低11%。关于每天步行步数与全因死亡风险的相关性,最近的一项研究(美国国家健康与营养调查,样本量4 840人,平均年龄56.8岁,加速度仪测定步数)结果显示,与4 000步/d相比,8 000步/d可以显著降低全因死亡风险51%,12 000步/d可以降低65%,与步速无关。

低强度身体活动指运动时心率保持在100~120次/min,感觉身体轻微发热,如散步、遛狗、做家务等。中强度身体活动指运动时心率为130~150次/min,活动时能感觉到出汗,呼吸比较急促,略感吃力,如健步走、慢跑、骑自行车、打太极拳等。高强度身体活动指运动时心率为160~170次/min,感觉大汗淋漓、气喘吁吁,如快跑,需量力而行。

临床常见问题简答

1. 问题:MHT启用前是否要常规进行凝血功能或易栓症的相关检查?

简答:亚洲女性的血栓风险明显低于欧美女性。如果没有血栓栓塞的个人史及家族史,没有血栓形成的危险因素,包括抗磷脂综合征、自身免疫性疾病、恶性肿瘤、慢性心肺疾病、慢性肾病、肥胖、手术、肢体制动或长期卧床、多发性外伤、骨折等,通常不需要常规进行凝血功能或易栓症的相关检查。

2. 问题:更年期身体活动有什么要求?

简答:身体活动包括日常生活中的各种活动和健康锻炼。可根据自身的具体情况开展低强度、中强度活动,一般不提倡高强度身体活动。休闲活动、职业活动和日常活动均可降低全因死亡风险。在有条件的情况下,开展肌肉强化运动有助于防止骨量和肌肉丢失。身体活动的同时要注意摄入充足的营养。

(谢小倩　谢梅青)

参考文献

1. 中华医学会妇产科学分会绝经学组. 中国绝经管理与绝经激素治疗指南2023版. 中华妇产科杂志, 2023, 58 (1): 4-21.
2. 丁钢强, 马爱国, 孙长颢, 等. 中国居民膳食指南科学研究报告: 2021. 北京: 人民卫生出版社, 2021.
3. KISTLER-FISCHBACHER M, WEEKS BK, BECK BR. The effect of exercise intensity on bone in postmenopausal women (part 1): A systematic review. Bone, 2021, 143: 115696.
4. PAPADOPOULOU SK, PAPADIMITRIOU K, VOULGARIDOU G, et al. Exercise and nutrition impact on osteoporosis and sarcopenia-the incidence of osteosarcopenia: A narrative review. Nutrients, 2021, 13 (12): 4499.
5. SAINT-MAURICE PF, TROIANO RP, BASSETT DJ, et al. Association of daily step count and step intensity with mortality among US adults. JAMA, 2020, 323 (12): 1151-1160.

第五节　MHT的指导原则

一、2023版指南要点

2023版指南中"MHT的指导原则"延续了上一版指南。首先,强调MHT是医疗措施,须有适应证、无禁忌证才可应用;其次,强调了MHT的获益和风险与启动时机密切相关,对于年龄<60岁

或绝经 10 年内无禁忌证的女性,MHT 用于缓解 VMS、减缓骨质丢失和预防骨折的获益风险比最高。同时,强调了以下几个重点原则:有子宫的女性进行 MHT 时应加用足量足疗程孕激素以保护子宫内膜;MHT 必须个体化;MHT 患者每年应至少接受 1 次全面的获益风险评估;尚无证据限制 MHT 应用的时长;仅为改善 GSM 症状时建议首选阴道局部雌激素治疗;对于 GSM 症状严重的乳腺癌术后患者,虽不能全身用药,但可阴道局部应用雌激素等。雌激素治疗可减少绝经相关腹部脂肪堆积,减少总体脂肪量,改善胰岛素的敏感性,降低 2 型糖尿病的发生风险。

二、2023 版指南相关内容的进展

2023 版指南在“MHT 的指导原则”有两点更新:①删除了“不推荐仅为预防心血管疾病和阿尔茨海默病的目的而采用 MHT”这一条,因为该说法可能会被误解为 MHT 对心血管系统和认知功能无益。2023 版指南指出绝经过渡期和绝经后早期女性与老年女性使用 MHT 的风险和获益不同,对于年龄<60 岁或绝经 10 年内的女性,MHT 用于缓解 VMS、减缓骨质丢失和预防骨折的获益风险比最高;对于 POI 和早绝经、手术绝经的女性,如果没有 MHT 的禁忌证,推荐尽早开始 MHT,可以获得对心血管系统的保护,对手术绝经者的认知能力有一定的保护作用。②在乳腺癌患者能否使用 MHT 的内容中,2023 版指南新增了“全身”二字,代替了以往版本中含义不甚明确的“系统”一词。具体描述为“不推荐乳腺癌生存者应用全身 MHT”,即对于 GSM 症状严重的乳腺癌术后患者,可阴道局部应用 ET,这与近年来国际指南对于乳腺癌生存者可以局部使用雌激素治疗 GSM 的观点保持一致,与以往乳腺癌生存者禁用任何形式的 MHT 有较大区别。

MHT 的使用原则是基于 MHT 的获益和风险得出的结论,都是 1 类推荐。参照了 2022 版 NAMS、2016 版 IMS 关于 MHT 的指南及 WHI 的最新随访结果,2023 版指南指出 MHT 是治疗 VMS 和 GSM 最有效的方法,对具有骨质疏松症风险因素的绝经后女性的骨量丢失和骨折有一级预防作用,绝经后早期开始使用 MHT 还有心血管的额外获益。对于年龄<60 岁、绝经 10 年内

且无心血管系统疾病的女性,启用 MHT 能够降低冠心病死亡率和全因死亡率。MHT 可降低绝经后女性空腹血糖和胰岛素抵抗,增加胰岛素敏感性,有助于血糖控制,减少或延缓发展为 2 型糖尿病的风险,且 MHT 可改善脂代谢异常,减少腹部脂肪堆积和总体脂肪量,有助于降低代谢综合征的发生风险。对于认知减退和阿尔茨海默病患者,尽早启动 MHT 对改善认知功能有益。MHT 在改善或预防骨质疏松症的同时,可能对防治肌肉减少症有有益影响。MHT 还可降低胃癌、结肠癌、食管癌的发病风险。

MHT 的风险多属罕见,并且已有越来越多的研究探讨了进一步降低 MHT 风险的方法。MHT 对心血管系统、认知功能的影响与启动时机相关,绝经早期启动可获益,绝经晚期(绝经超过 10 年或年龄超过 60 岁)启动 MHT,冠心病、缺血性卒中、痴呆的风险可能轻度增加。MHT 相关的静脉血栓栓塞风险随着年龄增长而增加,且与肥胖程度呈正相关,对于有代谢综合征的肥胖女性,应优先选择经皮雌激素治疗。MHT 与癌症风险的相关性,特别是乳腺癌、子宫内膜癌,历来是指南关注的热点问题。2023 版指南对国内外最新的循证医学证据进行了深入分析,得出以下结论:单独应用雌激素基本不额外增加乳腺癌风险,雌孕激素联合应用轻度增加乳腺癌风险(属于罕见级别),乳腺癌风险与孕激素种类有关,含天然孕激素或地屈孕酮的 MHT 方案相关的乳腺癌风险较含其他合成孕激素的 MHT 方案低;连续联合方案对子宫内膜的保护作用最强,长期应用不增加子宫内膜癌风险。MHT 与胆石症及相关的胆囊切除术的风险增加有关,但 MHT 不增加胆道癌(包括胆囊癌和肝外胆管癌)的风险。

三、2023 版指南相关内容立场与推荐的依据

1. **选择适宜人群**　MHT 属医疗措施,MHT 的适宜人群应该存在 MHT 适应证,包括绝经相关症状、GSM、低骨量和骨质疏松症、过早的低雌激素状态,无禁忌证。绝经相关症状中,月经紊乱、VMS、睡眠障碍、疲乏无力、情绪障碍列为 1 类推荐,而躯体症状(如胸闷、气短、心悸、肌肉关节痛、咽部异物感、皮肤异常感觉等)列为 2A 类推

荐。过早的低雌激素状态包括 POI、下丘脑垂体闭经、手术绝经等,由于这类患者较正常绝经女性更早出现雌激素水平下降,其相关问题如骨质疏松症、心血管疾病、泌尿生殖道萎缩症状及认知功能减退的风险更高。因此,经评估后如无禁忌证应尽早开始激素补充治疗,并需要给予相对于 MHT 标准剂量较高的雌激素(2A 类推荐)。

2. 尽早开始 MHT,定期进行获益风险评估　MHT 可有效改善 VMS,同时改善睡眠障碍、情绪障碍等症状,这些绝经相关症状常常从围绝经期开始出现,持续时间长达 5 年或更久。越早启用 MHT,可以越早提高绝经女性的生活质量。MHT 对骨的保护作用在使用 3~5 年后凸显,尽早启用获益更大。高级别证据显示,尽早开始 MHT 不增加心血管疾病、卒中、痴呆风险,反之则可能增加风险。综上,对于有适应证、无禁忌证的绝经女性,越早开始 MHT,其获益风险比越高。目前,尚无证据支持限制 MHT 应用的时间。使用 MHT 的女性每年应至少接受 1 次全面的获益风险评估,只要有适应证、获益风险评估的结果提示获益大于风险即可继续使用 MHT(1 类推荐)。若出现了 MHT 的禁忌证、继续应用 MHT 弊大于利、患者拒绝或无法坚持规范用药,则考虑停药。采用无月经方案时可随时停药,序贯方案非紧急情况则建议周期结束后再停药。

3. 科学使用孕激素,降低乳腺癌、子宫内膜癌风险　有子宫的女性在补充雌激素时,应加用足量足疗程孕激素以保护子宫内膜;已切除子宫的女性,通常不必加用孕激素(1 类推荐)。据 WHI 研究,在干预阶段,与安慰剂相比,雌孕激素治疗(结合雌激素 + 醋酸甲羟孕酮)的女性乳腺癌发病风险升高(连续联合:每 10 000 人每年的治疗会增加 9 例乳腺癌病例),为罕见风险,增加的风险略高于每天 1 杯葡萄酒但小于每天 2 杯葡萄酒,与肥胖、活动少的风险相当;单雌激素治疗(结合雌激素)的女性乳腺癌发病风险降低(每 10 000 人每年乳腺癌的病例数减少了 7 例),但无统计学意义[$HR=0.79,95\%CI(0.61,1.02)$]。经过长达 20 年的中位随访(包括干预和干预后随访),与安慰剂组相比,结合雌激素 + 醋酸甲羟孕酮的女性乳腺癌发病风险仍升高[$HR=1.28$, $95\%CI(1.13,1.45)$],但乳腺癌死亡风险无显著差异[$HR=1.35,95\%CI(0.94,1.95)$];单雌激素治疗的女性乳腺癌发病风险降低[$HR=0.78,95\%CI(0.65,0.93)$],乳腺癌死亡风险也降低[$HR=0.60,95\%CI(0.37,0.97)$]。切除子宫组女性单用结合雌激素治疗,经过平均 6.8 年的随访后,乳腺癌发病风险降低[$HR=0.77,95\%CI(0.59,1.01)$]。乳腺癌发病风险还与 MHT 使用时长有关,随着用药时间延长,应用合成孕激素的 MHT 所致乳腺癌风险有所增加。绝经后有子宫的女性,单用雌激素 1~3 年导致子宫内膜增生和子宫内膜癌风险显著增加;为避免雌激素对子宫内膜的过度刺激,应加用足量足疗程的孕激素保护子宫内膜。MHT 方案中孕激素使用的持续时间、种类、剂量、用药途径均为子宫内膜增生和子宫内膜癌风险的影响因素。MHT 序贯治疗(每月孕激素使用天数不短于 10 天)5 年之内不增加子宫内膜癌风险,5 年以上的风险逐年增加;MHT 连续联合治疗不增加子宫内膜癌风险(1 类推荐)。建议自然绝经 1 年以上的女性,如果无月经样出血需求,MHT 逐步过渡为连续联合方案,以减少子宫内膜增生和子宫内膜癌风险(2A 类推荐)。尽管合成孕激素对子宫内膜的保护优于天然孕激素,但天然孕激素和地屈孕酮对乳腺的安全性优于合成孕激素。为兼顾乳腺的安全性,推荐在序贯方案中选择微粒化黄体酮或地屈孕酮。

4. MHT 必须个体化,为缓解绝经相关症状和预防骨质疏松,需要全身应用 MHT　过早的低雌激素状态,需要给予相对于 MHT 标准剂量较高的雌激素,随着年龄增长及绝经时限延长,适当调整雌激素剂量及给药途径,以达到最低有效剂量和较低风险。对于有血栓高危因素的个体,选择经皮雌激素安全性更高。经皮雌激素避免了肝首过效应,减少了对肝合成蛋白质和凝血因子的影响。相对于口服制剂,经皮雌激素的静脉血栓、心血管事件、胆囊疾病的风险显著降低。对于有血栓形成高危因素、肝胆疾病、超重或肥胖且患有代谢综合征的绝经女性,推荐首选经皮雌激素。口服雌激素对血脂有益,可以降低总胆固醇和低密度脂蛋白胆固醇,升高高密度脂蛋白胆固醇。口服雌激素可以稳定血糖,提高胰岛素敏感性,减少 2 型糖尿病的发生。虽然推荐天然孕酮和地屈孕酮作为 MHT 的孕激素优选类型,但某些合成孕激素具有独特的效应,也可以选用,如屈螺酮具有较强的抗盐皮质激素效应,可促进水钠排泄,对肥胖、血压偏高的患者有益。

仅为改善 GSM 时,建议首选阴道局部雌激素治疗(1 类推荐)。当全身应用 MHT 不能完全改善 GSM 症状时,可同时加用局部雌激素治疗;不推荐乳腺癌生存者全身应用 MHT(1 类推荐)。对于乳腺癌生存者,改善 GSM 症状首选阴道润滑剂和保湿剂,如不能缓解,建议选择严格阴道局部作用的雌激素——普罗雌烯胶丸或乳膏。

临床常见问题简答

1. 问题:替勃龙方案与 MHT 连续联合方案有什么区别?

简答:替勃龙与雌激素加孕激素组合的 MHT 不同,替勃龙属于组织选择性雌激素活性调节剂,化学成分为 7- 甲基异炔诺酮,口服后在肝脏代谢产生 3 种中间代谢产物,分别具有较弱的雌激素、孕激素和雄激素活性,选择性地在不同组织中发挥雌激素、雄激素或孕激素作用,对情绪低落和性欲低下有较好的效果,不增加乳腺密度。替勃龙使用时不需要加用孕激素。

2. 问题:MHT 个体化方案需要考虑的因素有哪些?

简答:①病史因素:患者的年龄、绝经年限、症状类型、治疗目标和意愿、基础疾病、既往疾病及未来疾病的风险(如各种血栓风险因素、子宫内膜疾病、乳腺疾病、胆石症、偏头痛等)、目前的获益风险评估情况。②药物因素:雌激素和孕激素的可获得性、种类、配伍方案、剂量、用药途径,与当下治疗基础疾病的药物的相互作用。③患者的认知及依从性:理解能力,用药途径的可操作性,随访的依从性。

(谢小倩　谢梅青)

参考文献

1. 中华医学会妇产科学分会绝经学组. 中国绝经管理与绝经激素治疗指南 2023 版. 中华妇产科杂志, 2023, 58 (1): 4-21.
2. "The 2022 Hormone Therapy Position Statement of The North American Menopause Society" Advisory Panel. The 2022 hormone therapy position statement of The North American Menopause Society. Menopause, 2022, 29 (7): 767-794.
3. SHUFELT CL, MANSON JE. Menopausal hormone therapy and cardiovascular disease: The role of formulation, dose, and route of delivery. J Clin Endocrinol Metab, 2021, 106 (5): 1245-1254.
4. CHLEBOWSKI RT, ANDERSON GL, ARAGAKI AK, et al. Association of menopausal hormone therapy with breast cancer incidence and mortality during long-term follow-up of the women's health initiative randomized clinical trials. JAMA, 2020, 324 (4): 369-380.
5. TEMPFER CB, HILAL Z, KERN P, et al. Menopausal hormone therapy and risk of endometrial cancer: A systematic review. Cancers (Basel), 2020, 12 (8): 2195.

第三章
MHT 的药物方案

第一节　2023 版指南的更新内容

一、2023 版指南要点

目前的证据表明,绝经激素治疗(MHT)是唯一能够"一揽子"解决绝经后雌激素缺乏相关问题的方案。MHT 的核心就是补充雌激素,对于有子宫的女性需要加用孕激素保护子宫内膜。关于 MHT 的常用口服药物,2023 版指南延续了上版指南内容,根据临床实践介绍了 3 种天然口服雌激素[17β- 雌二醇(无单方制剂)、戊酸雌二醇和结合雌激素],新增了合成长效雌激素尼尔雌醇,

该药在早期的 MHT 实践中有较多的应用;口服孕激素包括天然孕激素微粒化黄体酮,合成孕激素地屈孕酮、醋酸甲羟孕酮、屈螺酮(无单方制剂)和炔诺酮;雌孕激素复方制剂包括 17β- 雌二醇片 / 17β- 雌二醇地屈孕酮片,戊酸雌二醇片 / 戊酸雌二醇醋酸环丙孕酮片(序贯联合制剂),雌二醇屈螺酮片(连续联合制剂);组织选择性雌激素活性调节剂替勃龙。此外,2023 版指南还介绍了注射用、经皮、经阴道雌激素和经阴道用非雌激素制剂(表 3-1)。

表 3-1　MHT 的常用药物

药物	给药途经		种类(成分 / 剂型)
雌激素	口服	天然(短效)	17β- 雌二醇(无单方制剂)
			戊酸雌二醇
			结合雌激素
		合成(长效)	尼尔雌醇*
	经皮		雌二醇凝胶
			半水合雌二醇皮贴
			苯甲酸雌二醇乳膏*
	经阴道		普罗雌烯胶丸 / 乳膏
			氯喹那多 - 普罗雌烯阴道栓
			雌三醇乳膏
			结合雌激素乳膏
	注射用		苯甲酸雌二醇注射液*
非雌激素	经阴道		普拉睾酮阴道栓*

续表

药物	给药途经		种类（成分 / 剂型）
孕激素	口服	天然	微粒化黄体酮
		合成	地屈孕酮
			醋酸甲羟孕酮
			炔诺酮
			屈螺酮（无单方制剂）
	非口服		LNG-IUS
雌孕激素复方制剂	口服	雌孕激素序贯制剂	17β- 雌二醇片 /17β- 雌二醇地屈孕酮片
			戊酸雌二醇片 / 戊酸雌二醇醋酸环丙孕酮片
		雌孕激素联合制剂	雌二醇屈螺酮片
选择性雌激素活性调节剂	口服		替勃龙

注：LNG-IUS. 左炔诺孕酮宫内释放系统；*2023 版指南新增药物。

二、2023 版指南相关内容的进展

在 2023 版指南编写过程中，考虑到我国幅员辽阔，不同地区的绝经管理和 MHT 应用水平不均衡，2023 版指南较上版有较大改进，把目前可及的所有药物做了详细全面的介绍。

关于口服的雌激素药物，2023 版指南更加详细地介绍了 MHT 中常用的 3 种天然雌激素（17β- 雌二醇、戊酸雌二醇和结合雌激素）的来源、剂型、剂量及简明的作用机制，除此之外新增了合成的长效雌激素制剂尼尔雌醇。尼尔雌醇是我国自主研发的雌激素药物，是雌三醇的衍生物，生物活性低，对子宫内膜增生的作用也较弱。口服尼尔雌醇 2mg，每 15 天 1 次，每 3 个月加用孕激素 10 天，以对抗雌激素对子宫内膜的作用。因其使用方便，有一定的适用人群，故 2023 版指南将其纳入。

关于 MHT 中常用的口服孕激素，2023 版指南将其分为天然孕激素和合成孕激素，且对不同合成孕激素的特点进行了说明。天然孕激素即微粒化黄体酮。合成孕激素中地屈孕酮是逆转孕酮衍生物，最接近天然的孕激素，口服生物利用度高；屈螺酮是 17α- 螺内酯衍生物，具有较强的抗盐皮质激素作用和一定的抗雄激素作用；醋酸甲羟孕酮（medroxy progesterone acetate，MPA）和炔

诺酮不推荐用于我国 MHT。

2023 版指南的另一处更新是将替勃龙作为单独品类列出，并强调了应用过程中无须添加孕激素。2023 版指南还增加了国内待上市的巴多昔芬 / 结合雌激素，可用于有完整子宫的女性预防骨质丢失和缓解绝经相关症状，不用额外添加孕激素，该药在北美地区常用。

常用的非口服药物，2023 版指南除沿用上版指南中的雌二醇凝胶和半水合雌二醇皮贴外，新增了苯甲酸雌二醇乳膏，该药是天然雌二醇的苯甲酸盐，具有雌二醇的药理作用。2023 版指南强调了雌激素经皮给药的优势，避免了口服的肝脏首过效应，减少了对肝合成蛋白质和凝血因子的影响。相对于口服，经皮雌激素的静脉血栓、心血管事件、胆囊疾病的风险显著降低。

阴道用药中，2023 版指南新增加了普罗雌烯乳膏剂型和普拉睾酮阴道栓。普拉睾酮是美国 FDA 批准的非雌激素药物，可用于治疗绝经引起的外阴阴道萎缩而导致的中至重度性交困难，该药已被证明可以减轻性交痛，并改善阴道 pH 值以及表浅和旁基底层细胞计数，同时保持血清激素水平在正常绝经后女性的参考范围内，其活性成分为脱氢表雄酮（dehydroepiandrosterone，DHEA）。

注射用雌激素苯甲酸雌二醇注射液也是

2023 版指南新增的药物,与口服和经皮雌激素吸收速度相比,肌内注射后吸收迅速,无肝脏首过效应,生物利用度高,可快速提高血液中雌二醇含量,起效最快,但需加用孕激素保护子宫内膜,该药更常用于月经异常等疾病,不是 MHT 的首选药物。

三、2023 版指南相关内容立场与推荐的依据

MHT 是针对女性因卵巢功能衰退、性激素不足所导致的健康问题而采取的医疗措施,MHT 的核心是补充雌激素,对有子宫的女性需要加用孕激素来保护子宫内膜。

女性体内主要存在 3 种内源性雌激素——雌二醇、雌酮和雌三醇。其中,雌二醇与雌激素受体的亲和力最高,故其效应最强,绝经前主要由卵巢分泌,是数量最多的雌激素。雌酮是雄烯二酮在脂肪组织中转化而来的,其效力弱于雌二醇,雌酮与雌二醇之间可以互相转化。绝经后卵巢停止分泌雌二醇,但肾上腺继续产生雄烯二酮,雄烯二酮是雌酮的直接前体,因此绝经后血清雌酮水平保持不变,而血浆雌二醇水平显著下降。雌三醇是雌激素在外周的代谢物,是妊娠期间胎盘产生的主要雌激素,但在非妊娠个体中的含量低于雌二醇和雌酮。

天然雌激素活性较低,机体真正缺乏的生理性雌二醇,通过口服吸收后绝大部分会在胃肠道被微生物分解。此前由于制药技术存在瓶颈,限制了天然雌激素口服制剂的应用;直到 1929 年,人们意外地在马尿中发现了雌酮;1941 年,第 1 个天然的无须合成即可使用的结合雌激素研制成功。1942 年,该药获得美国 FDA 批准,用于治疗女性绝经相关症状,至今已有 80 多年的历史。2009 年 10 月我国研发的结合雌激素片获得国家食品药品监督管理局注册批件。结合雌激素成分非常复杂,主要包含 10 种以上含量不同的雌激素和孕激素。其中 45% 为硫酸雌酮(E1S),55% 为其他雌激素。随着科学的进步,人们发现雌二醇经微粉化(micronized estradiol)处理后可在消化道内迅速吸收,生物利用度可提高到 3%~5%,于是微粉化雌二醇问世。戊酸雌二醇是 17β- 雌二醇的前体,是微粉化和酯化的雌二醇,来源于大豆

和薯蓣,溶解性好,血药浓度稳定。戊酸雌二醇口服后迅速水解为雌二醇及戊酸,戊酸代谢为二氧化碳和水排出体外,因此戊酸雌二醇的药代动力学、药效学与雌二醇相同,被归为天然雌激素。因戊酸雌二醇需经口服脱去戊酸后方能起作用,因此只可用于口服。另外一种微粒化的雌二醇片剂是 17β 雌二醇,来源于天然植物野生山药和大豆,与人体内天然存在的雌二醇结构相同,在体内无须转化可直接利用。其优势在于既可口服,也可经阴道作用。目前仅在复方制剂(17β- 雌二醇片 /17β- 雌二醇地屈孕酮片、雌二醇屈螺酮复方制剂)中存在,无单一产品。尼尔雌醇是一种长效半合成雌激素,是雌三醇的化学衍生物,因其 3 位上引入环戊醚后增加了亲脂性,有利于肠道吸收,并储存在脂肪组织中以后缓慢释放而起长效作用,属于 15 天长效制剂;因 17 位引入乙炔基而增强了雌激素活性,药理作用与雌二醇相似,但生物活性低。

2023 版指南推荐的另一种 MHT 口服药物是替勃龙。替勃龙是 19- 去甲睾酮衍生物,是一种复合类固醇,该药设计于 1964 年,并于 1965 年获得专利。1988 年,分离出纯化结晶替勃龙,并用于药物制剂。替勃龙本身不具有生物活性,口服后很快被代谢成 3 种主要的代谢物——3α- 羟基替勃龙、3β- 羟基替勃龙和 Δ4- 异构体,在不同组织中产生雌激素、孕激素和较弱的雄激素活性,是一种口服的组织选择性雌激素活性调节剂。其雌激素特性使替勃龙非常适合用于绝经后疾病的治疗和预防。替勃龙选择性地在局部代谢为具有孕激素特性的代谢物——Δ4 异构体,可防止子宫内膜增生,不产生月经样出血,因此不用额外增加孕激素。虽然替勃龙临床效果与雌孕激素连续联合方案相仿,但二者并不等同。

口服药物具有首过效应,口服摄入的雌激素在到达全身循环之前,经肠道,在肝脏中被迅速代谢为雌酮。这种首过效应大大减少了可供循环使用的雌激素量。由于首过效应显著改变雌激素的生物利用度,不同给药途径对特定的生理参数有不同影响。例如,口服雌激素会增加高密度脂蛋白胆固醇,降低低密度脂蛋白胆固醇。由于雌二醇具有迅速经皮肤被吸收的特点,多种非口服雌激素剂型被研发,如 2023 版指南中提及的雌二醇

凝胶、苯甲酸雌二醇乳膏、半水合雌二醇皮贴等。

在 MHT 中，所有孕激素选择的主要原则是达到子宫内膜的安全性，临床应用的孕激素包括天然孕激素（微粒化黄体酮）和合成孕激素。孕酮（又称黄体酮）是由卵巢黄体和胎盘分泌的一种天然孕激素，1933 年 5 月孕酮晶体在美国被提纯，但口服天然孕激素（即孕酮）因为吸收差、肝代谢快而未被常规使用。天然孕酮相对较低的生物利用度促进了多种合成孕酮衍生物的发展。20 世纪 70 年代末至 80 年代初，微粒化黄体酮及悬浮油剂胶囊的出现使其口服吸收效率提高了数倍。由于肝脏的首过效应，微粒化黄体酮胶囊口服后大部分有效成分经肝代谢分解，生物利用度低，仅有 10% 产生孕激素活性。经肝代谢分解后产生的代谢产物多，部分患者会产生明显的头晕、嗜睡等中枢神经系统症状。合成孕激素是对黄体酮的基本结构进行改造，这些合成化合物并没有精确地复制天然孕酮的生物活性，如抗雄激素、抗盐皮质激素、镇静及神经保护和再生等作用。合成孕激素中最接近天然孕激素的是逆转孕酮衍生物地屈孕酮，"逆转"结构使它对孕激素受体具有高度选择性，全部作用均由孕酮受体介导，与其他受体结合少，故无雌激素、雄激素活性，临床前药理研究证实为纯孕激素。地屈孕酮的主要代谢产物 20α- 二氢地屈孕酮也有孕激素活性，不良反应小，口服易吸收，生物利用度比微粒化黄体酮胶囊高 10~20 倍。醋酸甲羟孕酮（MPA）在孕酮的基础上进行了 6 位甲基取代和 17 位乙酰氧基取代，其孕激素活性约为微粒化黄体酮的 45 倍，增加了糖皮质激素活性，同时具有微弱的雄激素活性。屈螺酮为 17α- 螺内酯衍生物，具有孕激素作用，无雌激素、雄激素及糖皮质激素活性，是唯一治疗剂量内具有抗盐皮质激素和抗雄激素特性的孕激素，因而有降血压、防止水钠潴留、防止体重增加和治疗痤疮的作用，还有抑制皮脂溢出的效果。

MHT 已有 80 多年历史，疗效得到充分肯定，已经得到国内外多家权威学术机构推荐。绝经后长期激素治疗的安全性不仅决定于药物的选择、用药的时机、还与所用激素的制剂、剂量、用药途径有关。不同的激素治疗剂量、药物配伍和给药途径可能会对靶器官产生不同的影响。在应用过程中，还应结合患者的自身状况，个体化选择以使受益最大，风险最小。各个指南都建议使用天然或接近天然的药物以提高疗效、减少副作用，从而有可能使风险降至最低。

临床常见问题简答

1. 问题：与合成孕激素相比，天然孕激素或接近天然的孕激素有何优势？

简答：天然孕激素（孕酮）与内源性孕酮分子结构完全一致，为生理性激素，对全身各系统发挥有益作用，不同年龄段的女性均适用。在 MHT 中，不增加乳腺癌、静脉血栓等的发生风险。缺点是生物利用度低，部分患者可发生头晕、嗜睡症状。合成孕激素都是对孕酮的基本结构进行改造，缺乏抗雄激素、抗盐皮质激素作用等作用。与其他合成孕激素相比，地屈孕酮在 MHT 中应用并不抵消雌激素带来的益处，不增加乳腺癌的风险。

2. 问题：雌激素是何时开始用于治疗绝经综合征的？

简答：MHT 的核心是补充雌激素。天然雌激素活性较低，机体真正缺乏的生理性雌二醇通过口服吸收后绝大部分会在胃肠道被微生物分解，由于之前制药技术存在瓶颈，限制了天然雌激素口服制剂的应用。直到 1929 年，人们意外地在马尿中发现了雌酮，1941 年，第 1 个天然的无须合成即可使用的结合雌激素研制成功。1942 年，该药获得美国 FDA 批准，用于治疗女性绝经相关症状，至今已有 80 多年的历史，目前我国已有国产的结合雌激素制剂。

（杜　辉　徐春琳）

参考文献

1. 中华医学会妇产科学分会绝经学组. 中国绝经管理与绝经激素治疗指南 2023 版. 中华妇产科杂志, 2023, 58 (01): 4-21.
2. LABRIE F, ARCHER DF, KOLTUN W, et al. Efficacy of intravaginal dehydroepiandrosterone (DHEA) on moderate to severe dyspareunia and vaginal dryness, symptoms of vulvovaginal atrophy, and of the genitouri-

nary syndrome of menopause. Menopause, 2018, 25 (11): 1339-1353.

3. KLOOSTERBOER HJ. Historical milestones in the development of tibolone (Livial). Climacteric, 2011, 14 (6): 609-621.

4. RUAN XY, MUECK A O. Primary choice of estrogen and progestogen as components for HRT: a clinical pharmacological view. Climacteric, 2022, 25 (5): 443-452.

5. 张以文. 绝经期激素治疗中不同孕激素制剂的比较. 中国计划生育和妇产科, 2012, 4 (5): 17-20.

第二节　MHT 常用的口服药物

研讨和实践证明,在医生的指导下应用 MHT 既可以缓解绝经相关症状,也能在一定程度上延缓或避免中老年慢性代谢性疾病的发生,提高中老年女性的生命质量。本节具体介绍 MHT 常用的口服药物包括雌激素、孕激素、复合制剂及替勃龙等的特点,以供临床医生参考。

一、雌激素

MHT 的核心内容即补充雌激素,弥补年龄增长引起的卵巢功能衰竭导致的体内雌激素水平降低。雌激素种类、剂量的选择关乎着临床实践的有效性和安全性,选择原则是在个体化的基础上,优先选择天然、低剂量的雌激素,对于有子宫的女性在补充雌激素时,应加用足量足疗程的孕激素以保护子宫内膜。由于肝脏首过效应,口服雌激素具有较好地改善血脂谱,特别是降低胆固醇的效果,但也可能增加肝脏负担,并影响肝脏合成各种凝血因子,因此可能会增加血栓风险。口服雌激素主要用于绝经早期、无血栓高风险因素及肝损伤的人群。临床常用的雌激素如下。

1. 17β- 雌二醇(无单方制剂,在复方制剂中含有,规格为 1mg/ 片或 2mg/ 片) 为天然雌激素,其化学性质、生物学功能与人内源性雌二醇一致。口服后,雌二醇迅速被完全吸收,在吸收和肝脏首过效应过程中,雌二醇被大量代谢,因此其绝对生物利用度仅为口服剂量的 5%,口服 1mg 17β- 雌二醇后,体内雌二醇稳态浓度为 30~50pg/ml,口服 2mg 后,体内雌二醇稳态浓度为 (114±60) pg/ml。低剂量为 0.5~1.0mg,标准剂量为 1.0~2.0mg,高剂量为 >2.0mg。具体用法见本节三、雌孕激素复方制剂。17β- 雌二醇的主要代谢产物为结合型和非结合型的雌酮和硫酸雌酮。

它们本身或被转化为雌二醇后,都能表现雌激素活性。硫酸雌酮可经历肠肝循环,雌酮和雌二醇在尿中主要以葡糖苷酸形式出现。

2. 戊酸雌二醇(规格为 1mg/ 片) 戊酸雌二醇是微粉化和酯化的雌二醇,是人体天然雌激素 17β- 雌二醇的前体。化学名为 1,3,5(10)- 雌三烯 -3,17β- 二醇 -17- 戊酸酯。口服后戊酸雌二醇水解为雌二醇和戊酸,同时,戊酸代谢为水和二氧化碳,雌二醇进一步代谢为雌酮、雌三醇和硫酸雌酮。口服戊酸雌二醇后,只有约 3% 的雌二醇得到生物利用,食物不影响雌二醇的生物利用度。口服 1mg 戊酸雌二醇后,体内雌二醇稳态浓度为 50pg/ml,口服 2mg 后,体内雌二醇稳态浓度为 60~70pg/ml。低剂量为 0.5~1.0mg,标准剂量为 1.0~2.0mg,高剂量为 >2.0mg。戊酸雌二醇可作为序贯疗法或连续联合方案用药,用法一般为 1~2mg/d。

3. 结合雌激素(规格为 0.625mg/ 片、0.45mg/ 片或 0.3mg/ 片) 结合雌激素是一种天然水溶性混合制剂,从孕马的尿液中分离提取,是最早用于 MHT 的雌激素药物,WHI 即应用结合雌激素 0.625mg/d 进行 MHT 方案的研究。结合雌激素为雌激素硫酸钠盐混合物,主要成分为雌酮硫酸钠、马烯雌酮硫酸钠。最新的高效液相色谱法可识别出至少 16 种雌激素成分、5 种孕激素及 3 种雄激素物质。由于其较好的水溶性,口服药物释放后可以很好地经胃肠道吸收,口服后 4~10 小时各种结合型和非结合型雌激素达最大血药浓度。由于其为混合物,所有成分的百分比不同,所表现的生物活性由其代谢物产生,在很大程度上依赖于内源性特质,如重吸收、代谢速率、相互作用等。口服 0.625mg 结合雌激素后,体内雌二醇稳态浓度为 30~50pg/ml；口服 1.25mg 后，体内雌二醇稳态浓度为 40~60pg/ml；低剂量为 0.3mg 或 0.4mg，标准剂量为 0.625mg，高剂量为 >0.625mg。作为外源性雌激素，其在体内的分布与内源性雌激素相似，分布广泛且通常在性激素的靶器官浓度较高，血液循环中的雌激素大部分与性激素结合球蛋白（sex hormone-binding globulin，SHBG）和白蛋白结合。代谢方式也与内源性雌激素相同，循环中的雌激素处在代谢转换的动态平衡中，最后以葡糖醛酸和硫酸盐结合物的形式通过尿液排泄。

4. **尼尔雌醇（规格为 1mg/ 片或 2mg/ 片）** 尼尔雌醇是合成的长效雌激素制剂，主要成分为尼尔雌醇，是类雌三醇的衍生物。化学名为 3-（环戊基氧基）-19- 去甲 -17- 孕甾 -1,3,5（10）- 三烯 -20- 炔 -16α,17α- 二醇。雌三醇是雌二醇的代谢产物，其药理作用与雌二醇相似，但生物活性低，因其 3 位上引入环戊醚后增加了亲脂性，故有利于肠道吸收并储存在脂肪组织中，以后缓慢释放而起长效作用。故其用量为 2mg/ 次，每 2 周 1 次。因无须每日服药，可增加患者依从性。虽然尼尔雌醇的雌激素活性较低，可选择性作用于阴道和子宫颈管，对子宫体和内膜的影响较弱，但是仍有子宫内膜增生的风险，可能有突破性出血，故有子宫的患者应每 3 个月给予孕激素疗程以抑制雌激素的内膜增生作用。雌三醇的半衰期为 20 小时左右，主要以原型、炔雌三醇和雌三醇 3 种形式从尿中排泄。

二、孕激素

有子宫的女性在进行 MHT 时，应加用足量足疗程孕激素以保护子宫内膜。然而，MHT 中孕激素的应用与乳腺癌的关系复杂。研究表明，单独应用雌激素不额外增加乳腺癌风险，雌激素联合天然或最接近天然的孕激素基本不增加或极少增加乳腺癌风险，雌激素联合合成孕激素的使用可轻度增加乳腺癌风险。如何平衡子宫内膜保护和乳腺癌风险是临床医生应该着重思考的问题。故 MHT 中孕激素的应用原则为优先选择天然或最接近天然的孕激素。

（一）天然孕激素

孕酮的给药途径包括口服、注射和阴道给药。

口服后血中孕酮浓度显著低于肌内注射，且不稳定。需特别强调，未经特殊处理的孕酮口服无效，微粒化或微粉化的黄体酮胶囊才可吸收。

1. **黄体酮胶囊（规格为 50mg/ 粒）** 为天然的微粒化黄体酮，在临床被广泛应用，仅可口服给药。化学名为孕甾 -4- 烯 -3,20- 二酮。主要成分为孕酮，由于肝首过效应，大部分有效成分经肝代谢分解，生物利用度低，仅有 10% 产生孕激素活性。每周期需要口服至少 4 200mg 黄体酮胶囊才可将增殖期子宫内膜转换为分泌期。用于雌孕激素序贯疗法时，后半周期添加黄体酮胶囊 200~300mg/d，共 12~14 天；连续联合方案时为 100mg/d，全周期服用。约 12% 在体内代谢为孕烷二醇，代谢产物与葡糖醛酸结合并随尿排出。口服 100mg 后，2~3 小时血药浓度达到峰值，以后逐渐下降，约 72 小时后消失，半衰期为 2.5 小时左右。

2. **黄体酮软胶囊（规格为 100mg/ 粒或 200mg/ 粒）** 黄体酮软胶囊是天然微粒化的黄体酮，可口服或阴道给药。化学名为孕 -4- 烯 -3,20- 二酮。口服后经消化道吸收，同样由于肝首过效应致其生物利用度较低，约为 10%。每周期需要口服至少 4 200mg 黄体酮软胶囊才可将增殖期子宫内膜转换为分泌期。黄体酮软胶囊亦可用于雌孕激素序贯疗法及连续联合方案，具体用法用量同黄体酮胶囊。服药后 1~3 小时血药浓度达到峰值，血浆中主要代谢产物为 20α- 羟基、Δ4α- 孕烷醇酮和 5α- 二氢孕酮，以上代谢产物 95% 以葡萄糖醛复合代谢物的形式从尿中排出。

（二）合成孕激素

人工合成的孕激素按化学结构可分为逆转孕酮衍生物、17α- 羟孕酮类、19- 去甲睾酮类、19- 去甲基孕酮类以及 17α- 螺甾内酯类等，不同来源和分子构型的孕激素有自身的激素特性和代谢特点。

1. **地屈孕酮（规格为 10mg/ 片）** 地屈孕酮是逆转孕酮衍生物，在碳原子 6 和 7 之间多了一个双键，9、10 位碳原子上的氢原子和甲基与天然孕激素反向，使地屈孕酮分子拥有弯曲的立体结构，称为"逆转"结构。地屈孕酮是最接近天然的合成孕激素，化学名为 9β,10α- 孕烷 -4,6- 二烯 -3,20- 二酮。口服后被迅速吸收，血液中浓度达峰时间在 0.5~2.5 小时，"逆转"结构使它对孕激素受体具有高度选择性和极强亲和力，绝对生物利用度高达 28%，可谓低剂量高效，每周期仅需 140mg 即可将子宫内膜从增殖期转换为分泌期，一般用于雌孕激素序贯疗法时后半周期添加 10~20mg/d，10~14 天，连续联合方案剂量为 5mg/d，全周期应用。地屈孕酮在体内可完全被代谢，主要代谢产物是 10,11- 二羟基衍生物（DHD），此成分大多以葡糖醛酸化合物的形式从尿中排出。此外，所有代谢产物的结构均保持 4,6- 二烯 -3- 酮的构型，而不会产生 17α- 羟基化，这一特性决定了地屈孕酮无雌激素、雄激素活性，对于乳腺的影响较小，研究表明含地屈孕酮的 MHT 方案相关的乳腺癌风险较含其他合成孕激素的方案低。且地屈孕酮不通过血脑屏障，不抑制下丘脑 - 垂体轴系，不影响正常排卵和基础体温的变化。由于其在尿中不以孕烷二醇形式排出，因此，根据尿中孕烷二醇的排出量仍可测定内源性孕激素的产生，从而判断排卵相关信息。

2. 17α- 羟孕酮衍生物［醋酸甲羟孕酮片（MPA），规格为 2mg/ 片］ MPA 的化学名为 6α- 甲基 -17α- 羟基孕甾 -4,6 二 - 烯 -3,20- 二酮醋酸酯。口服后在胃肠道吸收，在肝内降解。每周期 60mg MPA 可将子宫内膜增殖期转换为分泌期。MPA 具有糖皮质激素和弱雄激素活性，无抗雄激素作用，对糖代谢和乳腺有不良影响。2002 年 WHI 公布的 MHT 试验数据提示，MPA 的使用显著增加了浸润性乳腺癌的发病风险，该试验中止，因此不推荐 MPA 用于 MHT 治疗，多用于围绝经期排卵障碍相关异常子宫出血（abnormal uterine bleeding-ovulatory dysfunction，AUB-O）患者急性重症出血的止血及后续短暂调整月经周期治疗。另有研究表明 MPA 可用于子宫内膜非典型增生和子宫内膜癌的内分泌治疗，直接作用于子宫内膜使其发生蜕膜样变。

3. 19- 去甲睾酮衍生物（炔诺酮，规格为 0.625mg/ 片） 炔诺酮的化学名为 17β- 羟基 -19-去甲 -17α- 孕甾 -4- 烯 -20- 炔 -3- 酮。口服后可经胃肠道吸收，血药浓度达峰时间为 0.5~4.0 小时，平均为 1.17 小时，血浆蛋白结合率为 80%，作用持续至少 24 小时，吸收后大多与葡糖醛酸结合，随尿液排出。炔诺酮有较强的孕激素样作用，能使子宫内膜转化为蜕膜样变，每周期 100~150mg 可将子宫内膜增殖期转换为分泌期；且有一定的抗雌激素作用，具有较弱的雄激素活性和蛋白同化作用。由于其对于糖脂代谢、心血管疾病、血栓发生等的不利影响，现临床不推荐用于 MHT，多因其兼具雌激素、孕激素和雄激素活性而被广泛用于围绝经期 AUB-O 急性出血的止血治疗。

4. 17α- 螺内酯衍生物（屈螺酮，无单方制剂，在复方制剂中含有，规格为 2mg/ 片） 屈螺酮口服后被广泛代谢，主要代谢产物是内酯环打开形成的酸化屈螺酮和 4,5- 双氢 - 屈螺酮硫酸酯，这两种代谢产物的形成均无细胞色素 P450 系统的参与，后以 (1.2~1.4):1 的比例经粪便和尿液排出。屈螺酮具有较强的抗盐皮质激素作用，可增加水钠排泄、减少排钾，对高血压女性的血压控制有一定作用，但对血压正常的女性不会造成明显影响。此外，与天然孕激素一样，屈螺酮还有一定的抗雄激素作用，约为醋酸环丙孕酮效用的 1/3。

三、雌孕激素复方制剂

雌孕激素复方制剂分为雌孕激素周期 / 连续序贯制剂和雌孕激素连续联合制剂。在安全和有效的基础上，复方制剂的便利性有助于提高患者的服药依从性，避免漏服、错服带来的非预期出血、子宫内膜病变等。

（一）雌孕激素序贯制剂

1. 17β- 雌二醇片 /17β- 雌二醇地屈孕酮片（规格为 28 片 / 盒） 前 14 片仅含 17β- 雌二醇，后 14 片每片含 17β- 雌二醇和 10mg 地屈孕酮，依 17β- 雌二醇含量不同分为两种剂型 1/10 和 2/10（即每片分别含 17β- 雌二醇 1mg 和 2mg）。为连续序贯治疗方案，即患者在治疗过程中 17β- 雌二醇每天用药，地屈孕酮后半周期用药，本周期结束后不停药，直接继续服用下一周期药物，在不停用雌激素的基础上，由按期孕激素撤退引发周期性的撤退性出血，该方案完全拟合正常女性生理性周期激素水平变化，适用于有完整子宫、仍希望有月经样出血的女性。

2. 戊酸雌二醇片 / 戊酸雌二醇醋酸环丙孕酮片（规格为 21 片 / 盒，前 11 片每片含 2mg 戊酸雌

二醇,后 10 片每片含 2mg 戊酸雌二醇和 1mg 醋酸环丙孕酮) 醋酸环丙孕酮为 17α- 羟孕酮衍生物,具有孕激素、抗促性腺激素及抗雄激素活性。此为周期序贯治疗方案,即患者在治疗过程中戊酸雌二醇片每天用药,醋酸环丙孕酮后半周期用药,本周期结束后停药 7 天,进入治疗中断期,在此期间可发生雌孕激素撤退性出血,于月经或撤退性出血的第 3~5 天开始口服下一周期药物,如此周期停药式序贯治疗,适用于有完整子宫、仍希望有月经样出血的女性。由于醋酸环丙孕酮为合成孕激素,对于乳腺有一定影响,限制了其长期使用,应用前及过程中注意加强评估。醋酸环丙孕酮口服后吸收迅速且完全,绝对生物利用度约为口服剂量的 88%。入血后几乎专一地与血清白蛋白结合,在体内通过各种途径进行代谢,主要代谢产物是 15β- 羟基衍生物。

(二)雌孕激素连续联合制剂

雌二醇屈螺酮片(每片含雌二醇 1mg 和屈螺酮 2mg),成分为天然雌激素 17β- 雌二醇和合成孕激素屈螺酮。此为连续联合治疗方案,即每日 1 片,连续给药。雌二醇屈螺酮片无序贯疗法造成的规律性撤退性出血,适用于绝经 1 年以上,有子宫但不希望有月经样出血的女性。

四、替勃龙

替勃龙(规格为 2.5mg/ 片)属于组织选择性雌激素活性调节剂,化学名为(7α,17α)-17- 羟基 -7- 甲基 -19- 去甲基孕甾 -5(10)- 烯 -20- 炔 -3- 酮。针对中国人群,建议起始口服 1.25mg/d,连续应用,非预期出血较少,适用于绝经 1 年以上,且服药期间不希望有月经样出血的女性。其有效成分为 7- 甲基 - 异炔诺酮,口服后代谢为 3α- 羟基替勃龙、3β- 羟基替勃龙和 Δ4- 异构体 3 种化合物,前两者具有雌激素样活性,后者具有孕激素和雄激素样活性。由于替勃龙具有高度的组织特异性,在骨、大脑体温中枢和阴道表现为雌激素作用,在乳房组织表现为明显的孕激素和抗雌激素作用,在子宫内膜表现为温和的雄激素和孕激素作用。因此,替勃龙在应用过程中不刺激绝经后女性的子宫内膜,仅有极少数患者出现轻度增殖,一般无须添加孕激素;不增加乳腺密度;可抑制绝经后女性骨丢失;对于绝经症状特别是 VMS 如潮热、多汗等抑制效果佳;对情绪和性欲改善、性交疼痛缓解也有良好作用。口服替勃龙后吸收迅速且作用部位广泛,由于其代谢迅速,血浆中替勃龙水平很低,因此部分药代动力学参数不能被测定。但是替勃龙及其代谢产物的药代动力学参数与肾功能无关,其主要以结合型代谢产物(大多为硫酸盐)的形式排出,部分经尿排出,大部分经粪便排出。

综上,用于 MHT 的口服药物种类繁多,针对不同绝经时期女性的不同用药方案、具体药物配伍及剂量搭配都需仔细考量,建议临床医生详细了解每一种药物特点,在个体化诊疗的基础上,积极开展 MHT。

(王新颖　吕淑兰)

参考文献

1. 中华医学会妇产科学分会绝经学组. 中国绝经管理与绝经激素治疗指南 2023 版. 中华妇产科杂志, 2023, 58 (1): 4-21.

2. SLATER C, HODIS H, MACK W, et al. Markedly elevated levels of estrone sulfate after long-term oral, but not transdermal, administration of estradiol in postmenopausal women. Menopause, 2001, 8 (3): 200-203.

3. RUAN X, MUECK A. Primary choice of estrogen and progestogen as components for HRT: a clinical pharmacological view. Climacteric, 2022, 25 (5): 443-452.

4. ROSSOUW J, ANDERSON G, PRENTICE R, et al. Risks and benefits of estrogen plus progestin in healthy postmenopausal women: principal results from the Women's Health Initiative randomized controlled trial. JAMA, 2002, 288 (3): 321-333.

5. SCHINDLER A, CAMPAGNOLI C, DRUCKMANN R, et al. Classification and pharmacology of progestins. Maturitas, 2003, 46 (Suppl 1): S7-S16.

第三节　MHT 常用的非口服药物

MHT 除常用的口服药物,还有经皮、经阴道、肌内注射及宫内释放系统等途径,对于存在口服药物禁忌或高危因素的女性,可考虑非口服药物施行 MHT 以达到长期健康获益。

一、经皮雌激素药物

口服用药因存在肝脏首过效应,可能对肝功能有一定的影响(特别是已有潜在肝损伤的患者),同时在高龄人群中可能会增加血栓风险。因此对于具有血栓高危因素或以甘油三酯升高为主的血脂异常及有肝胆疾病者不适用。而经皮雌激素避免了肝脏首过效应,药物经皮肤吸收直接进入体循环,破坏少,生物利用度高,不增加肝脏负担,可减少胃肠道刺激,深静脉血栓和肺栓塞的发生风险低。因此,经皮用药对于肝功异常、胆石症或有血栓形成高危因素的患者具有独特的优点。此外,经皮途径给药者体内激素水平更平稳,可以减少雌激素波动所致不良情况,但因其不经过肝脏首过效应,不能充分发挥雌激素对于胆固醇改善的益处。

需注意,经皮雌激素仅为雌激素补充的一种途径,对子宫存在的女性,经皮雌激素给药也应足量足疗程规范添加孕激素,以保护子宫内膜。

1. 雌二醇凝胶　主要成分为雌二醇,化学名为雌 -1,3,5(10)- 三烯 -3,17β- 二醇,每 2.5 克凝胶含雌二醇 1.5mg,每天经皮涂抹一计量尺。经皮肤给药,将其涂抹于较大面积的皮肤上(前臂、臀部的上部、下腹部、腰部、大腿上部等),避免涂抹在乳房和黏膜区域。本品经皮给药吸收量约为用药剂量的 10%,药物在表皮角质层有短暂的贮存,在皮内与皮下形成雌二醇蓄积库后,自给药部位经皮内毛细血管缓慢扩散进入全身血液循环,每日给药一计量尺(1.5mg 雌二醇),用后 17β- 雌二醇的平均血浆浓度为 80pg/ml,连续使用雌二醇凝胶 2.5g(即 1.5mg 17β- 雌二醇)与连续口服戊酸雌二醇 1mg 具有相似的血药浓度,雌二醇稳态浓度约为 60pg/ml。雌酮 / 雌二醇比值与绝经前女性相仿。

2. 半水合雌二醇皮贴　每片含半水合雌二醇 1.5mg 的贴剂,每贴每天释放 17β- 雌二醇 50μg;或每片含雌二醇分别为 2.0mg、3.8mg、7.6mg,每贴每天分别释放雌二醇 25μg、50μg、100μg;每片可用 7 日,每周更换。主要成分为天然雌激素 17β- 雌二醇的水合物透皮治疗系统(TTS),可通过贴在皮肤上的贴片缓慢供给身体需要的雌激素,本品给药量小,雌激素浓度稳定,使用方便。但局部贴片区域皮肤可能出现潮红、发痒等不良反应。

3. 苯甲酸雌二醇乳膏　含天然雌二醇的苯甲酸盐,具有雌二醇的药理作用,每 1.5g 含苯甲酸雌二醇 1.35mg,相当于 17β- 雌二醇 0.98mg,每天经皮涂抹 1.5g,涂于干净皮肤上(如手臂内侧、下腹部、腰部、臀和大腿等部位),每日 1 次。外用时经皮肤渗透直接进入血液循环,可避免肝首过效应,且不损害肝功能,吸收后的雌二醇经门静脉进入肝后,部分与 β- 球蛋白结合,再逐渐释放出游离的雌二醇供组织使用。

总之,雌激素经皮给药避免了口服的肝首过效应,减少了对肝合成蛋白质和凝血因子的影响。相对于口服,经皮雌激素的静脉血栓、心血管事件、胆石症的风险显著降低。

二、经阴道激素药物

经阴道用激素制剂是女性特有的一种给药方法,避免了肝首过效应,可持续给药,无胃肠道刺激,同时限制了全身性吸收,副作用少。对于仅存在阴道局部症状者,建议局部用药,疗效更佳,又可避免全身不良作用;在阴道局部提供足量的雌激素,能够逆转阴道组织的萎缩性改变,显著改善患者阴道干燥、刺痛、性交痛等萎缩症状。

(一)普罗雌烯类药物

普罗雌烯属于类雌激素药物,是合成的不对称雌二醇二醚,具有雌激素作用。属于严格局部作用的雌激素,穿透阴道或表皮上皮细胞的能力较差,全身吸收以及全身性刺激反应很少,不刺激子宫内膜增生,对女性生殖器下部通道黏膜起雌激素作用,可恢复其营养性,促进阴道底层细胞增殖,进而演变成中层及表层细胞,使整个上皮厚度增加,中层及表层上皮细胞分化成熟,合成、分泌糖原;同时,可促进阴道乳酸杆菌的再生,产生乳酸,恢复阴道正常的 pH 值和微环境。通过严格局部用药,普罗雌烯不在组织内聚集,其生物半衰期小于 24 小时;在皮肤用药后,只有小于 1% 的药物进入全身;阴道用药后,临床未观察到全身性激素效应,尤其是距离阴道较远的雌激素敏感器官,如子宫、乳腺和脑垂体等。

1. **普罗雌烯胶丸**　化学名为 3- 丙氧基 -17β- 甲氧基 -1,3,5(10)- 雌三烯,每粒含普罗雌烯 10mg。胶丸剂型每日用药剂量稳定,具体用法为每日 1 粒,阴道置入,应用 2 周后更改为每周 2~3 次,每次 1 粒。

2. **普罗雌烯乳膏**　化学名为 17β- 甲氧 -3- 丙氧雌甾 -1,3,5(10)- 三烯,每支 15g,每克含普罗雌烯 10mg。乳膏便于患者灵活调整剂量,具体用法为每次 0.5~1g,每日 1~2 次,涂于外阴或阴道,应用 2 周后更改为每周 2~3 次。

3. **氯喹那多 - 普罗雌烯阴道片**　本品为复方制剂,每片含普罗雌烯 10mg 和氯喹那多 200mg。氯喹那多为接触性广谱抗菌剂,对多种病原菌具有抑制作用,被阴道黏膜吸收的比率很低,在阴道内不被代谢。具体用法为晚间将已经湿润的片剂置入阴道深部,每日 1 次,每次 1 片,应用 2 周后更改为每周 2~3 次。

(二) 雌三醇乳膏

本品含天然女性雌激素雌三醇,属于弱雌激素活性制剂。每支 15g,每克含雌三醇 1mg。建议每晚用药,每次用量为 0.5g,连续用药 2~3 周,后根据症状缓解情况逐渐减低至维持量(如每周使用 2 次)。由于雌三醇在内膜细胞核中保留的时间很短,故其为短效制剂,仅选择性地与阴道雌激素受体结合,与子宫内膜受体几乎不结合,对内膜刺激小,对血浆雌二醇水平基本无影响。单次按推荐的每日剂量使用不引起子宫内膜增殖,使用本药期间无须周期性增加孕激素。90% 的雌三醇均与血浆中的白蛋白结合,与性激素结合球蛋白不结合,主要在肠肝循环内结合与解离,后作为代谢终产物,以结合形式经尿排出。

(三) 结合雌激素乳膏

结合雌激素是多种雌激素的混合物,为天然来源,以水溶性雌激素硫酸钠盐混合物的形式存在,含有孕马尿液提炼物通常所含的成分。每支 14g,每克乳膏含结合雌激素 0.625mg。根据症状严重程度,每天给药 0.5~2g,阴道内给药,尽可能选用能够改善症状的最低剂量。在绝经后妇女体内,雌酮和其结合硫酸盐形式即硫酸雌酮是最主要的循环雌激素。本品可以很好地经皮肤、黏膜及胃肠道吸收,进入代谢转换的动态平衡中,其中相当大一部分以共轭硫酸盐的形式分布,尤其是雌酮硫酸盐,作为循环贮存器,可形成更有活性的雌激素。但需注意,由于在使用软膏时有可能发生全身性吸收,轻微升高血浆雌二醇水平,可轻度影响子宫内膜,故应警惕与口服雌激素治疗类似的不良反应,强调短期使用,并接受定期随访。

(四) 普拉睾酮阴道栓

活性成分为脱氢表雄酮(DHEA),是人体肾上腺皮质网状层和卵巢分泌的一种甾体激素前体物质,化学名为 3-β- 羟基雄甾 -5- 烯 -17- 酮。在我国台湾和香港地区已开展临床应用。本品每粒含 6.5mg DHEA,每日 1 粒,经阴道给药。DHEA 是人血液循环中含量最丰富的类固醇激素,也是雄激素和雌激素的前体,其在外周组织中转化为雄激素或雌激素,并以胞内分泌的形式发挥间接生物学效应。对于改善围绝经期和绝经后妇女的中至重度性交疼痛、外阴和阴道萎缩症状有较好的临床疗效。

三、注射用雌激素药物

目前临床上主要应用的注射用雌激素为苯甲酸雌二醇注射液,其主要成分为雌二醇的苯甲酸盐,剂量为 1mg/ml 或 5mg/ml。苯甲酸雌二醇可使子宫内膜增生、增强子宫平滑肌收缩,促使乳腺发育、增生。不推荐用于围绝经期和绝经后女性的 MHT 治疗,多用于青春期异常子宫出血的止血治疗等。

四、宫腔内孕激素释放系统

左炔诺孕酮宫内释放系统(LNG-IUS)含左炔诺孕酮(levonorgestrel,LNG)52mg,可持续、稳定、少量地在子宫腔内释放左炔诺孕酮(初始释放速度为 20μg/24h),长达 5~7 年。LNG-IUS 通过缓释的左炔诺孕酮对子宫内膜产生持续的抑制作用,使子宫内膜腺体萎缩、间质蜕膜化、内膜变薄,可预防和治疗子宫内膜增生。另外,在高左炔诺孕酮浓度下，机体下调子宫内膜的雌、孕激素受体，使子宫内膜对血液循环中的雌二醇失去敏感性，从而发挥强力的内膜增生拮抗作用，可用于MHT 的子宫内膜保护。

放置 LNG-IUS 可避免口服药物依从性欠佳的问题，在保护内膜的同时亦可完成避孕。但需注意，放置前一定要加强患者宣教，部分患者可发生少量不规则出血甚至闭经。

以上为 MHT 常用的非口服药物，在临床实践中，对于存在口服药物禁忌或高危因素的女性，应用非口服方式即经皮、经阴道、注射或应用宫内释放系统等，可更大程度地发挥 MHT 的临床优势，以达到获益最大化、风险最小化。

（王新颖　吕淑兰）

参考文献

1. 中华医学会妇产科学分会绝经学组. 中国绝经管理与绝经激素治疗指南 2023 版. 中华妇产科杂志, 2023, 58 (1): 4-21.
2. BERGENDAL A, KIELER H, SUNDSTRÖM A, et al. Risk of venous thromboembolism associated with local and systemic use of hormone therapy in peri-and post-menopausal women and in relation to type and route of administration. Menopause, 2016, 23 (6): 593-599.
3. NAUNTON M, AL HADITHY A, BROUWERS J, et al. Estradiol gel: review of the pharmacology, pharmacokinetics, efficacy, and safety in menopausal women. Menopause, 2006, 13 (3): 517-527.
4. SLATER C, HODIS H, MACK W, et al. Markedly elevated levels of estrone sulfate after long-term oral, but not transdermal, administration of estradiol in postmenopausal women. Menopause, 2001, 8 (3): 200-203.
5. SOMBOONPORN W, PANNA S, TEMTANAKITPAISAN T, et al. The levonorgestrel-releasing intrauterine system plus estrogen therapy in perimenopausal and post-menopausal women: systematic review and meta-analysis. Menopause, 2011, 18 (10): 1060-1066.

第四节　MHT 的常用方案和个体化应用

一、2023 版指南要点

与 2018 版指南相比，2023 版指南保留了常用的 MHT 方案，包括单孕激素、单雌激素、雌孕激素序贯、雌孕激素连续联合、替勃龙、阴道局部应用雌激素，增加了其他 MHT 方案。根据近几年国际国内的药物进展，结合我国国情，增加的 MHT 方案包括口服尼尔雌醇、口服巴多昔芬20mg/ 结合雌激素 0.45mg、阴道用普拉睾酮（活性成分为 DHEA）。

2023 版指南的变化之处在于：①对于单孕激素方案，2023 版指南将其细分为后半周期孕激素治疗和长周期 / 连续孕激素治疗两个方案，并提出后者更适用于有子宫内膜增生病史或月经量多的患者。对于该类患者，LNG-IUS 对子宫内膜的保护作用最强，推荐优先使用。当出现低雌激素的相关症状时，则转为雌激素联合孕激素方案（在宫腔内使用 LNG-IUS 的基础上再加用雌激素）。该方案的细化对于临床实际工作具有很大的指导意义，即对于绝经过渡期单纯排卵不规律引起的异常子宫出血患者，可以采用个体化的孕激素治疗方案。②细化了其他 MHT 方案的具体用法：a. 尼尔雌醇，2mg 口服，每 15 天 1 次，每 3 个月加用孕激素 10 天，以避免尼尔雌醇对子宫内膜的刺激；b. 巴多昔芬 20mg/ 结合雌激素 0.45mg，可用于有完整子宫的女性预防骨质丢失和缓解绝经相关症状，不用额外添加孕激素，在北美地区常用；c. 普拉睾酮（活性成分为 DHEA），已经被美国 FDA 批准用于治疗 GSM。

2023 版指南修改了乳腺癌生存者是否可用 MHT 的问题。已知或可疑患有乳腺癌是使用全身 MHT 的明确禁忌证，2023 版指南与前版保持一致。2018 版及之前的指南不推荐乳腺癌术后患者使用 MHT，而 2023 版指南新增了"全身"二字，具体描述为："不推荐乳腺癌生存者应用全身 MHT"，意味着对于 GSM 症状严重的乳腺癌术后患者，可阴道局部应用 MHT，这与之前的指南对于乳腺癌生存者禁用任何形式的 MHT 具有本质区别。

2023 版指南强调了经皮雌激素的优点：避免了口服药物的肝首过效应，减少了对肝合成蛋白质及凝血因子的影响；相对于口服，经皮雌激素的静脉血栓、心血管事件和胆囊疾病的风险均显著降低。并对血栓形成的危险因素进行了详细阐释，如抗磷脂综合征、自身免疫性疾病、恶性肿瘤、慢性心肺疾病、慢性肾病、肥胖、手术、肢体制动或长期卧床、多发性外伤、骨折等。推荐有血栓形成危险因素者采用经皮雌激素，该方案较口服雌激素有更低的血栓形成风险。

2023 版指南针对不同情况下如何选择 MHT 方案给予了更具体的推荐。①对于过早的低雌激素状态，建议以雌孕激素序贯方案为主，雌激素剂量应高于正常绝经女性的 MHT 常规用量，且强调孕激素用量需与雌激素匹配，以充分保护子宫内膜。②对于围绝经期和绝经后早期健康女性，推荐使用标准剂量或低剂量雌激素 + 地屈孕酮或黄体酮序贯方案。绝经 1 年后，如不愿有月经样出血，也可选择连续联合方案或替勃龙方案。③对于绝经后晚期的健康女性，可选择低剂量雌激素 + 地屈孕酮 / 黄体酮连续联合方案或替勃龙方案，雌激素用药优先选择经皮途径。④对于体重指数 > 25kg/m² 的超重或肥胖且患有代谢综合征或高血压的女性，优先选用低剂量或超低剂量含经皮雌激素的方案。绝经过渡期和绝经后早期女性可采用周期序贯或连续序贯方案，绝经后晚期建议采用连续联合方案。

二、2023 版指南相关内容的进展

2023 版指南延续了 2018 年指南的精神，强调了 MHT 治疗必须个体化。在为患者选择治疗方案的时候，必须依据患者的年龄、绝经状态、症状类型、个体特异性（既往史、高危因素、家族史）、患者意愿及用药途径喜好，为患者选择更适合、更合理的用药方案和监测随访内容，使患者以最小的风险获得最大的收益。同时，在 MHT 治疗时，也必须考虑到中国女性的自身特点。例如，中国女性的绝经相关症状与欧美女性相比有明显不同，其生活方式和疾病谱与西方女性相比亦存在较大差异，如中国女性的静脉血栓栓塞的发病率更低。这就使得在为中国女性选择 MHT 治疗措施时，静脉血栓栓塞的风险和顾虑较西方女性低。

2023 版指南综合了国内外最新证据，并结合了中国国情和实际特点，是在 2018 版指南的基础上修订的更适合中国国情、对中国女性和中国医生更具指导性的绝经管理指南。

考虑到中国幅员辽阔、临床应用药物种类繁多，在 2023 版指南中，仍然花了较大篇幅对 MHT 各种常用药物及用药方案进行了介绍，也比较了各种用药途径的优势。口服途径符合绝大部分人的用药习惯，并且 MHT 的主要证据源于口服途径；相对于口服，经皮雌激素的静脉血栓、心血管事件及胆囊疾病的风险显著降低；经阴道雌激素局部作用，可有效缓解泌尿生殖道局部症状。单孕激素补充方案用于调整卵巢功能衰退过程中的月经问题，单雌激素补充方案适用于已经切除子宫的女性，雌孕激素序贯方案适用于有完整子宫、围绝经期或绝经后仍希望有月经样流血的女性，雌孕激素连续联合方案适用于有完整子宫、绝经后不希望有月经样流血的女性。

结合国内外的研究进展和医疗现状，2023 版指南新增了其他 MHT 方案，如尼尔雌醇方案、巴多昔芬 / 结合雌激素方案和普拉睾酮阴道局部使用方案，这些药物有的已在国外使用，在国内尚未使用，有的已开始在国内应用。相信随着国内使用经验的增多，会为临床应用带来更多的指导。

三、2023 版指南相关内容立场与推荐的依据

2023 版指南的修订依据国内外最新循证医学证据，参考了最新的国际绝经学会 2016 版指南和北美绝经学会 2022 版指南，且各位编写专家进行了深入的分析和讨论。

（一）乳腺癌术后阴道局部使用雌激素

既往乳腺癌术后患者使用 MHT 一直是禁忌证，无论是全身应用还是局部应用。然而，绝经后的乳腺癌患者是否可应用激素治疗因数据极少，缺乏此类安全性数据，尚不能为临床提供有价值的参考依据，因此国际绝经学会和中华医学会妇产科学分会绝经学组均不推荐乳腺癌术后患者应用全身 MHT。北美绝经学会在 2022 年最新激素治疗指南中提出，低剂量阴道用雌激素治疗泌尿生殖系统症状，对于特定的乳腺癌和子宫内膜癌患者来说是安全有效的。考虑到相当一部分乳腺

癌患者相对年轻,且深受低雌激素所引起的泌尿生殖道症状的困扰,从该类患者的获益风险比出发,2023 版指南修订了乳腺癌术后患者 MHT 应用的指征,即仍不能应用全身 MHT,但是可短期阴道局部应用雌激素制剂。

(二) 其他 MHT 方案

2023 版指南新增了其他 MHT 方案。

1. 尼尔雌醇　是我国老一辈科学家在 20 世纪 60 年代研发的雌激素产品,属于合成的长效雌激素制剂,主要成分尼尔雌醇属于雌激素作用较弱的雌三醇,口服可在脂肪中储存,因此仅需 15 天口服 1 次即可。20 世纪 70~80 年代曾经在中国较为广泛使用,获得了理想的缓解绝经相关症状、维护骨量的效果。尼尔雌醇对患者来说具有更方便、不容易漏服的特点,对于有子宫的女性,只需要每 2~3 个月应用孕激素制剂 10 天,就可以达到保护子宫内膜的作用。

2. 普拉睾酮阴道栓　活性成分为脱氢表雄酮,已被美国 FDA 批准用于治疗 GSM,可通过恢复上皮细胞的厚度、降低阴道 pH 值和增加阴道分泌物来减少阴道干涩和性交困难症状。

以上两种药物在国内已应用于临床,分别用于绝经相关的系统性 MHT 和局部治疗。

3. 巴多昔芬 / 结合雌激素　2013 年被美国 FDA 批准应用,目前已经成为北美地区常用的 MHT 方案。此方案不会刺激子宫内膜,对有子宫的女性,不需要加用孕激素。虽然目前尚未进入中国,但也属于需要了解的新型 MHT 药物。巴多昔芬(bazedoxifene,TSE-424)又名苯卓昔芬,是一种有口服活性、能透过血脑屏障的非甾体、选择性雌激素受体调节剂(selective estrogen receptor modulator,SERM),是一种雌激素激动剂 / 拮抗剂,在某些对雌激素敏感的组织中起激动作用,而在另一些组织(如子宫)中起拮抗作用。共轭雌激素与巴多昔芬的配伍产生对每个靶组织特异的复合作用,巴多昔芬成分降低了结合雌激素成分可能引起的子宫内膜增生的风险。

临床常见问题简答

1. 问题: 绝经激素治疗会不会致癌?

简答: 部分女性不愿进行绝经激素治疗的原因是担心 MHT 会致癌,尤其是乳腺癌。乳腺癌是女性发病率最高的一种癌症,MHT 与乳腺癌的关系复杂,单独应用雌激素基本不额外增加乳腺癌风险;雌孕激素联合应用轻度增加乳腺癌风险(属于罕见级别),低于不良生活方式造成的乳腺癌风险。乳腺癌风险与 MHT 中的孕激素种类有关,应用合成孕激素时风险有所增加;乳腺癌风险还与 MHT 使用时限有关。已知或怀疑乳腺癌时,通常不建议应用全身 MHT;乳腺癌患者有 GSM 首选阴道润滑剂和保湿剂。肺癌是女性第二位常见癌症,吸烟是主要的危险因素。非小细胞肺癌包括腺癌和鳞状细胞癌,是观察性研究和随机对照试验中最常见的类型,也是受激素治疗影响的类型。目前的研究总体上没有发现 MHT 与肺癌风险之间的一致性关联,吸烟可能影响激素使用与肺癌风险之间的关系。结直肠癌是女性第三位常见的恶性肿瘤,目前观察性研究普遍支持,与从未接受过激素治疗的人相比,接受 MHT 治疗者患结直肠癌的风险降低。子宫内膜癌也是一种常见的妇科恶性肿瘤,子宫完整的绝经后女性无对抗的全身雌激素治疗(estrogen therapy,ET)增加子宫内膜癌的风险,这与剂量和持续时间有关,在使用雌激素的同时,每个月周期性使用 10~14 天足量的孕激素不增加子宫内膜癌的风险。宫颈癌的病因主要与高危型人乳头瘤病毒持续感染有关,宫颈鳞癌是非激素依赖性肿瘤,目前的研究表明 MHT 不增加宫颈鳞癌的发生风险。MHT 与宫颈腺癌的风险关系尚不明确,建议参照子宫内膜癌处理。MHT 与卵巢癌的关系尚不明确。

2. 问题: 三种雌激素阴道软膏的作用都一样吗?

简答: 阴道局部雌激素治疗可改善中或重度阴道萎缩症状,预防反复尿路感染,减少尿急、尿频、膀胱过度活动症和尿失禁。2023 版指南推荐的三种阴道用雌激素分别是普罗雌烯胶丸或乳膏、雌三醇乳膏和结合雌激素乳膏。这几种不同类型的阴道雌激素都能有效减轻阴道萎缩的症状和体征,但药物代谢机制有所不同。普罗雌烯是一种特殊的雌二醇二醚,因特殊分子结构无法穿透阴道上皮,因此阴道给药后药物直接作用于阴道黏膜,不被黏膜组织吸收,只能产生阴道上皮局部作用,雌激素在体内没有蓄积,特别是在远离阴道的雌激素敏感器官;仅有低于 1% 的药物吸收入血,具有严格的局部雌激素作用。雌三醇乳膏是天然的短效雌三醇,属弱雌激素活性制剂。阴道使用雌三醇可被局部组织迅速吸收,并进入全身循环,从而在局部和血液对生殖、泌尿道及周围组织产生双重药理作用。结合雌激素是各种雌激素的混合物,主要成分为雌酮硫酸钠和马烯雌酮硫酸钠,雌激素完全从天然物质中提取。结合雌激素为水溶性,局部用药后可通过黏膜吸收。故结合雌激素乳膏、雌三醇乳膏局部应用仍有增加血雌激素水平的潜在风险,不符合严格意义的局部雌激素,对于禁用全身 MHT 者,不建议使用。

3. 问题:经皮雌激素有何优势?哪些情况选择经皮雌激素更优?

简答:经皮雌激素避免了口服药物的肝脏首过效应,减少了对肝合成蛋白质及凝血因子的影响;相对于口服,经皮雌激素的静脉血栓、心血管事件、胆囊疾病风险均显著降低。

鉴于经皮雌激素的这些特点,对于下列患者,若有 MHT 的适应证、无禁忌证,选择经皮雌激素比口服雌激素更优:肝肾功能异常者,有血栓形成危险因素者,胆石症患者,系统性红斑狼疮患者,绝经后晚期的健康女性,伴有代谢综合征的肥胖女性等。此外,如果性欲低下的女性需要全身激

素治疗,考虑到性激素结合球蛋白增加和口服雌激素会降低睾酮的生物利用度,透皮雌激素制剂可能优于口服雌激素。

4. 问题:为什么服用替勃龙不需要加用孕激素保护子宫内膜?

简答:替勃龙是一种 19- 去甲睾酮衍生物,有效成分为 7- 甲基 - 异炔诺酮,其本身不具有生物活性。替勃龙可作用于局部的酶系统而具有组织选择性作用,被归类为组织选择性雌激素活性调节剂。摄入后迅速代谢成三种化合物而发挥药理作用。其中,3α- 羟基替勃龙、3β- 羟基替勃龙对骨骼、阴道和绝经症状具有雌激素样活性;而 $\Delta 4$- 异构体具有雄激素和孕激素样活性,主要在子宫内膜和乳腺发挥作用,可以预防对子宫内膜的刺激。替勃龙可用于缓解绝经相关症状和防止骨质流失,同时不刺激子宫内膜和乳腺组织,应用期间不需要添加孕激素保护子宫内膜。

5. 问题:对于有子宫的妇女,如何选择孕激素剂量来保护子宫内膜?

简答:在 MHT 中,治疗目标应该是使用最合适的、通常是最低的、有效的全身雌激素剂量达到最佳的治疗目的。如果有子宫,则添加足量足疗程的孕激素以保护子宫内膜。所有孕激素选择的主要目标都是保证子宫内膜的安全。一般建议孕激素必须联合用药至少 10 天,最好是 12~14 天,以达到使子宫内膜向分泌期转化的剂量。选用孕激素剂量可参考选用雌激素的剂量(表 3-2)。

表 3-2　雌激素剂量对应的孕激素剂量选择

雌激素药物	激素剂量		
	低剂量	标准剂量	高剂量
口服雌二醇	0.5~1mg	2mg	>2mg
口服结合雌激素	0.3~0.4mg	0.625mg	>0.625mg
经皮雌二醇凝胶贴片	25~40μg	50μg	>50μg
孕酮(序贯)	200mg	200~300mg	300~400mg
孕酮(连续)	100mg	200mg	300mg
地屈孕酮(序贯)	10mg	10~20mg	20mg
地屈孕酮(连续)	5~10mg	10mg	20mg
醋酸甲羟孕酮(序贯)	5~10mg	10~20mg	20mg
醋酸甲羟孕酮(连续)	2.5~5mg	5~10mg	10mg

(谢小倩　谢梅青　徐春琳)

参考文献

1. 中华医学会妇产科学分会绝经学组. 中国绝经管理与绝经激素治疗指南 2023 版. 中华妇产科杂志, 2023, 58 (1): 4-21.

2. "The 2022 Hormone Therapy Position Statement of The North American Menopause Society" Advisory Panel. The 2022 hormone therapy position statement of The North American Menopause Society. Menopause, 2022, 29 (7): 767-794.

3. RUAN XY, MUECK AO. Primary choice of estrogen and progestogen as components for HRT: a clinical pharmacological view. Climacteric, 2022, 25 (5): 443-452.

4. 中华医学会妇产科学分会绝经学组. 中国绝经管理与绝经激素治疗指南 (2018). 中华妇产科杂志, 2018, 9 (6) 20-32.

5. MORRISON J, BALEGA J, BUCKLEY L, et al. British Gynaecological Cancer Society (BGCS) uterine cancer guidelines: Recommendations for practice. Eur J Obstet Gynecol Reprod Biol, 2022, 270: 50-89.

6. 张炜. 雌激素对子宫的作用及尼尔雌醇的地位. 中国新药与临床杂志, 2018, 37 (9): S32-34.

第四章

非 MHT 治疗

第一节　非性激素类药物

一、2023 版指南要点

约 80% 的绝经期女性会经历至少 1 种的绝经相关症状,如潮热出汗、乏力、易激惹、睡眠障碍、情绪问题、肌肉骨骼关节疼痛等,对心血管、骨骼、认知等造成持续不良影响,严重影响女性的整体健康和生活质量。MHT 是缓解绝经相关症状最有效的治疗措施,但并非所有女性都适合使用。对绝经相关症状严重,但同时有明确 MHT 禁忌证的患者,也需要给予其他治疗以缓解症状。目前有大量临床研究证实,非性激素类药物可在一定程度上缓解绝经相关症状。因此,对于有治疗诉求但存在 MHT 禁忌证、暂不适合 MHT 或对MHT 有顾虑不愿意使用者,可使用非性激素类药物缓解症状(1 类推荐)。2023 版指南列举了口服和其他途径的多种非性激素治疗药物,对缓解绝经相关症状有一定疗效。

二、2023 版指南相关内容的进展

2023 版指南延续了 2018 版指南的指导原则,明确 MHT 是医疗措施,只在有适应证、没有禁忌证时才考虑应用。所有绝经过渡期和绝经后期女性就诊均应先行 MHT 适应证、禁忌证和慎用情况的评估,并进行绝经健康指导,经知情同意,可予以有适应证、无禁忌证、慎用情况控制良好者个体化的 MHT;存在禁忌证或有慎用情况尚未控制但需治疗绝经相关症状者,给予非性激素治疗。国内外指南均认为,60 岁以下或绝经 10年以内的健康、有症状的女性,MHT 的益处大于风险。对存在 MHT 禁忌证或选择不使用 MHT的女性,有许多基于证据的非性激素疗法,包括非

性激素药物治疗、中医药治疗、植物药治疗、生活方式干预、身心调节等对缓解 VMS 等有一定效果,但有些药物或治疗方式存在一定的副作用,不宜长期使用。

三、2023 版指南相关内容立场与推荐的依据

在 2023 版指南的编写过程中,执笔专家对绝经相关症状的非性激素类药物治疗的相关高质量文献进行检索、分析、反复研讨后提出了指南推荐。国内外有大量基于证据的用于改善围绝经期症状的非性激素类药物,尤其是 VMS 相关症状。可用于绝经期的非性激素类药物列举如下。

(一)选择性雌激素受体调节剂

选择性雌激素受体调节剂(selective estrogen receptor modulator,SERM)是一类作用于雌激素受体的药物,属于非甾体类化合物,具有组织特异性,以他莫昔芬和雷诺昔芬为代表。由于不同组织中雌激素受体的种类和数目不同,SERM 对不同组织有选择性,表现出雌激素激动样或雌激素拮抗样作用。研究发现,SERM 在骨和脂蛋白中表现为雌激素激动样作用,能够抑制破骨细胞的骨吸收功能、促进成骨细胞的成骨作用,同时可调节血脂和胆固醇,减少低密度脂蛋白,增加高密度脂蛋白;而在乳腺和子宫内膜中,表现为雌激素拮抗样作用,可抑制乳腺和子宫内膜的增生。临床上可用 SERM 替代雌激素,改善绝经后女性的骨质疏松症。

雷诺昔芬属于第二代 SERM,对骨骼和心血管系统有雌激素激动作用,对乳房和子宫则有雌激素拮抗作用,不产生雌激素的不良反应,因此既

可使骨矿物质密度增加,防止绝经后骨质丢失,又不增加乳腺癌和子宫内膜癌的风险,对脂代谢有利。副作用有小腿痛性痉挛、胃肠道症状、皮疹、血压升高、偏头痛及流感综合征。

（二）临床常用的非激素类药物

1. 选择性 5- 羟色胺再摄取抑制剂、5- 羟色胺去甲肾上腺素再摄取抑制剂　选择性 5- 羟色胺再摄取抑制剂（selective serotonin reuptake inhibitor, SSIR）和 5- 羟色胺去甲肾上腺素再摄取抑制剂（serotonin-noradrenalin reuptake inhibitor, SNRI）均为抗抑郁药物。有研究表明,重度潮热者血浆 5- 羟色胺（5-hydroxytryptamine, 5-HT）水平高于无潮热者,因此 SSIR 和 SNRI 的使用有助于缓解 VMS。SSIR 包括帕罗西汀、氟西汀、氟伏沙明、舍曲林、西酞普兰、艾司西酞普兰等。SNRI 包括文拉法辛、度洛西汀、米那普仑等。SSIR 和 SNRI 的副作用呈剂量依赖性,主要有胃肠道反应（恶心、呕吐、腹痛、腹泻）,神经系统症状（如头痛、头晕、紧张、嗜睡、梦幻、疲劳等）。过量使用会导致 5- 羟色胺综合征,一种包括精神状态改变、自主神经功能亢进和神经肌肉异常的临床三联症。持续使用 SSIR 和 SNRI 会导致性功能障碍,如性欲低下、勃起障碍、性高潮问题、生殖器或乳头麻木等。SSIR 长期使用可增加中老年人髋部骨折的风险。因此不推荐长期使用 SSIR 和 SNRI。

（1）帕罗西汀:是美国 FDA 唯一批准用于治疗中重度 VMS 的非激素类药物。每天服用帕罗西汀 7.5mg,即可改善 VMS 频率和严重程度、睡眠中断,且没有性欲下降或体重增加等副作用。研究表明,使用 4 周后,帕罗西汀组女性潮热减少 33%,安慰剂组潮热减少 23%。由于 CYP2D6 的抑制作用,服用他莫昔芬的乳腺癌患者应谨慎使用帕罗西汀。

（2）文拉法辛:是一种 SNRI,是少数在随机对照试验中直接研究的非激素类药物之一。研究表明,文拉法辛 75mg/d 与低剂量（0.5mg/d）口服雌二醇在降低潮热频率方面疗效相当,潮热频率分别减少 1.8 次 /d 和 2.3 次 /d。且文拉法辛不与 CYP450 系统相互作用,因此可以安全地用于他莫昔芬使用者。

（3）其他:在多项荟萃分析和系统评价中,SSRI/SNRI 均显示出对 VMS 的显著改善。在大型随机对照试验中,帕罗西汀、艾司西酞普兰、西酞普兰、地拉法辛、文拉法辛与潮热严重程度的显著降低有关;其他药物包括舍曲林和氟西汀等,尚未显示出统计学上的显著差异,不作为非激素药物治疗的首选。

2. 加巴喷丁　是一种 γ- 氨基丁酸（γ-aminobutyric acid, GABA）类似物,具有抑制神经传导的作用。在 20 世纪 90 年代用于治疗癫痫,后来被广泛用于治疗神经性疼痛、各种情绪障碍和特发性震颤,在缓解 VMS 方面也显示出良好的疗效。加巴喷丁缓解潮热的作用机制尚不清楚,推测加巴喷丁可降低高肾上腺素能反应并扩大下丘脑温度调节中枢的区间,从而减少潮热的发生。目前,来自美国、欧洲和亚洲国家的临床指南均支持使用加巴喷丁作为治疗 VMS 的非激素类替代品。其副作用主要有嗜睡、眩晕、运动失调、疲劳、眼球震颤、头痛、震颤、复视、鼻炎、恶心和呕吐。最近一项对 19 项随机对照试验和 2 项随机交叉研究的荟萃分析发现,绝经后妇女（包括乳腺癌生存者）仅应用加巴喷丁 4 周就能降低潮热频率,但在潮热持续时间上没有差异。加巴喷丁的推荐总剂量为 900mg/d。虽然加巴喷丁在降低潮热频率和严重程度方面不如雌激素,但对于合并偏头痛和睡眠障碍的女性,可能成为首选的非性激素类药物。

3. 可乐定　是一种中枢作用的肾上腺素能激动剂,可减少去甲肾上腺素的释放,并可能提高下丘脑调节中心设定的出汗阈值。在一项随机、双盲、对照试验中,110 名有乳腺癌病史的女性接受了 0.1mg 可乐定透皮贴剂治疗,与安慰剂组相比,VMS 降低了 20%。另一项研究在 149 名绝经后女性中使用,8 周后潮热频率降低了 38%,而安慰剂组降低了 24%。但两项研究都提示可乐定会产生明显的副作用,如口干、便秘、瘙痒和嗜睡,有限的疗效和显著的副作用限制了可乐定用于 VMS 的治疗。

4. 奥昔布宁　是一种抗胆碱能、抗毒蕈碱药物,美国 FDA 批准用于治疗急性尿失禁及膀胱过度活动。一项多中心、双盲、安慰剂对照的 Ⅱ 期临床试验比较了 15mg 奥昔布宁缓释剂与安慰剂的疗效,结果显示,在第 12 周,奥昔布宁组中至重度 VMS 的频率和严重程度显著降低。接受奥昔布宁治疗的女性在第 4 周时 VMS、睡眠和生活质量均有改善，并在第 12 周时持续有效。奥昔布宁的主要副作用为口干、排尿困难以及抗胆碱能作用，包括认知受损的潜在风险，在老年女性中应谨慎使用。对于相对年轻同时有膀胱过度活动症状的 VMS 女性，奥昔布宁是一种有效的选择。

5. **褪黑素**　褪黑素是由大脑的松果体分泌的激素，分泌模式具有昼夜节律性变化特点，以夜晚分泌为主，可以调节人体的生物节律、神经内分泌功能。绝经期妇女昼夜节律系统被破坏导致多种生理和身体变化。褪黑素被认为是一种多效性激素，参与并控制这些变化。褪黑素 3mg/d 或更高剂量对骨密度（bone mineral density，BMD）有利。对褪黑素的适应证及临床疗效尚无明确结论，但高质量的研究和荟萃分析证明了其在中老年人群中的有效性和安全性。研究表明，褪黑素可改善有睡眠障碍的绝经期女性的脑电图模式和主观睡眠质量。此外，一项系统综述显示 3mg/d 及更高剂量的褪黑素可改善至少 1 种围绝经期症状。

6. **舒必利**　舒必利是一种抗精神病药物，主要用于治疗精神病症以及与抑郁症相关的疾病。舒必利可以增加内源性阿片介质，从而更好地调节下丘脑体温调节中枢。临床随机试验显示，舒必利 50mg/d 治疗量可显著降低潮热的频率和严重程度。适用于伴有抑郁症状的围绝经期女性。

（三）生物同质激素复合制剂

生物同质激素是指化学结构与内源性激素相同的外源性激素，主要成分包括雌二醇、雌三醇、孕酮、睾酮等。生物同质激素已获美国 FDA 批准，并可通过处方获得，而复合生物同质激素治疗（compounded bioidentical hormone therapy，cBHT）未通过 FDA 安全性或有效性的检验，生物同质激素的复合制剂没有得到 FDA 的批准。2020 年美国国家科学院的一份报告显示，生物同质激素的复合制剂没有充分的使用说明、禁忌证和潜在不良反应的标签，并且缺乏可靠的数据来判断其安全性、有效性，故不作为 VMS 的推荐药物。

（四）神经激肽 B 拮抗剂（NK3R 拮抗剂）

可阻断大脑温度控制中心（下丘脑）的特定受体，降低与围绝经期相关的 VMS 的频率和严重程度。目前有几种 NK3R 拮抗剂正在进行Ⅲ期和Ⅳ期临床试验，有望成为治疗围绝经期相关中度至重度 VMS 的非激素治疗方案。

（五）其他途径的治疗方法

阴道非激素类药如阴道润滑剂及保湿剂可有效降低因 GSM 所致的阴道干涩和性交痛。润滑剂在性生活前使用，作用时间短。保湿剂日常规律使用，可保持阴道湿润环境以及降低阴道 pH 值。CO_2 点阵激光治疗可以增加阴道壁胶原蛋白及糖原含量，增加阴道上皮的厚度，可有效改善 GSM 症状（详见第六章第二节绝经生殖泌尿综合征）。

临床常见问题简答

1. **问题：**非性激素类药物的用药时间有限制吗？

简答：非激素类口服药物使用的主要目的是缓解绝经相关症状，目前尚无循证医学证据或相关专家共识对使用时间有所限制。但是部分非激素类口服药物，如舒必利、SSIR 和 SNRI 等，是抗精神病类或抗抑郁类药物，长期使用会出现相关副作用，在药物使用过程中应密切随访，SSIR 长期使用可增加中老年人髋部骨折的风险。因此不推荐长期使用 SSIR 和 SNRI。

2. **问题：**生物同质激素是激素类药物吗？

简答：生物同质激素的化学结构与内源性激素相同，可以通过化学合成或从动植物来源提取，具有性激素的生物作用。但是由于其通常为复合制剂，激素的含量及生物学效用未被证实，缺乏可靠的数据来判断安全性、有效性，故不作为 VMS 的推荐药物。生物同质激素复合制剂通常被患者作为"保健品"使用，但又具有不确定的药物成分，故不提倡作为症状治疗的药物。

3. **问题：**非激素类药物的用药剂量按说明书使用吗？

简答：目前对于非激素类药物的初始使用剂量无明确的规定，主要遵循以最低剂量达到缓解症状的目的。SSIR、SNRI、加巴喷丁和舒必利都是精神类药物，长期大剂量使用会出现较多的副作用。此类药物用于治疗围绝经期相关症状时，应遵循说明书的指导剂量并个体化给予，根据患者症状的改善程度和副作用严重程度调整使用剂量。

4. 问题：应该如何选择非激素类药物？

简答：对存在 MHT 禁忌证或选择不使用 MHT 的女性，可以给予非激素类药物或其他治疗方式，药物的选择应根据患者的症状和药物适应证个体化选择。如 SSIR、SNRI 是抗抑郁类药物，且大量研究证实其对缓解 VMS 有效，因此对于 VMS 症状严重、可能伴有抑郁症状的患者更为适用。褪黑素可以调节人体生物节律，改善患者的睡眠状态，适用于伴有失眠的围绝经期女性。仅有 GSM 者，则可使用阴道润滑剂、保湿剂或激光治疗缓解阴道干涩、性交困难。

（唐 秦　唐良苕）

参考文献

1. TREISTER-GOLTZMAN Y, PELEG R. Melatonin and the health of menopausal women: A systematic review. J Pineal Res, 2021, 71 (2): e12743.
2. SAHNI S, LOBO-ROMERO A, SMITH T. Contemporary non-hormonal therapies for the management of vasomotor symptoms associated with menopause: a literature review. touchREV Endocrinol, 2021, 17 (2): 133-137.
3. National Academies of Sciences, Engineering, and Medicine; Health and Medicine Division; Board on Health Sciences Policy; et al. The Clinical Utility of Compounded Bioidentical Hormone Therapy: A Review of Safety, Effectiveness, and Use. Washington: National Academies Press, 2020.
4. DAVID PS, SMITH TL, NORDHUES HC, et al. A clinical review on paroxetine and emerging therapies for the treatment of vasomotor symptoms. Int J Womens Health, 2022, 14: 353-361.
5. CAROLYN JC, JAYA MM, JOANN EM. Management of menopausal symptoms: a review. JAMA, 2023, 329 (5): 405-420.

第二节　中　医　药

一、2023 版指南要点

2023 版指南肯定了中医药作为非 MHT 治疗方案在绝经健康管理中发挥的重要作用，将中成药作为绝经相关 VMS 的非 MHT 治疗方案，主要用于有 MHT 禁忌证和对 MHT 有顾虑不愿意使用者。针对此类人群，在中医理论指导下辨证论治，运用中药或内外合治综合疗法，可以促进患者恢复体内阴阳相对平衡，改善绝经相关症状，提高患者的生活质量。

中医药是中国特有的医疗手段，在绝经综合征（更年期综合征）的治疗方面有悠久的历史，早在经典著作《黄帝内经》中已有论述。在党和政府的方针指引下，我国中医药行业同仁在绝经综合征的中医药和中西医结合治疗的规范性、实用性方面做了很多重要的工作。2012 年，中华中医药学会发布了《中医妇科常见疾病诊疗指南》。2020 年，结合海内外临床研究证据，经过专家讨论，世界中医药学会联合会和中华中医药学会发布了《国际中医临床实践指南　更年期综合征（2020-10-11）》，进行证据分级和意见推荐。2023 年 8 月，中国中西医结合学会妇产科专业委员会发布了《更年期综合征中西医结合诊治指南（2023 年版）》。

二、2023 版指南相关内容的进展

2023 版指南对于中成药应用的阐述与 2018 版指南基本一致。随机对照试验证实，部分中成药如坤泰胶囊、香芍颗粒等，对缓解 VMS 和其他绝经相关症状有一定疗效。同时强调这些药物的长期安全性仍需更多的循证数据支持。在 2023 版指南中，中成药的推荐级别提高到 2A 类，说明中医药缓解以 VMS 为代表的绝经相关症状的疗效得到了进一步认可。

非中医药从业者在临床应用中医药治疗更年期诸症时，应认真参考中医药 / 中西医结合行业组织的各类推荐，参考药品说明书，选择适宜的药品和治疗技术。2020 年国家中医药管理局组织成立指南制定研究组，在进行独立的系统评价和荟萃分析的基础上，通过专家共识的形式制定了

《中成药治疗更年期综合征临床应用指南(2020年)》,为临床选择中成药治疗绝经综合征提供了指导。

三、2023 版指南相关内容立场与推荐的依据

更年期综合征(climacteric syndrome,CLS)在中医中被称为绝经前后诸证。中医学认为,妇女在绝经前后肾气渐衰,天癸将竭,冲任二脉逐渐亏虚,精血日益不足,人体调节阴阳的能力减退。中医学经典著作《黄帝内经》中对于女性绝经前后有这样的论述,"七七任脉虚,太冲脉衰少,天癸竭,地道不通,故形坏而无子也"。其意为女性七七四十九时,冲任二脉气血虚弱,天癸枯竭,经水断绝,所以形体衰老,失去生育能力。这段经典论述对绝经前后妇女在四十九岁前后出现的病证病机进行了总体概括,指出冲任虚衰、天癸竭绝是绝经前后诸证的总病机。在此转折时期,妇女会出现肾阴不足、阳失潜藏或肾阳虚弱、脏腑失煦的状况,发生一系列气血紊乱、脏腑功能失调的症状。绝经综合征多在肾虚的基础上合并肝、脾、心诸脏腑功能失调,虚实夹杂,症状呈现多样改变。

2023 版指南一线推荐的两种中成药——坤泰胶囊和香芍颗粒,主要针对肾阴虚证和肾阴阳两虚证两个证型。证候表现:肾阴虚证,临床可见到潮热出汗、腰酸膝软、头晕耳鸣、手足心热、大便秘结、舌红少苔、脉细数的症状;肾阴阳两虚证,临床可见到潮热出汗和畏寒怕冷交替出现、头晕耳鸣、腰酸、健忘、大便溏薄、舌淡红、苔薄白、脉沉细等表现。

坤泰胶囊可单独用于治疗轻中度绝经相关症状。适应证有潮热汗出、烦躁易怒、失眠心悸、头晕耳鸣、阴道干涩、性交困难等,辨证属于肾阴虚证。坤泰胶囊联合性激素类药物有协同效应,建议用于中重度绝经相关症状患者,属于肾阴虚证者。观察研究表明,单用坤泰胶囊治疗者异常阴道出血、乳房胀痛及胃肠反应发生率均低于性激素组。香芍颗粒可以显著缓解围绝经期和绝经后妇女的抑郁焦虑症状。目前临床安全性证据未提示坤泰胶囊、香芍颗粒有严重不良反应。

除指南推荐的两种中成药,还有其他中成药

可供参考选择,如更年安胶囊、坤宝丸、灵莲花颗粒、地贞颗粒、佳蓉片等,均可用于治疗轻中度绝经相关症状患者。出现以失眠为主要症状,伴有潮热、烦躁,证属肾阴虚者,可选择坤宝丸、灵莲花颗粒;以潮热、手足心热、伴烦躁易怒等为主要症状者,可选择地贞颗粒、更年安胶囊;以潮热、畏寒为主要症状者,可选用佳蓉片。

中医治疗的临床疗效与辨证论治密切相关,即根据患者的症状变化及时调整治疗用药。如果治疗过程中,超过 3 个月原药(如坤泰胶囊)疗效不佳,则应分析病症重新制订治疗用药。因此,对于用药超过 3 个月的患者,建议临床医师注意再次评估患者的临床表现和中医证候属性,及时调整用药,以利病症改善。

针灸以"体表刺激"为主,以经络立论,以"通"为用。针灸作为外治法,与中药治疗不同的是通过奇经八脉等经络理论,运用针刺和灸的方法治疗疾病,可以引气归经,加快气血流畅,直达"病所",增强药效,减少药物的毒副作用,缩短治疗周期等。针灸及其相关疗法对改善围绝经期患者潮热、失眠、心悸等临床症状有较好的疗效,具有双向调节、无不良反应等特点,越来越得到海内外医学界的认可与应用。针刺治疗的作用机制可能与针刺调节患者内分泌激素水平、调节神经递质活性、改善自由基代谢、调整机体免疫功能等有关。有荟萃分析表明,针刺在改善绝经相关抑郁症状、绝经生活质量等方面的临床疗效较西药好,在改善绝经症状方面的疗效与西药相当。

临床针灸治疗的穴位多选三阴交、足三里、肾俞、太溪、关元、百会、神门、内关、中脘、天枢等。有研究显示,针刺三阴交可显著升高血清 E_2 并降低 FSH、LH 水平,明显改善绝经期患者的内分泌环境,同时可配合灸法、耳针。施灸穴位多选中脘、下脘、神阙、气海、关元、肾俞、命门。耳针取穴神门、交感、内分泌、心、肝、肾。

中药和针灸都是中医学的重要组成部分,在实际的临床运用中,有时采用单一疗法,若未能达到预期效果,则针药结合、中西结合,可针对性更强、临床效果更显著。中医药"因时、因地、因人制宜"的原则是中医辨证论治的重要体现,但是其灵活变通的方法容易导致循证

医学证据难以统一。中西医结合治疗可进一步缓解绝经相关症状，提高生活质量，预防老年慢性疾病的发生，为绝经女性提供具有特色的中国医疗模式，更有利于绝经症状的缓解和康复。

临床常见问题简答

1. 问题：指南推荐的中成药坤泰胶囊和香芍颗粒的应用对象有区别吗？

简答：应用中成药仍需个体化对症处理，即按中医的辨证施治。坤泰胶囊和香芍颗粒治疗对症分别是两个证型。坤泰胶囊主要针对肾阴虚证，可单独使用的适应证有潮热汗出、烦躁易怒、失眠心悸、头晕耳鸣、阴道干涩、性交困难等。香芍颗粒主要针对肾阴阳两虚证，可以显著缓解围绝经期和绝经后妇女的抑郁焦虑症状。中成药联合激素类药物有协同效应，建议用于中、重度绝经相关症状患者。

2. 问题：单独应用针灸可否改善绝经综合征的症状？

简答：针灸以"体表刺激"为主，运用针刺和灸的方法治疗疾病，可以引气归经，增强药效。针灸及其相关疗法对改善围绝经期患者潮热、失眠、心悸等临床症状有较好的疗效，具有双向调节、无不良反应等特点。有荟萃分析表明，针刺在改善绝经综合征的轻、中度症状方面的疗效与西药治疗相当。

（张玉涵　谈　勇）

参考文献

1. 《中成药治疗优势病种临床应用指南》标准化项目组. 中成药治疗更年期综合征临床应用指南 (2020 年). 中国中西医结合杂志, 2021, 41 (4): 418-426.
2. 李声, 罗丁, 马瑞, 等. 针刺与西药治疗围绝经期抑郁症状的 Meta 分析. 中国老年学杂志, 2019, 39 (8): 1891-1896.
3. 肖敏, 梁凤霞. 针刺治疗围绝经期综合征机制研究进展和思考. 中国针灸, 2021, 41 (6): 699-702.
4. 李晨, 林丽梅, 郭海媚, 等. 针药结合治疗围绝经期睡眠障碍. 中医杂志, 2023, 64 (5): 532-535.
5. 肖贝, 周仲瑜, 董莉, 等. 阴阳调理灸联合耳穴揿针治疗围绝经期失眠 47 例. 中国针灸, 2021, 41 (12): 1347-1348.

第三节　植　物　药

围绝经期卵巢功能衰退所致的雌激素水平降低可导致血管舒缩症状（VMS）、骨质疏松、泌尿生殖道萎缩、情绪异常、失眠、心血管疾病及认知功能减退等一系列不适症状或疾病。在围绝经期症状治疗的历史上，植物药的应用有一席之地，有报道其可改善患者 VMS，降低围绝经期心血管疾病风险并增加骨密度。由于植物雌激素对雌激素受体（estrogen receptor，ER）的亲和度较低，从而减少了副作用。对于存在 MHT 禁忌或不愿接受 MHT 的女性，可选择植物药作为改善围绝经期症状的手段。

一、植物雌激素

植物雌激素（phytoestrogen，PE）指来源于植物的结构、功能与内源性雌激素相似的非甾体类杂环多酚化合物，可以与动物和人类的雌激素受体（ER）结合。植物雌激素以糖苷的形式存在于植物中，无生物活性。进入人体后，小部分被小肠水解，大部分被结肠菌群的 β- 葡萄糖苷酶完全水解，形成糖苷元，被肠黏膜吸收后在肝脏结合形成雌激素。植物雌激素对雌激素受体 β（ER-β）的亲和力高于雌激素受体 α（ER-α），表现出 ER 受体激动剂和拮抗剂作用，对乳腺癌、前列腺癌、绝经综合征、心血管疾病以及骨质疏松症等激素相关疾病具有预防和治疗作用。

1. 植物雌激素的分类　常见的植物雌激素可分为三大类：①异黄酮（isoflavone）包括染料木黄酮、黄豆苷元、黄豆黄素和鹰嘴豆素等，常见于大豆、扁豆、鹰嘴豆和其他豆类中；②香豆素（coumarin）包括蟛蜞菊内酯、香豆雌酚等，常见于紫花苜蓿、三叶草和其他豆类中;③木脂素(lignan)包括肠二醇、肠内脂、松脂醇、亚麻木酚素等,常见于亚麻籽、全谷物以及某些水果和蔬菜中。

已发现 300 多种植物蕴含雌激素,仅有少数可为人类所食用。在亚洲,异黄酮是主要的植物雌激素,平均摄入量为 15~50mg/d,通常来自大豆食品。西方饮食中的植物雌激素平均摄入量仅为 2mg/d,主要为木脂素、香豆雌酚,来自水果、蔬菜、大豆、全谷物、豌豆和苜蓿芽中。

2. 植物雌激素与性激素相关疾病

(1)VMS 包括潮热和潮汗,是绝经期常见的不适症状。流行病学研究发现,亚洲女性 VMS 的发生率(20%)较欧洲女性(80%)低,可能与亚洲女性雌激素摄入量较高有关。多项荟萃分析报道,大豆异黄酮可显著降低潮热的发生率。欧洲食品安全局报告了 15 项干预性研究,没有确凿证据表明食用大豆异黄酮能减少 VMS。由于植物雌激素起效较缓慢,短期研究难以捕捉其带来的变化,目前对植物雌激素能否改善 VMS 尚无定论。需进一步研究阐明植物雌激素对 VMS 的影响。

(2)雌激素缺乏会导致骨吸收加速,异黄酮通过选择性雌激素受体调节对雌激素缺乏导致的骨质流失发挥有益作用。Lambert 等人的研究发现,异黄酮可减缓骨吸收、维持骨密度,对于已经出现骨质减少的围绝经期女性也同样有效。

(3)雌激素水平下降可导致内脏肥胖、血脂异常、胰岛素抵抗和慢性炎症,间接增加了绝经后心血管疾病风险。一篇关于红三叶草异黄酮对血脂影响的系统综述提出,异黄酮对总胆固醇、高密度脂蛋白胆固醇(HDL-C)、低密度脂蛋白胆固醇(LDL-C)和甘油三酯存在有利影响。但植物雌激素对心血管系统的保护作用不及雌二醇。食用大豆或异黄酮补充剂有益于健康,但不降低心血管疾病风险。

(4)动物实验发现,植物雌激素可通过血脑屏障,经小脑和额叶皮质的 ER-β 在该区域富集,影响学习和记忆能力。植物雌激素可能通过增加额叶和海马中的脑源性神经营养因子和胆碱乙酰转移酶水平并减少氧化应激,从而改善围绝经期女性的认知水平。但有些学者认为植物雌激素对认知能力无明显影响。

(5)亚洲女性雌激素相关肿瘤发病率普遍低于西方女性,与饮食习惯存在一定关联。植物雌激素或可通过抑制肿瘤细胞增殖、诱导细胞凋亡、抑制细胞侵袭转移、抑制血管新生以及抑制肿瘤微环境等途径起到抗肿瘤作用。

3. 植物雌激素的安全性

植物雌激素对乳腺和子宫内膜的影响尚不明确,性激素相关肿瘤患者,如乳腺癌、子宫内膜癌,使用植物雌激素时需谨慎。对大豆异黄酮为代表的植物雌激素的安全性尚无统一意见。大豆异黄酮偶致过敏和胃肠道不适症状,过量摄入可引起碘缺乏导致甲状腺功能减退。2009 年,国家食品药品监督管理局发布了《关于含大豆异黄酮保健食品产品注册申报与审评有关规定的通知》,强调产品适宜人群为成年女性,不适宜人群为少年儿童、孕妇和哺乳期妇女、妇科肿瘤患者及有妇科肿瘤家族病史者;注意事项中应该注明"不宜与含大豆异黄酮成分的产品同时食用,长期食用注意妇科检查"等。

二、其他植物药

植物药指经过分离、提取植物中的某一种或多种有效成分而制成的药物。具有以下特点:至少知道 1 种或 1 类有效成分;有明确的定量指标;有效成分被高度浓集;大部分有害成分和杂质被去除,安全性高;药理、药效、安全性等采用现代评价体系。以黑升麻提取物为代表的植物药,已成为除性激素治疗以外缓解围绝经期症状的主要替代方法之一。欧洲草药制剂和日本汉方制剂在市场上占主导地位,我国上市的植物药很少,常见的两种为莉芙敏和希明婷。

1. 莉芙敏

为黑升麻根茎异丙醇萃取物,其活性成分为萜烯糖苷,具有抗抑郁、抗炎、降压等作用,可用于治疗绝经综合征的自主神经功能紊乱症状(潮热、失眠、焦虑、抑郁、心悸等)。其作用机制存在 3 种假说:①选择性雌激素受体调节剂作用;② 5- 羟色胺通路作用;③抗氧化作用。

(1)用法:每片 0.28g,口服,1 次 1 片,1 日 2 次,早晚各 1 次。需用水吞服,不可含服,连续服用 4 周后起效,建议疗程为 12 周。若服用超过 12 周,请咨询医师。

(2)不良反应:①国外罕见皮疹、瘙痒、胃肠不适、水肿。极少数情况下,转氨酶可能升高。②国内临床试验中,少数病例出现乳房胀痛、阴道出血、腹痛、白带增多、水肿等,极少数病例出现头痛、胃肠道不适、子宫内膜增厚,这些症状大多为轻度、一过性或间歇性的,可缓解。

(3)注意事项:①对于诊断未明的阴道出血,诊断或可疑的子宫内膜癌、宫颈癌、其他癌症,严重的器质性病变,滥用药物、吸毒及酗酒的患者,是否可使用本品尚未见相关研究。②国外有极罕见报道与黑升麻产品服用相关的肝损伤,但目前尚不能证明与此类产品的因果关系。建议肝功能不良和有肝病病史的患者慎用。

2. **希明婷**　升麻的乙醇提取物活性成分为三萜皂苷类化合物,可升阳舒郁,缓解围绝经期潮热、烦躁、失眠、腰膝酸软等症状。100mg/片(含升麻总皂苷的量以27-脱氧升麻亭计为33.0mg),饭后口服,1片/次,1天3次,服用4周为1个疗程。不良反应可见头晕、头痛等,减量或停药后消失。

(林元　陈欧)

参考文献

1. 李从文, 魏云林. 植物雌激素的特性及其应用研究进展. 基因组学与应用生物学, 2020, 39 (3): 1264-1269.
2. 郁琦. 绝经学. 北京: 人民卫生出版社, 2013.
3. ROWE IJ, BABER RJ. The effects of phytoestrogens on postmenopausal health. Climacteric, 2021, 24 (1): 57-63.
4. VIGGIANI MT, POLIMENO LEA, DI A, et al. Phytoestrogens: Dietary intake, bioavailability, and protective mechanisms against colorectal neoproliferative lesions. Nutrients, 2019, 11 (8): 1709.
5. PETRINE JCP, DEL BBB. The influence of phytoestrogens on different physiological and pathological processes: An overview. Phytother Res, 2021, 35 (1): 180-197.
6. 张静. 含辅酶Q10和含大豆异黄酮保健食品注册规定. 中国食品质量报, 2009, 9: 08 (001).

第四节　非药物治疗

绝经相关症状的非药物治疗主要提供给有绝经相关症状需要治疗,但无法进行MHT的女性,如有禁忌证、畏惧激素药物等。这些疗法与非性激素类药物一起被视为MHT的替代治疗。因篇幅限制,2018版指南"其他疗法"中的非药物治疗仅陈列名称。2023版指南在第六部分"绝经相关症状的治疗策略"中关于VMS的非药物治疗亦仅列出了名称——针灸、认知行为疗法(新增)、正念减压疗法、星状神经节阻滞和催眠,没有展开具体内容叙述。下面简述各类疗法的内容。

一、认知行为疗法(心理疗法)

1. 认知疗法与行为疗法都是心理疗法　中国妇幼保健协会妇女保健专科能力建设专业委员会在2021年8月推出《更年期女性心理健康管理专家共识》,指出更年期女性心理健康管理工作涵盖三级预防层面的心理保健相关服务,包括更年期女性的心理健康教育、及时识别和评估心理问题、有针对性的心理干预服务、更年期心身疾病的处理、严重心理疾病的治疗等。更年期女性的心理健康问题需要综合治理,主要治疗策略是心理干预技术治疗。通过言语、表情、态度、行为和周围环境的作用,影响、改变患者的感受、认识、情绪和行为,从而改善患者的心理状态、行为方式以及由此引起的各种躯体症状,使其人格向着较为积极的方向发展。常用的方法包括精神分析疗法、支持性心理治疗、认知疗法、行为疗法等。认知疗法的核心是通过教育和训练,保护和改善患者的认知能力,然后结合行为治疗,训练行为达到原定指标的目的。认知干预分为认知刺激、认知康复和认知训练。近年来认知训练已从既往的教学式训练逐渐转变为难度自适应、注重能力提升的计算机辅助认知训练。认知训练不仅可以与药物和其他非药物手段联合应用于认知障碍疾病的预防和干预,而且针对多领域的认知训练是改善健康中老年人认知功能最有效的方式。认知训练的剂量包括训练时间和频率。认知正常的老年人每周3次训练,每次≥30分钟,持续训练总时长20小时以上效果明显。

2. 身体活动　目前已有相关指南针对认知

衰退人群的身体活动提出了推荐意见,身体活动指所有由骨骼肌产生的需要能量消耗的日常活动和运动。身体活动改善认知功能的机制是多重的,包括促进脑源性神经营养因子的生成,增加 VEGF、IGF-1 等改善神经和血管的因子生成,增加海马体积,调节下丘脑 - 垂体 - 肾上腺轴等。

3. **社会支持** 众多研究发现,社会支持能为处于应激状态的绝经过渡期和绝经后妇女提供保护,缓冲应激。绝经相关情绪障碍患者的社会支持总分和夫妻关系评分与绝经综合征症状评分呈负相关,提示社会支持能缓解绝经相关症状,是这一时期妇女心理干预的重要措施。

4. **鉴别躯体症状** 值得提醒的是,2023 版指南指出心理健康问题或精神症状伴发较多躯体症状,需排除器质性疾病后再考虑与绝经相关,必要时可请相关专科会诊。绝经相关情绪障碍识别率低,尤其是存在自杀倾向的患者容易被漏诊、误诊,必要时转诊到精神心理专科会诊,联合治疗。

二、正念减压疗法

1. **正念减压疗法**(mindfulness based stress reduction,MBSR) MBSR 是以"正念"为理论依据和基础,通过各种有效的训练方法包括冥想等来调节患者的情绪,减轻患者的生理疼痛。MBSR 对正念水平和心境状态的提升作用在普通人群中已得到证实;在老年群体中,MBSR 被证实为有效的心理干预方式,近几年也被引入了绝经过渡期和绝经后女性的心理干预治疗中。目前不少研究报道,绝经综合征患者经过正念减压疗法后改善了不良情绪,生理不适感和心理情绪都得到了明显的缓解,生活态度更加积极,生活质量明显提高。

2. **正念减压疗法的主要训练内容**

第 1 周:基本训练。集中发放课程相关知识手册,播放正念减压课程的多媒体课件,嘱咐所有受训者躺平或静坐,同时保持深呼吸,将双眼闭上,进行意念身体扫描,在扫描过程中本人的注意力随着身体扫描位置的移动而变化。

第 2 周:饮食冥想。在受训者进食过程中,指导其将注意力集中在视觉、听觉、嗅觉以及味觉等感官上,用所有感官品尝食物,感觉食物在口腔中慢慢化开,享受品尝美食的过程。

第 3 周:复习饮食训练,进行冥想。让受训者将全部的注意力集中在腿部和脚部,在保持身体平衡的前提下慢慢向前行走,感受双腿和双脚每走一步时的感觉和慢速行走带来的心灵宁静。

第 4 周:复习上周的学习内容,同时教学正念瑜伽。指导受训者练习瑜伽中的舒缓动作,保持心灵的宁静和慢节奏的呼吸,缓慢进行动作训练。此时除了舒展带来的放松感,受训者的精神也要随身体节奏而慢慢放松。

第 5 周:复习正念瑜伽,并指导静坐和冥想训练。让受训者集中全部注意力,深呼吸并完全放松身体和放空精神,达到全身心的放松状态。可协助分析受训者自身产生不良情绪的原因,并指导其如何集中注意力和放松身心,从而排解不良情绪,有效调节身心。

第 6 周:复习和讨论前几周的训练内容,并讨论如何在以后的生活和工作中保持积极、良好的心态,继续坚持练习正念减压疗法的内容。

3. **自助式正念减压疗法** 常规的正念减压法是团体授课,目前我国学者已提出自助式正念减压疗法(self-mindfulness based stress reduction,self-MBSR),这是一种以正念训练为基础,按照标准化治疗方案,通过书籍、互联网、手机等方式在家中独立完成的心理干预方式。自助式正念减压疗法干预方案如表 4-1。

4. **正念减压法的作用机制** 正念疗法的作用机制研究主要包括神经干预机制、心理干预机制及分子生物学干预机制等。也有一些研究结果显示 MBSR 干预后,女性绝经综合征患者的 FSH 水平下调,血清 E_2、5-HT 水平有提高。总体而言,正念减压疗法能够借助冥想、身体觉察等方法唤醒个体的内在专注力,自我调控情绪,从而减少心理压力,降低生理性疼痛,促进疾病康复,使女性顺利度过围绝经期。

三、星状神经节阻滞

星状神经节由第 6、7 颈部神经节构成的颈部节与第 1 胸神经节融合而成,有时还包括了第 2 胸神经节和颈中神经节,在功能上属于交感神经节。1883 年 Alexander 因术中误伤颈部交感神经而意外发现颈交感神经干离断具有治疗作用,1920 年临床开始应用非手术离断的方式进行星状神经节阻滞术(stellate ganglion block,SGB)。近几十年 SGB 已被广泛应用于临床,其治疗慢性疼痛、雷诺病、肩周炎、颈椎病、心脑血管供血不足、急性动脉栓塞症、老年人认知功能障碍等均效果良好。近年超声引导技术的应用显著提高了星状神经节阻滞(穿刺)技术的安全性。21 世纪以来,SGB 也被应用于改善绝经症状,经真实世界应用提供的数据表明,SGB 治疗绝经相关症状是安全有效的。在相关机制研究中发现,除了外周作用,SGB 还通过下丘脑对机体的自主神经系统、内分泌系统和免疫系统的功能具有调节作用,从而有助于维持机体内环境的稳定。中国也有埋线技术在 SGB 中的应用研究,但报道较少,技术尚未成熟。

表 4-1　自助式正念减压疗法干预方案

时间	主题	内容	练习
第 1 周	走进正念;正念呼吸	讲解正念理论知识,指导患者正念进食;注意力放到呼吸相关的腹部感觉上,不需要评判察觉思想的活动和可能的"分神"情况	以正念进食的方式吃一种食物;每天练习正念呼吸
第 2 周	身体扫描;正念冥想	按照顺序依次从头到脚或从脚到头观察身体不同部位的感觉;以察觉呼吸为基础逐渐将注意力转移,从身体感觉环境中的声音,最后到头脑中的想法、情绪等心理事件,练习无选择地觉知	每天跟着指导语音频进行身体扫描;每天跟着音乐练习正念冥想
第 3 周	正念行走;正念活动	以正念的态度离开冥想的位置,走进世界;通过一系列的姿势来增加力量、平衡性和灵活性,增加对身体感觉和活动的觉察力	每天进行正念行走冥想;跟着发放的指导语音频进行正念活动
第 4 周	3 分钟呼吸空间练习;每日正念	有意识培养患者以更柔软的态度来对待各种不适体验,以更开放和接纳的态度来接受各种不适体验,做到重新与当下时刻联结;接纳训练、复习已学过的课程	每天进行 3 分钟呼吸空间练习;选择其中一种进行练习

四、催眠

催眠治疗起源久远,应用范围也持续扩大,尤其在一些与心理和精神相关的症状治疗方面。催眠指"单一意念状态",也被称为"恍惚"状态,在这种状态下进行行为训练,包括脱敏治疗、冲击治疗、想象暴露等,巧妙地引入积极的认知。催眠治疗应由有资质的治疗师进行。迄今催眠治疗科学与临床实践之间的差距仍较大,催眠的特定适应证及疗效标准缺乏基于研究证据的共识。同时,绝经症状治疗中镇静催眠药物的合理使用,也应慎重和规范,因为围绝经期的睡眠障碍原因很多,如潮热盗汗、抑郁和/或焦虑等。一般建议在失眠的认知行为治疗无效或无法获得时,才将镇静催眠药物作为短期失眠的一线推荐。应警惕镇静催眠药物的风险,短期应用有增加交通意外的风险,而长期应用可导致跌倒风险增加。同时要科学监管药物应用以预防成瘾。

五、针灸

针灸作为中医药的重要传统技术,在绝经相关症状治疗的方法中,一直是中国特色技术之一,并有较好的疗效。在治疗绝经相关症状时,针灸的施治应有的放矢,辨证施治。有关针灸疗法的具体内容,参见本章第二节中医药的相关内容。

临床常见问题简答

1. 问题:如果患者一直不愿意使用性激素行 MHT,可以一直使用替代疗法吗?

简答:迄今为止,MHT 被认为是解决女性生殖衰老的"一揽子"方案。所有 MHT 的替代疗法,可以解决或缓解卵巢功能减退带来的近期症状如潮热、盗汗、易激动、失眠等,但远期的健康风险问题如冠心病、骨折风险增加等却不能很好地解决,所以在施行 MHT 的各类替代疗法时,仍应持续沟通,分析具体情况,通过健康教育使其能渐渐接受 MHT 利大于弊的理念,并欣然接受个性化的 MHT。

2. 问题:接受 MHT 替代治疗时不能满意症状的缓解程度怎么办?

简答:可以尝试综合治疗,如中医药联合正念冥想、心理治疗联合针灸等;或可做一些局部治疗,如乳腺癌生存者,往往 GSM 症状严重,就可以在行替代疗法的同时,谨慎应用严格意义的阴道激素如普罗雌烯胶丸或乳膏来缓解严重的阴道 / 尿道症状。

3. 问题:非激素非药物治疗绝经症状是否可以自学应用而无须就医?

简答:更年期健康管理提倡自我管理与医疗保健相结合。医护人员可教授患者正确的知识、理念,在此基础上传授各类规范的疗法,并给予定期随访。女性卵巢衰老同时伴随生理衰老,如不进行健康体检和访医问药,无法自我识别各种健康风险,也不能正确处理身体的各种不适或病症,存在认识盲区可能对身体健康带来不良影响。

(任慕兰　袁春燕　王丽平　施　勇)

参考文献

1. 中国妇幼保健协会妇女保健专科能力建设专业委员会. 更年期女性心理健康管理专家共识 (2021). 中国妇幼健康研究, 2021, 32 (8): 1083-1089.
2. 中国医师协会神经内科医师分会. 认知训练中国指南 (2022 版). 中华医学杂志, 2022, 102 (37): 2918-2925.
3. 张淼苗, 张引, 胡敏, 等. 自助式正念减压疗法改善女性更年期综合征负性情绪的随机对照研究. 同济大学学报 (医学版) 2022, 43 (2): 255-261.
4. 江海峰, 赵敏, 刘铁桥, 等. 镇静催眠药合理使用专家意见. 中国药物滥用防治杂志, 2021, 27 (2): 103-106.
5. BARDACKE N. 正念分娩与养育. 郑睿敏, 译. 北京: 人民卫生出版社, 2019.

第五章

MHT 诊疗流程

第一节　总体诊疗流程

一、2023 版指南要点

1. **总体流程**　2023 版指南的第五部分内容延续了 2018 版指南 MHT 总体流程的相关内容,包括 MHT 的总体流程、初次接诊流程、MHT(个体化)方案选择策略、MHT 复诊和随访(2023 版指南的图 2~图 5)。在总体流程中指出,绝经门诊(更年期门诊)的就诊对象主要是绝经过渡期和绝经后期女性,MHT 作为医疗措施,应按照医疗规范,均先行 MHT 适应证、禁忌证和慎用情况的评估。评估步骤包括病史采集,调查和评价绝经相关症状,进行基本的临床检查。临床检查包括体格检查、盆腔检查和必要的辅助检查(实验室检查和影像学检查等)。同时强调对就诊者的绝经健康指导,让患者理解女性的围绝经期是特殊生理时期,这个时期出现的各种症状可能与卵巢功能衰退密切相关,要在专业人士的指导下开展适宜的自我健康保健。

2. **MHT 的启动和患者教育**　绝经后女性的远期健康和期望寿命与围绝经期的健康密切相关。通过教育帮助就诊者理解 MHT 是最重要的绝经健康策略。经患者教育和知情同意(无需签字),在有适应证、无禁忌证、慎用情况控制良好的情况下,愿意进行 MHT 者可予以个体化的MHT;存在禁忌证或有慎用情况尚未控制但需治疗绝经相关症状者,给予非激素治疗,同时建议进行相关疾病的专科治疗或推荐多学科诊疗。无论是否进行 MHT,均应给予生活方式、饮食与营养、运动及社交等方面的健康指导。在 2023 版指南的流程中没有特别强调 MHT 的时间窗问题,但相关理念在 2023 版指南的 MHT 指导原则、风险和获益等处均有阐述,并强调了早启动早获益、多获益的优点。

二、2023 版指南相关内容的进展

1. **中国特色的诊疗流程**　规范的 MHT 诊疗流程是实施 MHT 质量管理所必需的。迄今为止,国际绝经学会(IMS)和其他区域性有关组织发布的绝经健康管理指南或 MHT 共识均未用"流程图"的模式来体现 MHT 的可操作性。MHT 诊疗流程首次颁布是作为《中国的绝经期管理与激素补充治疗临床应用指南(2012 版)》的附件于 2013 年在中华妇产科杂志另文发表的,2018 版指南将诊疗流程纳入正文,而在第 6 版即2023 版指南中,MHT 诊疗流程作为全文的第五部分,采用文字叙述与图表相结合的方式,更详细而直观地介绍了整个操作流程,对于一线临床医生实施 MHT 有非常好的指导意义和实用价值。

2. **个体化 MHT 方案**　在 2023 版指南流程中,方案的选择除了个体化原则的阐述,还非常详细地对不同生殖衰老分期、不同风险背景的人群进行了个体化 MHT 方案推荐。在复诊和随访中再次强调了全程健康教育,以及对 MHT 疗效和风险的实时分析,坚持长期化 MHT 利弊评估。MHT 随访过程中若出现禁忌证、慎用情况变化,应用 MHT 弊大于利、患者拒绝或依从性差时,需及时停药,先行处理风险或新发病症后,再讨论后续的绝经健康管理策略。在 MHT 的复诊和随访中,也强调了多学科诊疗(MDT)对处置新发健康风险的重要性。

临床常见问题简答

1. 问题: 女性,56 岁。52 岁时因"月经紊乱、潮热出汗"就诊后接受雌二醇片 / 雌二醇地屈孕酮片(2/10)治疗,症状改善很满意,后因各种因素未能复诊,3 年多来一直自行配药。近 1 年月经量很少,症状不明显,现前来就诊,应该如何处理?

简答: 此患者完全违背用药后的随访原则,接诊后应按总体流程,重新评估适应证和风险情况(禁忌证、慎用情况)。因已 3 年多未检查身体,所以应重复初诊时的必要检查,如全身查体、妇科检查、宫颈癌筛查、乳腺和盆腔超声、血常规、肝肾功能、骨密度等,同时评估绝经状态。如评估后可以继续 MHT,也应与其讨论 MHT 方案,建议更换低剂量药物,或逐渐过渡到无月经方案。如有慎用情况存在,应进行 MDT 或转至相关专科处理,病情稳定后再评估是否继续 MHT、选用何种 MHT 方案。

2. 问题: 女性,63 岁。52 岁绝经,未进行更年期保健。近 3 年反复有尿道刺激症状,在泌尿外科、肾内科就诊,被医生推荐来绝经门诊,坚决要求"用激素治疗",如何处理?

简答: 患者绝经>10 年,年龄>60 岁,不适合作为初用者开始全身性 MHT。接诊原则: 首先评估患者的一般健康状态,妇科检查注意泌尿道和生殖道的萎缩状态,实施流程指引的相关检查,包括辅助检查。如有需要专科诊疗,建议到各专科处理。进行健康教育,沟通绝经健康策略不是只有使用雌激素,明确告知 MHT 的适宜人群和限定人群。如存在绝经生殖泌尿综合征,可为其选择包括雌激素在内的局部治疗;如有 MHT 禁忌证但确有用药需求,可选择严格意义的阴道雌激素制剂。不进行全身 MHT 不等于放弃绝经健康管理,可给予患者 MHT 替代治疗,建议合理的生活方式调整,包括营养、起居、运动、社交等方面的指导。

(任慕兰　施 勇)

参考文献

中华医学会妇产科学分会绝经学组. 中国绝经管理与绝经激素治疗指南 2023 版. 中华妇产科杂志, 2023, 58 (1): 4-21.

第二节　初次接诊流程

一、2023 版指南要点

MHT 是一项医疗措施,故启动 MHT 前的初次接诊非常重要。通过全面的病史采集、全身查体、妇科检查和必要的辅助检查,评估就诊对象的健康状态和疾病风险,判断患者是否需要 MHT(有无适应证),能否 MHT(有无禁忌证)及是否有合并症(MHT 慎用情况是否存在)。

初次接诊流程的第一步是进行病史采集和评价绝经相关症状。2023 版指南继续引用国际公认的"生殖衰老研讨会 +10(STRAW+10)"分期系统,评估生殖衰老阶段,如患者处于绝经过渡期还是绝经后早期。临床症状评估的标准有诸多量表,可详见本章第四节绝经门诊常用检查项目和评估量表以选择。

病史采集中要注意询问患者有无激素依赖性肿瘤病史,如乳腺癌、子宫内膜癌、脑膜瘤等。乳腺癌目前仍是应用全身 MHT 的禁忌证,早期高分化子宫内膜样腺癌术后有绝经相关症状的患者可考虑应用 MHT,现有证据表明不增加肿瘤复发风险、新发肿瘤风险和死亡风险。

基层医生对应用性激素的主要顾虑是血栓风险。在初诊时要注意排查血栓形成的危险因素,如有无遗传性血栓形成倾向,有否抗磷脂综合征、自身免疫性疾病、恶性肿瘤、慢性心肺疾病、慢性肾病、肥胖、手术、肢体制动或长期卧床、多发性外伤、骨折等病史。MHT 相关的静脉血栓栓塞症风险随着年龄增长而增加,且与肥胖程度呈正相关,伴有代谢综合征的肥胖女性有更高的血栓风险。有以上阳性病史或既往有血栓栓塞史、家族史的患者建议进行 MDT。

初次接诊流程的第二步是评估绝经状态。以 40 岁为年龄分界线,对 <40 岁出现月经失调的女性,分别按异常子宫出血、闭经、早发性卵巢功能不全的诊治流程处理。对 ≥40 岁的女性自然停经 12 个月,排除妊娠及其他可能导致闭经的疾病后,即可临床诊断绝经;月经紊乱和停经 <12 个月的女性,可按 STRAW+10 分期系统评估,结合相应检查可诊断绝经过渡期。

初次接诊流程的第三步是体格检查和辅助检查。体格检查包括系统查体和妇科盆腔检查,辅助检查尤其要重视宫颈癌和乳腺癌的筛查。乳腺的影像学检查包括超声、钼靶检查。乳腺 BI-RADS 分级是目前影像学和临床都普遍认可的乳腺疾病分级,相关内容详见本章第四节绝经门诊常用检查项目和评估量表。乳腺 BI-RADS 分级为 3 级及以下者可以启动 MHT。

雌、孕激素经肝脏代谢、转化,通过肾或肠道排出体外,用药之前应做肝肾功能检查。虽然 MHT 可改善脂代谢异常,减少腹部脂肪堆积和总体脂肪量,但在启动 MHT 之前应关注血脂水平,对于血脂异常的绝经后妇女,有专家建议可以先根据血脂谱水平和系统冠状动脉风险评估(systematic coronary risk estimation,SCORE)系统评估 10 年内发生致命性心血管疾病的风险,为 MHT 的方案选择提供参考。

二、2023 版指南相关内容的进展

初次接诊流程对 <40 岁女性月经失调的评估,2018 版指南仅按闭经流程处理,2023 版指南深入细化,按异常子宫出血、闭经、早发性卵巢功能不全的诊治流程处理,更有利于临床实践。2023 版指南将 ≥40 岁女性的月经失调细分为月经紊乱、停经 <12 个月、停经 >12 个月,从而使绝经过渡期、围绝经期和绝经后期的界限更加清晰明了。

2023 版指南具体描述了 MHT 的第一适应证——绝经综合征症状。1 类推荐:月经紊乱、血管舒缩症状、睡眠障碍、疲乏无力、情绪障碍;2A 类推荐:胸闷、气短、心悸、肌肉关节痛、咽部异物感、皮肤异常感觉等。2023 版指南特别强调了这些躯体症状需在排除器质性疾病后再考虑为绝经相关症状。这对病史调查中的鉴别诊断思维具有

指导意义。

对于其他 3 项 MHT 适应证,以及禁忌证、慎用情况,2023 版指南均进行了更详细的描述,故在初次接诊时均应按 2023 版指南更新后的内容调查病史和进行必要的辅助检查。

值得注意的是,MHT 慎用情况是我国指南的特色,慎用情况并非禁忌证,2023 版指南更新了慎用情况,将"血卟啉症、耳硬化症和现患脑膜瘤"调整为慎用情况。存在慎用情况时,应具体分析利弊,辅助检查也需个体化选择,同时在健康教育策略和患者沟通中应做相应的补充。

三、2023 版指南相关内容立场与推荐的依据

2023 版指南基于女性卵巢功能衰退与年龄密切相关来分流不同年龄阶段的月经失调患者,≥40 岁的女性出现月经失调更可能是因为卵巢功能衰退而进入围绝经期或接近绝经。基于年龄的分流更利于基层医生操作和掌握。

2023 版指南以宫颈癌联合筛查代替了上版指南的宫颈细胞学检查。这是基于宫颈癌的病因主要是高危型 HPV 持续感染,全球宫颈癌的筛查模式已从单独的宫颈细胞学检查过渡到宫颈 HPV 检测或二者联合筛查。

观察性证据表明,对于有乳腺癌家族史的女性、因 *BRCA1* 或 *BRCA2* 基因变异而进行卵巢切除术,或接受过良性乳腺活检的女性,使用 MHT 不会进一步增加乳腺癌的相对风险(2022 年 NAMS),2023 版指南在慎用情况第 8 条新增乳腺癌家族史,明确指出乳腺癌家族史和 MHT 与乳腺癌风险之间的关系相互独立,即 MHT 不会进一步增加有乳腺癌家族史女性的乳腺癌风险。

总之,2023 版指南初次接诊流程的修订基于目前国内外大量循证医学证据,更具科学性、先进性和可操作性,只要严格遵循规范的接诊流程,把好启动 MHT 之前的第一关,从源头减少 MHT 的风险,可以让 MHT 使用者获益最大化。

临床常见问题简答

1. 问题:初诊时患者合并有高血压或慢性胆

囊炎等内外科合并症应如何处理？

简答：所有绝经过渡期和绝经后女性就诊均应先行绝经健康指导，并进行 MHT 适应证、禁忌证和慎用情况的评估。初次接诊时应采集患者病史、全身查体、妇科检查以及必要的辅助检查以判断患者的健康状态。对初诊时有高血压或慢性胆囊炎等内外科合并症的患者，应评估是否在疾病的急性期，患者的合并症经专科治疗后控制是否良好，并根据患者的具体情况采用个体化 MHT 治疗。如对高血压患者，血压稳定后可进行 MHT，MHT 不增加心血管疾病的风险。对于慢性胆结石的患者，可考虑使用经皮雌激素治疗。因绝经后使用雌激素与胆石症胆囊切除术的风险增加相关，而经皮雌激素则避免了肝脏首过效应，可降低手术概率。

临床上很多医生和患者会担心 MHT 对内外科合并症有影响。需明确指出的是，经知情选择，愿意接受 MHT，评估有适应证、无禁忌证、慎用情况控制良好者可予以个体化的 MHT；存在禁忌证或有慎用情况尚未控制但需治疗绝经相关症状者，先给予非性激素治疗。

对患有内外科合并症，没有 MHT 禁忌证和慎用情况的患者，在应用 MHT 后更应该加强随访，包括专科疾病和 MHT 效应的随访，根据病情变化调整个体化方案，确保获益大于风险。

2. 问题：不足 40 岁的女性，月经已经停 2 年，有围绝经期症状，接诊时应注意什么？

简答：过早的低雌激素状态会对女性的身体健康甚至寿命造成不良影响。女性低雌激素状态的常见原因包括早发性卵巢功能不全、下丘脑垂体性闭经、手术绝经等。由于这类患者较正常绝经女性更早出现雌激素水平下降，其相关问题如骨质疏松症、心血管疾病、糖尿病、泌尿生殖道萎缩症状及认知功能减退的风险更大，全因死亡率更高。因此，经评估后如无禁忌证应尽早开始激素补充治疗（hormone replacement therapy，HRT），并给予相对于 MHT 标准剂量较高的雌激素。在接诊过程中应注意对上述患者可能出现的长期健康问题进行充分评估，同时对原发病进行评估和治疗，必要时联合专科诊疗。

3. 问题：初诊一定要抽血查性激素吗？检查的时机和项目有何建议？

简答：中国女性开始进入围绝经期的平均年龄为 46 岁，平均绝经年龄为 48~52 岁，约 90% 的女性在 45~55 岁绝经。如果患者就诊时的年龄 ≥40 岁，绝经相关症状比较典型，做出初步的绝经过渡期判断，不需常规抽血查性激素。

下列情况应考虑抽血查性激素：①年龄 <40 岁伴月经失调，需要评估卵巢功能；②年龄 ≥40 岁伴月经失调，停经时间 <12 个月，患者的临床症状不典型，可行血生殖激素水平测定，结合盆腔 B 超，对患者进行全面的生殖衰老评估。年龄 <40 岁者可选择性激素 6 项及 AMH，在月经周期第 2~5 天取血检测；年龄 ≥40 岁者可简化，选择 FSH、E_2 和孕激素检测。

（杜辉　徐春琳）

参考文献

1. SANTEN RJ, YUE W. Cause or prevention of breast cancer with estrogens: analysis from tumor biologic data, growth kinetic model and Women's Health Initiative study. Climacteric, 2019, 22 (1): 3-12.
2. ROSSOUW JE, ANDERSON GL, PRENTICE RL, et al. Risks and benefits of estrogen plus progestin in healthy postmenopausal women: principal results from the Women's Health Initiative randomized controlled trial. JAMA, 2002, 288 (3): 321-333.
3. SANTEN RJ, YUE W, HEITJAN DF. Occult breast tumor reservoir: biological properties and clinical significance. Horm Cancer, 2013, 4 (4): 195-207.
4. SANTEN RJ, ALLRED DC, ARDOIN SP, et al. Endocrine Society Postmenopausal hormone therapy: An endocrine society scientific statement. J Clin Endocrinol Metab, 2010, 95 (7 Suppl 1): S1-S66.
5. LYYTINEN H, PUKKALA E, YLIKORKALA O. Breast cancer risk in postme-nopausal women using estradiol-progestogen therapy. Obstet Gynecol, 2009, 113 (1): 65-73.
6. 中国研究型医院学会乳腺专业委员会中国女性乳腺癌筛查指南制定专家组. 中国女性乳腺癌筛查指南 (2022 年版). 中国研究型医院, 2022, 9 (2): 6-13.
7. 中华医学会妇产科学分会绝经学组. 中国绝经管理与绝经激素治疗指南 2023 版. 中华妇产科杂志, 2023, 58 (1): 4-21.
8. ANAGNOSTIS P, BITZER J, CANO A, et al. Menopause symptom management in women with dyslipidemias: An EMAS clinical guide. Maturitas, 2020, 135: 82-88.

第三节　随访与复诊流程

一、2023 版指南要点

MHT 的复诊和定期随访非常重要,2023 版指南的第五部分和第九部分涉及相关内容。在第五节中以图表的形式(2023 版指南的图 5)展示了随诊的时间以及内容。2023 版指南强调:第 1 年分别在用药后 1 个月、3 个月、6 个月及 12 个月复诊和随访,以后应至少每年进行 1 次个体化风险与获益评估,根据评估情况调整给药方案。复诊的主要目的:1~6 个月的主要目的是评估治疗效果、是否存在不良反应,如乳房不适、非预期出血及其他非预期症状等,解释并处理;用药 12 个月及以后每年 1 次的复诊和随访的主要目的是重新评估 MHT 的获益和风险,个体化调整方案;针对患者的诉求进行健康宣教。MHT 随访过程中,若出现 MHT 的禁忌证、弊大于利、患者拒绝或依从性差时,需及时停药并进行相关的医学处理。

复诊的主要内容包括了解病史、用药后的症状改善或变化;进行一般体检项目、专科检查以及必要的辅助检查,重点评估既往存在的风险是否有变化,如血压是否升高、血糖控制情况、子宫肌瘤是否增多增大或是否有新的合并症出现等。

复诊时常见问题的处理:①当 MHT 过程中出现非预期出血时,处置的关键在于查找病因和监测子宫内膜,2023 版指南提出了以经阴道超声检查(transvaginal ultrasonography,TVUS)显示子宫内膜厚度 ≥8mm 作为 MHT 不伴异常出血时子宫内膜评估(宫腔镜检查和 / 或子宫内膜活检)的范围,如果子宫内膜厚度 <8mm,但 TVUS 提示子宫内膜回声异常、异常血流等,亦需进一步评估。②当复诊检查出现乳腺问题时,建议于乳腺专科进一步诊疗。乳腺相关问题详见第十二章乳腺疾病与 MHT。③在 MHT 启动最初的半年内,部分患者可能出现恶心呕吐、痤疮、皮疹、头痛、体重增加等反应,通常随着药物应用时间的延长,不良反应会逐渐改善,若持续无改善,可

酌情调整药物配伍方案或排查其他原因。④在 MHT 过程中,随着身体衰老可能出现新发疾病,如胃肠道功能紊乱、高血压、糖尿病、失眠、神经系统退行性疾病等,需联合相关科室如内科、外科、精神心理科、康复运动科、营养科等进行 MDT,给予患者个体化的诊治策略。⑤ MHT 患者对长期使用有顾虑时,可告知 MHT 的使用期限无特殊限定,在每年随访评估后,若有适应证、利大于弊,可继续应用。交流过程应耐心细致,了解其具体思虑问题。医患沟通的原则和技巧详见本章第五节绝经门诊的医患沟通。推荐在绝经门诊患者的管理中利用网络媒体平台,建立患者交流群,加强医务人员的科普教育和患者间的同伴教育。

二、2023 版指南相关内容的进展

2023 版指南延续了 2018 年指南的精神,强调了 MHT 治疗中复诊和随访的重要性,细化了随访的内容、常见非预期问题的处理和 MHT 使用年限的无限制。特别突出的是,在 MHT 用药 12 个月后的随访中(至少每 12 个月 1 次),应强调个体化风险与利弊的评估,重复必要的检查,重视新发症状,加强患者依从性教育。2023 版指南明确给出了 MHT 使用过程中的停药指征,对于非预期出血给出了处置建议和内膜监测的阈值,为临床工作带来了更清晰的指导。

近来的国际指南也关注了 MHT 的使用年限、停用时间等内容,与我国 2023 版指南意见一致。2022 年 NAMS 绝经激素指南提出,基于激素治疗的安全性,在 60 岁以下的健康女性和绝经后 10 年内开始时最为有利,因此 60 岁以上的绝经女性开始激素治疗需要仔细考虑个体的益处和风险,应考虑的因素包括症状的严重程度、非性激素治疗的有效性及骨质疏松症、冠心病、脑血管意外、静脉血栓栓塞和乳腺癌的潜在风险。对于 60 岁或 65 岁以上的女性,性激素治疗无须常规中止。随着女性年龄的增长和治疗时间的延长,通

过使用最低有效剂量和可能的非口服给药途径来降低风险变得越来越重要;超过 65 岁长期使用或延长使用的女性,应进行持续评估,与医疗专业人员共同决策,确定自己适宜的性激素治疗配方、剂量和使用时间。

三、2023 版指南相关内容立场与推荐的依据

在临床工作中,MHT 过程中的非预期出血及内膜监测是备受关注的热点问题。在 2023 版指南主要相关内容如下。

1. 绝经后女性的内膜阈值　关于绝经后女性需进一步评估的子宫内膜厚度阈值尚未达成共识。无异常出血的绝经后女性,子宫内膜厚度阈值在 5~12mm 均有报道;有异常出血的绝经后女性,尤其是有子宫内膜病变高危因素的患者,即使内膜厚<4mm,也建议进行内膜取样病理检查。应用 MHT 的绝经后女性子宫内膜厚度显著高于未用 MHT 的绝经后女性。

加拿大妇产科学会(SOGC)2018 年指南推荐,当子宫内膜增厚伴其他阳性发现如血流丰富、内膜回声不均匀,或内膜明显增厚(内膜厚>11mm)时,应进一步行宫腔镜下内膜活检。2022 年英国妇科癌症协会(BGCS)指南推荐,性激素治疗者无症状时,不单独依据内膜厚度进行诊断,但子宫内膜厚度 8mm 可以作为内膜厚度的上限;有非预期出血症状者,如果内膜厚度>5mm 需要进一步行内膜活检;偶然发现的无症状内膜厚度 ≥4mm,不常规进行内膜病理检查。

结合我国的临床实践情况,2023 版指南提出以 TVUS 显示子宫内膜厚度 8mm 作为 MHT 不伴异常出血的子宫内膜评估阈值较合适;如果子宫内膜厚度<8mm,但 TVUS 提示子宫内膜回声异常、异常血流等,需具体评估。绝经后女性子宫内膜的评估,以 TVUS 为主,除了内膜厚度外,应重视内膜回声的均匀性、血流情况等超声表现,若有异常,建议进一步行宫腔镜检查和 / 或子宫内膜活检,必要时行 MRI。不建议对所有患者常规进行 CT、MRI 和 PET/CT 等评估。

2. MHT 中的非预期出血　常用的 MHT 方案包括"来月经"的雌孕激素序贯方案,"不来月经"的雌孕激素连续联合方案和替勃龙方案,前者有周期性出血,后者无出血。非预期出血是指序贯方案中周期外的出血、连续联合方案和替勃龙方案中的异常出血。序贯方案中非预期出血的发生率在 11%~20%;连续联合方案和替勃龙方案中,40%~60% 的患者在最初应用的 6 个月之内会出现非预期出血,有 10%~20% 的患者在 1 年后仍有非预期出血,且绝经年限越短越容易出现 MHT 中的非预期出血。

出现非预期出血尤其是患者刚开始使用 MHT 时,应询问患者的用药情况,是否存在漏服药物或用错药物导致撤退性出血的问题。在出现非预期出血后应进行内膜状态评估,首选 TVUS。TVUS 评估子宫内膜时,除子宫内膜厚度外,应重视内膜回声的均匀性、血流情况等超声表现。对于 MHT 启动 6 个月内出现的非预期出血,不需过分紧张,经过药物种类、剂量、疗程的调整,出血常常可获改善,若超过 6 个月仍无改善,建议行子宫内膜的进一步评估,必要时行宫腔镜检查和 / 或子宫内膜活检等排除内膜病变。

临床上为了减少非预期出血的发生,在启动 MHT 前需完善 TVUS 对子宫内膜的评估,对于子宫内膜厚度 ≥4mm 的患者建议使用孕激素 1 个疗程后再开始 MHT,无论患者是否出现撤退性出血,均不影响启动 MHT 治疗,但可以减少后续 MHT 过程中非预期出血的发生,增加患者依从性;对于绝经时间短的患者,推荐 MHT 从周期序贯方案开始,这也可避免部分非预期出血的发生。

临床常见问题简答

1. **问题**:MHT 用药后为什么会乳房胀痛,是否需要处理?

简答:因为孕激素可能会刺激乳腺腺管,随着乳腺腺管扩张,乳房可能有轻微胀痛,乳房胀痛不等于乳腺癌。不管是否应用 MHT,中年女性为乳腺癌高发年龄段,应加强乳腺癌筛查。在 MHT 启动前和过程中需常规对乳腺进行评估。单独应用雌激素基本不额外增加乳腺癌风险,雌孕激素联合应用轻度增加乳腺癌风险(属于罕见级别),低于不良生活方式(肥胖、熬夜等)造成的乳腺癌风险。服

药反应性乳房胀痛多在2~3周缓解,如反应明显可口服中成药如逍遥丸、乳癖消等缓解症状。

2. 问题:MHT过程中出现不规则出血怎么办?

简答:MHT有"来月经"方案和"不来月经"方案。启动MHT后6个月内的非预期出血多与药物有关,12个月以上出现的非预期出血应警惕内膜病变或其他病理问题。只要是非预期出血均需及时就医,由更年期门诊的专科医师进行临床综合评估。可酌情进行超声检查,必要时行宫腔镜或内膜活检。

3. 问题:MHT可以用多少年?

简答:MHT的使用期限无特殊限定,但使用中需每年评估,包括MHT应用的疗效和副作用,以及个体出现的新发病症。在每年随访评估后,若仍有适应证、治疗利大于弊,患者可以服从医嘱和随访要求则继续应用。

（王　艳　王丽平　任慕兰）

参考文献

1. "The 2022 Hormone Therapy Position Statement of The North American Menopause Society" Advisory Panel. The 2022 hormone therapy position statement of The North American Menopause Society. Menopause, 2022, 29 (7): 767-794.

2. SACCARDI C, SPAGNOL G, BONALDO G, et al. New light on endometrial thickness as a risk factor of cancer: what do clinicians need to know？. Cancer Manag Res, 2022, 14: 1331-1340.

3. MOSSA B, IMPERATO F, MARZIANI R, et al. Hormonal replacement therapy and evaluation of intra-uterine pathology in postmenopausal women: a ten-year study. Eur J Gynaecol Oncol, 2003, 24 (6): 507-512.

4. MORRISON J, BALEGA J, BUCKLEY L, et al. British Gynaecological Cancer Society (BGCS) uterine cancer guidelines: Recommendations for practice. Eur J Obstet Gynecol Reprod Biol, 2022, 270: 50-89.

第四节　绝经门诊常用检查项目和评估量表

一、常用辅助检查

1. 常用实验室检查及其参考范围见表5-1~表5-7。

表5-1　女性内分泌激素(基础水平)

项目	参考范围
血清卵泡刺激素(FSH)	3.5~12.5IU/L
血清黄体生成素(LH)	2.4~12.6IU/L
雌二醇(E$_2$)*	46~609pmol/L
孕酮(P)**	0.64~4.77nmol/L
睾酮(T)***	0.29~1.67nmol/L
性激素结合球蛋白(SHBG)	26.1~110nmol/L
抗米勒管激素(AMH)	2.0~6.8ng/ml
	<30岁　　2.50~6.30ng/ml
	31~35岁　1.88~6.08ng/ml
	36~40岁　1.71~5.30ng/ml
	41~45岁　0.78~3.56ng/ml
	46~50岁　0.76~2.80ng/ml

注:*1pg/ml=3.67pmol/L;**1ng/ml=3.18nmol/L;***1ng/ml=3.47nmol/L。

表5-2　甲状腺功能5项

项目	参考范围
促甲状腺激素(TSH)	0.27~4.20mIU/L
总三碘甲腺原氨酸(TT$_3$)	1.3~3.1nmol/L
游离三碘甲腺原氨酸(FT$_3$)	3.1~6.8pmol/L
总甲状腺素(TT$_4$)	66~181nmol/L
游离甲状腺素(FT$_4$)	9.0~19.1pmol/L

表5-3　糖代谢

项目	参考范围
血糖(空腹)	3.6~6.1mmol/L
糖化血红蛋白	3.6%~6.0%
胰岛素(空腹)	4.6~16.2mU/L

表 5-4 血清脂代谢检查

项目	参考范围		转化系数（CF）
	国际单位（SI）	传统计量单位（C）	
总胆固醇			
理想值	<5.20mmol/L	<200mg/dl	0.025 86
临界高值	5.2~6.18mmol/L	200~239mg/dl	0.025 86
高值	≥6.21mmol/L	≥240mg/dl	0.025 86
高密度脂蛋白胆固醇			
理想值	≥1.29mmol/L	≥50mg/dl	0.025 86
临界低值	0.9~1.27mmol/L	36~49mg/dl	0.025 86
低值	≤0.91mmol/L	≤35mg/dl	0.025 86
低密度脂蛋白胆固醇			
理想值	<3.36mmol/L	<130mg/dl	0.025 86
临界高值	3.39~4.11mmol/L	131~159mg/dl	0.025 86
高值	≥4.14mmol/L	≥160mg/dl	0.025 86

注：SI=C×CF。

表 5-5 血细胞分析

项目	参考范围
白细胞计数	$(3.5~9.5) \times 10^9$/L
红细胞计数	$(3.8~5.1) \times 10^{12}$/L
血红蛋白量	115~150g/L
血小板计数	$(125~350) \times 10^9$/L
中性粒细胞比率	40%~75%
淋巴细胞比率	20%~50%
红细胞压积	35%~45%

表 5-6 凝血功能和纤溶检测

项目	参考范围
活化部分凝血活酶时间（APTT）	28~40 秒
凝血酶原时间（PT）	11.5~14.3 秒
国际标准化比值（INR）	1.0~2.0
凝血酶时间（TT）	13.5~18.5 秒
纤维蛋白原（FIB）	2~4g/L
D- 二聚体（免疫比浊法）	<0.5mg/L
纤维蛋白降解产物（FDP）	<5mg/L

表 5-7 常用骨代谢指标　　单位：ng/ml

项目	参考范围
Ⅰ型胶原氨基端肽	15.13~58.59（绝经前） 16.27~73.67（绝经后）
骨钙素	11~43（绝经前） 15~46（绝经后）
25- 羟维生素 D_3	<20（缺乏） 20~30（不足） >30（正常）
Ⅰ型胶原异构 C 末端交联端肽	<0.573（绝经前） <1.008（绝经后）

2. **盆腔 B 超** 阴道超声利用阴道探头清楚地检查女性盆腔内部器官、组织，与传统经腹超声相比，不用憋尿，阴道探头频率高、扫描半径小、分辨力高，对于妇科疾病诊断具有早和准的特点（表 5-8）。如无性生活史可考虑经直肠超声检查。

表 5-8 绝经后子宫 B 超测量值

项目	纵径 /cm	前后径 /cm	横径 /cm	内膜厚度 /cm
绝经期子宫	2.0~3.3	0.5~1.0	0.5~1.0	0.4

3. 乳腺的影像学检查

(1)乳腺超声：BI-RADS 分类。

0 类：临床扪及异常或肿块，超声不能确定；扪及肿块或乳头溢液，超声未见确切肿块；乳腺肿块切除术后异常(复发？瘢痕？肉芽肿？)，纤维腺瘤术后 2 个月。

1 类：无临床特征，超声未见异常表现，需每年定期复查。

2 类：单纯囊肿；乳腺内发现淋巴结(也可分为 1 类)；乳腺假体(注射式、植入式)；术后结构不规则，但多次复查图像无变化；首次超声检查时，患者年龄<25 岁的可疑纤维腺瘤；多次超声检查变化不大，年龄<40 岁的可疑纤维腺瘤；脂肪小叶(注意与纤维腺瘤鉴别)。

3 类：恶性率<3%，建议短期(3 个月)随访。首次超声检查，可疑纤维腺瘤、可疑增生结节、复杂囊肿、簇状囊肿，建议 3 个月随访。25~39 岁，超声检查发现实性肿块，初评为 3 类，常规 3~6 个月复查，若无变化调整为 2 类，若有恶性变化升级为 4~5 类。

4 类：恶性率 3%~94%，建议行组织活检，分类随访肿块变化而变。40 岁以上患者的实性肿块，虽无恶性征象，但属肿瘤高发年龄段：4A(3%~8%)；1~2 项恶性征象，4B(9%~49%)或 4C(50%~94%)。

5 类：特征性恶性征象，如"蟹足症"；强回声晕，肿块和外围声晕；肿块纵横比>1；微钙化；血流信号 3 级。

(2)乳腺钼靶检查：ACR 分类。

在 2013 版 BI-RADS 分类中，乳房成分的分配被改为 A、B、C 和 D 类。

A 类：乳房几乎全是脂肪。乳房 X 线检查在这种情况下是高度敏感的。

B 类：有散在的纤维腺体密度。密度描述乳房组织的 X 线衰减程度，而不是离散的乳房 X 线检查结果。

C 类：乳房不均匀致密，可能掩盖了小肿块。乳房中的一些区域足够致密以掩盖小肿块。

D 类：乳房密度极高，乳房 X 线检查的灵敏度降低。

4. 心电图　十二导联心电图是检查心脏病最基本、最常见的手段，不仅可以明确诊断出心律失常，也可以协助诊断急性心肌梗死、心包炎、心室扩大等情况。正常的心电图为窦性心律，结论应为正常心电图或大致正常心电图。

5. 双能 X 线骨密度测定　骨密度是指单位面积(面积密度,g/cm^2)或单位体积(体积密度,g/cm^3)所含的骨量。双能 X 线吸收法(dual energy X-ray absorptiometry,DXA)检测骨密度是国内外公认的骨质疏松症诊断的金标准。DXA 主要测量部位是中轴骨，包括腰椎和股骨近端，如果腰椎或股骨近端无法行骨密度检测或患甲状旁腺功能亢进症，可以取非优势侧桡骨远端 1/3 处作为测量部位。

T 值和 Z 值是骨密度报告单中最重要的两个指标。T 值 =(骨密度的实测值 – 同种族同性别正常青年人峰值骨密度)/ 同种族同性别正常青年人峰值骨密度的标准差。T 值表示被测人的骨密度与同种族同性别正常青年人骨峰值的差别，数值前面的"+"和"–"表示高于或低于同种族同性别正常青年人骨峰值，后面的数字指被测人的骨密度与同种族同性别正常青年人骨峰值之间差几个标准差。Z 值 =(骨密度测定值 – 同种族同性别同龄人骨密度平均值)/ 同种族同性别同龄人骨密度标准差。Z 值表示被测人的骨密度与同种族同性别同龄人骨密度平均值的差别，通过 Z 值可以了解被测人在同种族同性别同龄人中骨密度所处的位置，"+"和"–"表示高于或低于同种族同性别同龄人的骨密度，数字指被测人的骨密度与同种族同性别同龄人骨密度之间差几个标准差。

《原发性骨质疏松症诊疗指南(2022 版)》建议，对绝经后女性参照 WHO 推荐的诊断标准，T 值 ≥–1.0 表示骨密度值正常；–2.5<T 值<–1 表示低骨量；T 值 ≤–2.5 表示骨质疏松；T 值 ≤–2.5+脆性骨折表示严重骨质疏松。对于儿童、绝经前女性骨密度水平的判断，建议用同种族的 Z 值表示，Z 值 ≤–2.0 视为低于同年龄段预期范围或低骨量。

6. 宫颈癌筛查策略　目前有多种宫颈癌筛查策略，权威的推荐机构有世界卫生组织(WHO)、美国阴道镜和子宫颈病理学会(ASCCP)、欧洲生殖器感染和肿瘤研究组织(EUROGIN)等。主要的筛查策略为细胞学与 HPV 核酸检测联合筛查、细胞学初筛和 HPV 核酸检测初筛 3 种。

2023 年《中国子宫颈癌筛查指南（一）》正式发布，制定了适宜中国国情的宫颈癌筛查方案。推荐高危型 HPV 核酸检测作为宫颈癌的初筛方法，并采用经国内外权威机构认可、经临床验证可用于初筛的 HPV 核酸检测方法和试剂。子宫颈细胞学筛查用于不具备 HPV 核酸检测条件的地区，当条件成熟后，采用基于 HPV 核酸检测的筛查方法。联合筛查用于医疗卫生资源充足的地区、机会性筛查人群以及部分特殊人群中女性的宫颈癌筛查。

25 岁为女性筛查起始年龄。25~64 岁的女性每 5 年进行 1 次的 HPV 核酸单独检测 / 联合筛查；或每 3 年进行 1 次细胞学检查。65 岁以上的女性，如既往有充分的阴性筛查记录（即 10 年内有连续 3 次细胞学筛查，或连续 2 次的 HPV 筛查或联合筛查，且最近一次筛查在 5 年内，筛查结果均正常），并且无 CIN、HPV 持续感染，以及无 HPV 相关疾病治疗史等高危因素，可终止筛查；65 岁以上，如从未接受过筛查或 65 岁前 10 年无充分阴性筛查记录或有临床指征者，仍应进行宫颈癌筛查。不推荐阴道镜检查作为宫颈癌的筛查方法。

二、常用评估量表

1. **改良 Kupperman 绝经指数**（Kupperman menopausal index，KMI）　见表 5-9。

2. **Greene 更年期症状评分**（Greene climacteric scale）　计分方法：每个项目得分为 0~3 分，合计得分最高 63 分，得分越高说明绝经症状越重。根据不同维度得分，评价相应维度症状的严重程度；比较治疗前后症状评分，评价其症状改善情况。心理症状维度为第 1~11 项（其中焦虑症状为第 1~6 项；抑郁症状为第 7~11 项）；躯体症状维度为第 12~18 项；血管舒缩症状维度为第 19~20 项；性维度为第 21 项（表 5-10）。

3. **更年期生存质量量表**（Chinese version of the menopause-specifit quality of life questionnaire，MENQOL）　见表 5-11。

4. **汉密尔顿抑郁量表**（Hamilton depression scale，HAMD）　HAMD 是临床上评定抑郁状态时最常用的量表（24 项版，表 5-12）。

五级评分项目：0 分为无；1 分为轻度；2 分为中度；3 分为重度；4 分为很重。

三级评分项目：0 分为无；1 分为轻度 ~ 中度；2 分为重度。

表 5-9　改良 Kupperman 绝经指数

症状	基本分*	程度评分				得分	
		0	1	2	3	粗分	加权分
潮热出汗	4	无	<3 次 /d	3~9 次 /d	≥ 10 次 /d		
感觉异常	2	无	与天气有关	平常有冷、热、痛、麻木感	冷、热、痛感丧失		
失眠	2	无	偶尔	经常，安眠药有效	影响工作生活		
情绪波动	2	无	偶尔	经常，能自控	自知、不能自控		
抑郁、疑心	1	无	偶尔	经常，能自控	失去生活信心		
眩晕	1	无	偶尔	经常，不影响生活	影响生活		
疲乏	1	无	偶尔	上 4 楼困难	日常生活受限		
骨关节痛	1	无	偶尔	经常，不影响功能	功能障碍		
头痛	1	无	偶尔	经常，能忍受	需服药		
心悸	1	无	偶尔	经常，不影响	需治疗		
皮肤蚁走感	1	无	偶尔	经常，能忍受	需治疗		
性生活	2	正常	性欲下降	性生活困难	性欲丧失		
泌尿系统感染	2	无	偶尔	>3 次 / 年，能自愈	>3 次 / 年，需服药		
总分							

注：评分为每项所得分 × 该项加权系数所得分数之和。绝经综合征病情程度评价标准：正常为 <6 分，轻度为 6~15 分，中度为 16~30 分，重度为 >30 分。

表 5-10　Greene 更年期症状评分

项目	0= 无症状	1= 有时有	2= 经常有	3= 极度严重
1. 心跳加快				
2. 容易紧张				
3. 失眠或入睡困难				
4. 容易激动				
5. 焦虑				
6. 不能集中精神				
7. 容易疲乏或乏力				
8. 对生活失去兴趣				
9. 不开心或悲痛				
10. 喜欢哭泣				
11. 容易烦躁或愤怒				
12. 头晕或眩晕				
13. 头脑或身体感觉僵硬				
14. 身体局部感觉麻木或有针刺感				
15. 头痛				
16. 肌肉和关节痛				
17. 手或脚感觉障碍				
18. 憋气或呼吸困难				
19. 潮热				
20. 夜间出汗				
21. 性欲减低				

表 5-11　更年期生存质量量表

1. 在最近的 1 个月中，您是否出现了下列问卷中的症状。没有经历过这些症状，请在 "否" 前的□中打 "√"；有这些症状，则在 "是" 前的□中打 "√"
2. 根据这个症状影响您的程度，从 0~6 中选择出一个等级。0 表示根本不影响；6 表示极度影响，请您在 0~6 中挑选一个最适合您的情况画 "○"。如在最近的 1 个月中没有出现夜间出汗的症状，则标记 "否"

盗汗　□否　□是		0	1	2	3	4	5	6	
继续做下面的条目，感谢您的合作！									

项目		0(根本不影响)	1	2	3	4	5	6(极度影响)	得分
1. 潮热(一阵一阵发热)	□否　□是→	0	1	2	3	4	5	6	
2. 盗汗(夜间睡着后出汗)	□否　□是→	0	1	2	3	4	5	6	

续表

项目			0(根本不影响)	1	2	3	4	5	6(极度影响)	得分
3. 白天自发性出汗	□否	□是→	0	1	2	3	4	5	6	
4. 对自己的生活不满意	□否	□是→	0	1	2	3	4	5	6	
5. 感到焦虑或紧张	□否	□是→	0	1	2	3	4	5	6	
6. 记性减退	□否	□是→	0	1	2	3	4	5	6	
7. 做事不如以往得心应手	□否	□是→	0	1	2	3	4	5	6	
8. 感到抑郁、情绪低落或沮丧	□否	□是→	0	1	2	3	4	5	6	
9. 对别人缺乏耐心	□否	□是→	0	1	2	3	4	5	6	
10. 总想一个人待着	□否	□是→	0	1	2	3	4	5	6	
11. 胃肠胀气或胀痛(有放屁或嗳气)	□否	□是→	0	1	2	3	4	5	6	
12. 肌肉和关节疼痛	□否	□是→	0	1	2	3	4	5	6	
13. 感到疲劳或筋疲力尽	□否	□是→	0	1	2	3	4	5	6	
14. 睡眠有问题	□否	□是→	0	1	2	3	4	5	6	
15. 颈项部疼痛或头痛	□否	□是→	0	1	2	3	4	5	6	
16. 体力下降	□否	□是→	0	1	2	3	4	5	6	
17. 外表精神差	□否	□是→	0	1	2	3	4	5	6	
18. 感觉缺乏精力	□否	□是→	0	1	2	3	4	5	6	
19. 皮肤干燥	□否	□是→	0	1	2	3	4	5	6	
20. 体重增加	□否	□是→	0	1	2	3	4	5	6	
21. 面部毛发增多	□否	□是→	0	1	2	3	4	5	6	
22. 外貌、肤质或气色发生变化	□否	□是→	0	1	2	3	4	5	6	
23. 关节感到肿胀不适	□否	□是→	0	1	2	3	4	5	6	
24. 腰痛	□否	□是→	0	1	2	3	4	5	6	
25. 尿频	□否	□是→	0	1	2	3	4	5	6	
26. 当大笑或咳嗽时无法控制小便	□否	□是→	0	1	2	3	4	5	6	
27. 性欲改变	□否	□是→	0	1	2	3	4	5	6	
28. 性交时阴道干涩	□否	□是→	0	1	2	3	4	5	6	
29. 回避性行为	□否	□是→	0	1	2	3	4	5	6	

患者签字：_____

签字日期：_____

表 5-12 汉密尔顿抑郁量表

项目	分值	分数
1. 抑郁情绪	0 分 = 没有 1 分 = 只有在被问到时才诉述 2 分 = 在访谈中自发地表达 3 分 = 不用言语也可以从表情、声音、姿势或欲哭神态中流露出这种情绪 4 分 = 患者的自发言语和非语言表达(表情、动作)几乎完全表现出这种情绪	
2. 有罪感	0 分 = 没有 1 分 = 责备自己,感到自己已连累他人 2 分 = 认为自己犯了罪,或反复思考以往的过失和错误 3 分 = 认为目前的疾病是对自己错误的惩罚,或有罪妄想 4 分 = 罪恶妄想伴有指责或威胁性幻觉	
3. 自杀	0 分 = 没有 1 分 = 觉得活着没有意义 2 分 = 希望自己已经死去,或常想到与死有关的事 3 分 = 消极观念(自杀念头) 4 分 = 有严重的自杀行为	
4. 入睡困难	0 分 = 没有 1 分 = 主诉有时有入睡困难,即上床后半小时仍不能入睡 2 分 = 主诉每晚均有入睡困难	
5. 睡眠不深	0 分 = 没有 1 分 = 睡眠浅、多噩梦 2 分 = 半夜(晚上 12 点以前)曾醒来(不包括上厕所)	
6. 早醒	0 分 = 没有 1 分 = 有早醒,比平时早醒 1 小时,但能重新入睡 2 分 = 早醒后无法重新入睡	
7. 工作和兴趣	0 分 = 没有 1 分 = 提问时才诉述 2 分 = 自发地直接或间接表达对活动、工作或学习失去兴趣,如感到无精打采、犹豫不决,不能坚持或需强迫自己去工作或活动 3 分 = 病室劳动或娱乐不满 3 小时 4 分 = 因目前的疾病而停止工作,住院患者不参加任何活动或者没有他人帮助便不能完成病室日常事务	
8. 迟缓(指思维和语言缓慢,注意力难以集中,主动性减弱)	0 分 = 没有 1 分 = 精神检查中发现轻度迟缓 2 分 = 精神检查中发现明显迟缓 3 分 = 精神检查进行困难 4 分 = 完全不能回答问题(木僵)	
9. 激越	0 分 = 没有 1 分 = 检查时表现得有些心神不定 2 分 = 明显的心神不定或小动作多 3 分 = 不能静坐,检查中曾站立 4 分 = 搓手,咬手指,扯头发,咬嘴唇	
10. 精神性焦虑	0 分 = 没有 1 分 = 被问到时才诉述 2 分 = 自发地表达 3 分 = 表情和言谈流露出明显忧虑 4 分 = 明显惊恐	

续表

项目	分值	分数
11. 躯体性焦虑(指焦虑的生理症状,包括口干、腹胀、腹泻、呃逆、腹绞痛、心悸、头痛、过度换气、叹息、尿频及出汗等)	0 分 = 没有 1 分 = 轻度 2 分 = 中度,有肯定的症状 3 分 = 重度,症状严重,影响生活或需处理 4 分 = 严重影响生活和活动	
12. 胃肠道症状	0 分 = 没有 1 分 = 食欲减退,但不需他人鼓励便可自行进食 2 分 = 进食需他人催促或请求,或需要应用泻药或助消化药	
13. 全身症状	0 分 = 没有 1 分 = 四肢、背部或颈部有沉重感,背痛、头痛、肌肉疼痛,全身乏力或疲倦 2 分 = 上述症状明显	
14. 性症状(指性欲减退、月经紊乱等)	0 分 = 没有 1 分 = 轻度 2 分 = 重度 3 分 = 不能肯定,或该项对被评者不适合(不计入总分)	
15. 疑病	0 分 = 没有 1 分 = 对身体过分关注 2 分 = 反复考虑健康问题 3 分 = 有疑病妄想 4 分 = 伴幻觉的疑病妄想	
16. 体重减轻	0 分 = 没有 1 分 =1 周内体重减轻 0.5kg 以上 2 分 =1 周内体重减轻 1.0kg 以上	
17. 自知力	0 分 = 知道自己有病,表现为忧郁 1 分 = 知道自己有病,但归因于饮食太差、环境问题、工作过忙、病毒感染或需要休息等 2 分 = 完全否认有病	
18. 日夜变化	0 分 = 没有 1 分 = 轻度变化 2 分 = 重度变化	
19. 人格解体或现实解体(指非真实感或虚无妄想)	0 分 = 没有 1 分 = 被问及时才诉述 2 分 = 自发诉述 3 分 = 有虚无妄想 4 分 = 伴幻觉的虚无妄想	
20. 偏执症状	0 分 = 没有 1 分 = 有猜疑 2 分 = 有关系观念 3 分 = 有关系妄想或被害妄想 4 分 = 伴有幻觉的关系妄想或被害妄想	
21. 强迫症状(指强迫思维和强迫行为)	0 分 = 没有 1 分 = 被问及时才诉述 2 分 = 自发诉述	

续表

项目	分值	分数
22. 能力减退感	0分 = 没有 1分 = 仅在提问时才引出主观体验 2分 = 患者主动表示有能力减退感 3分 = 需鼓励、指导和安慰才能完成病室日常事务或个人卫生 4分 = 穿衣、梳洗、进食、铺床或个人卫生均需他人协助	
23. 绝望感	0分 = 没有 1分 = 有时怀疑"情况是否会好转",但解释后能接受 2分 = 持续感到"没有希望",但解释后能接受 3分 = 对未来感到灰心、悲观和绝望,解释后不能消除 4分 = 自动反复诉述"我的病不会好了"或诸如此类的情况	
24. 自卑感	0分 = 没有 1分 = 仅在被询问时诉述有自卑感(我不如他人) 2分 = 主动诉述有自卑感(我不如他人) 3分 = 患者主动诉述"我一无是处"或"低人一等",与评2分者只是程度的差别 4分 = 自卑感达妄想的程度,如"我是废物"等情况	

注:结果分析,总分<8分为正常;总分在8~20分为可能有抑郁症;总分在20~35分为肯定有抑郁症;总分>35分为严重抑郁症。

5. **匹兹堡睡眠质量指数**(Pittsburgh sleep quality index,PSQI) 量表由9道题组成,前4题为填空题,后5题为选择题,其中第5题包含10小题。各项累计得分为PSQI总分,总分范围为0~21,得分越高,表示睡眠质量越差(表5-13)。

6. **焦虑自评量表**(self-rating anxiety scale,SAS) 见表5-14。

7. **抑郁自评量表**(self-rating depression scale,SDS) 见表5-15。

表5-13　匹兹堡睡眠质量量表

下面一些问题是关于您最近1个月的睡眠情况,请选择或填写最符合您近1个月实际情况的答案

1. 近1个月,晚上上床睡觉通常在 ____ 点
2. 近1个月,从上床到入睡通常需要 ____ 分钟
3. 近1个月,通常早上 ____ 点起床
4. 近1个月,每晚通常实际睡眠 ____ 小时(不等于卧床时间)

对下列问题请选择1项最适合您的答案
5. 近1个月,因下列情况影响睡眠而烦恼
　a. 入睡困难(30分钟内不能入睡):①无;②<1次/周;③1~2次/周;④≥3次/周
　b. 夜间易醒或早醒:①无;②<1次/周;③1~2次/周;④≥3次/周
　c. 夜间去厕所:①无;②<1次/周;③1~2次/周;④≥3次/周
　d. 呼吸不畅:①无;②<1次/周;③1~2次/周;④≥3次/周
　e. 咳嗽或鼾声高:①无;②<1次/周;③1~2次/周;④≥3次/周
　f. 感觉冷:①无;②<1次/周;③1~2次/周;④≥3次/周
　g. 感觉热:①无;②<1次/周;③1~2次/周;④≥3次/周
　h. 做噩梦:①无;②<1次/周;③1~2次/周;④≥3次/周
　i. 疼痛不适:①无;②<1次/周;③1~2次/周;④≥3次/周
　j. 其他影响睡眠的事情:①无;②<1次/周;③1~2次/周;④≥3次/周
如有,请说明 _____
6. 近1个月,总的来说,您认为自己的睡眠质量:①很好;②较好;③较差;④很差
7. 近1个月,您用药物催眠的情况:①无;②<1次/周;③1~2次/周;④≥3次/周
8. 近1个月,您常感到困倦吗? ①无;②<1次/周;③1~2次/周;④≥3次/周
9. 近1个月,您感到做事精力不足吗? ①没有;②偶尔有;③有时有;④经常

各项含义和计分方法如下：

A. 睡眠质量：根据条目 6 的应答计分，"很好"计 0 分，"较好"计 1 分，"较差"计 2 分，"很差"计 3 分

B. 入睡时间：①条目 2 的计分为"≤15 分"计 0 分，"16~30 分"计 1 分，"31~60 分"计 2 分，"≥60 分"计 3 分。②条目 5a 的计分为"无"计 0 分，"<1 次 / 周"计 1 分，"1~2 次 / 周"计 2 分，"≥3 次 / 周"计 3 分。③累加条目 2 和 5a 的计分，若累加分为"0"计 0 分，"1~2"计 1 分，"3~4"计 2 分，"5~6"计 3 分

C. 睡眠时间：根据条目 4 的应答计分，">7 小时"计 0 分，"6~7 小时"计 1 分，"5~6 小时"计 2 分，"<5 小时"计 3 分

D. 睡眠效率：①床上时间 = 条目 3(起床时间) – 条目 1(上床时间)；②睡眠效率 = 条目 4(睡眠时间) / 床上时间 ×100%；③本项(D)计分为睡眠效率">85%"计 0 分，"75%~84%"计 1 分，"65%~74%"计 2 分，"<65%"计 3 分

E. 睡眠障碍：根据条目 5b~5j 的计分为"无"计 0 分，"<1 周 / 次"计 1 分，"1~2 周 / 次"计 2 分，"≥3 周 / 次"计 3 分。累加条目 5b~5j 的计分，若累加分为"0"则本项(E)计 0 分，"1~9"计 1 分，"10~18"计 2 分，"19~27"计 3 分

F. 催眠药物：根据条目 7 的应答计分，"无"计 0 分，"<1 周 / 次"计 1 分，"1~2 周 / 次"计 2 分，"≥3 周 / 次"计 3 分

G. 日间功能障碍：①根据条目 8 的应答计分，"无"计 0 分，"<1 周 / 次"计 1 分，"1~2 周 / 次"计 2 分，"≥3 周 / 次"计 3 分。②根据条目 9 的应答计分，"没有"计 0 分，"偶尔有"计 1 分，"有时有"计 2 分，"经常有"计 3 分。③累加条目 8 和 9 的得分，若累加分为"0"则本项 G 计 0 分，"1~2"计 1 分，"3~4"计 2 分，"5~6"计 3 分

PSQI 总分 = 项目 A+ 项目 B+ 项目 C+ 项目 D+ 项目 E+ 项目 F+ 项目 G

表 5-14　焦虑自评量表

请按照严重程度在相应的框中画"√"(*为反向题)					
项目	没有或很少时间(1 分)	小部分时间(2 分)	相当多时间(3 分)	绝大部分或全部时间(4 分)	评分
1. 我觉得比平常更容易紧张和着急					
2. 我无缘无故地感到害怕					
3. 我容易心里烦乱或觉得惊恐					
4. 我觉得我可能将要疯掉					
*5. 我觉得一切都很好，也不会发生什么不幸					
6. 我手脚发抖打颤					
7. 我因为头痛、头颈痛和背痛而苦恼					
8. 我感觉容易衰弱和疲乏					
*9. 我觉得心平气和，并且容易安静坐着					
10. 我觉得心跳得很快					
11. 我因为一阵阵头晕而苦恼					
12. 我有晕倒发作，或觉得要晕倒似的					
*13. 我吸气、呼气都感到很容易					
14. 我的手脚麻木和刺痛					
15. 我因为胃痛和消化不良而苦恼					
16. 我常常要小便					
17. 我的手常常是干燥、温暖的					
18. 我脸红发热					
19. 我容易入睡，并且一夜睡得很好					
20. 我做噩梦					
总计分					
评定者签名及日期					

表5-15 抑郁自评量表

请按照严重程度相应的框中画"√"（*为反向题）					
项目	没有或很少时间（1分）	小部分时间（2分）	相当多时间（3分）	绝大部分时间（4分）	评分
1. 我觉得闷闷不乐,情绪低沉					
*2. 我觉得一天之中早晨心情最好					
3. 我一阵阵地哭出来或是想哭					
4. 我晚上睡眠不好					
*5. 我吃得和平时一样多					
*6. 我与异性接触时和以往一样感到愉快					
7. 我觉得我的体重在下降					
8. 我有便秘的苦恼					
9. 我心跳比平时快					
10. 我无缘无故感到疲乏					
*11. 我的头脑和平时一样清楚					
*12. 我觉得经常做的事情并没有困难					
13. 我觉得不安而平静不下来					
*14. 我对将来抱有希望					
15. 我比平常容易激动					
*16. 我觉得作出决定是容易的					
*17. 我觉得自己是个有用的人,有人需要我					
*18. 我的生活过得很有意思					
19. 我认为如果我死了别人会生活得更好些					
*20. 平常感兴趣的事我仍然感兴趣					
总计分					
评定者签名及日期					

8. **亚洲人骨质疏松自我筛查工具**(osteoporosis self-assessment tool for Asians, OSTA) OSTA基于亚洲的8个国家和地区针对绝经后妇女的研究,收集多项骨质疏松危险因素并进行骨密度测定,从中筛选出11项与骨密度显著相关的危险因素,再经多变量回归模型分析,得出了灵敏度和特异度较高的两项简易筛查指标——年龄和体重。

计算方法: OSTA 指数 = [体重(kg) - 年龄(岁)] × 0.2。结果评定见图5-1。

OSTA 主要根据年龄和体重筛查骨质疏松症的风险。但需要指出,OSTA 所选用的指标过少,其特异度不高,需结合其他危险因素进行判断,且仅适用于绝经后女性。

9. **骨质疏松一分钟评估测试** 见表5-16。

10. **盆腔脏器脱垂/尿失禁性功能问卷**(PISQ-12) 见表5-17。

11. **盆底障碍影响简易问卷7**(PFIQ-7) 见表5-18。

12. **盆底功能障碍问卷**(PFDI-20) 见表5-19。

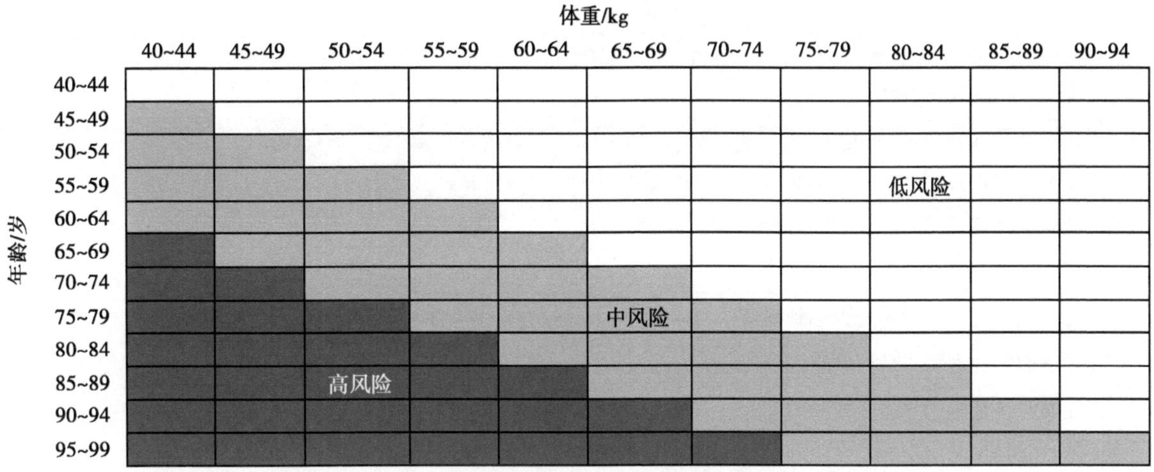

图 5-1 年龄、体质量与骨质疏松风险级别的关系(OSTA)

深灰为高风险,OSTA<−4;浅灰为中风险,OSTA 为 −1~−4;白色为低风险,OSTA>−1。

表 5-16 骨质疏松一分钟评估测试

(1)父母是否曾被诊断有骨质疏松或曾在轻摔后骨折?

(2)父母中是否有一人驼背?

(3)实际年龄是否超过 40 岁?

(4)是否成年后因为轻摔而发生骨折?

(5)是否经常摔倒(去年超过 1 次),或因为身体较虚弱而担心摔倒?

不可控因素

(6)40 岁后的身高是否减少 3cm 以上?

(7)是否体重过轻? (BMI<19kg/m²)

(8)是否曾服用类固醇激素(如可的松、泼尼松)连续超过 3 个月? (可的松通常用于治疗哮喘、类风湿关节炎和某些炎性疾病)

(9)是否患有类风湿关节炎?

(10)是否被诊断出有甲状腺功能亢进或甲状旁腺功能亢进、1 型糖尿病、克罗恩病或乳糜泻等胃肠道疾病或营养不良?

(11)女性:是否在 45 岁或以前就停经?

(12)女性:除了怀孕、绝经或子宫切除外,是否曾停经超过 12 个月?

(13)女性:是否在 50 岁前切除卵巢但没有服用雌 / 孕激素补充剂?

(14)男性:是否出现过阳痿、性欲减退或其他雄激素过低的相关症状?

生活方式(可控)

(15)是否经常大量饮酒 [每天饮用超过 2 单位的乙醇(相当于啤酒 500g、葡萄酒 150g 或烈性酒 50g)]?

(16)目前是否习惯吸烟,或曾经吸烟?

(17)每天的运动量(包括做家务、走路和跑步等)是否少于 30 分钟?

(18)是否不能食用乳制品,且没有服用钙片?

(19)每天户外活动时间是否少于 10 分钟,且没有服用维生素 D?

如果上述任何一条问题答 "是",你便可能有骨质疏松症

表 5-17 盆腔脏器脱垂 / 尿失禁性功能问卷

序号	项目	回答
说明:下面是一些涉及您和您伴侣性生活的问题。所有问卷内容和个人信息都将严格保密。在回答这些问题时,请参照最近 6 个月的性生活情况		
1	你多久有一次性欲望? (这种欲望可以指想做爱、计划做爱、因缺乏性生活而感到沮丧等)	□一直 □经常 □有时 □很少 □从没有过
2	你与伴侣性交时是否有高潮?	□一直 □经常 □有时 □很少 □从没有过
3	你与伴侣进行性生活时是否感到兴奋?	□一直 □经常 □有时 □很少 □从没有过
4	你对目前的性生活丰富程度感到满意吗?	□一直 □经常 □有时 □很少 □从没有过
5	你性交时是否感到疼痛?	□一直 □经常 □有时 □很少 □从没有过
6	你性交时是否会尿失禁?	□一直 □经常 □有时 □很少 □从没有过
7	是否害怕(大便或者小便的)失禁会妨碍你的性生活?	□一直 □经常 □有时 □很少 □从没有过
8	你是否会因为阴道膨出(不管是膀胱、直肠还是阴道的膨出)而避免性交?	□一直 □经常 □有时 □很少 □从没有过
9	当你和伴侣性交时,有没有如害怕、厌恶、害羞或内疚这样负面的情绪?	□一直 □经常 □有时 □很少 □从没有过
10	你的伴侣是否有影响你们性生活的勃起障碍?	□一直 □经常 □有时 □很少 □从没有过
11	你的伴侣是否有影响你们性生活的早泄问题?	□一直 □经常 □有时 □很少 □从没有过
12	与你以前曾有过的高潮相比,过去 6 个月你的性高潮程度如何?	□远不如前 □不如以前 □一样 □更强烈 □强烈得多

表 5-18 盆底障碍影响简易问卷 7

项目	膀胱或尿道	肠道	阴道或盆腔
说明:请将最近 3 个月膀胱或尿道、肠道、阴道或盆腔对您日常生活、人际关系或个人情绪的影响的最恰当描述找出来,打"√"。可能您这 3 处并非都有不适,但请在每个问题后面的选项中选出一个对应选项,如在某一方面没有出现问题,那么合适的选项应该是"没有影响"			
1. 做家务事,如做饭、打扫、洗衣服	□没有影响 □有一点儿影响 □相当影响 □非常影响	□没有影响 □有一点儿影响 □相当影响 □非常影响	□没有影响 □有一点儿影响 □相当影响 □非常影响
2. 体力活动,如散步、游泳或者其他体育锻炼	□没有影响 □有一点儿影响 □相当影响 □非常影响	□没有影响 □有一点儿影响 □相当影响 □非常影响	□没有影响 □有一点儿影响 □相当影响 □非常影响
3. 娱乐活动,如看电影或听音乐会	□没有影响 □有一点儿影响 □相当影响 □非常影响	□没有影响 □有一点儿影响 □相当影响 □非常影响	□没有影响 □有一点儿影响 □相当影响 □非常影响
4. 乘汽车或公交到家 30 分钟以上	□没有影响 □有一点儿影响 □相当影响 □非常影响	□没有影响 □有一点儿影响 □相当影响 □非常影响	□没有影响 □有一点儿影响 □相当影响 □非常影响

续表

项目	膀胱或尿道	肠道	阴道或盆腔
5. 对家庭以外社交活动的参与程度	□没有影响 □有一点儿影响 □相当影响 □非常影响	□没有影响 □有一点儿影响 □相当影响 □非常影响	□没有影响 □有一点儿影响 □相当影响 □非常影响
6. 情感健康	□没有影响 □有一点儿影响 □相当影响 □非常影响	□没有影响 □有一点儿影响 □相当影响 □非常影响	□没有影响 □有一点儿影响 □相当影响 □非常影响
7. 感到沮丧	□没有影响 □有一点儿影响 □相当影响 □非常影响	□没有影响 □有一点儿影响 □相当影响 □非常影响	□没有影响 □有一点儿影响 □相当影响 □非常影响

注：没有影响 = 0 分，有一点儿影响 = 1 分，相当影响 = 2 分，非常影响 = 3 分；每一纵列平均值 ×100/3，最后将 3 个纵列的分值相加即总分（范围 0~300）。

表 5-19　盆底功能障碍问卷

请回答以下调查问卷的所有问题，涉及最近 6 个月的膀胱、肠道和盆腔症状。如果您有下列症状，请选择影响程度		
序号	项目	回答
盆底功能障碍问卷 6（POPDI-6）		
1	经常体验到下腹腹压吗？	□ □→ 没有 有　□ 1. 没有影响　□ 2. 轻度影响　□ 3. 中度影响　□ 4. 重度影响
2	经常感到盆腔坠胀吗？	□ □→ 没有 有　□ 1. 没有影响　□ 2. 轻度影响　□ 3. 中度影响　□ 4. 重度影响
3	经常看到或感到阴道有肿物脱出吗？	□ □→ 没有 有　□ 1. 没有影响　□ 2. 轻度影响　□ 3. 中度影响　□ 4. 重度影响
4	曾经需要推压阴道或直肠周围来协助排便吗？	□ □→ 没有 有　□ 1. 没有影响　□ 2. 轻度影响　□ 3. 中度影响　□ 4. 重度影响
5	经常有膀胱排尿不尽的感觉吗？	□ □→ 没有 有　□ 1. 没有影响　□ 2. 轻度影响　□ 3. 中度影响　□ 4. 重度影响
6	曾经不得不用手指托起阴道的膨出部分来协助排尿吗？	□ □→ 没有 有　□ 1. 没有影响　□ 2. 轻度影响　□ 3. 中度影响　□ 4. 重度影响
结直肠肛门不适量表（CRADI-8）		
7	便秘，排便困难	□ □→ 没有 有　□ 1. 没有影响　□ 2. 轻度影响　□ 3. 中度影响　□ 4. 重度影响
8	无法排尽大便	□ □→ 没有 有　□ 1. 没有影响　□ 2. 轻度影响　□ 3. 中度影响　□ 4. 重度影响
9	在大便成形的情况下，经常不能控制排便	□ □→ 没有 有　□ 1. 没有影响　□ 2. 轻度影响　□ 3. 中度影响　□ 4. 重度影响
10	当大便松散时，经常不能控制排便	□ □→ 没有 有　□ 1. 没有影响　□ 2. 轻度影响　□ 3. 中度影响　□ 4. 重度影响
11	经常不能控制肛门排气	□ □→ 没有 有　□ 1. 没有影响　□ 2. 轻度影响　□ 3. 中度影响　□ 4. 重度影响

续表

序号	项目	回答						
12	经常在排便时感到疼痛	□ 没有	□→ 有	□ 1. 没有影响	□ 2. 轻度影响	□ 3. 中度影响	□ 4. 重度影响
13	排便急迫,不得不奔向卫生间去排便	□ 没有	□→ 有	□ 1. 没有影响	□ 2. 轻度影响	□ 3. 中度影响	□ 4. 重度影响
14	在排便时或之后感到有肠管从直肠脱出吗?	□ 没有	□→ 有	□ 1. 没有影响	□ 2. 轻度影响	□ 3. 中度影响	□ 4. 重度影响
尿失禁量表(UDI-6)							
15	经常感到尿频吗?	□ 没有	□→ 有	□ 1. 没有影响	□ 2. 轻度影响	□ 3. 中度影响	□ 4. 重度影响
16	经常有与排尿急迫相关的漏尿吗?(急迫指必须立刻去卫生间排尿的强烈感觉)	□ 没有	□→ 有	□ 1. 没有影响	□ 2. 轻度影响	□ 3. 中度影响	□ 4. 重度影响
17	经常有咳嗽、打喷嚏或大笑引起的漏尿吗?	□ 没有	□→ 有	□ 1. 没有影响	□ 2. 轻度影响	□ 3. 中度影响	□ 4. 重度影响
18	经常有少量漏尿(点滴漏尿)吗?	□ 没有	□→ 有	□ 1. 没有影响	□ 2. 轻度影响	□ 3. 中度影响	□ 4. 重度影响
19	经常排空膀胱有困难吗?	□ 没有	□→ 有	□ 1. 没有影响	□ 2. 轻度影响	□ 3. 中度影响	□ 4. 重度影响
20	经常感到下腹或生殖道不适吗?	□ 没有	□→ 有	□ 1. 没有影响	□ 2. 轻度影响	□ 3. 中度影响	□ 4. 重度影响

(袁春燕　朱　瑾)

参考文献

1. 中华医学会骨质疏松和骨矿盐疾病分会. 原发性骨质疏松症诊疗指南 (2022). 中国全科医学, 2023, 26 (14): 1671-1691.

2. 刘万花. 乳腺比较影像诊断学. 南京: 东南大学出版社, 2017.

3. 李明珠, 魏丽惠, 隋龙, 等. 中国子宫颈癌筛查指南 (一). 现代妇产科进展, 2023, 32 (7): 481-487.

4. 魏丽惠, 沈丹华, 赵方辉, 等. 中国子宫颈癌筛查及异常管理相关问题专家共识 (二). 2017, 18 (3): 286-288.

5. 谢幸, 孔北华, 段涛. 妇产科学. 9 版. 北京: 人民卫生出版社, 2018.

6. KU PPERMAN HS, BLATT MHG, WIESBADER H, et al. Comparative clinical evaluation of estrogenic preparations by the menopausal and amenorrheal indices. The Journal of Clinical Endocrinology & Metabolism, 1953, 13 (6): 688-703.

7. ZOLLNER YF, ACQUADRO C, SCHAEFER M. Literature review of instruments to assess health-related quality of life during and after menopause. Qual Life Res, 2005, 14 (2): 309-327.

8. HILDITCH JR, LEWIS J, PETER A, et al. A menopause-specific quality of life questionnaire: development and psychometric properties. Maturitas, 1996, 24 (3): 161-175.

9. 杨洪艳, 成芳平, 王小云, 等. 绝经期生存质量量表中文版本的临床应用与评价. 中华流行病学杂志, 2005, 26 (1): 47-50.

10. HAMITON M. A rating scale for depression. J Neurol Neurosurgery and Psychiatry, 1960, 23 (1): 56-62.

11. BUYSSE DJ, REYNOLDS C3, MONK TH, et al. The pittsbrugh Sleep Quality Index: a new instrument for psychiatric practice and research. Psychiatry Res, 1989, 28 (2): 193-213.

12. ZUNG WW. A rating instrument for anxiety disorders. Psychosomatics, 1971, 12 (6): 371-379.

13. ZUNG WW. A self-rating depression scale. Archives of General Psychiatry, 1965, 12 (1): 63-70.

14. KOH LK, SEFRINE WB, TORRALBA TP, et al. A simple tool to identify Asian women at increased risk of osteoporosis. Osteoporos int, 2001, 12 (8): 699-705.

15. ZHU L, YU SJ, XU T, et al. Validation of the Chinese version of the Pelvic Organ Prolapse/Urinary Incontinence Sexual Questionnaire short form (PISQ-12). Int J Gynaecol Obstet, 2012, 116 (2): 117-119.

16. ZHU L, YU S, Yang X, et al. Chinese validation of the Pelvic Floor Impact Questionnaire Short Form. Meno-

pause, 2011, 18 (9): 1030-1033.

17. BARBER MD, WALTERS MD, BUMP RC. Short forms of two condition-specific quality-of-life questionnaires for women with pelvic floor disorders (PFDI-20 and PFIQ-7). Am J Obstet Gynecol, 2005, 193 (1): 103-113.

第五节　绝经门诊的医患沟通

一、医患沟通的意义

医患沟通是医患双方在个体医疗和保健中围绕疾病、诊疗、保健及相关因素等主题,进行全方位信息交流,医方既能科学地指引患者诊疗具体疾病,又能在整体健康方面指导个体化预防和保健策略,满足患者的多层次健康需求,医患沟通的目的是使医患双方形成诊疗共识并建立信任的合作关系,达到维护患者健康、促进医学发展和社会和谐进步的目的。

在绝经门诊的接诊中更需要良好、有效的医患沟通,使医生及时了解患者的就诊目的、心理状态、治疗过程中的疑虑以及其他方面的需求,更好地为患者提供满意的个体化医疗服务,赢得患者对医生的信任和支持,从而提高患者治疗的依从性和有效性,保证医疗工作的顺利进行,也可有效减少医患纠纷的发生。

二、医患沟通的基本原则

在临床中做好绝经门诊的医患沟通,首先要熟知如下基本原则。

1. **以人为本**　健康是人的基本权利,建设和谐社会,必须以人民群众的身心健康为重要前提。随着社会经济水平的提升,人们对医疗资源的需求越来越高,人们的就医需求也在逐渐转变。人们不仅需要优秀的医疗技术服务,还需要从心理上得到关怀和尊重。"以人为本"顺应了现代医学模式的转变,也是医患沟通最根本的指导思想。以患者为中心的沟通目的是尽可能满足患者的合理需求,给患者更多的人文关怀。

2. **诚信原则**　诚信是社会生存和发展的基

石,也是医患沟通的基础和根本。医患之间应该以诚相待,相互信任,只有讲诚信,才能建立良好的医患关系。作为医者特别要注意获得患者的信任,因为信任在治疗中发挥着重要作用,它决定着患者能否与医务人员很好地配合。作为患者也应该信任医者,这既是对医者的尊重,也是确保治疗效果的需要,医患的目标是一致的。

3. **平等原则**　平等是医患双方沟通的前提。无论是医者还是患者,首先都是平等的社会人,只是双方担任的角色不同而已。传统的医患关系以医生为主导,常常影响医患关系的平衡。实践证明,随着医学模式由单纯生物模式向生物-心理-社会模式转变,平等的合作关系将越来越有益于新型医患关系的良好发展。

4. **共情原则**　医护人员对患者具有同理心和同情心,患者才会信任医务人员,这是患者愿意和医务人员坦诚沟通的关键,如此双方才能有共同语言,更好地进行有效沟通,从而获取更多真实可靠的信息。

5. **整体原则**　进行医患沟通时要从整体层次进行沟通,对患者的情况全面了解。社会人的各种心理问题与工作、学习、生活节奏等诸多因素相关,也会引起各类身心症状。医生在对疾病进行诊疗时,除了考虑生理、病理因素外,还要考虑心理及社会诸多因素。全面沟通,应积极引导与鼓励患者全面客观地描述其症状与感受,如实告知疾病带来的其他影响,才能有助于医生提供全面、整体的医疗服务。

6. **保密原则**　诊疗过程的各个环节,尤其是病史采集过程中,常涉及患者的隐私,医务人员应尊重患者的人格,对隐私给予保密,不能随意泄露或取笑、歧视患者。一旦医务人员泄露患者的隐私或显示出鄙视的神情,会严重损伤患者的自尊,影响医患沟通的完整性和真实性。

7. **反馈原则**　医生和患者谈话是一个双向沟通的过程。医务人员对交流内容的理解要及时反馈给患者,避免理解偏差。同时要及时探测患者对医生交流或建议的理解程度,可以采用目光接触、简单发问等方式,使双方谈话始终融洽,减少误解和争议。

8. **共同参与原则**　良好的沟通需要医患双方的全程参与。医务人员要耐心倾听患者的意见,并告知患者诊断结果、处理计划和干预措施,让患者参与决策。患者对医生的表述和医疗计划等有不清楚或不同意见均可直接交流。必要时与患者家属保持良好的沟通和交流,让其共同参与医患沟通和治疗方案的选择。

三、医学伦理原则和责任

医学伦理学是专门研究医学道德、原则和规范,以及医患角色行为的权利和义务的学科。医学伦理原则是对医务人员道德标准的基本要求,也是医患人际沟通的基本行为准则,其主要原则如下。

1. **有益**　以人为本,发扬人道,应用医学方案兼顾有效和经济。

2. **非渎职**　避免伤害患者的言行举止。在诊疗工作中要处处体现患者至上、真诚关爱。

3. **自主知情**　知情权和选择权是患者的权利。尊重患者的独立性和选择自主权。知情同意的目的在于鼓励医患双方理性决定、协作配合、责任分担。

4. **公正**　对患者一视同仁,避免偏见和歧视。把患者放在和自己平等的位置上看待。

5. **保密**　尊重患者的隐私,保守医疗秘密。

6. **诚实**　真诚对待自己和患者,尊重彼此的信仰、意志、行为、性格、习惯等。

四、绝经门诊医患沟通的特点与技巧

绝经门诊就诊人群具有其特殊性,所以绝经门诊的医患沟通技巧除了遵循医患沟通的基本原则外,更需要关注人文因素、语言技巧、善解人意、社会学历、医学知识、通俗表达等方面,并且在实践中不断创新、总结和提高。

1. **充分了解绝经门诊患者的特殊性**　包括绝经女性的生理和心理变化、情感经历以及相关疾病的治疗特点,这些特点会对应表现为心烦易怒、负面情绪及对 MHT 的抗拒等,医生要全面了解绝经女性的特点和对应的问题,才能有的放矢地做好医患沟通,建立良好、和谐、健康的医患关系,为门诊的顺利开展和后期制订个性化治疗方案提供基础。

2. **以患者为中心**　作为医生,要本着以患者为中心的服务理念,热情、真诚地接待每一位患者,耐心、详尽告知绝经门诊的就诊流程。在沟通不顺畅时保持耐心,针对不同文化、教育背景和个性的患者采用不同的沟通语言和沟通方式,充分运用口头语言、肢体语言、绘画讲解等沟通技巧,如通过“拉家常”、抚肩、拍背等,拉近医患之间的心理距离,向患者传递医生的真诚与关爱,让患者产生信任与好感。

3. **耐心倾听**　倾听是医患沟通中重要且最基本的一项技巧,在倾听中能获取患者重要的病情信息。在与患者交流的过程中应注视患者的眼睛,不随意打断患者叙述,给予患者恰当的信息反馈,这样才能给患者留下可信赖的印象,为医患进一步的沟通打下良好的基础。

4. **换位思考,共同参与**　换位思考是要求医生站在患者的立场去思考问题。不仅要从疾病的角度去换位思考,还要思考患者的经济问题、社会角色。换位思考不仅是尊重患者的需要,也是为与患者建立良好的信任关系打下基础。

5. **学会容忍**　对一些围绝经期症状较重,存在暴躁的患者,医生必须保持头脑冷静,切忌与患者针锋相对,学会包容,要有充分的耐心讲解病情,给予患者足够的心理安抚。

6. **避免强求患者立刻接受事实**　在绝经门诊中会碰到相对年轻的患者,如卵巢早衰、早绝经等,患者接受不了自己绝经的事实,有些当场嚎啕大哭;这时应避免压抑患者的情绪,避免使用刺激对方情绪的语气和语言,应给予及时恰当的安慰,等患者平静后做其思想工作,或看科普宣教视频等,让其慢慢接受和了解自己的情况。医生需要提醒患者规范治疗和定期随诊,养成良好的健康生活方式。

7. **避免过多使用医学术语**　医患沟通时,在向患者解释病情和治疗方案时,避免使用专业术语和难懂的医学术语。面对价值观不同的患者,应熟练运用各种沟通方式。如患者对激素治疗不了解时,可以使用一些通俗易懂的比喻,例如,女人是鲜花,雌激素是水,鲜花需要水的滋润,这样的比喻患者一听就明白和愿意接受。

8. **制订个性化的沟通方案**　根据不同患者的主诉和就诊需求,制订个性化的沟通方案。如初次就诊的患者,主诉因更年期相关症状严重影响生活质量,通过详细问诊和交流后,医生需要告知患者:您的这些问题确实因为更年期引起,有药物可以治疗,但在治疗前必须做相关检查,目的是评估您是否可以用药,因为这个药不是每个人都可以随便使用的,它有适应证、禁忌证和慎用情况;如果您愿意,我们就开始检查。如经评估后患者可以使用MHT,初次使用时需要与患者充分沟通用药方案,告知治疗中的注意事项和后期随诊时间,并告知药物治疗的利弊、用药中可能出现的情况,让患者充分知情并自愿接受。良好的沟通可以提高治疗的依从性和有效性。对于复诊患者,需要关注和沟通的重点是治疗疗效和用药中的体验,提醒规范治疗、坚持用药和定期体检。

9. **通过行为科学,运用沟通技巧**　有一些更年期症状明显,但犹豫是否接受MHT的患者,如何打消其顾虑？①通过治疗成功患者的案例,正向引导、改变患者的消极心理,提高患者的治疗依从性和随诊率。②可以预设一个使用年限,引导患者延长使用时间;或预设一个风险对照标准,例如,如果患者对于乳腺癌的风险有担忧,可以告知患者只要在用药前做好相关检查、排除禁忌证,经专业医生的指导,至少在5年内使用MHT是安全的,只要定期来医院进行复诊和随访体检,更长时间的用药都是相对安全的;使用MHT超过5年的乳腺癌风险增加很少,小于不良生活方式,如肥胖、不运动、吸烟喝酒等。③"害怕损失"在心理学上称为"损失规避",相同的获得和损失,人们往往无法接受损失,会倾向于避免损失的选择。例如,告知患者启动MHT的最佳时机,如果错过,将失去启动MHT的机会。

10. **注重个人修养,获得患者尊重**　①举止端庄和语言文明:是医学职业道德的传统规范。

医患相处是一门艺术,医务人员的言行举止、态度气质给患者形成的"第一印象",直接关系到医患之间的人际吸引力和亲和力。语言文明也是一种道德要求,是医患交流思想、情感的纽带。医德要求医务人员的语言应当注意科学性、艺术性、保护性。②不断学习:医患沟通涉及多个学科,有哲学、医学、心理学、社会学、医学伦理学及人际关系学等。需要医生在工作中不断学习、更新知识,不仅要有过硬的专业知识,还应掌握心理学、人际交往等知识,才能在医患沟通中有说服力,更权威地解决患者提出的健康问题。③持续科普:要有持续科普的意识和行动,在医患沟通中不断通过科普性讲解,将疾病诊疗相关知识的普及穿插其中。医生的自信和累积的口碑效应在创造良好的医患沟通中会起到积极的作用。

总之,良好的医患沟通有利于绝经门诊的开展和管理,同时使医生和患者双双获益,医生更准确地判断患者存在的问题,患者会通过对自己所接受治疗的了解而感到满意。通过对病情和检查治疗的深入了解,患者行为观念上的改变有助于接受和配合治疗。医生的自信心也会不断增强,降低医疗风险,确保患者的安全。

临床常见问题简答

1. 问题:MHT可以用多久？

简答:目前尚无证据支持限制MHT使用的时间,只要有适应证、无禁忌证,每年获益风险评估结果提示获益大于风险,并且患者有继续使用MHT的意愿,即可继续使用。

2. 问题:MHT过程中为什么要每年体检？

简答:MHT中每年体检的目的是明确是否有新发疾病,是否存在MHT的禁忌证和慎用情况,同时全面评估MHT的有效性和安全性。

3. 问题:MHT中非预期出血如何处理？

简答:首先,MHT前详细询问病史、认真查体和完善相关辅助检查,筛查和排除潜在的器质性病变。启动MHT时,规范并优化用药方案:根据患者的年龄、绝经时长、出血意愿优化MHT方案,并使用最低有效剂量;如非预期出血发生在连续联合方案,用药初期予以解释,期待观察,必要时调整用药剂量或更换药物方案；如非预期出血发生在序贯方案，用药初期予以解释，期待观察，适当调整雌、孕激素剂量，必要时暂停或出血后开始新一周期。特别需要强调，针对不同患者的不同出血情况，应分别对待、充分沟通，必要时进一步检查，排除器质性病变，避免漏诊和误诊。

4. 问题：MHT 什么时候序贯方案转连续联合方案？

简答：根据患者目前 MHT 后的月经情况、个人意愿及辅助检查结果个体化调整方案，指南建议在绝经 1 年后可逐步过渡到无月经方案。

5. 问题：MHT 时怎样选择序贯还是连续联合方案？

简答：原则上序贯方案适用于有完整子宫，仍希望有月经样出血的女性；连续联合方案适用于有子宫但不希望有月经样出血的女性，建议绝经 1 年以上使用。注意特殊情况特殊处理。

（金敏娟）

参考文献

1. 林肖肖, 周庆. 医生履行医患沟通伦理责任的影响因素及对策思考. 中国医学伦理学, 2021, 34 (6): 701-705.
2. 王琼, 巫文凤. 妇产科医生在诊疗中的医患沟通. 大家健康, 2017, 11 (11): 212.
3. 毛乐, 白文佩, 周应芳. 更年期综合管理门诊医患沟通技巧. 中国妇幼健康研究, 2016, 27 (4): 540-542.
4. 姚秀英, 刘彤. 浅谈医患沟通技巧. 世界最新医学信息文摘, 2015, 15 (19): 112.

下篇
绝经相关临床问题的处理

第六章

绝经相关症状

第一节　血管舒缩症状

一、2023 版指南要点

约 80% 的围绝经期和绝经后女性受到血管舒缩症状（VMS）的困扰，严重影响生活质量和整体健康，受多种因素的影响，仅有约 25% 的女性接受了治疗。绝经激素治疗（MHT）是治疗 VMS 最有效的方法。

2023 版指南明确指出，对于无禁忌证的女性，雌激素是 VMS 最有效的治疗措施，对于有子宫的女性应加用孕激素以保护子宫内膜。指南也强调，启动 MHT 应在有适应证、无禁忌证，且患者有使用 MHT 主观意愿的前提下尽早开始个体化治疗（1 类推荐）。对于治疗窗内无禁忌证的女性，MHT 用于缓解 VMS 的获益风险比最高（1 类推荐）。

二、2023 版指南相关内容的进展

MHT 是 VMS 管理的基石，对于无禁忌证的女性，雌激素是 VMS 最有效的治疗措施，同时可改善睡眠障碍、情绪障碍等症状，提高绝经女性健康相关的生命质量。根据对 WHI 数据的后续分析和最新文献报道，各国指南均认为对于大多数有症状的 60 岁以下和绝经 10 年内的女性来说，MHT 的益处大于风险。MHT 可以减少 VMS 症状发生的频率，而且通常在开始治疗的 1 个月内，症状强度可降低近 90%，且患者耐受性良好。对于存在 MHT 禁忌证或不愿意接受 MHT 的女性，可采用非激素疗法。2023 版指南延续了 2018 版的内容，推荐有 MHT 适应证、无禁忌证且有主观意愿的女性，使用 MHT 来改善 VMS。在治疗启动前应充分评估 MHT 的获益与风险，并结合本人的意愿，选择最适宜的方案以达到获益最大化、风险最小化的目的。对于有 MHT 禁忌证或不愿使用激素的女性，可采用非 MHT 治疗，包括非激素类药物、中成药和植物药、生活方式干预等其他疗法。

三、2023 版指南相关内容立场与推荐的依据

在 2023 版指南的编写过程中，执笔专家对关于 VMS 治疗的相关高质量文献进行检索分析、反复研讨后提出指南推荐。对 VMS 采用 MHT 及非激素治疗的相关问题证据梳理汇总如下。

（一）VMS 的激素补充治疗

绝经后女性出现 VMS 的最主要原因是雌激素水平下降。大量临床研究证实雌激素是缓解 VMS 最有效的治疗措施。研究显示，60 岁前或绝经 10 年内开始 MHT 不会增加冠心病风险。多项随机对照试验，如克罗诺斯早期雌激素预防研究（KEEPS）和雌二醇早期与晚期干预试验（ELITE），也证明了绝经早期开始的 MHT 具有良好的安全性。

1. **个体化原则**　根据女性的生理年龄、是否绝经及绝经年限、绝经相关症状评估、基础病史、体格检查、辅助检查等综合评估 MHT 的获益与风险，并结合本人的意愿，选择最适宜的 MHT 方案，尽量选择天然或接近天然的雌孕激素以达到获益最大化、风险最小化的目的。个体化方案原则上随年龄增长及绝经时间延长，需要适当调整雌激素剂量及给药途径，在最低有效剂量下达到较低风险。

2. **个体化方案推荐**　通常绝经过渡期和绝

72

经后期早期可以使用周期序贯或连续序贯方案，绝经后期晚期使用连续联合方案。

（1）过早的低雌激素状态：常见于早发性卵巢功能不全、下丘脑垂体性闭经、手术或放化疗致卵巢功能受损等。以雌孕激素序贯方案为主，既可以改善 VMS 症状，又可以模拟正常月经周期中激素作用于子宫内膜，出现周期性月经样出血模式。雌激素剂量应高于正常绝经女性的 MHT 常规用量，孕激素用量则应与雌激素用量匹配，以减少子宫内膜增生和子宫内膜癌的风险。

对子宫已经切除者，可以单用雌激素，无须添加孕激素。经皮和局部雌激素避免了肝脏首过效应，对有血栓风险、胆石症、免疫系统疾病等患者更安全。孕激素主要用于有子宫的女性联合雌激素治疗，以保护子宫内膜。

（2）围绝经期和绝经后期早期的健康女性：希望有规律月经的女性，推荐使用标准剂量或低剂量的雌激素 + 地屈孕酮或黄体酮序贯方案。绝经 1 年后，不愿意有月经样出血者，可选择雌孕激素连续联合方案或替勃龙方案，后者无须添加孕激素。

（3）绝经后期晚期的健康女性：一般不需要继续维持月经样出血，推荐选择低剂量的雌激素 + 地屈孕酮或黄体酮连续联合方案或替勃龙方案。雌激素用药优先选择经皮途径。

（4）超重或肥胖，且患有代谢综合征或高血压、糖尿病，血栓风险和冠心病风险较高等人群，选择 MHT 方案前，应进行全面评估，必要时可进行多学科会诊，避免口服雌激素途径以降低血栓风险。推荐优先使用低剂量或超低剂量经皮雌激素 + 地屈孕酮或黄体酮方案。

（5）绝经生殖泌尿综合征（GSM）：因雌激素水平下降导致反复阴道炎、泌尿系统症状、性生活困难或性功能障碍，且采用全身 MHT 不足以改善局部症状者，低剂量阴道雌激素可有效治疗与围绝经期相关的泌尿生殖系统症状，但单纯局部用药往往难以改善 VMS 症状。

MHT 治疗期间，应按指南要求进行随诊，治疗时间并未限定，只要患者有适应证，且未出现新的禁忌证均可持续用药。无论年龄和治疗时间长短，一旦停止 MHT，约 50% 女性的 VMS 会复发。对于年龄大于 65 岁且持续存在影响生活质量的 VMS 的女性，应结合骨密度状态，考虑延长 MHT 使用时间。

3. VMS 与其他激素类药物

（1）生物同质激素：复合生物同质激素治疗（cBHT）未通过 FDA 安全性或有效性的检验，没有得到 FDA 的批准，一般不推荐用于治疗 VMS。

（2）植物雌激素：同时具有雌激素激动剂和雌激素拮抗剂的特性。多项研究结果存在较大异质性，且缺乏长期的安全性研究数据支持，不推荐长期使用。

（二）VMS 的非激素治疗

有治疗需求但存在 MHT 禁忌证、暂不适合 MHT 或对 MHT 有顾虑不愿意使用者可采用非激素治疗。详见第四章非 MHT 治疗。

（唐 秦 唐良苔）

临床病案解析

病例 1

患者，45 岁，反复尿道口、肛门坠胀，伴潮热多汗 1 月余，于 4 月 24 日就诊。

现病史： 患者为围绝经期女性，反复尿道口、肛门坠胀加重 1 月余，10 天前予以头孢治疗，症状无缓解。泌尿外科相关检查无异常。末次月经（last menstrual period，LMP）为 3 月 26 日—4 月 1 日。

辅助检查： 性激素（黄体期）：抗米勒管激素（AMH）0.05ng/ml，卵泡刺激素（FSH）5mIU/ml，黄体生成素（LH）11.51mIU/ml，雌二醇（E_2）216pg/ml，孕酮（P）0.71ng/ml，催乳素（PRL）7.46ng/ml，睾酮（T）0.41ng/ml。妇科 B 超：子宫为 83mm×61mm×45mm，多个小肌瘤，最大 1.2mm×1.0mm，内膜厚度 4mm。泌尿系统超声无异常。

月经生育史： 月经（4~5）天 /（30~33）天，G_2P_1。

诊断： 卵巢功能减退；子宫肌瘤；绝经生殖泌尿综合征。

治疗方案与思路： 患者 45 岁，以反复尿道口、肛门坠胀、伴潮热多汗为主要表现，泌尿系统症状经抗炎治疗后无好转，且排除了泌尿系统疾病；内分泌水平提示卵巢功能开始减退,无排卵,处于绝经过渡期;超声提示子宫肌瘤。考虑系卵巢功能减退引起的绝经相关症状。评估患者有适应证,无禁忌证,雌激素水平处于波动状态。治疗方案:地屈孕酮片 10mg b.i.d.(后 14 天)+定坤丹 10.8g b.i.d.。既可改善相关症状,调整月经周期,又可保护子宫内膜。患者用药 1 个月后复查,症状明显缓解,继续治疗中。

专家点评:根据患者情况考虑系卵巢功能减退引起的绝经相关症状。评估患者有适应证、无禁忌证,子宫肌瘤属慎用情况,2023 版指南中对子宫肌瘤的大小并未限定,不影响 MHT 治疗。目前选择孕激素方案,若经孕激素周期治疗,后期无撤退性出血,提示体内雌激素水平也开始下降,需要调整方案为 MHT 序贯治疗,雌孕激素都予以补充。注意 MHT 需随访。

病例 2

患者,50 岁。潮热多汗、失眠、情绪低落、骨关节痛、同房困难 1 年。

现病史:绝经 1 年,潮热多汗,肩背肌肉关节疼痛,性交困难,伴有严重失眠、焦虑,情绪低落,时常想流泪,平常工作压力大,入睡及醒后再入睡困难。

辅助检查: 性激素:AMH 0.02ng/ml,FSH 133.51mIU/ml,LH 50.21mIU/ml,E$_2$ <15pg/ml,P 0.19ng/ml,PRL 8.51ng/ml,T 0.47ng/ml。妇科 B 超:子宫 70mm×56mm×41mm,右后壁不均质等低回声,大小约 52mm×47mm;内膜厚度 3mm。左卵巢大小为 22mm×13mm,右卵巢 21mm×10m,未见卵泡。

生育史: G$_1$P$_1$。

诊断:绝经综合征;子宫平滑肌瘤。

治疗方案与思路:患者 50 岁,绝经相关症状重,尤以 VMS 明显,有明显焦虑、情绪低落等情绪障碍,伴性交困难等 GSM 症状,不希望继续来月经。本人有强烈治疗意愿。有适应证、无禁忌证,子宫肌瘤属 MHT 慎用情况,2023 版指南对子宫肌瘤的大小并未限定,但需密切随访。治疗方案:替勃龙片 2.5mg q.d.。替勃龙对改善 VSM 症状效果好,对情绪和性功能改善有额外益处。患者使用替勃龙 1 个月后复诊,潮热出汗、骨关节疼痛及性交困难等症状明显缓解,自觉不良情绪有改善,仍有失眠,近期感觉视力下降,眼科检查正常。嘱调整生活方式,继续替勃龙治疗,随访治疗中。

专家点评:患者绝经相关症状重,几乎存在所有 VMS 症状,急需治疗以缓解症状。经评估有适应证、无禁忌证,患者不愿意有"月经",替勃龙是适宜的选择之一,且该药物对子宫肌瘤影响小。2023 版指南将子宫肌瘤列为 MHT 慎用情况,MHT 中应加强随访,有手术指征时可手术治疗,包括传统手术或能量治疗如聚焦超声等。需特别提醒,若治疗后焦虑、情绪低落改善不明显,应及时请精神心理科会诊。

病例 3

患者,54 岁,绝经 3 年余,潮热、多汗、失眠,反复尿频、尿急,伴性交不适 1 年余。

现病史:绝经后潮热、多汗,失眠明显,从未使用性激素治疗,自行服用安定类药物效果不佳,近 1 年反复尿频、尿急伴性交痛,阴道干涩。全身体检无异常。B 超:子宫萎缩,内膜厚度 0.3cm,双侧卵巢未见卵泡。

生育史: G$_2$P$_1$。

诊断:绝经综合征;绝经生殖泌尿综合征。

治疗方案与思路:绝经后女性,具有典型的 VMS 和 GMS 症状,症状重,患者有明确的 MHT 适应证,无禁忌证,治疗愿望迫切。因已绝经 3 年余,治疗方案选择替勃龙片 2.5mg q.d.,既可改善全身症状,又对 GSM 有益,用药后症状明显缓解,随后根据患者症状的缓解情况,将药物剂量改为替勃龙 1.25mg 低剂量维持。

专家点评:患者有明确 MHT 适应证、无禁忌证,若患者长期因低雌激素致阴道萎缩,黏膜充血,性交时易出现明显疼痛导致恐惧性生活,并可出现性功能障碍。治疗剂量需个体化,如全身用药对阴道局部症状改善不明显,还可加用阴道局部治疗。

病例 4

患者,50 岁,因绝经伴潮热多汗、面部水肿、性生活困难 6 年就诊。

现病史:44 岁绝经,至今已 6 年,从未使用

MHT,有潮热多汗、失眠,阴道干涩、性交疼痛、性交困难,偶有性交出血,宫颈检查正常。眼睑面部水肿。B超:子宫萎缩,内膜厚度 2.5mm,双侧卵巢未探及。

生育史:G_3P_1。

诊断:绝经综合征。

治疗方案与思路:患者系早绝经,已处于绝经后晚期,无 MHT 治疗史,自购润滑剂改善性生活,有一定帮助,但效果欠佳,平时需要化浓妆掩盖面部情况。患者有强烈的治疗愿望,无 MHT 禁忌证,不希望继续来月经。治疗药物选择了替勃龙 2.5mg q.d.,1 个月后随访,症状明显改善,可以正常性生活,精神面貌改善明显,随后改为替勃龙 1.25mg 低剂量维持。

专家点评:长期处于绝经后低雌激素状态,对全身各器官均会产生不利影响,同时对生殖泌尿道的负面影响也不容忽视。患者系早绝经女性,因低雌激素致阴道萎缩、黏膜充血,性交时出现明显疼痛导致恐惧性生活和性功能障碍。本例患者先采用了阴道润滑剂,但无法从根本上解决问题,临床可见较多数女性在就诊时,对性问题羞于启齿,医生应多加关注。若全身 MHT 不能很好地改善阴道局部症状,可加用阴道雌激素。在 2023 版指南中,推荐绝经 1 年以上者可逐渐过渡到无月经方案,除了替勃龙方案,还可以采用每天雌激素 + 孕激素的连续联合方案。

(唐　秦　唐良苔)

参考文献

1. MEHTA J, KLING JM, MANSON JE. Risks, benefits, and treatment modalities of menopausal hormone therapy: Current Concepts. Front Endocrinol (Lausanne), 2021, 12: 564781.
2. DEPYPERE H, LADEMACHER C, SIDDIQUI E, et al. Fezolinetant in the treatment of vasomotor symptoms associated with menopause. Expert Opin Investig Drugs, 2021, 30 (7): 681-694.
3. CHENG YS, TSENG PT, WU MK, et al. Pharmacologic and hormonal treatments for menopausal sleep disturbances: A network meta-analysis of 43 randomized controlled trials and 32, 271 menopausal women. Sleep Med Rev, 2021, 57: 101469.
4. GREEN SM, DONEGAN E, FREY BN, et al. Cognitive behavior therapy for menopausal symptoms (CBT-Meno): a randomized controlled trial. Menopause, 2019, 26 (9): 972-980.
5. SHAN D, ZOU L, LIU X, et al. Efficacy and safety of gabapentin and pregabalin in patients with vasomotor symptoms: a systematic review and meta-analysis. Am J Obstet Gynecol, 2020, 222 (6): 564-579.

第二节　绝经生殖泌尿综合征

一、2023 版指南要点

绝经生殖泌尿综合征(GSM)一种慢性和进行性疾病,包括与绝经期雌激素缺乏相关的生殖和泌尿系统的症状、体征。生殖系统症状包括生殖道干燥、烧灼、刺激以及阴道缺乏润滑导致的性问题和疼痛;泌尿系统症状包括尿急、尿频、尿痛、尿失禁和反复泌尿系统感染。尿急指一种突发、强烈的排尿欲望,且很难被主观抑制而延迟排尿。尿频指患者自觉每天排尿次数过于频繁,在主观感觉的基础上,成人排尿次数达到日间 ≥8 次、夜间 ≥2 次、每次尿量 <200ml 时考虑为尿频。夜尿指每晚因尿意而排尿 ≥2 次。急迫性尿失禁是指与尿急相伴随或尿急后立即出现的尿失禁现象。膀胱过度活动症(overactive bladder,OAB)是一种以尿急症状为特征的症候群,常伴有尿频和夜尿,可伴或不伴急迫性尿失禁;尿动力学上可以表现为逼尿肌过度活动(detrusor overactivity),也可为其他形式的尿道 - 膀胱功能障碍。膀胱过度活动症不包括由急性尿路感染或其他的膀胱、尿路局部病变引起的症状。国际尿控协会(international continence society,ICS)提出的压力性尿失禁定义为腹压的突然增加导致尿液不自主流出,不是由逼尿肌收缩压或膀胱壁对尿液的张力压引起的,其特点是正常状态下无遗尿,而腹压突然增高时尿液自动流出。

雌激素治疗,特别是阴道局部雌激素治疗,是改善 GSM 的有效方法,各种剂型的局部雌激素药物对减轻阴道萎缩的症状和体征均有效。全身 MHT 对复发性尿路感染、膀胱过度活动症和压力性尿失禁无明确疗效,可能会增加尿失禁的发生率,局部使用雌激素不增加风险。

二、2023 版指南相关内容的进展

雌激素补充治疗(estrogen replacement therapy,ERT)改善 GSM 症状的效果良好,尤其是阴道局部使用雌激素;但须持续治疗,停止使用后,症状可能再次出现。各种剂型的局部雌激素药物对减轻阴道萎缩的症状和体征均有效,然而某些雌激素(如结合雌激素乳膏、雌三醇乳膏)局部应用仍有增加血雌激素水平的潜在风险。乳腺癌生存者,特别是需要使用芳香酶抑制剂来降低体内雌激素水平的女性,如需用药必须咨询乳腺科专家(1 类推荐)。

目前缺乏超过 1 年的临床资料证实应用阴道局部雌激素的子宫内膜安全性,因此,阴道低剂量 ERT 长期用药应监测子宫内膜(1 类推荐)。

阴道萎缩、阴道干燥、性交困难的非雌激素药物治疗包括使用阴道内脱氢表雄酮制剂、阴道内使用润滑剂和保湿剂(1 类推荐)。

在尿路症状方面,全身 MHT 不能改善复发性尿路感染、膀胱活动过度症和压力性尿失禁,可能会增加新发急迫性尿失禁和压力性尿失禁的发生率,加重已有的尿失禁症状。局部使用雌激素不增加风险(1 类推荐)。

三、2023 版指南相关内容立场与推荐的依据

在 2023 版指南的修订过程中,编写专家经过了充分的文献检索,对 MHT 与 GSM 的相关问题证据梳理汇总如下。

(一)MHT 与 GSM

GSM 的主要治疗指征是对于绝经或其他原因引起雌激素生成减少的患者,缓解生殖和泌尿系统的不适症状。外阴阴道症状包括阴道干涩、烧灼痛、瘙痒、阴道分泌物异常、阴道出血或点滴出血。泌尿系统症状包括排尿困难、尿频、尿路不适,在较少情况下可出现血尿。在开始治疗 GSM 前,应排除其他疾病,包括泌尿道和生殖道的感染、癌前病变、恶性肿瘤等。MHT 通常被认为是 GSM 最有效的治疗方法。充分的雌激素治疗可恢复阴道正常的酸性 pH 值和微生物菌群,使阴道上皮增厚,增加阴道分泌物,并减轻阴道干涩及其引起的疼痛。

阴道局部用药全身吸收最少,往往优先于全身治疗。阴道雌激素制剂有多种,①普罗雌烯胶丸:每粒含普罗雌烯 10mg。②普罗雌烯乳膏:每克乳膏含普罗雌烯 10mg。③氯喹那多 - 普罗雌烯阴道片:每片含普罗雌烯 10mg 和氯喹那多 200mg。④雌三醇乳膏:每克乳膏含雌三醇 1mg。⑤结合雌激素乳膏:每克乳膏含结合雌激素 0.625mg。⑥普拉睾酮阴道栓:活性成分为脱氢表雄酮(DHEA),每粒含 6.5mg DHEA。普罗雌烯属于严格局部作用的雌激素,不刺激子宫内膜增生;雌三醇对子宫内膜刺激小,对血浆雌二醇水平基本无影响;结合雌激素轻微升高血浆雌二醇水平,可轻度影响子宫内膜。阴道局部雌激素方案是 GSM 的首选方案。短期局部应用雌激素阴道制剂,无须加用孕激素,但缺乏使用超过 1 年的安全性数据,长期(6 个月以上)使用者应监测子宫内膜。由于存在全身循环雌激素小幅度增加的潜在风险,乳腺癌患者是否使用阴道雌激素应与肿瘤专科医师共同决定。

(二)MHT 与压力性尿失禁

阴道雌激素治疗可增加尿道周围和膀胱颈部区域的血管数量,并已被证明可以减少逼尿肌收缩的频率和振幅,以促进逼尿肌松弛。然而,两项大型临床试验表明,应用全身 MHT 对压力性尿失禁无明确疗效,还可能加重已有的尿失禁症状。压力性尿失禁仍要遵循盆底康复治疗或手术治疗原则。

(三)MHT 与急迫性尿失禁

急迫性尿失禁的特征是突然出现难以抑制的排尿感和漏尿症状,往往与压力性尿失禁共存,称为混合性尿失禁。大多数患有急迫性尿失禁的女性还合并膀胱过度活动症。在急迫性尿失禁的药物治疗中,抗毒蕈碱药物(抗胆碱能药物)不仅可干扰乙酰胆碱对逼尿肌的节后效应,同时也影响副交感神经释放乙酰胆碱,从而稳定膀胱,如托特罗定、索利那新等。在储尿期米拉贝隆主要通

过作用于 β_3 受体使膀胱逼尿肌松弛并增加其稳定性,这些药物可降低急迫性尿失禁频率,同时改善尿急、排尿频率增加的情况。外用阴道雌激素疗法可增加膀胱颈和尿道中部周围的血流量,减少膀胱肌肉的收缩,从而改善尿急、尿频、膀胱过度活动症和尿失禁。局部雌激素联合抗毒蕈碱药物、β 受体激动剂是绝经过渡期女性膀胱过度活动症的主要药物治疗,而全身激素替代疗法可能会增加新发急迫性尿失禁的发生。

(四) MHT 与复发性尿路感染

尿路感染(urinary tract infection,UTI)是女性常见的感染之一,多达 50% 的女性在一生中会受其影响,其中近一半的女性会在 6~12 个月内复发。由于较低水平的雌激素会导致泌尿生殖道上皮细胞和微生物组成发生变化,围绝经期使女性易患复发性 UTI。在确诊为复发性 UTI 的绝经后妇女中,急性 UTI 的主要治疗方法是口服抗生素。在成功治疗急性发作后,预防措施对于降低 UTI 的频率和复发率很重要。阴道雌激素通过改善阴道菌群和 pH 值,可以起到降低 UTI 发生率的作用。因此,对于有泌尿系统感染的围绝经期女性,推荐长期使用局部雌激素,可以降低复发风险。普罗雌烯胶丸或乳膏、雌三醇乳膏和结合雌激素乳膏均可选择,阴道用胶丸 1 粒 /d、乳膏 0.5~1g/d,连续使用 2~3 周,症状缓解后改为 2~3 次 / 周,或根据疗效逐渐递减每周的使用次数。

临床病案解析

病例 1

患者,46 岁,主诉"反复尿频、尿急、尿痛、性交疼痛 2 年"。

现病史:2 年前开始反复出现尿频、尿急、尿痛,阴道干涩、瘙痒,性交疼痛,多次就诊于泌尿外科。多次应用诺氟沙星、莫西沙星等抗感染治疗,用药后尿频、尿急、尿痛症状可缓解,阴道干涩、性交疼痛无缓解,后转诊至妇科。病程中,无阴道流血、乏力、食欲减退等不适。

既往史:33 岁时因双侧卵巢子宫内膜异位囊肿行腹腔镜下双侧卵巢囊肿切除术,39 岁绝经,出现潮热、出汗、失眠,持续 3 年,症状不剧,未治疗,自行缓解。

生育史:$G_1P_0A_1L_1$。

体格检查:身高:157cm,体重 60kg,BMI 24.3kg/cm²,血压 123/76mmHg。心肺(–),腹软,无压痛。Kupperman 评分 12 分。妇科检查:外阴阴毛稀疏,皮肤苍白、弹性差,阴道黏膜苍白,局部可见点状充血,阴道褶皱变浅,阴道分泌物较少,未见脓性分泌物,宫颈略小、光滑,子宫略小、活动可、无压痛,双附件未触及异常肿物、无压痛。

辅助检查:血常规、尿常规、血脂、肝肾功能、凝血功能、空腹血糖均正常。白带常规提示清洁度Ⅲ度,真菌(–),滴虫(–),细菌(–)。血 FSH 48IU/ml,E_2<20pg/ml,TSH 正常,HPV(–),液基薄层细胞学检查(hin-prep cytology test,TCT)未见明显异常。经阴道彩超提示子宫萎缩,内膜厚度 3mm,双附件未见异常。肝胆脾胰彩超、乳腺彩超未见异常。骨密度检查提示骨量减少。

诊断:绝经生殖泌尿综合征;卵巢早衰;阴道炎。

治疗方案与思路

1. **病例分析**　该患者因双侧卵巢子宫内膜异位囊肿行腹腔镜下双侧卵巢囊肿切除术,继发卵巢早衰,后出现 GSM,表现为反复泌尿系统感染、阴道炎症、性交疼痛,卵巢早衰导致的过早低雌激素状态和 GSM 均为 MHT 适应证,且目前无 MHT 禁忌证,但存在子宫内膜异位症病史,为 MHT 慎用情况。与患者沟通后,其要求 MHT,无来月经需求,故给予雌孕激素连续联合方案,因患者无血栓高危因素、胆石症及肝功能损伤,可予以口服。另外,目前患者存在阴道炎,应同时给予治疗。

2. **诊治方案与经过**　先给予甲硝唑阴道片,每日 1 片,经阴道给药,连用 7 天,停药 3 天复查白带常规正常;同时给予戊酸雌二醇 1mg,每日 1 次,口服,地屈孕酮 5mg,每日 1 次,口服,用药 2 个月,泌尿系统感染未再复发;性交痛缓解不明显,加用普罗雌烯胶丸,每日 1 粒,经阴道给药,连用 2 周后,改为每周 2 次,维持治疗 2 个月,性交痛明显缓解,再次 Kupperman 评分 2 分,目前维持治疗中。

专家点评:绝经后雌激素的耗竭可导致泌尿

生殖系统发生很大的改变,包括萎缩性阴道炎、萎缩性尿道炎,阴道壁变薄变干、黏膜褶皱消失,性交可能导致组织损伤、破溃、出血。有数据显示,绝经1年的女性GSM患病率为64.7%,绝经6年患病率高达84.2%。治疗上,首选雌激素制剂局部用药,若存在潮热、出汗等症状需全身MHT,还可通过阴道润滑剂提高性生活质量。局部应用雌激素停药后症状可能再次出现,此患者虽以泌尿生殖道症状为主,雌激素局部用药对于GSM的治疗应为首选,但考虑到其为卵巢早衰,过早的低雌激素状态使患者骨质疏松、心血管疾病、认知功能减退等风险大,故应给予全身MHT。应注意,子宫内膜异位症虽非MHT禁忌证,但为慎用情况,目前尚无证据证实对于围绝经期或绝经后女性MHT会增加子宫内膜异位症复发或恶变风险,但仍应严密随访。另外,对于此类患者应进行心理疏导和健康教育,嘱穿宽松棉质的内外衣裤,适量户外运动,注意膳食营养、规律作息、增加社交,保持适度的性生活。

病例2

患者,47岁,主诉"咳嗽漏尿10年,潮热、出汗、失眠3年"。

现病史:10年前开始出现咳嗽、打喷嚏漏尿,无须使用尿垫,无尿频、尿急、夜尿增多、排尿困难,未诊治。5年前开始出现月经周期不规则,由28天延长至2~6个月,经量及经期无明显改变。3年前出现潮热、出汗、失眠、易怒,漏尿随之加重,快走即可漏尿,需使用尿垫,2年前绝经,今至妇科就诊。

生育史:$G_2P_0A_2L_2$。

体格检查:身高155cm,体重74kg,BMI 30.8kg/cm²。心肺(-),腹软,无压痛。Kupperman评分18分。妇科检查:外阴发育正常,阴道黏膜褶皱正常,宫颈正常大小、光滑,子宫前位、正常大小、无压痛,双附件未触及异常肿物、无压痛。压力试验阳性,指压试验阳性,棉签试验40°。盆底肌力牛津评分3级。

辅助检查:血常规、尿常规、肝肾功能、凝血功能、空腹血糖均正常;胆固醇6.5mmol/L,甘油三酯2.25mmol/L,血FSH 53IU/ml,E_2<20pg/ml,TSH正常;HPV(-);TCT未见明显异常。经阴道彩超提示子宫正常大小,内膜厚度3mm,双附件未见异常。盆底超声提示膀胱残余尿量0ml,膀胱颈移动度30mm,膀胱后角140°,尿道旋转角大于45°,尿道内口呈漏斗状开放,逼尿肌厚度<5mm,尿道周围无病变。肝胆脾胰彩超提示中度脂肪肝,胆囊、脾、胰腺未见异常。乳腺彩超未见异常。骨密度检查:骨量减少。1小时尿垫试验5.6g。

诊断:绝经综合征;压力性尿失禁(中度);肥胖;高脂血症;脂肪肝。

治疗方案与思路

1. 病例分析　该患者绝经综合征以血管舒缩症状、失眠、易怒为主,影响生活质量,Kupperman评分18分,同时合并中度压力性尿失禁、肥胖及高血脂,骨密度检查提示局部骨量减低。有MHT适应证、无禁忌证,与患者充分沟通知情同意后,其要求MHT,同时加钙剂、维生素D等治疗。考虑患者存在肥胖、高血脂,为血栓高危因素,给予经皮雌激素为宜,患者已绝经2年,无月经样出血要求,可同时给予孕激素连续口服或放置LNG-IUS。MHT对于压力性尿失禁多无治疗效果,可考虑给予阴道局部雌激素治疗、盆底肌锻炼或盆底肌电刺激治疗,若效果欠佳,必要时也可考虑手术治疗。

2. 诊治方案与经过　先给予雌二醇凝胶0.75mg,每日1次外用,地屈孕酮5mg,每日1次,口服。用药1个月,潮热、盗汗、失眠、易怒症状明显改善,Kupperman评分4分,但咳嗽漏尿无改善。故加用普罗雌烯胶丸1粒,每日1次,经阴道给药,2~3周后改为每周2~3次,同时给予盆底肌电刺激治疗及健康指导(减重、健康膳食指导,避免服用咖啡因饮品,避免提重物、便秘等),经过2个月治疗,患者尿失禁症状较前减轻,复测1小时尿垫试验3.5g。

专家点评:该患者以VMS、失眠、易怒为主要症状,骨密度检查提示骨量减低,应给予MHT。MHT对于骨健康具有保护作用,可预防绝经后骨质快速丢失及骨质疏松,降低骨折风险。肥胖、高血脂为血栓形成的高危因素,雌激素经皮给药途径可以避免口服的肝脏首过效应,减少对肝合成蛋白质及凝血因子的影响,显著降低静脉血栓风险。

低雌激素状态可造成尿道黏膜萎缩及尿道变短,尿道内压力降低,从而导致原有压力性尿失禁症状加重,阴道局部雌激素治疗可以增加尿道周围和膀胱颈部区域的血管数量,降低尿失禁和膀胱过度活动的发生率。该患者同时进行盆底肌电刺激治疗,症状有所减轻,应继续坚持盆底肌锻炼维持疗效,若尿失禁症状加重,可能需要手术治疗。此外,对于该患者,减重可降低 MHT 的潜在风险,也利于压力性尿失禁的治疗。

病例 3

患者,53 岁,主诉"尿急漏尿 5 年,潮热、出汗 3 年"。

现病史:5 年前开始出现反复尿频、尿急,无尿痛,伴尿急、漏尿,偶有咳嗽漏尿,需使用尿垫,日间排尿次数 10~15 次,夜间排尿次数 2~3 次,无排尿困难、尿不净感。3 年前绝经,随之出现潮热、出汗、失眠等不适,1 个月前出现少量阴道流血,持续 2 天自止,今至妇科就诊。

生育史:$G_1P_0A_2L_1$。

体格检查:生命体征正常,心肺(-),腹软,无压痛。Kupperman 评分 16 分,膀胱过度活动症评分(OABSS)14 分。妇科检查:外阴发育正常,阴道黏膜褶皱变浅,宫颈正常大小、光滑,子宫前位、活动可、无压痛,双附件未触及异常肿物、无压痛。压力试验阴性。盆底肌力牛津评分 3 级。

辅助检查:血常规、尿常规、肝肾功能、血脂、凝血功能、空腹血糖均正常;血 FSH 48IU/ml,E_2<20pg/ml,TSH 正常;HPV(-);TCT 未见明显异常。经阴道彩超提示子宫内膜厚 3mm,双附件未见异常。尿动力检查可见储尿期逼尿肌不稳定收缩。肝胆脾胰彩超、乳腺彩超未见异常。骨密度检查:骨量减少。

诊断:绝经综合征;混合型尿失禁(以急迫性尿失禁为主);膀胱过度活动症。

治疗方案与思路

1. **病例分析**　该患者绝经综合征以血管舒缩症状为主,影响生活质量,Kupperman 评分 16 分,同时合并混合型尿失禁(以急迫性尿失禁为主),OABSS 评分 14 分,骨密度检查提示局部骨量减低,有 MHT 适应证,同时加钙剂、维生素 D 等治疗。患者已绝经 3 年,无月经样出血要求,可

给予雌孕激素连续联合方案。对于混合性尿失禁,若全身用药效果差,可给予膀胱训练、阴道局部雌激素治疗、盆底肌锻炼或盆底肌电刺激治疗、抗胆碱能药物、$β_3$ 受体激动剂等治疗。

2. **诊治方案与经过**　给予戊酸雌二醇 1mg,每日 1 次,口服;地屈孕酮 5mg,每日 1 次,口服。服药 1 个月,潮热、出汗症状明显缓解,kupperman 评分下降为 3 分。但尿频、尿急、漏尿症状无缓解,给予普罗雌烯阴道胶丸 1 粒,每日 1 次,经阴道给药,2~3 周后改为每周 2~3 次,因尿急、漏尿症状改善不明显,给予酒石酸托特罗定 4mg,每日 1 次,口服,并同时指导膀胱训练,盆底肌锻炼,限制摄入含咖啡因饮品。治疗 2 周,尿频、尿急、漏尿症状较前明显缓解,目前继续维持治疗。

专家点评:在急迫性尿失禁的药物治疗中,抗毒蕈碱药物(抗胆碱能药物)不仅干扰了乙酰胆碱对逼尿肌的节后效应,同时也影响副交感神经释放乙酰胆碱,从而稳定了膀胱,如托特罗定、索利那新等。局部阴道雌激素疗法可作为抗胆碱能药物治疗的协同治疗。该患者阴道局部雌激素用药的同时给予抗胆碱能药物酒石酸托特罗定治疗,并辅以指导膀胱训练、盆底肌锻炼,急迫性尿失禁症状明显缓解,可继续维持治疗。

病例 4

患者,67 岁,主诉"反复尿频、尿急、尿痛 5 年"。

现病史:5 年前开始出现反复尿频、尿急、尿痛,每年发作 5 次以上。无咳嗽漏尿、尿急漏尿。多次就诊于泌尿科。复查尿常规,白细胞(+++)~(++++),大量细菌,多次给予诺氟沙星或左氧氟沙星等抗感染治疗 3~5 天,症状可缓解,后又复发。2 天前再次出现尿频、尿急、尿痛,于妇科就诊。

既往史:17 年前因子宫内膜癌行腹腔镜下子宫全切术 + 双侧附件切除术 + 盆腔淋巴结清扫术 + 腹主动脉旁淋巴结清扫术,根据术后病理诊断为子宫内膜样癌 Ⅰa 期,术后即出现潮热、出汗、失眠等不适,症状不剧,未诊治,持续 3 年后逐渐缓解。

生育史:$G_1P_0A_1L_1$。

体格检查:生命体征正常,心肺(-),腹软,无压痛。Kupperman 评分 4 分。妇科检查:阴毛稀

少,外阴欠饱满、弹性差,尿道口外突,黏膜略外翻,阴道黏膜褶皱变浅,少量分泌物;宫颈、子宫缺如;双附件未触及异常肿物,无压痛。

辅助检查:血常规、肝肾功能、血脂、凝血功能、空腹血糖均正常;尿常规提示白细胞(+++);血 FSH 68IU/ml,E_2<20pg/ml,TSH 正常。经阴道彩超提示子宫、双附件缺如,盆腔未见肿物;颈胸腹盆部 CT 未见异常。泌尿系统彩超、乳腺彩超未见异常。

诊断:下尿路感染;绝经生殖泌尿综合征;子宫内膜样癌Ⅰa 期术后。

治疗方案与思路

1. 病例分析　抗生素治疗下尿路感染有效,但反复发作。根据查体所见,考虑患者下尿路感染反复发作可能为体内低雌激素状态引起的泌尿、生殖道萎缩所致,因此,在抗感染的同时应给予阴道雌激素治疗,预防尿路感染复发。

2. 诊治方案与经过　嘱多饮水、勤排尿,给予头孢地尼 0.1g,每日 3 次,口服 3 天,尿频、尿急、尿痛症状明显缓解;同时给予普罗雌烯阴道胶丸 1 粒,每日 1 次,经阴道给药,2~3 周后改为每周 2~3 次,维持用药 1 年,用药期间尿路感染复发 1 次,目前仍用药中。

专家点评:女性阴道、尿道及膀胱三角区黏膜表达丰富的雌激素受体,绝经后雌激素缺乏,尿道口受牵拉而暴露尿道黏膜,尿道闭合压降低,阴道黏膜变薄,糖原减少,pH 值上升,菌群改变,局部抵抗力低下,容易诱发尿路感染。绝经后尿路感染多为非复杂性尿路感染,临床表现常为无症状菌尿,少数表现为症状性尿路感染和反复发作的尿路感染。对于反复发作的尿路感染也应注意排除泌尿系统肿瘤、尿路梗阻、泌尿系统动力学障碍等因素。急性尿路感染的主要治疗方法是口服抗生素,阴道雌激素使用通过改善阴道菌群和 pH 值,可以起到降低尿路感染发生率的作用。因此,对于泌尿系统感染的围绝经期女性,推荐长期使用局部雌激素,以降低复发风险。

此外,该患者为子宫内膜样癌Ⅰa 期术后,对于早期子宫内膜样腺癌术后患者可考虑应用 MHT,现有证据表明不增加肿瘤复发风险、新发肿瘤风险和死亡风险。

(杨欣　刘艳华　于鹏)

参考文献

1. GENG L, HUANG W, JIANG S, et al. Effect of menopausal hormone therapy on the vaginal microbiota and genitourinary syndrome of menopause in Chinese menopausal women. Front Microbiol, 2020, 11: 590877.

2. GENG L, ZHENG Y, ZHOU Y, et al. The prevalence and determinants of genitourinary syndrome of menopause in Chinese mid-life women: a single-center study. Climacteric, 2018, 21 (5): 478-482.

3. SANTEN RJ, MIRKEN S, BERNICK B, et al. Systemic estradiol levels with low-dose vaginal estrogens. Menopause, 2020, 27 (3): 361-370.

4. CRANDALL CJ, DIAMANT A, SANTORO N. Safety of vaginal estrogens: a systematic review. Menopause, 2020, 27 (3): 339-360.

5. FAUBION SS, LARKIN LC, STUENKEL CA, et al. Management of genitourinary syndrome of menopause in women with or at high risk for breast cancer: consensus recommendations from The North American Menopause Society and The International Society for the Study of Women's Sexual Health. Menopause, 2018, 25 (6): 596-608.

6. American College of Obstetricians and Gynecologists' Committee on Gynecologic Practice Farrell R. ACOG Committee Opinion No. 659 summary: the use of vaginal estrogen in women with a history of estrogen-dependent breast cancer. Obstet Gynecol, 2016, 127 (3): 618-619.

7. ISMAIL SI, BAIN C, HAGEN S. Oestrogens for treatment or prevention of pelvic organ prolapse in postmenopausal women. Cochrane Database Syst Rev, 2010 (9): CD007063.

8. CODY JD, JACOBS ML, RICHARDSON K, et al. Oestrogen therapy for urinary incontinence in post-menopausal women. Cochrane Database Syst Rev, 2012, 10 (10): CD001405.

9. FERRANTE KL, ASANDA EJ, JUNG CE, et al. Vaginal estrogen for the prevention of recurrent urinary tract infection in postmenopausal women: a randomized clinical trial. Female Pelvic Med Reconstr Surg, 2021, 27 (2): 112-117.

10. The NAMS 2020 GSM Position Statement Editorial Panel. The 2020 genitourinary syndrome of menopause position statement of The North American Menopause Society. Menopause, 2020, 27 (9): 976-992.

11. JUNG C, BRUBAKER L. The etiology and management of recurrent urinary tract infections in postmenopausal women. Climacteric, 2019, 22 (3): 242-249.

12. KWOK M, MCGEORGE S, MAYER-COVERDALE J, et al. Guideline of guidelines: management of recurrent urinary tract infections in women. BJU Int, 2022, 130 Suppl 3 (Suppl 3): 11-22.

第三节　精神症状和心理问题

一、2023 版指南要点

从进入绝经过渡期开始到绝经后期,女性卵巢功能经历逐步减退至衰竭、性激素水平波动性下降的过程,导致出现月经紊乱、绝经、绝经相关症状。围绝经期是女性情绪障碍与心理障碍风险升高的关键阶段,抑郁和焦虑是女性晚年罹患阿尔茨海默病的危险因素之一。雌激素水平可随着围绝经期进展而逐渐下降,这与女性情绪问题有关,也可能导致某些大脑区域的功能或结构变化。中国围绝经期女性情绪障碍、心理问题的发生率可达 30%。

1. **围绝经期情绪抑郁或抑郁症**　围绝经期情绪抑郁是指在围绝经期出现情绪低落的表现,严重并持续超过 2 周为抑郁症。主要的症状有情绪低落、思维迟钝、动作减少等。患者表现为心情郁闷、整日愁眉苦脸、注意力不集中、食欲缺乏、无原因的疲劳、乏力、性欲减退等,严重者可有自杀倾向。部分患者表现为睡眠障碍、胸闷、上腹不适、乏力、疼痛等症状,而全身症状不明显。有研究报道,围绝经期情绪问题的发生率为 30% 左右。

2. **围绝经期焦虑**　少数围绝经期女性出现焦虑症状,表现为无原因的焦虑紧张、心神不定、惊恐不安,有多种自主神经系统功能障碍和躯体不适感。其明显的特点是坐立不安、搓手跺脚等。

3. **心理疲劳**　围绝经期心理疲劳是指由于长期的压力和精神负担,在工作、事业、人际关系和家庭关系处理方面总处于一种担忧、恐惧、抑郁的状态之中,陷入身心疲劳状态。表现为乏力、头晕、全身不适、食欲缺乏、易疲劳、易激动、工作效率低、易出错等症状,似乎总感到生活很累,总在忍受着精神痛苦的折磨,感到悲伤、痛苦、委屈、烦恼等。

二、2023 版指南相关内容的进展

在 2023 版指南中明确,MHT 可以用于治疗绝经相关情绪障碍(如易激动、烦躁、焦虑、紧张、情绪低落、常感孤独、敏感多疑)(1 类推荐),更加细化了情绪障碍与心理问题的具体表现。在治疗部分,明确了 MHT 单雌激素方案或雌激素联合孕激素方案可以改善绝经过渡期和绝经后期女性的情绪障碍,并指出了替勃龙在改善绝经过渡期和绝经后期情绪低落、抑郁等症状方面更有优势,且不增加乳腺密度(2A 类推荐)。但尚无临床证据支持单用 MHT 治疗抑郁症。

三、2023 版指南相关内容立场与推荐的依据

1. **绝经与情绪障碍和心理问题的关系**　雌激素水平下降在围绝经期女性情绪障碍的发生中起一定作用。5- 羟色胺能神经系统是调节精神行为的重要途径,雌激素可以增加神经递质,特别是 5- 羟色胺类神经递质的产生。当女性雌激素水平低下时,容易出现抑郁等情绪障碍。但越来越多的学者提出,围绝经期情绪紊乱不仅仅是雌激素水平下降的结果,也与中枢神经递质改变有关,多巴胺和去甲肾上腺素的合成、代谢变化对围绝经期女性的精神和情绪有一定影响。此外,社会因素在围绝经期抑郁症的发生中也起着一定的影响作用,如家庭婚姻状况、家庭收入、文化水平、工作情况、亲人意外事故等。有研究发现,围绝经期精神障碍的发生与个人性格特征、家庭遗传等因素同样有关。

2. **围绝经期情绪障碍和心理问题与 MHT 的疗效**　首先,要对进入围绝经时期的女性进行健康教育,建立乐观的生活态度,并及时进行心理干预。当围绝经期女性遇到情绪障碍时,要第一时间求助于家人、亲友以获得支持。当围绝经期情绪问题对生活和工作造成一定困扰时,可以在家人的陪伴下寻求精神科医生的帮助,请专科医生帮助判断是否需要心理治疗或药物干预。如果情

绪障碍严重,需要及时、有效、专业的精神专科医疗支持。

MHT 可以快速有效地改善绝经相关的情绪障碍和心理问题,有助于解决情绪低落、睡眠障碍、焦虑障碍等一系列围绝经期精神心理症状。

替勃龙本身不属于雌激素或孕激素,口服吸收后在肝脏转化为具有弱的雌激素、孕激素和雄激素活性的三种代谢中产物。替勃龙被称为组织选择性雌激素活性调节剂:在骨骼、大脑和阴道中产生雌激素作用,而在子宫内膜和乳腺组织中则无雌激素作用。替勃龙改善性欲望、性兴奋、性满意度、性反应及低落情绪的效果优于雌激素联合孕激素方案。替勃龙对传统雌激素联合孕激素MHT 后乳房疼痛明显、乳房密度增加、性欲低下、情绪异常、已排除器质性病变的阴道出血患者可能更有益。

临床病案解析

病例 1

患者,49 岁,停经 4 月余,伴失眠、抑郁、情绪不能自控、心悸、乏力、头晕。

体格检查:血压 121/78mmHg,心肺听诊无异常,肝脾未触及,乳房未及异常。妇科检查:外阴阴道萎缩性改变,宫颈光滑,子宫前位、正常大小,双附件未及异常。

辅助检查:FSH 53.36IU/L,E_2 52.44ng/L。B 超提示子宫内膜 4mm,子宫体前壁间肌瘤 2.8cm×1.5cm,双附件未见异常。改良 Kuppermann 评分 30 分,以失眠、易激动、抑郁、头晕、疲乏为主要表现。

诊断:绝经综合征(中度)。

治疗方案与思路:该患者绝经症状以情绪障碍为重要表现,病史及体检未发现 MHT 禁忌证,停经 4 个月内,尚未能诊断绝经,建议使用 MHT 连续序贯方案。17-β 雌二醇 / 地屈孕酮(2mg×28 天 /10mg×14 天),1 片 q.d.,28 天,连续应用,规范随诊。

专家点评:MHT 可以快速有效地改善潮热出汗,以及绝经相关的情绪障碍和心理问题,有助于解决情绪低落、睡眠障碍、焦虑障碍等一系列围绝经期精神心理症状。MHT 连续序贯方案,既能改善症状,也能规范月经周期,有利于围绝经期女性平稳过渡到绝经。

病例 2

患者,57 岁,绝经 5 年余,潮热出汗、耳鸣、失眠、情绪低落、性欲丧失 5 年余。

体格检查:血压 117/75mmHg,体格检查无异常,乳房未及异常。

辅助检查:FSH 53.36IU/L,E_2 33ng/L,甘油三酯 1.33mmol/L,总胆固醇 4.66mmol/L,HDL-C 1.12mmol/L,LDL-C 3.21mg/L。B 超提示子宫内膜 4mm,子宫体 50mm×38mm×25mm,双附件未见异常。肝囊肿,轻度脂肪肝;颈动脉内膜中层厚度 1.0mm,双侧颈动脉硬化。骨密度提示骨量减少改变(T 值为 -2.4)。改良 Kupperman 评分 35 分,以潮热、失眠、情绪低落、性欲丧失为主要表现。

诊断:绝经综合征(重度)。

治疗方案与思路:该患者绝经 5 年,仍有较严重的潮热出汗症状,情绪障碍也较为严重,尤其表现为抑郁,同时伴有性欲丧失,病史及体检未发现 MHT 禁忌证,采用替勃龙方案,既能改善潮热出汗症状,也有利于改善情绪低落、抑郁和性欲丧失的情况。予以替勃龙 2.5mg q.d.,连续应用,规范随诊。

专家点评:替勃龙为组织选择性雌激素活性调节剂,口服吸收后在肝转化为具有弱的雌激素、孕激素和雄激素活性的三种代谢中产物,在骨骼、大脑和阴道中产生雌激素作用,而在子宫内膜无雌激素作用,在乳腺组织中还可以减少有活性的雌激素合成。改善情绪低落、性欲望、性满意度、性反应的效果优于雌激素联合孕激素方案。对于绝经 1 年以上的女性,是较好的 MHT 药物选择。

(陈冬梅　谢梅青)

参考文献

1. "The 2022 Hormone Therapy Position Statement of The North American Menopause Society" Advisory Panel. The 2022 hormone therapy position statement of The North American Menopause Society. Menopause, 2022, 29 (7): 767-794.

2. SOMUNKIRAN A, EREL CT, DEMIRCI F, et al. The effect of tibolone versus 17beta-estradiol on climacteric symptoms in women with surgical menopause: a randomized, cross-over study. Maturitas, 2007, 56 (1): 61-68.

3. RAJ R, SHARMA N, GARG R, et al. Comparative safety and efficacy of tibolone and escitalopram in postmeno-

pausal women. Ind Psychiatry J, 2021, 30 (Suppl 1): S140-S148.

4. KENEMANS P, SPEROFF L, International Tibolone Consensus Group. Tibolone: clinical recommendations and practical guidelines. A report of the International Tibolone Consensus Group. Maturitas, 2005, 51 (1): 21-28.

第四节 睡 眠 障 碍

一、2023 版指南要点

从进入绝经过渡期开始,随着卵巢来源的雌激素波动性下降,女性会出现一系列绝经相关症状。睡眠障碍是最常见的绝经相关症状之一。2023 版指南指出绝经相关睡眠障碍是促使围绝经期患者就诊的第一位原因。临床医生应重视卵巢功能衰退 / 衰竭过程中伴发的各种类型睡眠障碍的筛查和诊治。

睡眠障碍是一种主观体验,指患者对睡眠时间和 / 或质量不满意,并影响日间社会功能。睡眠障碍的症状、类型繁多,常见的绝经相关睡眠障碍包括入睡困难(入睡潜伏期超过 30 分钟)、早醒(比期望的起床时间更早醒来)、日间功能障碍、睡眠维持障碍(整夜觉醒次数 ≥ 2 次)、总睡眠时间减少(通常少于 6.5 小时)等。

2023 版指南明确提出,应指导睡眠障碍患者合理饮食、日间增加社交及脑力活动、适当的健康锻炼。在此基础上,对适宜人群开展 MHT 治疗。2023 版指南特别指出,各种类型的 MHT 均能改善绝经过渡期和绝经后期女性的慢性失眠症状,也强调了包括睡眠障碍在内的精神心理问题,必要时请相关科室会诊,排除器质性病变。2023 版指南没有限定绝经过渡期和绝经后期睡眠障碍的MHT 药物种类、方案和使用期限。对这部分患者制订 MHT 方案时,主要应结合生殖衰老分期、其他绝经相关症状、患者偏好综合考虑(详见第三章MHT 的药物方案)。

二、2023 版指南相关内容的进展

2023 版指南首次针对中国女性的绝经特征进行了具体描述。约 80% 的女性经历过至少 1种绝经相关症状的困扰。根据中华医学会妇产科学分会绝经学组对中国 14 家医院妇科门诊中40~60 岁患者绝经相关特征的调查,失眠症状的患病率高达 67.65%,位居绝经相关症状第 3 位,仅次于乏力虚弱、易激惹;而欧美女性常见的潮热出汗症状仅位居第 5 位。临床医生在初次接诊围绝经期患者时,需要评估患者的睡眠情况,识别绝经相关的睡眠障碍。有条件的更年期门诊可以使用患者自评问卷对睡眠质量进行睡眠量化评估,如匹兹堡睡眠质量指数量表(PSQI)。

2023 版指南特别提出了血管舒缩症状与睡眠障碍的相关性。中重度血管舒缩症状可能是围绝经期睡眠障碍的发病原因之一。从这个角度来讲,MHT 可以通过缓解夜间频繁发作的血管舒缩症状引起的觉醒进而改善睡眠(1 类推荐)。MHT是医疗措施,必须在有适应证、无禁忌证的前提下规范使用,MHT 适应证包含绝经相关的睡眠障碍(1 类推荐)。

三、2023 版指南相关内容立场与推荐的依据

在 2023 版指南编写过程中,执笔专家对关于围绝经期睡眠障碍的高质量研究文献进行检索分析、反复研讨后提出了 2023 版指南推荐。

(一)绝经与睡眠障碍的关系

睡眠障碍是常见的绝经相关的症状之一。引起围绝经期睡眠障碍的确切机制尚不明确,可能与女性在此阶段的性激素变化和绝经相关其他症状相关。孕激素具有抗焦虑和镇静作用,通过刺激苯二氮䓬类受体,有助于非快速眼动睡眠,进而

发挥维持睡眠的作用。雌激素则通过促进去甲肾上腺素的合成和分泌,增加快速眼动睡眠的时间,缩短入睡潜伏期。绝经过渡期孕激素缺乏和雌激素波动性下降与失眠、早醒等睡眠障碍相关。

绝经相关的其他症状与睡眠障碍也存在相互影响。在绝经过渡期,合并 VMS 的女性更有可能发生睡眠障碍,如夜间潮热出汗频繁发作时,引起女性频繁夜醒。绝经相关的焦虑或抑郁情绪与睡眠觉醒节律异常存在相关性。其中,抑郁状态或重度抑郁发作是睡眠障碍的独立影响因素。慢性睡眠障碍进一步加重女性焦虑和/或抑郁情绪,形成恶性循环。

慢性睡眠障碍严重影响更年期女性的日间功能,增加心脑血管疾病、代谢性疾病、精神疾病的风险。准确评估、有效治疗围绝经期睡眠障碍,对于提高生活质量和保持身心健康至关重要。

(二)MHT 与绝经相关睡眠障碍的关系

孕激素有一定的镇静作用。2022 版北美绝经指南中也提出,微粉化黄体酮可通过激动 γ- 氨基丁酸通路的作用缓解围绝经期失眠,建议晚上服药。雌激素可通过缓解血管舒缩症状改善合并血管舒缩症状的易醒、频繁夜间醒来等睡眠障碍。有 RCT 提示控制血管舒缩症状和情绪症状变量后,MHT 对于减少睡眠潜伏期和夜间觉醒次数仍有显著意义。

MHT 适应证中第一条就是绝经相关症状。作为常见的绝经相关症状之一,睡眠障碍可以通过 MHT 得到有效治疗。MHT 对合并血管舒缩症状的睡眠障碍患者可能更有效。因此,2023 版指南中特别强调,MHT 可以通过减少 VMS 导致的夜间觉醒次数而改善睡眠;各种类型的 MHT 均能改善绝经过渡期和绝经后期女性的慢性失眠症。

(三)睡眠障碍的非激素治疗

绝经健康管理策略中,向患者提供健康睡眠指导和睡眠卫生宣教,即失眠的行为认知疗法(CBT-I)是非常重要的非激素治疗手段。无论患者是否合并情绪障碍和/或血管舒缩症状,CBT-I 都可以作为围绝经期失眠的一线治疗选择。CBT-I 包括睡眠认知和睡眠行为习惯治疗。指导患者保持规律的睡眠时间,有睡意时尽早上床入睡;尽量避免不想睡觉时长期躺在床上。纠正扰乱睡眠的不良习惯,如入睡前避免服用含咖啡因的食物;尽量缩短入睡潜伏期,避免在准备入睡前或在床上看令人兴奋或紧张的书籍、视频等;保持适宜的室内温度、安静环境、床品软硬度等。

传统中药、针灸、推拿等中医治疗,对围绝经期睡眠障碍也有一定的疗效。根据国内文献,香附提取物异莰术醇有类似苯二氮䓬类药物激动剂的化学结构,通过激动 γ- 氨基丁酸通路发挥镇静作用。其他药物如镇静催眠药物、抗抑郁药物、抗癫痫药等,虽然可能对围绝经期失眠有缓解,但应谨慎考虑长期用药的各种副作用。

总之,需要对绝经过渡期和绝经后女性进行健康睡眠认知和睡眠行为习惯的科普宣教。绝经过渡期和绝经后发生的睡眠障碍是 MHT 的适应证。MHT 可能对合并 VMS 的睡眠障碍效果更确切。对于绝经后晚期开始的睡眠障碍和 MHT 不能达到满意疗效的睡眠障碍患者,应考虑到合并神经精神系统器质性疾病的可能,以及机体衰老本身对大脑功能及睡眠的影响,必要时与神经内科、心理科等多学科协作诊治。

临床病案解析

病例

患者,50 岁。因失眠 3 年就诊。

现病史:3 年前开始失眠,逐渐加重。夜间至少 1 个小时才能入睡,多梦、易醒,醒后入睡困难。有时潮热出汗,发作次数 3~6 次/d,入睡后会热醒。口服中药后潮热有所缓解,但仍然有失眠,经常需要服用艾司唑仑,自觉睡眠质量差,白天疲倦影响工作。

既往史:子宫肌瘤,定期随诊。高血压 1 年,药物控制可。

月经生育史:平素月经规律,G_3P_1,48 岁自然绝经。

体格检查:身高 158cm,体重 60kg,BMI 24.0kg/m^2。

辅助检查:盆腔超声提示子宫内膜厚度 0.4cm,单发子宫肌壁间肌瘤,直径 2.5cm;双附件区未见异常。改良 Kuppermann 评分 18 分,PSQI

评分 15 分。

　　诊断：绝经综合征；睡眠障碍。

　　治疗方案与思路：向患者宣教健康睡眠观念，调整睡眠行为习惯。给予戊酸雌二醇 1mg/d，微粒化黄体酮 100mg/d。嘱用药 1 个月后复诊。

　　专家点评：患者为绝经 2 年的女性，就诊主诉睡眠障碍合并血管舒缩症状。失眠、早醒等睡眠障碍症状严重影响生活质量，导致日间功能障碍。患者存在 MHT 适应证、无禁忌证，并有接受 MHT 的意愿，遂进行个体化方案选择，即绝经后无月经方案，选择低剂量的口服雌孕激素连续联合方案。子宫肌瘤是 MHT 的慎用情况，应注意随访。

（罗　敏）

参考文献

1. 陈蓉, 郁琦, 徐克惠, 等. 中国 14 家医院妇科门诊 40~60 岁患者绝经相关特征的调查. 中华妇产科杂志, 2013, 48 (10): 723-727.

2. LOBOS RA, KELSEY J, MARCUS R, et al. Menopause: biology and pathobiology. New York (NY): Academic Press; 2000.

3. AVIS NE, BRAMBILLA D, MCKINLAY SM, et al. A longitudinal analysis of the association between menopause and depression. Results from the Massachusetts women's health study. Ann Epidemiol, 1994, 4 (3): 214-220.

4. "The 2022Hormone Therapy Position Statement of The North American Menopause Society" Advisory Panel. The 2022hormone therapy position statement of The North American Menopause Society. Menopause, 2022, 29 (7): 767-794.

5. GEIGER PJ, EISENLOHR-MOUL T, GORDON JL, et al. Effects of perimenopausal transdermal estradiol on self-reported sleep, independent of its effect on vasomotor symptom bother and depressive symptoms. Menopause, 2019, 26 (11): 1318-1323.

6. CHEN R, TANG R, ZHANG S, et al. Xiangshao granules can relieve emotional symptoms in menopausal women: a randomized controlled trial. Climacteric, 202, 24 (3): 246-252.

第五节　认知与痴呆

一、2023 版指南要点

　　在绝经（更年期）门诊中，患者经常抱怨记忆力下降或"脑雾"，甚至担心未来发展为痴呆症。围绝经期脑雾泛指女性在绝经过渡期及绝经后发生的各种认知症状，主要体现在记忆力和注意力的下降，常见症状包括文字书写障碍，词语、姓名、事件或数字的回忆障碍，思路维持困难，注意力分散，动机遗忘（如忘记进入房间的事由），在不同任务之间切换障碍等。

　　2023 版指南强调了绝经对认知将产生持续的不良影响。从 MHT 的长期获益和风险角度考虑，尽早开始 MHT 对降低认知减退和阿尔茨海默病的风险有益，特别是对于手术绝经者。对于过早处于低雌激素状态的人群，如早发性卵巢功能不全、手术绝经等患者，认知功能减退的风险更大。因此，经评估后如无禁忌证应尽早开始激素补充治疗（HRT），并需要给予比 MHT 标准剂量较高的雌激素（2A 类推荐）。

二、2023 版指南相关内容的进展

　　2023 版指南延续了 2018 版的内容，不推荐仅为预防阿尔茨海默病而采用 MHT，单纯预防认知功能减退或痴呆症也不是 MHT 的适应证。

　　不同启动时机的 MHT 对女性认知功能的影响不同。从降低 MHT 相关痴呆症的风险考虑，应该尽早启动 MHT。绝经过渡期和绝经后早期启动 MHT 对认知功能是相对安全的，可能有利于维持认知功能和降低痴呆症的风险。2023 版指南明确指出年龄 ≥60 岁或绝经超过 10 年才启动 MHT 会对认知功能产生不利影响，增加痴呆的风险（1 类推荐）。

　　2023 版指南并没有限定有利于绝经过渡期和绝经后认知和痴呆预防的 MHT 药物种类、方

案以及使用期限。对有明确 MHT 适应证、同时合并记忆力下降的患者，制订 MHT 方案时，应结合生殖衰老分期、其他绝经相关症状、患者意愿综合考虑（详见第三章 MHT 的药物方案）。

三、2023 版指南相关内容立场与推荐的依据

在 2023 版指南编写过程中，执笔专家对关于围绝经期认知和痴呆问题的高质量文献进行检索分析、反复研讨后提出 2023 版指南推荐。

（一）绝经与认知功能下降的关系

随着年龄增长相关的全身各组织、器官衰老，中枢神经系统功能中的记忆力、反应速度和协调能力将有一定程度的下降。围绝经期认知功能下降有可能与情绪症状、睡眠障碍等绝经相关症状相关。绝经过渡期发生的认知力下降通常不会导致痴呆。对于没有阿尔茨海默病家族史的女性来说，60 岁之前患痴呆症是罕见的，中年女性中患病率大约为 293.1/10 万。在更年期门诊中，对于认知功能异常下降甚至可疑痴呆症的患者，应考虑多学科诊治。

多数文献均提出，手术绝经尤其是 40 岁之前手术绝经的患者存在痴呆症的独立危险因素。有研究提示，手术绝经患者的痴呆风险比自然绝经女性增加 18%；小于 46 岁手术绝经后不补充激素者比补充激素者的痴呆症风险高 70%。排除禁忌证后，手术绝经的年轻女性尽早开始 MHT 对于保护认知和预防痴呆症是明确有益的。

（二）MHT 与预防痴呆症的关系

在不同年龄段女性的临床研究中，MHT 在围绝经期认知功能保护方面的干预结局不尽相同。WHI 研究对大于 65 岁的老年女性启用激素治疗随访 5 年，结果显示无论是结合雌激素单药还是雌孕激素联合治疗，与安慰剂组相比，性激素治疗组总体认知衰退程度更明显，而且痴呆患病风险显著增加。在对这些老年女性停止激素治疗后长期随访 18 年，单雌激素组的痴呆症死亡风险降低了 26%，雌孕激素联合组无明显影响。研究人员分析解释，MHT 可能在治疗早期增加了这些老年女性痴呆症的患病风险，但远期影响总体是有益的。

另外在一些相对年轻的围绝经期队列研究中，与安慰剂相比，启动年龄小于 60 岁的绝经过渡晚期或绝经后早期 MHT 对认知功能无显著影响。在用药剂型方面，无论是口服结合雌激素＋微粒化黄体酮方案，还是经皮雌二醇＋口服微粒化黄体酮方案，激素治疗后认知功能评价与安慰剂组比较无明显差异。

总之，目前为止 MHT 对痴呆症的预防效果尚无定论。在国内外的各种指南中，MHT 未被批准单独用于预防认知功能衰退或痴呆症。

（三）健康生活方式对围绝经期认知功能的保护

大量文献均肯定了健康生活方式和身体锻炼对保护认知功能是有益的。在绝经（更年期）门诊，临床医生应注意指导患者的健康生活方式，降低痴呆症相关的风险因素，如加强体育锻炼、戒烟、限制饮酒、健康膳食、体重管理以及保持健康的血压、血糖、血脂状态，保护认知功能、预防痴呆的同时有益全身健康。在 2023 版指南中推荐了适当的体育锻炼，建议每周规律有氧运动 3~5 次，每周累计 150 分钟。

临床病案解析

病例

患者，52 岁，因绝经后记忆力下降 2 年就诊。

现病史： 50 岁自然绝经，绝经后自觉记忆力明显下降，如忘记好友姓名、手机密码；操作、学习困难，学习意愿低。因为记忆力下降经常自责、哭泣。睡眠差，夜间醒后入睡困难。白天偶尔潮热出汗，发作次数 1~2 次/d。

月经生育史： 既往月经规律，G_1P_1。

体格检查： 身高 165cm，体重 66kg，BMI 24.2kg/m^2。妇科检查：子宫略萎缩。

辅助检查： 盆腔超声提示子宫双附件未见异常，子宫内膜厚度 0.3cm。乳腺超声未见异常。

诊断： 绝经综合征。

治疗方案与思路： 绝经 2 年女性，可选无月经方案。因合并抑郁情绪，且本人因记忆力差要求简单方案，故予以替勃龙 1.25mg/d。嘱用药 1 个月后复诊。

专家点评： 患者为绝经后女性，认知力下降影

响生活质量。合并血管舒缩症状、情绪症状、睡眠障碍等多种绝经相关症状，有 MHT 适应证、无禁忌证，应尽早开始 MHT 治疗。从个体化方案选择方面，患者绝经后 2 年，可以采用连续联合方案或替勃龙方案。患者合并抑郁情绪，替勃龙对改善绝经后抑郁情绪更有优势。

（罗 敏）

参考文献

1. MAKI PM, JAFF NG. Brain fog in menopause: a health-care professional's guide for decision-making and counseling on cognition. Climacteric, 2022, 25 (6): 570-578.

2. COKER LH, ESPELAND MA, RAPP SR, et al. Postmenopausal hormone therapy and cognitive outcomes: the Women's Health Initiative Memory Study (WHIMS). J Steroid Biochem Mol Biol, 2010, 118 (4-5): 304-310.

3. ESPELAND MA, RAPP SR, SHUMAKER SA, et al. Conjugated equine estrogens and global cognitive function in postmenopausal women: Women's Health Initiative Memory Study. JAMA, 2004, 291 (24): 2959-2968.

4. RESNICK SM, MAKI PM, RAPP SR, et al. Effects of combination estrogen plus progestin hormone treatment on cognition and affect. J Clin Endocrinol Metab, 2006, 91 (5): 1802-1810.

5. GLEASON CE, DOWLING NM, WHARTON W, et al. Effects of hormone therapy on cognition and mood in recently postmenopausal women: findings from the randomized, controlled KEEPS-Cognitive and Affective Study. PLoS Med, 2015, 12 (6): e1001833.

6. HENDERSON VW, ST JOHN JA, HODIS HN, et al. Cognitive effects of estradiol after menopause: A randomized trial of the timing hypothesis. Neurology, 2016, 87 (7): 699-708.

7. CAO Q, TAN C, XU W, et al. The prevalence of dementia: a systematic review and meta-analysis. J Alzheimers Dis, 2020, 73 (3): 1157-1166.

8. HENDRIKS S, PEETOOM K, BAKKER C, et al. Global prevalence of young-onset dementia: a systematic review and meta-analysis. JAMA Neurol, 2021, 78 (9): 1080-1090.

9. ROCCA WA, GAZZUOLA-ROCCA L, SMITH CY, et al. Accelerated accumulation of multimorbidity after bilateral oophorectomy: a population-based cohort study. Mayo Clin Proc, 2016, 91 (11): 1577-1589.

10. CHOWDHARY N, BARBUI C, ANSTEY KJ, et al. Reducing the risk of cognitive decline and dementia: who recommendations. Front Neurol, 2022, 12: 765584.

11. MAKI PM, HENDERSON VW. Cognition and the menopause transition. Menopause, 2016, 23 (7): 803-805.

第六节 绝经相关其他躯体症状

一、2023 版指南要点

在 2023 版指南的 MHT 的适应证中列出的绝经相关症状包括月经紊乱，VMS（潮热、出汗），睡眠障碍（入睡困难、多梦易醒、夜间觉醒、缺乏深睡眠），疲乏无力，情绪障碍（如易激动、烦躁、焦虑、紧张、情绪低落、常感孤独、敏感多疑）（1 类推荐）；躯体症状（如胸闷、气短、心悸、肌肉关节痛、咽部异物感、皮肤异常感觉等），但需排除器质性疾病后再考虑与绝经相关，必要时可请相关专科会诊（2A 类推荐）。但事实上，在门诊就诊的围绝经期和绝经后女性会有诸多躯体症状，改善这些症状也是患者就诊的主要诉求，包括呼吸循环系统症状（如胸闷、气短、心悸、心慌等），胃肠道症状（吞咽困难、口苦咽干、咽部异物感、便秘等），肢体疼痛（腰背痛、肌肉关节痛等）和假性神经系统症状（肌肉麻木、皮肤感觉异常等），涉及全身多个系统、器官，还常常伴有焦虑和抑郁情绪。故 2023 版指南在"六、绝经相关症状的治疗策略"中再次提出治疗这些其他躯体症状的要点，注意这些躯体症状并不是绝经特有的，鉴别是否存在相应的器质性疾病尤为重要。患者应先到相关专科就诊，除排除器质性病变后再考虑与绝经相关，进行 MHT；如果 MHT 随访中这些症状缓解不满意，仍需返回专科重新评估或多学科会诊。

二、2023 版指南相关内容的进展

近年来，越来越多的证据证实由于卵巢功能

减退,雌激素水平下降,机体会出现一系列以自主神经系统功能紊乱为主,伴神经心理症状的一组综合征。在 2018 版指南中,MHT 的适应证提及绝经相关部分症状,但对其他躯体症状未给予明确指出,在 2023 版指南中明确提出 MHT 适应证包括绝经相关症状,其中细化了情绪障碍和心理问题(如易激动、烦躁、焦虑、紧张、情绪低落、常感孤独、敏感多疑)(1 类推荐)及躯体症状(如胸闷、气短、心悸、肌肉关节痛、咽部异物感、皮肤感觉异常等)(2A 类推荐)。情绪障碍与心理问题本身可以引起各种躯体不适,如心悸、胸闷、心慌、气短、腰背痛、肌肉麻木、皮肤感觉异常、食欲缺乏及上腹不适等;而诸多躯体症状又可以加重情绪障碍与心理问题,它们相互影响、恶性循环,表现为躯体症状反复出现,涉及多系统、多器官,危害明显,尤以围绝经期发生率高。进入围绝经期的女性,伴随年龄增加,身体多系统、器官功能逐渐减退,易出现各种器质性疾病;雌激素的下降,又加快加重了多器官功能的衰退,导致老年慢性疾病的发生发展。故在 MHT 前要认真甄别躯体症状是否是器质性疾病引起的,做到精准诊断。具体的操作可按照指南的初诊和随访流程,做好相关的问诊、查体和辅助检查。存在其他躯体症状时应先到相应专科排除器质性疾病,方能考虑与绝经相关,可给予 MHT;如果 MHT 后症状缓解不满意,仍需返回专科重新评估或多学诊疗,避免造成误诊和误治。

三、2023 版指南相关内容立场与推荐的依据

绝经后雌激素水平低下,失去了雌激素对血管内皮的保护,发生动脉粥样硬化改变的风险增加,同时低雌激素影响代谢,易出现高血脂、高血压、胰岛素抵抗、高血糖、体重增加和肥胖,这些代谢紊乱又增加了心血管疾病风险,可导致心血管疾病、代谢综合征、2 型糖尿病、骨质疏松和关节炎等。临床表现为心悸、胸闷、心慌、气短的冠心病症状,也可以表现为腰背疼痛、肌肉关节痛、肌肉麻木、皮肤感觉异常等躯体症状。

围绝经期及绝经后女性的精神行为调节受多种因素影响,雌激素水平低下使 5-羟色胺类神经递质的产生减少,多巴胺和去甲肾上腺素的合成与代谢变化,对精神和情绪产生影响,引起临床症状。有研究证据表明,雌激素通过与中枢神经系统、自主神经系统、结肠神经系统的雌激素受体结合发挥作用,调节神经递质的产生和作用,影响电兴奋性和突触功能,从而影响胃肠道的感觉和运动。雌激素水平低下可引起消化道临床症状,而功能性胃肠病患者又常常合并焦虑、抑郁等情绪障碍;有研究报道,功能性胃肠病女性患者的焦虑、抑郁患病率比男性高,焦虑障碍的患病率为 30%~50%,抑郁障碍的患病率为 20%~40%。而抑郁、焦虑等情绪障碍,又导致躯体症状的出现和加重。

另外有一项特殊的临床症状——咽部异物感,中医称为“梅核气”,表现为感觉有梅核卡在喉咙里,咳不出,也咽不下,可伴失眠、颈部紧束感、胸肋胀满等症状。有证据证实其也与围绝经期雌激素水平下降有关,临床报道应用 MHT 有效。

临床病案解析

病例 1

患者,47 岁,因“月经紊乱伴潮热出汗 1 年余,失眠、烦躁、胸部不适和咽部异物感半年”就诊。

现病史:近 1 年月经周期不规律,(4~30)天 /(24~90)天。因潮热出汗,失眠、烦躁、胸部不适和咽部异物感曾多次就诊于多个科室(心内科、耳鼻喉科和精神卫生科),全身各项常规检查无异常发现,精神卫生科考虑为轻度抑郁、焦虑情绪,建议服用抗抑郁、焦虑药物,但患者对药物的副作用和能否尽快停药有顾虑,拒绝用药。接受了中药治疗,用药后症状有所改善,停药后又复发,时好时坏,有逐渐加重的趋势。

体格检查:血压 116/74mmHg,心肺听诊无异常,肝脾未及,乳房未及异常。妇科检查:外阴阴道无异常,宫颈光滑,子宫前位、正常大小,双附件未及异常。

辅助检查:肝肾功能、空腹血糖、血脂四项、甲状腺功能五项及多项肿瘤标志物检查无异常

发现。妇科超声：子宫正常大小，子宫内膜厚度 0.3cm，双附件无异常。腹部超声、乳腺钼靶检查、低剂量肺 CT、冠脉 CTA 检查和两次电子咽喉镜检查亦无异常发现。改良 Kupperman 评分 18 分，以潮热出汗、失眠、情绪波动、抑郁和疲乏表现为主。

诊断：绝经综合征（中度）；失眠；抑郁焦虑情绪。

治疗方案与思路：本例患者围绝经期月经紊乱，应选择"来月经"方案，可连续序贯治疗使月经规律，同时可辅助中成药等。本例患者用 17β- 雌二醇片 /17β- 雌二醇地屈孕酮片，辅用中药舒眠胶囊口服、钙尔奇 D 600mg/d。服药半个月后绝经综合征症状快速改善，同时月经规律来潮。症状明显改善后渐停用舒眠胶囊，其他药物现继续应用中。

专家点评：该患者绝经综合征症状明显，有 MHT 适应证，经问诊、体检和辅助检查，无禁忌证，可以 MHT。患者属于绝经过渡期晚期，仍适用有月经方案，即雌孕激素序贯方案。患者以失眠和情绪障碍为主，所以用中药舒眠胶囊口服可行，也可请精神心理科联合治疗。

病例 2

患者，54 岁，绝经 2 年余，胃部憋胀伴消瘦 10 个月。

现病史：绝经 2 年多，绝经前后有潮热出汗，可以忍受，未行治疗。近 10 个月出现胃胀、食欲减退，偶有疼痛、恶心、乏力，体重下降 7kg，就诊消化内科，未发现异常，无特殊处理。

月经生育史：14 岁初潮，既往月经规律，周期 (5~7) 天 /(28~30) 天，月经量中等，无痛经史。G_3P_1。

辅助检查：甲状腺功能、常规肿瘤标志物检查均在正常范围。改良 Kupperman 评分 12 分，以感觉异常、失眠、抑郁和疲乏表现为主。^{14}C 呼气试验阴性。电子胃肠镜检查未见异常。PET/CT 检查无异常发现。

诊断：绝经综合征（轻度）；功能性胃肠病。

治疗方案与思路：患者绝经 2 年余，绝经前后有潮热出汗，目前主要表现是消化道症状，相应专科的系统检查，排除器质性疾病，考虑是绝经后低雌激素引起，可考虑 MHT 无月经方案。本例选择替勃龙 1.25mg/d，同时消化科对症用药治疗。用药 1 个月后上述症状明显好转，体重稳定，嘱继续服用替勃龙，其他药物渐停，定期随访。

专家点评：绝经 2 年后女性，有绝经相关症状，感觉异常经检查排除器质性病变，选择 MHT 是适合的。患者有明显的失眠、抑郁和疲乏症状，选择替勃龙可行，该药在体内的代谢产物具有雌激素、孕激素和雄激素三种活性，对以乏力、抑郁、性欲降低为主的女性具有更好的疗效。

（郭雪桃）

参考文献

1. PACE F, WATNICK PI. The interplay of sex steroids, the immune response, and the intestinal microbiota. Trends Microbiol, 2021, 29 (9): 849-859.

2. ZAMANI M, ALIZADEH-TABARI S, ZAMANI V. Systematic reviewwith meta-analysis: The prevalence of anxiety and depressionin patients with irritable bowel syndrome. Aliment Pharmacol Ther, 2019, 50 (2): 132-143.

3. TALLEY NJ. Functional dyspepsia: advances in diagnosis and therapy. Gut Liver, 2017, 11 (3): 349-357.

第七章

围绝经期异常子宫出血

第一节　围绝经期异常子宫出血的特点

一、2023 版指南要点

（一）围绝经期的定义

2023 版指南对于围绝经期的定义仍沿用 2018 版指南的 STRAW+10 分期系统：围绝经期包括绝经过渡期和绝经后 1 年。绝经过渡期分为绝经过渡期早期和绝经过渡期晚期。绝经过渡期早期开始的标志为 10 个月经周期中发生 2 次或以上邻近月经周期改变 ≥7 天。

（二）围绝经期 AUB 的特点

1. 排卵障碍相关异常子宫出血（abnormal uterine bleeding-ovulatory dysfunction，AUB-O） 是最常见的原因，最先出现的是孕激素缺乏。关于围绝经期异常子宫出血的特点，2023 版指南未做单独描述，但指出"单孕激素方案适用于绝经过渡期早期尚未出现低雌激素症状"，这是因为在绝经过渡期早期通常仅缺乏孕激素而雌激素尚不缺乏。卵巢衰退后常处于无排卵状态，排卵功能障碍是围绝经期女性 AUB 中最常见的原因。围绝经期阶段，卵巢功能并未彻底衰退，此时激素呈现复杂的波动性变化。在围绝经期，首先表现出的是孕激素缺乏，雌激素呈现波动性改变：由于卵巢功能衰退，通过负反馈机制，垂体分泌更多的 FSH，此时雌激素的分泌并未减少，甚至由于高 FSH 导致 E_2 增加，由于无排卵周期增加，导致孕激素缺乏。随着卵巢功能的进一步衰退才出现雌激素缺乏。

由于子宫内膜长期受雌激素作用而无孕激素拮抗，围绝经期 AUB 常常是雌激素突破性或撤退性出血。雌激素突破性出血有两种类型：①雌激素缓慢累积，维持在阈值水平，可发生间断性少量出血，内膜修复慢，出血时间长；②雌激素累积维持在较高水平，子宫内膜持续增厚，但因无孕激素转化作用，脆弱脱落而局部修复困难，临床常表现为一段时间闭经后的大量出血。无排卵性 AUB 的另一出血机制是雌激素撤退性出血，即在单一雌激素的持久刺激下，子宫内膜持续增生。此时，若有一批卵泡闭锁，或由于大量雌激素对 FSH 的负反馈作用，使雌激素水平突然下降，内膜因失去雌激素支持而剥脱出血。围绝经期可存在以上各种类型的出血机制，导致围绝经期 AUB 的出血模式有极大的个体差异，可表现为月经周期延长，经量减少，最后绝经；或月经周期不规则，经期延长，量增多，甚至大出血或出血淋漓不尽，继而经量逐渐减少，最终绝经；或月经突然停止。

2. 围绝经期 AUB 容易合并其他病症，在启动 MHT 前需要全面评估 与青春期相比，围绝经期女性器质性病变较多，在诊断围绝经期 AUB-O 时，一定要重视是否存在器质性病变。根据 PALM-COEIN 系统，器质性 AUB 病因主要有子宫内膜息肉、子宫腺肌病、子宫平滑肌瘤、子宫内膜恶变和不典型增生。围绝经期 AUB-O 常合并子宫肌瘤，有临床症状的子宫平滑肌瘤的患病率在围绝经期达到高峰，超过 30% 新诊断的子宫平滑肌瘤年龄在 45~49 岁，恰好处在围绝经期的年龄段。在绝经过渡期早期，由于尚不缺乏雌激素，子宫内膜长期受雌激素刺激而缺乏孕激素保护，容易发生内膜病变，因此在 MHT 前一定要先排除子宫内膜病变。不同于绝经后出血，目前尚无围绝经期 AUB 行内膜活检的子宫内膜厚度的标准阈值。围绝经期 AUB 是否行子宫内膜活检需要综合考虑。2023 版指南指出，年龄 ≥45 岁、长期不规律子宫出血、有子宫内膜癌高危因素以及药物治疗效果不显著者，应行子宫内膜病理检查以排除异常病变。对可疑子宫内膜病变者首选宫腔镜直视下活检。目前新型的门诊微型宫腔镜直径非常小，无需麻醉，适用于 AUB 的早期快捷诊断。

在上述器质性病变中，子宫肌瘤、子宫腺肌病是 MHT 的慎用情况，子宫内膜恶性病变是 MHT 的禁忌证。所以围绝经期 AUB 一定要通过全面的病史询问、体格检查、盆腔彩超等排除器质性病变，以评估是否可以进行 MHT，并为个体化 MHT 提供依据。

某些器质性疾病虽未明确列入 PALM-COEIN 分类中，但仍可引起异常出血，如卵巢颗粒细胞瘤。虽然卵巢颗粒细胞瘤相对少见，但成人型颗粒细胞瘤在 45~55 岁女性中最为常见，这与女性进入围绝经期的年龄重合，且绝大多数颗粒细胞瘤都分泌雌激素，因而也常表现出异常出血。

除了上述会导致 AUB 的器质性疾病需要在启动 MHT 前排除外，某些疾病虽然不会引起 AUB，但由于是 MHT 的禁忌证或慎用证，且在围绝经期发病率较高，所以也需要注意排除，如乳腺癌、胆石症。对于合并肥胖、高血压、糖尿病、高血脂等基础病的女性，血栓风险相对较高，需要仔细评估血栓风险。

3. 注意排除妊娠相关问题　围绝经期女性虽然妊娠可能性较育龄期显著降低，但由于仍存在不规律的排卵，所以可能还要注意排除妊娠，需要询问性生活及避孕情况以除外妊娠，必要时检测血 β-hCG。

滋养细胞肿瘤好发于育龄期，但仍有围绝经期妊娠滋养疾病导致不规则出血的报道。围绝经期滋养细胞肿瘤预后相对较差，容易漏诊，在围绝经期 AUB 的患者中一定要警惕排除滋养细胞肿瘤。

4. 重视围绝经期女性的全面健康管理　AUB 是围绝经期女性常见的症状之一，是妇科门诊最常见的就诊原因，但并不意味着围绝经期诊疗只需要管理月经周期。女性进入围绝经期后，生理、心理、社会角色都在进行转换，需要全面的健康管理，骨健康、心血管健康、心理健康、性健康、睡眠和认知等都是需要关注的问题。更年期保健一定是多学科、全面的。生活方式改善是最重要但却最容易被忽视的部分。女性进入围绝经期后，静态代谢率降低、体脂分布改变，向心性肥胖，导致胰岛素抵抗、心血管疾病风险增加，需要尽早进行个性化的饮食运动指导，改善不良生活习惯。

二、2023 版指南相关内容的进展

2023 版指南对进入绝经过渡期早期的标志仍定义为 10 个月经周期中发生 2 次或以上邻近月经周期改变 ≥7 天。2023 版指南不仅给出了进入围绝经期的标志，还首次指出中国女性开始进入围绝经期的平均年龄为 46 岁，并将既往的平均绝经年龄从 49 岁拓宽到了 48~52 岁，约 90% 的女性在 45~55 岁绝经。

2023 版指南指出，在围绝经期女性的所有妇科疾病咨询中，AUB 占 70% 以上。在 40~60 岁的人群中，76.5% 的患者在月经变化的过程中出现了绝经相关症状。由于围绝经期 AUB 也常合并其他绝经相关问题，如骨量减少或骨质疏松，2018 版指南将骨密度列为可选项目，2023 版指南则将骨密度更新为常规的辅助检查项目，这有利于进行早筛查、早诊断、早干预。

与之前的指南相比，在 MHT 禁忌证中，2023 版指南对“已知或可疑妊娠”“原因不明的阴道流血”两条进行了详细说明。在已知或可疑妊娠中特别列出了宫内妊娠、异位妊娠、滋养细胞疾病，提醒在因 AUB 前来就诊的围绝经期女性中，一定要综合考虑盆腔 B 超、生殖内分泌六项和人绒毛膜促性腺激素（human chorionic gonadotropin，hCG）的结果。在原因不明的阴道流血中，特别指出了病因分析的思路：肿瘤性、炎症、医源性、创伤性和卵巢功能失调。

（阮祥燕　杨　瑜）

参考文献

1. 中华医学会妇产科学分会绝经学组. 围绝经期异常子宫出血诊断和治疗专家共识. 协和医学杂志, 2018, 9 (4): 313-319.
2. 中华医学会妇产科学分会妇科内分泌学组. 异常子宫出血诊断与治疗指南 (2022 更新版). 中华妇产科杂志, 2022, 57 (7): 481-490.

第二节   围绝经期异常子宫出血的治疗原则

一、2023 版指南要点

绝经过渡期是 AUB 的高发时期,在围绝经期女性的所有妇科疾病咨询中,AUB 占 70% 以上,主要病因是卵巢功能衰退导致的 AUB-O。原因不明的阴道出血为 MHT 的禁忌证之一,因此对围绝经期患者进行 MHT 前需进行全面评估,仔细鉴别其病因。2023 版指南指出,需特别注意,年龄 ≥45 岁、长期不规律子宫出血、有子宫内膜癌高危因素以及药物治疗效果不显著者应行子宫内膜病理检查以排除异常病变。在中国 14 家医院妇科门诊 40~60 岁患者绝经相关特征的调查中,76.5% 的患者在月经变化的过程中出现了绝经相关症状,因此在绝经过渡期 AUB 诊疗中,要综合考虑绝经相关症状的治疗。围绝经期 AUB 相关诊治流程可参考中华医学会妇产科学分会绝经学组《围绝经期异常子宫出血诊断和治疗专家共识》和妇科内分泌学组《异常子宫出血诊断与治疗指南(2022 更新版)》。

二、2023 版指南相关内容的进展

2023 版指南将"绝经过渡期 AUB"列入围绝经期相关症状并提出了其治疗策略。围绝经期 AUB 的治疗必须以恰当的诊断为导向。排除妊娠和结构异常性疾病后,对于无结构异常的围绝经期 AUB 患者(如 AUB-O)可以采用多种非手术治疗方式。

因围绝经期女性具有无生育需求、血栓形成风险增加、内膜病变风险增高和距离绝经较近的特点,其治疗应遵循控制急性出血、调整周期、保护子宫内膜,避免再次异常出血和重度出血的原则。

AUB-O 是围绝经期 AUB 最常见的病因,主要原因是卵巢功能减退直至卵巢功能衰竭,导致稀发排卵或无排卵。药物治疗为主要治疗手段,需选择对全身影响较小、更安全的治疗方案和药物。药物治疗以激素为主,包括孕激素和复方口服避孕药(combined oral contraceptive,COC)。由于 COC 的使用与静脉血栓栓塞、脑卒中和心肌梗死等心脑血管疾病风险增加相关,因此 COC 在围绝经期女性中的使用需注意禁忌证和慎用情况。孕激素包括地屈孕酮、炔诺酮、醋酸甲羟孕酮、左炔诺孕酮片和 LNG-IUS。无贫血或轻度贫血时的孕激素止血,因停药后短期内即有撤退性出血,适用于血红蛋白 >80g/L 且生命体征稳定的患者,也称"子宫内膜脱落法"或"药物刮宫"。围绝经期急性重症出血的患者,在初步排除结构异常性病因后,多数急性重症 AUB 仍以药物治疗为首选,可选择口服孕激素、各种剂量和种类的 COC,氨甲环酸多为激素治疗的辅助用药。如果药物治疗止血效果不佳,需重新考虑存在结构异常性病因的可能。当药物治疗失败,或有药物治疗禁忌证(如血栓性疾病),或出血严重危及生命时,可考虑手术治疗,如分段诊刮术、子宫动脉栓塞术、宫腔球囊压迫术、宫腔镜检查和手术。达到止血目的后,仍需通过孕激素或雌孕激素序贯进行月经周期调节。

子宫内膜病变是绝经过渡期的常见问题之一。在不伴子宫内膜不典型增生的转归中,口服孕激素和 LNG-IUS 治疗均有效。口服孕激素或 LNG-IUS 的治疗时间建议至少为 6 个月,推荐行子宫内膜组织病理学检查进行随诊,子宫内膜增生逆转为正常后,对于绝经过渡期女性,仍应采取前述孕激素后半周期或全周期疗法控制月经,直至绝经。

药物治疗为子宫内膜局部异常所致异常子宫出血(abnormal uterine bleeding-endometrial disorder,AUB-E)的首选,推荐的药物治疗顺序为 LNG-IUS、氨甲环酸、非甾体抗炎药、孕激素、低剂量 COC。对于全身凝血相关疾病所致异常子宫出血(abnormal uterine bleeding-coagulopathy,AUB-C)的患者,激素为一线治疗,常用药物为 COC、LNG-IUS 和大剂量高效合成孕激素,长期使用可使子宫内膜萎缩,月经量减少。子宫内膜息

肉所致异常子宫出血(abnormal uterine bleeding-polyp,AUB-P)患者在息肉体积较大、有症状时,推荐宫腔镜下息肉切除及刮宫术,术后可考虑使用 LNG-IUS 或 COC 减少复发的风险。症状较轻、不愿手术的子宫腺肌病所致异常子宫出血(abnormal uterine bleeding-adenomyosis,AUB-A)患者可试用非甾体抗炎药、COC 连续使用、促性腺激素释放激素激动剂(GnRH-a)、LNG-IUS 等方法,年龄大、无生育要求、症状重或药物治疗无效者可行子宫全切术。子宫平滑肌瘤所致异常子宫出血(abnormal uterine bleeding-leiomyoma,AUB-L)药物治疗的目的是缓解子宫肌瘤相关症状,米非司酮和 GnRH-a 既可改善贫血又能缩小肌瘤,而 COC、LNG-IUS、氨甲环酸和非甾体抗炎药则只能改善贫血症状而不能缩小肌瘤,适合于非黏膜下肌瘤的重度月经量增多者。无生育要求的子宫内膜恶变和不典型增生所致异常子宫出血(abnormal uterine bleeding-malignancy and hyperplasia,AUB-M),建议患者行子宫全切术。

三、2023 版指南相关内容立场与推荐的依据

在 2023 版指南编写过程中,执笔专家对关于围绝经期 AUB 的高质量文献进行检索分析、反复研讨后提出了指南推荐。

1. 围绝经期 AUB 的基本情况　进入围绝经期的标志通常为潮热、月经失调等相关症状,尽管绝经的平均年龄是 49~51 岁,但围绝经期的开始年龄、持续时间和出血模式却有很大差异。而围绝经期最常见的月经改变为 AUB,即超出正常的月经量、持续时间、规律性或频率以外的出血。AUB 是围绝经期的标志性事件,在围绝经期患者的所有妇科咨询中,AUB 占 70% 以上,其发生率高,病因复杂,且易出现绝经相关症状,一直是妇产科医生关注的重点问题。

围绝经期 AUB 的主要病因是卵巢功能衰退导致的 AUB-O,除了常规进行止血和月经调节治疗,还需特别注意年龄 ≥45 岁、长期不规律子宫出血、有子宫内膜癌高危因素以及药物治疗效果不显著者,这类患者应行子宫内膜病理检查以排除异常病变。

2. 围绝经期 AUB 的诊治流程　首先进行患者的一般情况评估:①出血史和出血模式;②全身查体、妇科检查。再根据患者的发病基本情况进行实验室检查:①血常规、甲状腺功能、人绒毛膜促性腺激素;②凝血功能。并明确排卵情况,最后评估盆腔器官和子宫内膜:①经阴道超声检查;②必要时行子宫内膜活检;③宫腔镜检查协助诊断。

AUB-O 是由内分泌异常引起的出血,诊断后主要进行止血和激素调整周期治疗,止血主要采用药物治疗,药物主要使用甾体激素,包括孕激素和 COC。如果药物治疗失败,或患者不能耐受药物治疗,或怀疑子宫内存在器质性疾病,则应选择手术治疗。手术治疗可以选择分段诊刮术,可迅速止血,并具有诊断价值,了解子宫内膜病理,排除恶性病变。特别要注意对于绝经过渡期病程长、有肥胖等子宫内膜癌高危因素的患者,应优先考虑进行分段诊刮术。对于超声提示宫腔内异常者,可以在宫腔镜下进行诊刮术,以提高诊断率。

AUB 患者第一阶段止血治疗后,需进行月经周期的调节,并预防病情复发和内膜异常病变。

3. 围绝经期 AUB 的治疗原则与方案　围绝经期 AUB 患者治疗的原则:控制急性出血、调整周期、保护子宫内膜,避免再次异常出血和重度出血。具体使用方案如下。

(1)控制急性出血

1)围绝经期急性重症出血的处理:在初步排除结构异常性疾病后,急性重症 AUB 的治疗多数仍以药物治疗为首选,可选择口服孕激素、各种剂量和种类的 COC,氨甲环酸多为激素治疗的辅助用药。各种药物的剂量由患者的出血量、血红蛋白量及合并疾病等因素决定。需要指出的是,如果药物治疗止血效果不佳,还需要重新考虑结构异常性疾病的可能。

Ⅰ.炔诺酮:根据出血量酌情每天使用炔诺酮 5~15mg。如出血量多,可每次 5mg,每 8 小时 1 次至血止;出血停止后 3~7 天减量至每次 5mg,每 12 小时 1 次;使用 3~7 天后,如无突破性出血再次减量为每天 1 次,每次 5mg,用药至 21~25 天。为防止药物减量过程中发生突破性出血,也可选择每次 5mg,每 8 小时 1 次,至血红蛋白量正常,或共服药 22 天后停药;停药后 3~7 天发生撤退性出血。

Ⅱ. COC：首先要排除 COC 使用的禁忌证。COC 是含有雌激素和孕激素、用来控制生育的复合甾体激素制剂，应排除禁忌证，尽量选择最低有效剂量。严重的出血，可使用含炔雌醇 30~35μg 的 COC，每次 1 片，每日 2~3 次，直至出血停止后，按照每 3~7 天减量 1/3 的原则逐渐减量，至每天 1 片维持，待血红蛋白量正常后停药。停药 7 天后，再次服用低剂量 COC（含 20~30μg 炔雌醇），每天 1 片，连续应用 3~6 个周期。

Ⅲ. 醋酸甲羟孕酮：每次 10~20mg，每 8 小时 1 次，血止后减量至每天 10mg，共服 22 天。

Ⅵ. 左炔诺孕酮：每 12 小时 1 次，每次 0.75mg，止血后减量至每天 0.75mg，共服 22 天。

2）当药物治疗失败，或有药物治疗禁忌证（如血栓性疾病），或出血严重危及生命时，可考虑手术治疗。

Ⅰ. 分段诊刮术：单纯的分段诊刮术只有止血、明确子宫内膜病理诊断的作用，所以"一次应用有效"。后续的周期控制需要药物治疗。应避免反复不必要的使用。

Ⅱ. 子宫动脉栓塞术：作为二线治疗方案，仅用于抢救生命。虽有治疗后再次妊娠的报道，但增加妊娠期并发症或合并症概率，且有卵巢早衰的风险。

Ⅲ. 子宫腔球囊压迫术：球囊内注射 5~30ml 生理盐水后置入并压迫子宫腔，用于急性大量出血、无明显子宫内膜器质性疾病的患者。

Ⅵ. 宫腔镜检查和手术：疑有子宫内膜器质性疾病、子宫内膜息肉、子宫黏膜下肌瘤所致急性出血时，可行宫腔镜下诊刮术、息肉切除术、子宫黏膜下肌瘤切除术等。

（2）长期管理：止血治疗后对围绝经期 AUB 患者进行性激素周期调节，因引起患者 AUB 的病因并未去除，停药后多数患者会复发，需随后以孕激素或 COC 来控制周期，防止异常出血复发和子宫内膜病变。

1）口服孕激素：分为后半周期疗法和全周期疗法，孕激素后半周期疗法用药 10~14 天，对于减少月经量的作用有限，不适合月经量大的患者。

2）孕激素全周期疗法：用药 ≥20 天 / 周期，在后半周期疗法控制不好时采用。在长期孕激素管理时，地屈孕酮可充分转化子宫内膜，与其他合成孕激素相比不增加乳腺癌和血栓的风险。

3）LNG-IUS：在子宫腔内局部释放左炔诺孕酮，抑制子宫内膜生长，可减少出血量，预防不排卵导致的子宫内膜增生及 AUB-O 合并的子宫内膜增生。特别适合病程长、病情反复发作、肥胖和围绝经期患者。LNG-IUS 的应用过程中有一些常见的副作用（如点滴出血等），建议放置前充分告知患者以增加放置后的依从性。

4）低剂量 COC：可很好地控制周期，尤其适用于有避孕需求的患者。一般在止血用药撤退性出血第 3~5 天开始下一周期服药，建议规律使用 COC 3~6 个周期，病情反复者可酌情长期使用。应注意 COC 的潜在风险。

5）雌孕激素序贯法：如孕激素治疗后无撤退性出血，考虑为内源性雌激素水平不足者，可采用雌孕激素序贯法。

AUB 在围绝经期妇女中较常见，也是妇女医疗保健机构临床实践中重要的部分，在诊断中应在仔细排除恶性肿瘤和癌前病变后，再按照围绝经期 AUB 的诊治原则进行治疗。当 AUB 出血量大引起严重贫血或血容量不足，或出血过于频繁使患者不适，并对其生活质量产生重大影响时，需要及时进行干预。

临床病案解析

病例 1

患者，51 岁，因"月经紊乱半年，阴道大量流血 7 天"急诊就诊。

现病史： 半年前开始出现月经紊乱，周期延长为 40~60 天左右，经期不变，经量无明显变化，末次月经为 2 个月前。7 天前无明显原因出现月经量增多，经期延长。经量较前增多 2 倍左右，每天可湿透卫生巾 10 余片，伴头疼、乏力。

既往史： 5 年前诊断"高血压"，目前口服"硝苯地平"治疗。10 年前诊断"乙肝病毒携带者"。

月经生育史： 既往月经规则，5 天 /30 天，量中等，无痛经。G_1P_1，顺产 1 次，工具避孕。

家族史： 父亲患高血压，余无特殊。

体格检查： 体重 54kg，身高 162cm，血压 100/

70mmHg。眼睑、口唇苍白，贫血貌，腹膨隆，双下肢对称性中度水肿，余查体无特殊。妇科检查：正常女性外阴，阴道内见多量鲜红色血迹，擦拭后见子宫颈光滑，子宫前位、活动好，双侧附件（-）。

辅助检查：Hb 86g/L，尿 hCG（-）。妇科 B 超提示子宫大小正常，子宫内膜厚度 1cm，回声不均，双附件未见明显异常。

初步诊断：AUB-O？；中度贫血；高血压；乙肝病毒携带者。

治疗方案与思路：

1. 病例特点　①51 岁围绝经期女性；②月经紊乱半年余，大量急性出血；③查体：血压 100/70mmHg，查体未见明显异常。④B 超：内膜 1cm，回声不均。血常规：Hb 86g/L。

2. 鉴别诊断　①子宫内膜病变引起的围绝经期 AUB：患者既往无明显完全不规则出血，且近半年月经稀发，考虑出血由无排卵引起，但需要进一步检查，取内膜活检除外内膜病变；②妊娠相关的异常出血：患者有停经史，但患者为 51 岁围绝经期女性，B 超未提示宫腔内妊娠物，双侧卵巢未见黄体声像。

3. 处理和随诊

（1）进一步检查：①凝血功能、生化系列、血型、传染病系列等术前化验；②给予铁剂，纠正贫血治疗。

（2）处理原则：①积极完善术前辅助检查；②急诊行诊刮术，并取内膜活检。

（3）术后情况：患者术后恢复良好，术后 1 天阴道出血停止，生命体征平稳，出院．出院后 1 周，病理提示"增生期子宫内膜"。

（4）确定诊断：围绝经期（AUB-O）；中度贫血；高血压；乙肝病毒携带者。

专家点评：此患者因急性 AUB 急诊就诊，大量阴道流血导致中度贫血，治疗原则为积极止血治疗，同时给予铁剂和其他支持治疗。诊刮术是急性 AUB 的止血方式之一，且常常用于生命体征平稳的围绝经期急性 AUB 患者，止血效果明确，刮出的子宫内膜进行病理检查，以明确子宫内膜所受的性激素影响、是否存在增生性病变及排除子宫内膜癌。该患者经诊刮止血、排除了子宫内膜器质性病变后，还需要后续管理、调经治疗，协助她平稳过渡到绝经期。调经的方法可以采用

孕酮后半周期疗法规律撤退性出血，也可以宫内放置 LNG-IUS，减少月经量，避免急性 AUB-O 复发。一旦出现围绝经期症状，可以适当加用雌激素以改善围绝经期症状。如果患者发生 AUB-O 的同时存在围绝经期症状，也可考虑使用 MHT。

病例 2

患者，54 岁，因"月经稀发 1 年，淋漓出血 2 月余"于 2020 年 10 月 28 日就诊。

现病史：1 年来月经稀发，LMP：2020 年 7 月 30 日，出血量同以往月经。2020 年 8 月 30 日少量出血 2 天，9 月中开始出血，间断淋漓不净。曾口服中药止血效果不佳。

月经生育史：初潮 14 岁，既往月经规律，7 天 /30 天，量中等，无痛经。G_1P_0。

辅助检查：TCT（-），HPV（-）。妇科 B 超提示子宫肌瘤 2.8cm，内膜厚度 0.3cm，双侧卵巢有囊泡。

初步诊断：异常子宫出血（AUB-O）。

治疗方案与思路

1. 病例特点　①54 岁围绝经期女性，绝经偏晚；②停经后淋漓，出血不止，出血量不大；③B 超内膜不厚；④反复发生。

2. 鉴别诊断　①AUB 的其他类型；②妊娠相关的阴道出血；③生殖道恶性肿瘤；④生殖道炎症。

3. 处理及随诊　口服宫血宁 2 粒 / 次，3 次 /d，3 天后血止。

2020 年 11 月 4 日查性腺六项：LH 30.84IU/L，FSH 26.38IU/L，E_2 26pg/ml，P 0.39ng/ml，PRL 8.67ng/ml，T 1.02nmol/L。

2020 年 11 月 22 日再次淋漓出血 2 周，给予醋酸甲羟孕酮（MPA）治疗 10 天．

2020 年 12 月 30 日撤退性出血，淋漓 10 天。

2021 年 1 月 5 日复查 B 超提示内膜回声 0.5cm。1 月 12 日再次就诊，考虑为低雌激素经后淋漓。给予戊酸雌二醇 2mg/d×21 天，后 10 天加用地屈孕酮 20mg/d，共 3 个月，撤退性出血规律，无服药中出血。此后月经稀发，量少，5 天结束。

2021 年 12 月因停经 3 个月，复查 B 超提示子宫后位，4.3cm×4.6cm×5.1cm，表面不平，回声

不均,后壁低回声结节 0.9cm,后壁底部低回声结节 3.2cm,内膜回声中等厚 0.3cm。左侧卵巢(-);右卵巢 3.4cm×2.6cm×2.7cm,最大囊泡 1.9cm,盆腔游离液(-)。此后绝经。

专家点评:低雌激素型 AUB-O 常常发生于绝经过渡期晚期。此类患者卵巢储备已近末势,排卵稀少,产生雌激素波动,水平偏低。往往较长时间不排卵后雌激素较大波动导致子宫内膜部分脱落出血。虽然子宫内膜不厚,但因为缺乏孕激素作用,螺旋小动脉形成不够,子宫内膜脱落不完全,不能形成自限性月经。临床表现为伴或不伴停经的淋漓出血。个别病例可大出血。孕激素治疗在撤退性出血后内膜修复慢以致淋漓不尽。可根据 2017 年 AUB-O 指南对于低雌激素性 AUB-O 患者选择 HRT 3~6 个月,即天然雌激素 1~2mg/d×21 天 + 天然孕激素 ×10 天进行人工周期管理月经,如有效也可长期使用。另外,围绝经期 AUB-O 治疗中始终不可忽视肿瘤问题。如上述治疗均无效,必要时行宫腔镜检查和内膜活检。

病例 3

患者,42 岁,因"月经频发 5 年,经前后淋漓、潮热 1 年"于 2021 年 1 月 5 日就诊。

现病史:患者既往月经规律,7 天 /28 天,近 5 年月经周期缩短至 7 天 /23 天,近 1 年出现经前后淋漓出血,伴潮热。末次月经:2021 年 12 月 27 日,量少,经前淋漓。

月经生育史:月经初潮 15 岁,G_2P_0,药物流产 2 次。2020 年 9 月行体外受精 - 胚胎移植未孕,11 月再次体外受精,因卵巢反应不好放弃。

辅助检查:2020 年 8 月于月经第 2 天(卵泡期)查性腺六项:FSH 2.45IU/L,E_2 191.10pg/ml;9 月复查 FSH 14.98IU/L,AMH 0.37ng/ml。月经第 17 天查 B 超提示内膜厚度 0.4cm,左侧卵巢见黄体。月经第 1 天复查 FSH 9.15IU/L。

初步诊断:异常子宫出血(AUB-O)。

治疗方案与思路

1. 病例特点　①42 岁围绝经期女性,未生育;②月经频发,经前后淋漓;③促排卵,卵巢反应不佳。

2. 鉴别诊断　①AUB 的其他类型;②妊娠

相关的阴道出血;③生殖道恶性肿瘤;④生殖道炎症。

3. 处理及随访　给予戊酸雌二醇 1mg/d 持续服药。服药后月经规律,仍频发经前淋漓,2021 年 3 月因准备再次体外受精要求调整卵巢功能,改为戊酸雌二醇 1.5mg/d 持续口服,基础体温升高第 2 天口服地屈孕酮 20mg/d,共 10 天。2017 年 4 月用 MCG 促排卵无优势卵泡生长,2021 年 6—8 月因 TCT、HPV 异常行阴道镜检查及宫颈病变治疗,放弃生育。此后继续雌孕激素人工周期,月经规律,无淋漓。

专家点评:低雌激素无排卵撤退性出血出现时有些患者尚有生育要求,增加了处理难度。可以补充小量天然雌激素缓解淋漓症状,效果不佳时可酌情加量或改为人工周期。此期患者还有自发的妊娠可能,因此注意用药选用天然雌孕激素。

(杨 欣　韩茹雪　苏德慧)

参考文献

1. 阮祥燕, 杨欣. 围绝经期异常子宫出血诊断和治疗专家共识. 协和医学杂志, 2018, 9 (4): 313-319.
2. 中华医学会妇产科学分会妇科内分泌学组. 异常子宫出血诊断与治疗指南 (2022 更新版). 中华妇产科杂志, 2022, 57 (7): 481-490.
3. HARLOW DS, MARGERY G, HALL JE, et al. Executive summary of the Stages of Reproductive Aging Workshop + 10: addressing the unfinished agenda of staging reproductive aging. Menopause, 2012, 19 (4): 387-395.
4. 中华医学会妇产科学分会绝经学组. 绝经期管理与激素补充治疗临床应用指南 (2012 版). 中华妇产科杂志, 2013, 48 (10): 795-799.
5. GRADY D. Management of menopausal symptoms. N Engl J Med, 2006, 355 (22): 2338-2347.
6. MUNRO MG, CRITCHLEY HOD, FRASER IS. The FIGO classification of causes of abnormal uterine bleeding in the reproductive years. International Journal of Gynecology & Obstetrics, 2011, 95 (1): 2204-2208.
7. MUNRO MG, CRITCHLEY HOD, BRODER MS, et al. FIGO classification system (PALM-COEIN) for causes of abnormal uterine bleeding in nongravid women of reproductive age. Int J Gynaecol Obstet, 2011, 113 (1): 3-13.
8. Committee on Practice Bulletins—Gynecology. Practice bulletin no. 128: diagnosis of abnormal uterine bleeding in reproductive-aged women. Obstetrics & Gynecology,

2012, 120 (1): 197-206.

9. SPENCER CP, WHITEHEAD MI. Endometrial assessment revisited. Br J Obstet Gynaecol, 1999, 106 (7): 623-632.

10. JAMES AH, KOUIDES PA, ABDUL-KADIR R, et al. Evaluation and management of acute menorrhagia in women with and without underlying bleeding disorders: consensus from an international expert panel. Eur J Obstet Gynecol Reprod Biol, 2011, 158 (2): 124-134.

11. American College of Obstetricians and Gynecologists. Committee opinion no. 557: Management of acute abnormal uterine bleeding in nonpregnant reproductive-aged women. Obstet Gynecol, 2013, 121 (4): 891-896.

12. MUNRO MG, MAINOR N, BASU R, et al. Oral medroxyprogesterone acetate and combination oral contraceptives for acute uterine bleeding: a randomized controlled trial. Obstet Gynecol, 2006, 108 (4): 924-929.

第三节　围绝经期异常子宫出血合并绝经症状的治疗

一、2023 版指南要点

尽管 2023 版指南并未就绝经过渡期时的 AUB 做过多篇幅的解释，但着重指出，应关注月经变化过程中伴发的 VMS 等绝经相关症状。2023 版指南建议参考国内近期 AUB 指南或共识的相关内容处理 AUB 兼有低雌激素症状的患者。

《异常子宫出血诊断与治疗指南（2022 更新版）》指出：对围绝经期 AUB-O 患者，有适应证、无禁忌证者可启动绝经期雌孕激素治疗，调整月经周期，同时防治雌激素缺乏的相关症状，推荐使用安全性更好的天然雌激素与天然孕激素或地屈孕酮组成的雌孕激素序贯方案。

《围绝经期异常子宫出血诊断和治疗专家共识》指出：如孕激素治疗后不出现撤退性出血，考虑为内源性雌激素水平不足者，可采用雌孕激素序贯法。绝经过渡期患者伴有绝经症状且单纯孕激素定期撤退不能缓解者，按 MHT 原则处理。

对于有禁忌证或不愿选择雌激素的围绝经期 AUB 患者，可以选择中成药、植物药、精神类药物等（详见第四章非 MHT 治疗）。本节重点讲述合并低雌激素症状的处理，关于围绝经期 AUB 的止血和周期调整不再赘述。

二、2023 版指南相关内容的进展

流行病学调查显示，围绝经期女性的月经紊乱和绝经相关症状常常合并出现。门诊患者多以月经紊乱为主诉，采集病史时可能忽略其他绝经相关症状。如何在治疗 AUB 的同时处理绝经相关症状，对医生提出了更多的挑战。这要求使用的激素类药物既能使月经周期规律，不增加不规则出血，还要缓解绝经相关症状，甚至要根据需求解决避孕问题。

口服孕激素在治疗月经异常的同时，也可使部分绝经症状得到缓解。若单用口服孕激素调整月经效果差且考虑为雌激素相对不足或不能有效缓解绝经症状，则需加用雌激素。此时一般采用雌孕激素序贯方案，如果已经放置 LNG-IUS，则可加用口服或经皮雌激素治疗。具体药物种类和剂量选择应个体化。

对需要加用雌激素治疗的女性，从围绝经期开始治疗，是在"窗口期启动"的最好执行方式。在此阶段 MHT 获益风险比更高，更容易获得心血管的保护作用。在骨健康方面，随着围绝经期卵巢功能逐渐下降，雌激素降低，骨密度下降速度加快，绝经前 1 年至绝经后 2 年是女性骨健康最为关键的时期。骨量一旦丢失，很难再恢复，雌激素开始降低时便开始 MHT，能使骨量维持在丢失前的水平。如果在绝经一段时间后才开始补充雌激素，骨量只能维持在丢失后的水平，因此对骨健康而言，越早开始雌激素治疗，获益越多，骨丢失程度越小。在中枢神经系统分析，尽早开始 MHT 对降低认知减退和阿尔茨海默病的风险有益。如果在年龄 ≥60 岁或绝经超过 10 年才启动 MHT 反而会对认知功能产生不利影响，增加痴呆的风险。在糖脂代谢、皮肤、骨关节、肌肉等方面，也存在早期使用获益更多的现象。总之，如果在绝经

过渡期就开始 MHT,更容易获益,风险更低。当然,也要仔细选择有适应证的患者,排除禁忌证,仔细评估慎用情况,定期监测,个体化用药。

尽管我国较少在围绝经期使用复方激素类避孕药(combined hormonal contraceptives,CHCs),但在世界范围内,仍有很多有避孕需求的女性在围绝经期使用 CHCs。CHCs 可用于月经过多或不规律月经且需要避孕的患者,伴有绝经症状时无须加用 MHT 药物,因为 CHCs 亦可以缓解VMS 等症状,但如停药时间长会有低雌激素症状的反复。有证据表明,低剂量的雌激素制剂更安全,即使是低剂量 CHCs(20μg 炔雌醇)也可防止围绝经期女性的骨密度损失。年龄本身并不是 CHCs 使用的禁忌证,美国 FDA 批准在围绝经期使用 CHCs,但应用时要注意排除具有心血管风险因素(吸烟、肥胖和高血压)的女性。与含炔雌醇的 CHCs 相比,含 17β- 雌二醇的 CHCs 对促凝血因子的代谢影响较小,但目前国内还没有含17β- 雌二醇的 CHCs 上市。

三、2023 版指南相关内容立场与推荐的依据

2023 版指南对于围绝经期 AUB 合并低雌激素症状的解决方案做了精练的概括,但临床处理此类问题还存在若干疑问,如雌激素的剂量,添加雌激素是否回引起月经模式改变,可否单独使用孕激素治疗 VMS。

1. **孕激素治疗**　有文献报道,单用孕激素制剂就可有效治疗 VMS,包括甲羟孕酮 10mg/d、甲地孕酮 20mg/d 和微化黄体酮 300mg/d。但是缺乏长期单用孕激素治疗围绝经期症状的安全性研究。2022NAMS 指出,与安慰剂相比,每晚 300mg的微量黄体酮可显著降低 VMS(潮热和盗汗)并改善睡眠。在一些研究中,合成孕激素也显示出对 VMS 有益。由于缺乏长期研究,单独使用孕激素治疗 VMS 是超出适应证的。

2. **雌孕激素序贯治疗**　在围绝经期使用雌孕激素序贯治疗可以很好地改善 VMS 症状,还可以获得骨健康、保护认知等额外好处。然而,各个指南没有针对围绝经期雌激素的剂量给出答案。2020 年韩国更年期激素治疗指南指出绝经前使用 HRT 的剂量通常比绝经后 MHT 中使用的剂量大,因此,突破性出血可能发生更少。然而,也有专家认为围绝经期女性尚能保持一定程度的卵巢功能和生成内源性雌激素,低剂量激素治疗方案可能是有效的。事实上,关于绝经过渡期 HRT对月经出血模式影响的数据非常少,大多数研究集中在 HRT 对低雌激素相关绝经症状的改善。P De Franciscis 比较了低剂量 -HT 配方与周期性孕激素治疗对围绝经期月经紊乱女性出血模式和VMS 的影响,结果表明,1mg 微粉化 17β- 雌二醇与 10mg 去氧孕烯酮联合使用,可有效控制绝经过渡期女性的不规则出血和 VMS。

3. **CHCs 的使用**　无肥胖、吸烟、高血压和其他心血管疾病等危险因素,年龄在 40~55 岁的女性可谨慎使用。对于有避孕需求的围绝经期 AUB 女性,应仔细筛选每个人的风险因素后,可用低剂量口服避孕药。很多文献支持低剂量COCs 可有效控制不规则出血和缓解潮红症状。在使用低剂量 COCs 的情况下,由于在 7 天无药期内围绝经期症状可能凸显,因此建议使用连续的 COCs 或间隔期较短的 COCs。2020 年韩国更年期激素治疗指南也指出,低剂量 COCs 经过个体风险因素评估后,可作为个体化治疗方案改善更年期症状。

关于 COCs 对骨密度的影响,数据尚有争议。大多数研究支持 COCs 对骨密度有积极影响,而没有研究发现负面的影响。Troìa L 认为,低剂量CHCs(20~35μg 雌激素)可预防低雌激素的围绝经期女性的骨密度损失,与仅服用钙剂的对照组相比,CHCs 组女性的骨密度随着 CHCs 的使用而增加。这种积极效应能否转化为降低骨折风险尚不清楚。

综上所述,在临床工作中要重视围绝经期AUB 合并低雌激素症状的存在,临床医生在选择药物时要兼顾患者需求,必须基于个体化的药物治疗,选择有效且安全性高的药物方案。

临床病案解析

病例

患者,49 岁,因"月经紊乱半年,潮热出汗、心

悸失眠2个月"就诊。

现病史：半年前患者因阴道不规则出血20余天就诊，体格检查、辅助检查未见异常，诊断为AUB-O，并给予地屈孕酮10mg b.i.d.×10天止血。停药后再次出现停经、阴道出血情况，遂每月给予后半周期地屈孕酮调经，期间月经规律。2个月前患者出现潮热出汗，影响睡眠，伴有心悸。

既往史：因子宫内膜息肉分别于3年前、5年前行宫腔镜手术，术后病理显示子宫内膜息肉。

生育史：G_2P_1。

诊断：绝经综合征；围绝经期AUB-O。

治疗方案与思路：患者半年前确诊为围绝经期AUB-O，考虑既往有2次子宫内膜息肉手术史，AUB反复出现，故给予后半周期孕激素调经和保护子宫内膜。随着围绝经期时间延长，患者在单纯孕激素缺乏的基础上，开始出现低雌激素症状，此时应考虑加用雌激素方案，天然雌激素1~2mg/d+地屈孕酮10mg 2次/d×（10~14）天（每月后半周期）连续序贯或周期序贯法。

专家点评：此病例注意要点：①当围绝经期出现低雌激素症状，只要评估有适应证、无禁忌证且患者有MHT意愿即可启动，无须行激素检测。②注意孕激素需要足量足疗程使用。③该患者还应注意心悸症状，需排除心脏疾病。

（惠　英）

参考文献

1. Academic Committee of the Korean Society of Menopause. The 2020 menopausal hormone therapy guidelines. J Menopausal Med, 2020, 26 (2): 69-98.
2. BITZER J. Overview of perimenopausal contraception. Climacteric, 2019, 22 (1): 44-50.
3. DE FRANCISCIS P, COBELLIS L, FORNARO F, et al. Low-dose hormone therapy in the perimenopause. Int J Gynaecol Obstet, 2007, 98 (2): 138-142.
4. DELAMATER L, SANTORO N. Management of the perimenopause. Clin Obstet Gynecol, 2018, 61 (3): 419-432.
5. Management of Osteoporosis in Postmenopausal Women: The 2021 Position Statement of The North American Menopause Society''Editorial Panel. Management of osteoporosis in postmenopausal women: the 2021 position statement of The North American Menopause Society. Menopause, 2021, 28 (9): 973-997.
6. TROIA L, MARTONE S, MORGANTE G, et al. Management of perimenopause disorders: hormonal treatment. Gynecol Endocrinol, 2021, 37 (3): 195-200.
7. 中华医学会妇产科学分会妇科内分泌学组. 异常子宫出血诊断与治疗指南 (2022更新版). 中华妇产科杂志, 2022, 57 (7): 481-490.
8. 中华医学会妇产科学分会绝经学组. 围绝经期异常子宫出血诊断和治疗专家共识. 中华妇产科杂志, 2018, 53 (6): 396-401.
9. 中华医学会妇产科学分会妇科内分泌学组. 排卵障碍性异常子宫出血诊治指南. 中华妇产科杂志, 2018, 53 (12): 801-807.

第八章

绝经相关骨质疏松与肌少症

第一节　绝经后骨质疏松概述

随着我国人口老龄化，绝经后骨质疏松发病率快速增长，已成为重要的公共健康问题，具有高发病率、高致残率、高死亡率及高医疗费用的特点。本节将对绝经后骨质疏松的定义、诊断方法等问题进行讨论，以期指导临床实践，促进临床医生对绝经后骨质疏松的全面了解和认识，提高绝经后骨质疏松的诊治水平。

一、骨质疏松的定义与发病机制

1994 年世界卫生组织（WHO）将骨质疏松（osteoporosis，OP）定义为骨量低下，骨组织微结构破坏，导致骨脆性增加，易发生骨折的全身性骨病。该定义在临床应用数年，随着研究深入，骨质量的概念被引入，2001 年美国国立卫生研究院（NIH）将骨质疏松定义为以骨强度下降和骨折风险增加为特征的骨骼系统疾病。骨强度反映骨密度和骨质量，骨质量包括骨的结构、骨矿化、骨的有机质、骨的损害程度及骨的力学性能等，骨质量概念的提出也对预防和治疗提出了新的要求，临床医生更应关注骨折发生率和骨质量的改善。骨质疏松可发生在任何年龄，根据病因骨质疏松分为原发性和继发性两类。原发性骨质疏松包括绝经后骨质疏松（Ⅰ型）、老年性骨质疏松（Ⅱ型）及特发性骨质疏松。继发性骨质疏松主要由疾病和药物等因素引起。

骨骼由骨基质和沉积在骨中的矿物质（羟基磷灰石）组成，具有支持、保护、造血、钙磷储藏等功能。骨骼不断进行新陈代谢，清除旧骨、生成新骨以维持骨骼的健康和完整，骨的代谢过程称为骨转化（bone turnover）或骨重建（bone remodeling），骨转化是由破骨细胞、成骨细胞、骨细胞及细胞因子等不断重复时空偶联的骨吸收和骨形成来完成。成年前骨吸收和形成处于正平衡，骨量得以增加，在 30~35 岁达到骨峰值，之后骨的平衡重建相对稳定，骨量维持。35 岁以后随年龄增长，骨吸收大于骨形成，骨量开始缓慢丢失。骨质疏松的发病机制复杂，目前尚不完全清楚，受遗传和环境因素影响，遗传因素影响骨量、骨微结构及力学特性等。主要的病理机制为骨的重建平衡失调，骨转化过高或过低致骨重建的失平衡。绝经后骨质疏松与老年性骨质疏松的发病机制有所差异，绝经后雌激素缺乏、骨转化加快是绝经后骨质疏松主要的发病机制，骨代谢特点为高转化型，骨量丢失主要为松质骨。老年性骨质疏松主要与增龄相关，维生素 D 缺乏等引起骨转化降低，骨代谢为低转化型，皮质骨和松质骨同时受累。

骨内含有多种细胞因子，这些细胞因子通过自分泌、旁分泌和细胞黏附在骨代谢和骨质疏松的发病过程中发挥重要的作用。白细胞介素 1（IL-1）、白细胞介素 2（IL-2）、白细胞介素 6（IL-6）、白细胞抑制因子（LIF）、肿瘤细胞坏死因子（TNF）、巨噬细胞集落刺激因子（M-CSF）和粒细胞 - 巨噬细胞集落刺激因子（GM-CSF）、核因子受体活化因子和其配体（RANK/RANKL）等细胞因子具有促进破骨细胞生成、骨吸收的作用。白细胞介素 4（IL-4）、一氧化碳、转化生长因子（TGF）、骨保护素（OPG）等抗破骨细胞因子可使破骨细胞形成减少或凋亡加速。促进骨形成的因子包括生长激素、前列腺素、胰岛素样生长因子（IGF）、基质金属蛋白酶等。

二、骨质疏松与骨折的风险评估

骨量丢失本身无症状，大约半数的骨质疏松患者早期无明显症状和特殊的临床表现，常在发生脆性骨折后检查才发现和诊断，这给临床早期诊断、预防及治疗等带来了一定困难，骨质疏松和骨折的风险评估工具应用对早期诊断、干预有一定的临床意义。2023版指南推荐使用目前国际国内公认的骨质疏松和骨折风险评估工具，包括国际骨质疏松基金会的骨质疏松风险1分钟试题（表8-1）、亚洲人骨质疏松自我筛查工具（osteoporosis self-assessment tool for Asians，OSTA）（表8-2）及骨折风险预测评估工具（fracture risk of assessment tool，FRAX）（表8-3）。骨质疏松风险1分钟试题简单、快速、易操作，可作为初步筛查骨质疏松高危因素的工具，不能诊断骨质疏松。OSTA主要根据年龄和体重进行骨质疏松风险的初步筛查，简单、快速，所选用指标少，特异度差，仅用于绝经后女性。

表8-1　骨质疏松风险1分钟测试题

1. 您是否曾经因为轻微的碰撞或跌倒就会伤到自己的骨骼？
2. 您的父母是否有过轻微碰撞或跌倒就发生髋部骨折的情况？
3. 您经常连续3个月以上服用"可的松""泼尼松"等激素类药品吗？
4. 您的身高是否比年轻时降低超过3cm？
5. 您经常大量饮酒吗？
6. 您每天吸烟超过20支吗？
7. 您经常患腹泻吗？（由于消化道疾病或肠炎引起）
8. 女士回答：您是否在45岁之前就绝经了？
9. 女士回答：您是否曾连续12个月以上没有月经（除了怀孕期间）？
10. 男士回答：您是否患有阳痿或缺乏性欲等症状？

结果判断：只要其中有1题回答结果为"是"，即为阳性

表8-2　亚洲人骨质疏松自我筛查工具（OSTA）

风险级别	OSTA指数
低	>-1
中	-1~-4
高	<-4

注：OSTA指数=［体重（kg）-年龄（岁）］×0.2。

骨质疏松性骨折的危险因素包括低骨密度、既往有脆性骨折史、跌倒及其危险因素等，其中跌倒是骨折的独立危险因素。FRAX为WHO推荐用于评估骨质疏松性骨折风险的简易预测工具，根据患者的临床危险因素（年龄、身高、体重、脆性骨折史、吸烟等）和股骨颈骨密度建立模型，用于计算10年内髋部骨折及重要部位的骨质疏松性骨折（脊椎、腕骨、肱骨近端等）的发生概率。适应证包括具有1个或多个骨质疏松性骨折的临床危险因素、骨量减少但未骨折，目前我国还缺乏系统的药物经济学研究和大样本研究，尚无治疗阈值。2022版《原发性骨质疏松症诊疗指南》建议采用国际通用阈值，即髋部骨折概率≥3%，或任何重要部位的骨质疏松性骨折发生概率≥20%为骨质疏松性骨折的高风险人群，建议给予药物治疗。重要部位的骨质疏松性骨折概率10%~20%为中风险，<10%为低风险（表8-3）。

表8-3　FRAX结果判读

骨质疏松性骨折的风险分级	预测的髋部骨折概率	重要部位的骨质疏松性骨折概率
高风险	≥3%	>20%
中风险		10%~20%
低风险		<10%

三、骨质疏松的检查与评价

1. **骨转换生化标志物**（bone turnover markers，BTMs）　分为骨形成标志物和骨吸收标志物，国际骨质疏松基金会推荐的灵敏度较好的骨形成标志物为血清Ⅰ型胶原N端前肽（PINP），推荐的灵敏度较好的骨吸收标志物为血清Ⅰ型胶原交联C末端（S-CTX）。BTMs不能用于骨质疏松的诊断，临床主要用于判断骨转换类型和骨丢失速率、骨骼系统疾病的鉴别诊断、评估骨折风险、了解病情进展、选择治疗措施以及疗效监测和评价等。

2. **骨密度测量**　骨密度（bone mineral density BMD）是指单位面积（面积密度，g/cm²）或单位体积（体积密度，g/cm³）所含的骨量。骨密度测量是对人体骨矿物质含量和骨密度进行无创性定量分析，主要包括双能X射线吸收法（dual energy X-ray absorptiometry，DXA）、定量CT（quantitation

computed tomography，QCT)、定量超声(quantitation ultrasound，QUS)、X线检查等。

(1)DXA：是临床和科研最常用的骨密度测量方法，可用于骨质疏松的诊断、骨折风险预测和药物疗效评估，也是流行病学研究常用的骨量评估方法。DXA的测量部位一般为腰椎和髋部，选取腰椎、含股骨颈在内的全髋2个区域。当腰椎或股骨近端无法行骨密度检测，可以取非优势侧桡骨远端1/3处作为测量部位。DXA测定值是WHO推荐和国际公认的骨质疏松诊断指标，对于绝经后女性及50岁以上男性采用T值，对于儿童、绝经前及小于50岁男性采用Z值。T值是指被测者与同种族同性别正常青年人峰值相比改变了多少个标准差(SD)，骨密度测定仪的标准差是恒定的；Z值是指与同族同性别同年龄均值相比改变了多少个标准差。推荐以DXA测得的中轴骨(第1~4腰椎、股骨颈或全髋部)骨密度或桡骨远端1/3骨密度的T值≤-2.5为骨质疏松的诊断标准。2023版指南针对早发性卵巢功能不全(premature ovarian insufficiency，POI)和未绝经女性的骨质疏松诊断问题，经查阅相关文献及学组相关专家的讨论，建议以测定值低于同种族同性别同年龄健康人均值(Z值)2个标准差定义为低骨量标准。

(2)定量CT：在临床实践中如无DXA测定仪，可选用QCT。QCT是在CT设备上应用已知密度体模和相应测量分析软件，对CT数据进行骨密度测量的方法。可分别测量皮质骨和松质骨的体积密度，反映骨质疏松早期松质骨的丢失状况。近年来由于CT技术普及和扫描技术尤其是低剂量扫描技术的发展，QCT在临床中的应用逐渐受到重视。理论上QCT可以测量任何部位，目前测量部位以脊柱和髋部为主。国际国内推荐QCT骨质疏松的诊断标准采用腰椎BMD的绝对值，>120mg/cm³为骨密度正常，80~120mg/cm³为低骨量，<80mg/cm³诊断为骨质疏松，合并脆性骨折诊断为重度骨质疏松。

(3)超声骨测量：具有检查设备便携、无辐射等优势，主要测量部位为跟骨，根据超声速度和衰减情况来评价骨骼，这两项指标与骨密度有一定关系，不能称为骨密度测量。主要用于骨质疏松风险人群筛查和骨质疏松骨折风险的评估，不能作为骨质疏松的诊断标准和判断药物疗效，测量

结果T值<-1.0，应进一步进行DXA。

(4)骨小梁分数(trabecular bone score，TBS)：是DXA衍生的一个新指标，最近才引进我国，为一种基于DXA图像的灰阶结构指数，使用TBS软件对DXA腰椎图像进行测量，与骨密度的数据采集过程一致，可作为骨密度补充，提供骨密度以外的信息。可用于评估骨骼微观结构；结合骨密度或其他临床风险因素，用于评估骨折风险，提高其预测骨折风险的能力。不推荐将TBS作为药物疗效的监测指标。目前临床研究数据较少，临床应用价值尚需进一步验证。

(5)X线检查：骨质疏松早期通过X线检查难以检出，骨量丢失30%以上时可有骨小梁稀疏等阳性发现。X线检查主要用于骨折的诊断，是检查脆性骨折，尤其是胸腰椎压缩性骨折的首选方法。有椎体和髋部脆性骨折，无论骨密度正常与否，临床都可诊断骨质疏松。肱骨近端、骨盆或前臂远端的脆性骨折，骨密度测定显示骨量减少(-2.5<T值<-1.0)，也可诊断骨质疏松。

四、骨质疏松的诊断标准

诊断骨质疏松需要详细的病史采集、体格检查、骨折风险评价、骨密度测量，以及影像学和实验室检查。骨质疏松的诊断标准则基于DXA骨密度和/或脆性骨折。推荐使用骨密度DXA测量的中轴骨(第1~4腰椎、股骨颈或全髋部)骨密度或桡骨远端1/3骨密度T值≤-2.5作为骨质疏松的诊断标准。对于儿童、绝经前女性和50岁以下男性，其骨密度水平建议用同种族的Z值表示。将Z值≤-2.0视为"低于同年龄段预期范围"或低骨量。髋部或椎体脆性骨折不依赖于骨密度测定，临床上即可诊断骨质疏松；肱骨近端、骨盆或前臂远端的脆性骨折，且骨密度测定显示骨量减少(-2.5<T值<-1.0)，可诊断骨质疏松(表8-4)。

表8-4　骨质疏松诊断标准

骨质疏松诊断标准(符合以下三条之一者)
髋部或椎体脆性骨折
DXA测定中轴骨骨密度或桡骨远端1/3骨密度T值≤-2.5
骨密度测量符合骨量减少(-2.5<T值<-1.0)合并肱骨近端、骨盆或前臂远端脆性骨折

(徐克惠　熊　英)

参考文献

1. 中华医学会骨质疏松和骨矿盐疾病分会. 原发性骨质疏松诊疗指南 (2022). 中华骨质疏松和骨矿盐疾病杂志, 2022, 15 (6): 573-611.
2. 中国疾病预防控制中心, 中华医学会骨质疏松和骨矿盐疾病分会. 中国骨质疏松症流行调查报告 (2018). 北京: 人民卫生出版社, 2021.
3. WANG L, YU W, YIN X, et al. Prevalence of osteoporosis and fracture in China: The China Osteoporosis Prevalence Study. JAMA Netw Open, 2021, 4 (8): e2121106.
4. 程晓光, 李娜. 绝经后骨质疏松的影像学表现及诊断标准. 实用妇产科杂志, 2020, 36 (7): 484-487.

第二节　绝经后骨质疏松的特点与防治

一、2023 版指南要点

2023 版指南明确指出 MHT 的适应证共有 4 条,其中第 3 条就与骨质疏松相关,将 "存在骨质疏松症高危因素,低骨量,绝经后骨质疏松症及有骨折风险" 确定为 MHT 的适应证(1 类推荐)。这表明 MHT 对绝经后骨质疏松的防治作用是毋庸置疑的,也是被国内外相关指南认可的。2023 版指南再次明确了这一条,并进行了更详细、更具体的阐述,其要点和意义如下。

1. 绝经后骨质疏松是一种与绝经后雌激素缺乏明确相关的中老年女性健康问题。骨质疏松性骨折更会影响生活质量,带来致残、致死的危害。骨质疏松的防治不能忽视,更不应回避!

2. 绝经后骨质疏松是可防可治的。高级别临床研究证据已明确提出 MHT 是防治绝经后骨质疏松的最有效措施之一。

3. 防治绝经后骨质疏松的关键是 "防"。2023 版指南在适应证中的描述 "存在骨质疏松高危因素,低骨量,绝经后骨质疏松及有骨折风险",充分阐述了预防是最重要的,而不是等到发展为骨质疏松或发生骨折才管理,体现了医学上 "治未病" 的科学理念。在骨折之前,注意评估骨质疏松的高危因素、骨折风险,积极采取防治措施,包括 MHT,可以有效预防骨质疏松,降低骨折发生风险。

二、2023 版指南相关内容的进展

2023 版指南关于骨质疏松这一 MHT 适应证的阐述体现了如下的特点和进展。

1. 继续强调防治绝经后骨质疏松是 MHT 的明确适应证。2023 版指南在这条适应证后标注为 1 类推荐,表明有大量高级别临床研究证据支持和专家高度一致的认可,其意义在于给临床工作者以足够的信心去实施规范的绝经管理和绝经激素治疗。

2. 体现了医学上 "治未病" 的科学理念。2023 版指南对 MHT 这条适应证的描述是 "骨质疏松症高危因素,低骨量,绝经后骨质疏松及有骨折风险",其中具有骨质疏松高危因素、低骨量及有骨折风险的女性可能不符合骨质疏松的诊断标准,即还不能被诊断为骨质疏松。但重要的是,她们需要科学的健康管理来预防骨质疏松和骨折。2023 版指南将这种情况列为 MHT 的适应证,说明 MHT 是可以起到预防作用的。只要没有 MHT 的禁忌证,符合启动 MHT 的时间窗,这些有骨质疏松高危因素、低骨量及有骨折风险的女性就可以开始规范使用 MHT 来预防或延缓骨质疏松的到来,避免或降低骨折的发生风险,从而大幅提高生存质量。

3. 2023 版指南对 MHT 这条适应证的描述更清晰、具体,具临床实用性。

(1)骨质疏松高危因素有哪些,如何判断? 指南中明确提到高危因素包括绝经尤其是早绝经,早发性卵巢功能不全(POI),脆性骨折家族史,维生素 D 和钙等营养摄入不足,低体重(BMI<18.5kg/m^2),缺乏运动、吸烟、过度饮酒等不良的生活习性,影响骨代谢的慢性疾病,以及长期服用糖皮质激素等药物。临床常用骨质疏松风险 1 分钟试题及亚洲人骨质疏松自我筛查工具(OSTA)来判断是否存在骨质疏松的高危因素。

(2)如何判断低骨量和骨质疏松? 2023 版指

南指出基于骨密度的测定结果诊断低骨量和绝经后骨质疏松。WHO推荐使用DXA检查。绝经女性测定值低于同种族同性别正常青年人骨峰值2.5个标准差（T值≤-2.5）诊断骨质疏松，-2.5<T值<-1.0诊断为低骨量。如发生过脆性骨折，即非暴力或轻微外力后骨折，无论骨密度测定是否达到诊断标准都可诊断骨质疏松。对于POI及未绝经女性，建议以测定值低于同性别同年龄健康人均值2个标准差（Z值≤-2.0）定义为低骨量。

（3）如何评估骨折风险？ 2023版指南中提到，可利用骨折风险预测工具（FRAX）评估患者未来10年发生髋骨骨折及主要部位发生骨质疏松性骨折的概率。

2023版指南中这些明确、具体的指导，提高了临床上骨质疏松诊治的实用性和可操作性。

三、2023版指南相关内容立场与推荐的依据

在2023版指南中，骨质疏松防治作为MHT的明确适应证，并标注为1类推荐，体现了指南对此的立场是明确的，依据是充分的。

（一）流行病学

骨质疏松是一种以骨量低下、骨微结构破坏，导致骨脆性增加、易发生骨折为特征的全身性骨病，是一种骨骼退化性改变。骨质疏松可以发生于不同性别和任何年龄，多见于绝经后女性和老年男性。根据骨质疏松的发病原因可分为原发性和继发性两大类。原发性骨质疏松中包括绝经后骨质疏松、老年性骨质疏松和特发性骨质疏松3种。绝经后骨质疏松一般发生在女性绝经后5~10年；老年性骨质疏松一般指70岁后发生的骨质疏松；而特发性骨质疏松主要发生在青少年，病因尚不明。继发性骨质疏松指由于患有影响骨代谢疾病、服用影响骨代谢药物或处于影响骨代谢的特殊环境（如制动、失重）等因素导致异常骨丢失而发生的骨质疏松。

骨质疏松最典型的临床表现为疼痛、脊柱变形和发生脆性骨折。最严重的后果是骨折以及骨折后并发症所致的残疾和死亡。发生髋部骨折后1年之内，20%的患者会死于各种并发症，约50%的患者致残，生活质量明显下降。女性一生发生骨质疏松性骨折的危险性约为40%，高于乳腺癌、

子宫内膜癌和卵巢癌的总和。骨质疏松的患病率有种族和地区的差异，但总体上60~70岁的老人中约1/3有骨质疏松，80岁以上的老人半数以上患有骨质疏松。2018年国家卫生健康委员会发布的最新骨质疏松流行病学资料显示，我国50岁以上人群骨质疏松患病率为19.2%，其中男性为6.0%，女性为32.1%，65岁以上人群骨质疏松患病率为32.0%，其中男性为10.7%，女性为51.6%。

（二）高发人群

上述流行病学资料明显表明，围绝经期和绝经后女性骨质疏松患病率明显高于男性，几乎是同龄男性的5~6倍。50岁以上人群中，男性骨质疏松患病率为6.0%，女性为32.1%；65岁以上人群中，男性骨质疏松患病率为10.7%，女性为51.6%。有研究报告，50岁以上女性的椎体骨折总体患病率约为15%，患病率随年龄增长明显增加，80岁以上女性的椎体骨折患病率可高达36.6%。女性骨质疏松性髋部骨折的风险也明显高于男性。一项北京市人群调查显示，50岁以上髋部骨折发生率，男性为129/10万，女性为229/10万，而且有快速增长趋势。这种风险的性别差异说明绝经后女性骨质疏松的发生很可能与女性激素有关。

（三）发病机制

雌激素是女性重要的性激素。雌激素的生物学特点和大量的临床研究都证明了雌激素缺乏是绝经后骨质疏松和POI患者骨量低下的重要发病机制。

雌激素有明确的促进钙吸收和抑制骨吸收的作用。雌激素对骨代谢调节和骨保护作用包括促进前破骨细胞的凋亡，抑制破骨细胞活性，通过成骨细胞刺激胶原的合成，促进胃肠对钙的吸收，调节甲状旁腺激素的分泌，改善中枢神经系统的功能从而降低摔倒倾向，增加流经骨骼的血流。

基于雌激素对骨代谢影响的机制，绝经后雌激素水平低下，对破骨细胞的抑制减弱，破骨细胞活性增强，促进了骨吸收和骨丢失，使绝经后女性成为骨质疏松高发人群。

大量临床研究证实，雌激素低下的女性患骨质疏松和骨折的风险增加，而给绝经后或雌激素水平低下的女性补充雌激素能有效维持或提高骨密度，从而降低骨折风险。

（四）防治措施

绝经相关骨质疏松的防治策略包括基础措施和药物治疗两个方面。

基础措施用于骨质疏松的预防和在药物治疗中同时采用的措施。

（1）健康的生活方式：包括富含钙、低盐和适量蛋白质的均衡膳食；注意适当户外活动，开展有助于骨骼健康的体育锻炼和康复治疗；避免嗜烟、酗酒，慎用影响骨代谢的药物；采取防止跌倒的各种措施，如注意是否有增加跌倒危险的疾病和药物，加强自身和环境的保护措施（包括各种关节保护器）等。

（2）骨健康营养补充剂

1）钙剂：根据我国营养学会的推荐，成人每日钙摄入推荐量800mg（元素钙量）是获得理想骨峰值、维护骨骼健康的适宜剂量。如果饮食中钙供给不足可选用钙剂补充，绝经后妇女和老年人每日钙摄入推荐量为1 000mg。我国老年人平均每日从饮食中摄入的钙不足400mg，故平均每日应补充的元素钙量为500~600mg。钙摄入可减缓骨的丢失，改善骨矿化。用于治疗骨质疏松时，应与其他药物联合使用。目前尚无充分证据表明单纯补钙可以替代其他抗骨质疏松药物治疗。

2）维生素D：维生素D有利于钙在胃肠道的吸收。维生素D缺乏可导致继发性甲状旁腺功能亢进，增加骨的吸收，从而引起或加重骨质疏松。一般成年人推荐剂量为400IU/d（10μg/d），老年人因缺乏日照以及摄入和吸收障碍常有维生素D缺乏，故推荐剂量为400~800IU/d（10~20μg/d）。中华医学会骨质疏松和骨矿盐疾病分会在《原发性骨质疏松症诊治指南（2022）》中提出，老年人补充维生素D时，可首先尝试每日口服维生素D$_3$1 000~2 000IU。有研究表明，补充维生素D能增加老年人肌肉力量和平衡能力，因此降低了跌倒的危险，进而降低了骨折风险。近年来也提出，维生素D与老年人免疫功能的调节有关，对预防感染、降低肿瘤发生风险也有一定的积极作用。维生素D用于治疗骨质疏松时，可与其他药物联合使用。临床应用时应注意个体差异和安全性，定期监测血钙和尿钙，酌情调整剂量。

（五）绝经女性骨质疏松治疗的MHT方案

1. 内容要点

（1）骨质疏松是绝经妇女远期健康的重要危害因素，绝经妇女是骨质疏松的高发人群。

（2）绝经后雌激素缺乏是绝经后骨质疏松最重要的发病机制。

（3）防治绝经后骨质疏松是指南中最明确的MHT适应证。

（4）围绝经期和绝经早期是预防绝经后骨质疏松的最佳和关键时期。

（5）只要没有MHT的禁忌证，MHT应当是围绝经期和绝经早期女性预防绝经后骨质疏松的一线选择。

（6）只要没有MHT的禁忌证，MHT应当是过早低雌激素状态女性预防骨质疏松的一线选择。

2. MHT应用方案　详见第三章MHT的药物方案。

（1）严格把握适应证和禁忌证。

（2）绝经早期（60岁以前或绝经10年内）开始应用受益更大，风险更小。

（3）有子宫者应用雌激素时应配合适当剂量的孕激素制剂，以对抗雌激素对子宫内膜的刺激；已行子宫切除者只用雌激素，不加孕激素。

（4）激素治疗的方案、剂量、制剂及治疗期限等应根据患者的情况进行个体化选择。

（5）应用最低有效剂量，以不出现不良反应、患者自觉舒服为宜。若此剂量不足以阻止骨丢失，可另外加用其他非激素抗骨质疏松药物。

（6）坚持定期进行安全性监测。开始激素治疗后应定期进行有效性和安全性监测，以评估是否有禁忌证出现，尤其是乳腺和子宫肿瘤、血栓倾向等。这样的监测至少每年进行1次，在重新评估利弊后，对是否需要和能否继续应用激素治疗做出决策。

临床病案解析

病例1

患者，51岁，因体检发现骨质疏松就诊。

现病史：患者绝经3年，2年前曾因潮热、心悸等症状间断使用替勃龙，每日半片。用药期间曾发生阴道出血1次，故对激素有顾虑而自行停药。有时用中药缓解症状。近期体检测量骨密

度,髋部骨密度 T 值为 -2.6;第 2~4 腰椎骨密度
T 值为 -3.3。

既往史:无明确慢病史,无骨折史。

月经婚育史:G_3P_1,绝经 3 年。

家族史:母亲 60 岁时发生过髋部骨折。

辅助检查:骨密度测定:髋部骨密度 T 值
为 -2.6;第 2~4 腰椎骨密度 T 值为 -3.3,余无特殊。

诊断:绝经后骨质疏松。

治疗方案与思路:①健康生活方式:均衡营
养、适当锻炼、充足日照等。②适当补充钙和维
生素 D。③评估后如无 MHT 禁忌证,充分沟通
MHT 利弊后,可继续最低有效量 MHT(替勃龙
1.25mg/d)。如患者仍不接受 MHT,继续中药或植
物药改善症状。④建议使用非激素抗骨质疏松治
疗药物。有两种选择:阿仑膦酸钠 70mg,口服,每
周 1 次(适用于无消化道疾病者);地舒单抗 60mg
(1.0ml),皮下注射,每半年 1 次。

专家点评:绝经后骨质疏松是一种与绝经后
雌激素缺乏明确相关的女性健康问题,骨质疏松
性骨折将影响生活质量,甚至有致残、致死的危
害。绝经后骨质疏松是可防可治的,防治关键是
"防"。MHT 可以有效预防骨质疏松,降低骨折发
生风险,围绝经期和绝经早期是预防的最佳和关
键时期。患者绝经后 3 年,母亲有髋部骨折史,
对激素有顾虑,未坚持用 MHT,查体时发现髋部
骨密度 T 值为 -2.6,腰椎骨密度 T 值为 -3.3,骨
质疏松诊断成立。应予以抗骨质疏松的药物治疗
以防骨质疏松性骨折,同时补充足够的维生素 D
及钙。

病例 2

患者,38 岁。因"闭经 2 年,伴乏力、失眠"
就诊。

3 年前开始月经稀发,量渐少。近 2 年闭经
至今。无其他不适。

既往史:有桥本甲状腺炎,未用药。其他无
特殊。

月经婚育史:G_2P_1。患者 12 岁初潮,月经基
本规律。

家族史:无特殊。

体格检查:无特殊。妇科检查:子宫萎缩,其
他无特殊。

辅助检查:FSH 69mIU/ml;E_2 24pg/ml;AMH
0.02ng/ml。骨密度测定:髋部骨密度 Z 值为 -1.6;
第 2~4 腰椎骨密度 Z 值为 -2.1。

诊断:早发性卵巢功能不全;低骨量。

治疗方案与思路:①健康生活方式:均衡营
养、适当锻炼、充足日照等。②适当补充钙和维生
素 D。③评估后如无 HRT 禁忌证,应用 HRT,建
议选择序贯方案(雌二醇 2mg/ 地屈孕酮 10mg)。
规范随诊,长期应用。

专家点评:早发性卵巢功能不全诊断成立,
为过早低雌激素状态。具有激素治疗的绝对适
应证。对于早发性卵巢功能不全和未绝经女性,
建议以 Z 值 ≤ -2.0 为低骨量标准。此患者低骨
量诊断成立,为骨质疏松和骨质疏松性骨折高风
险,只要无禁忌证,应予 HRT 以预防骨质疏松和
骨折。

(徐　苓)

参考文献

1. 中华医学会妇产科分会绝经学组. 中国绝经管理与绝
   经激素治疗指南 2023 版. 中华妇产科杂志, 2023, 58
   (1): 4-21.
2. 中华医学会骨质疏松和骨矿盐疾病分会. 原发性骨质
   疏松症诊治指南 (2022). 中华骨质疏松和骨矿盐疾病杂
   志, 2022, 15 (6): 573-610.
3. 中国疾病预防控制中心, 中华医学会骨质疏松和骨
   矿盐疾病分会. 中国骨质疏松症流行病学调查报告
   (2018). 北京: 人民卫生出版社, 2021.
4. XIA WB, HE SL, XU L, et al. Rapidly increasing rates of
   hip fracture in Beijing, China. J Bone Miner Res, 2012, 27
   (1): 125-129.
5. KAANIS JA, COOPER C, RIZZOLI R, et al. European
   guidance for the diagnosis and management of osteopo-
   rosis in postmenopausal women. Osteoporos Int, 2019, 30
   (1): 3-44.
6. CAMACHO PM, PETAK SM, BINKLEY N, et al. Amer-
   ican Association of Clinical Endocrinologists/American
   College of Endocrinology Clinical Practice Guidelines
   for the diagnosis and treatment of postmenopausal osteo-
   porosis 2020-update. Endocr Pract, 2020, 26 (Suppl 1):
   1-46.
7. 中华医学会骨质疏松和骨矿盐疾病分会. 地舒单抗在
   骨质疏松症临床合理用药的中国专家建议. 中华骨质
   疏松和骨矿盐疾病杂志, 2020, 13 (6): 499-508.

第三节　绝经后骨质疏松的药物治疗

绝经后骨质疏松发病病因复杂多样,缺乏特异性有效药物和方法,近年来抗骨质疏松的新药不断出现,本节将介绍临床常用药物、用药疗程、用药监测、联合用药及药物选择等问题,以提高临床绝经后骨质疏松的治疗水平。

一、药物分类与治疗适应证

绝经后骨质疏松的治疗目标是根据骨转换状态,调节骨代谢,促使骨形成大于骨吸收,增加骨密度,缓解疼痛,预防和降低骨折发生风险。治疗策略包括基础措施、基础治疗及抗骨质疏松药物干预。基础措施包括健康的生活方式和预防跌倒,基础治疗包括钙和维生素 D 的补充。抗骨质疏松治疗药物种类较多,根据作用机制分为骨吸收抑制剂、骨形成促进剂和其他类型(表 8-5)。

表 8-5　抗骨质疏松药物分类

分类	成分	应用
骨吸收抑制剂	雌激素及其类似物	预防
	双膦酸盐类	预防和治疗
	选择性雌激素受体调节剂	预防和治疗
	降钙素	预防和治疗
	RANKL 抑制剂	治疗
骨形成促进剂	甲状旁腺激素类似物	治疗
双重作用	抗骨硬化蛋白抗体	治疗
其他	活性维生素 D,维生素 K$_2$,中药等	预防和治疗

抗骨质疏松的药物治疗适应证为 DXA 测量骨密度 T 值 ≤ -2.5,无论有无骨折;发生椎体骨折或髋部脆性骨折;低骨量者发生过肱骨上段、前臂远端或骨盆骨折;低骨量者通过 FRAX 计算未来 10 年髋部骨折风险>3%,或任何重要部位的骨质疏松性骨折发生概率 ≥ 20%。

二、常用药物

1. 绝经激素治疗(MHT)　MHT 能有效延缓绝经后骨量快速丢失,可降低骨质疏松相关骨折的风险,进入绝经过渡期尽早使用,越早使用获益越大。60 岁之后只为预防骨折的患者,不推荐开始使用标准剂量 MHT,原已经使用 MHT 者可评估利弊,利大于弊时继续使用。停用激素治疗后对骨的保护作用消失。目前 WHO 将 MHT 对骨质疏松的治疗降为二线用药(详见第三章 MHT 的药物方案)。

2. 双膦酸盐类药物(bisphosphonate,BP)　BP 是一类临床应用最广泛的抗骨质疏松药物,主要作用于破骨细胞,抑制破骨细胞的活性,减慢骨吸收,防止骨量丢失。为原发性和继发性骨质疏松的一线用药,在代谢性骨病和肿瘤转移性骨病中也有广泛应用。常用药物有口服阿仑膦酸钠(10mg/d)、利塞膦酸钠(5mg/d)、米诺膦酸(1mg/d)及静脉用唑来膦酸钠(5mg/ 年)等。口服药和静脉药效果基本相同,对骨量丢失导致的疼痛有明显的缓解作用,部分合并骨关节炎者也能在一定程度上缓解关节疼痛。口服时要注意保证药物快速通过食管和胃,避免药物较长时间停留造成的黏膜损伤,与其他食物尤其是含钙的食物混合后会影响药物的吸收,服用方法为清晨空腹,用 200~300ml 水送服,服药后 30 分钟内保持上半身直立位。禁用于活动性消化道溃疡、胃食管反流、幽门梗阻等患者,服药后消化道不能耐受者建议改为静脉用药。初次静脉用药较易发生急性期反应如发热、肌肉关节痛等流感样症状,一般 3~5 天可自行缓解,也可服用少量非甾体抗炎药,静脉用药前充分水化。口服用药和既往有静脉用药史者,通常没有急性期反应或反应轻微。年龄相对较轻者(<65 岁)建议选择口服用药,年龄较大者(>65 岁)由于消化道吸收功能降低,建议选择静脉用药。无论是口服还是静脉用药,药物进入血液后均会快速沉积于骨组织,剩余部分在 24 小时内通过肾排泄,因此两种用药途径都要注意肾功能,肌酐清除率<35ml/min 的患者禁用。其他罕见不良反应有颌骨坏死、非典型性股骨骨折。

3. **降钙素类**（calcitonin）　降钙素是一种钙调节激素，能抑制破骨细胞的生物活性和减少破骨细胞的数量，包括鲑鱼降钙素、鳗鱼降钙素。降钙素类能增加腰椎和髋部骨密度，降低椎体和非椎体骨折的风险，明显缓解骨痛，为急性椎体压缩性骨折引起骨痛的一线用药。鲑鱼降钙素有喷鼻剂（200IU/d）和注射剂（50IU/ 次，2~7 次 / 周，皮下或肌内注射），鲑鱼降钙素连续使用时间一般不超过 3 个月。鳗鱼降钙素为注射剂（20U/ 周，肌内注射）。总体安全性较好，主要不良反应为面部潮红、恶心，偶有过敏现象。

4. **选择性雌激素受体调节剂**（selective estrogen receptor modulator，SERM）　SERM 是一类人工合成的类似雌激素化合物，选择性作用于不同组织的雌激素受体，产生类似或拮抗雌激素的作用，在骨骼起雌激素样作用，其与雌激素受体结合后，抑制骨的转化，增加骨密度，降低骨折风险。在子宫和乳腺中起雌激素拮抗作用。2001 年美国 FDA 批准雷洛昔芬（raloxifene）用于防治骨质疏松，60mg/d 口服，不良反应有流感综合征、潮热、下肢痉挛、水肿等，罕见有静脉血栓栓塞等，有较明显的潮热等症状，有静脉血栓风险应慎用，一般不推荐绝经前应用。

5. **重组人甲状旁腺激素类似物**（parathyroid hormone analogue，PTHa）　PTHa 是目前唯一能促进骨合成代谢的药物，能有效促进骨的形成、增加骨密度、改善骨结构、降低脊椎和椎外骨折发生率。特立帕肽（teraparatide）为基因重组的甲状旁腺激素氨基酸 1~34 片段，属于多肽类激素，为皮下注射制剂，20μg/d，皮下注射，使用方法与注射胰岛素相似。国内正在开发和研制每周 1 次的皮下注射剂型（56.5μg/ 周）。主要的不良反应是头晕、腿部痉挛及轻度增加血钙。费用较昂贵、使用不方便等限制了其在临床的广泛使用。主要用于有严重骨质疏松和极高骨折风险的患者，对于肌酐清除率低于 35ml/min 的患者不建议使用。

6. **地舒单抗**（deosumab）　是一种人单克隆抗体，为破骨细胞分化因子 NF-κB 受体激活蛋白 /NF-κB 受体激活蛋白配体（RANK/RANKL）抑制剂。破骨细胞前体细胞表面的 RANK 与成骨细胞释放的 RANKL 结合后，促进破骨细胞分化和功能形成，促进骨吸收。地舒单抗与 RANKL 结合后，阻断 RANK/RANKL 信号通路，抑制破骨细胞的分化形成、活性和功能，减少骨吸收，增加骨密度，从而达到治疗骨质疏松的目的。疗效与双膦酸盐相当，对骨吸收的抑制作用时间不如双膦酸盐。60mg/ 次，皮下注射，每 6 个月 1 次。2020 年在中国上市，在国外已经应用 10 年以上，为抗骨质疏松的一线药物，具有良好的安全性和耐受性，可长期使用，为肾功能下降不能继续使用双膦酸盐的患者带来了新的选择。

7. **其他**　罗莫佐单抗（romosozumab）是具有双重作用机制的抗骨质疏松新药，是一种成骨单克隆抗体，可抑制阻止骨形成、骨硬化的蛋白活性，加速骨形成的同时减少骨的吸收，用于治疗有极高骨折风险的绝经后骨质疏松患者。2019 年在日本上市，随后在美国、加拿大、欧盟、澳大利亚等 37 个国家和地区上市，在中国的临床试验申请已获得许可，正在进行Ⅲ期临床试验。

关于活性维生素 D 是基础用药还是抗骨质疏松药物，国内外的认识有一定差异，阿法骨化醇和骨化三醇为临床常用的活性维生素 D 制剂，在中国这两种活性维生素 D 被国家药品监督管理局及部分指南归于抗骨质疏松药物，而美国 FDA 并未批准其作为独立的抗骨质疏松药物使用。艾地骨化醇是首个获美国 FDA 批准用于治疗绝经后骨质疏松的活性维生素 D 类似物。适用于其他抗骨质疏松药物有禁忌，老年人和 / 或肾功能不全的骨质疏松患者，其抗骨质疏松的疗效弱于双膦酸盐，长期使用较为安全。艾地骨化醇因不需要肾 1α- 羟化酶羟化即可发挥生理活性，更适用于老年人、肾功能减退及 1α- 羟化酶缺乏或减少的患者，具有提高骨密度、减少跌倒、降低骨折风险的作用。活性维生素 D 总体安全性良好，但应在医师指导下使用，服药期间不宜同时补充较大剂量的钙剂，并建议定期监测血钙和尿钙水平；特别是艾地骨化醇，常规饮食情况下，服药期间可不必服用钙剂。活性维生素 D 在治疗骨质疏松时，可与其他抗骨质疏松药物联用。

中药主要包括骨碎补总黄酮制剂、淫羊藿总黄酮制剂、人工虎骨粉制剂、仙灵骨葆胶囊、芪骨胶囊、骨疏康胶囊、左归丸等。中成药治疗骨质疏松具有治病求本兼改善临床症状的作用，应在中医学理论指导下使用。

三、药物治疗的疗效监测与疗程

骨质疏松是慢性疾病,主要治疗目标是减少总体人群脆性骨折的发生率,就患者个体而言,难以用"骨折风险降低"或"骨折率降低"多少来评价,因此药物临床疗效评价较为困难。疗效监测与评估内容包括:①定期随访:观察疼痛、活动能力等症状改善情况,药物不良反应,基础措施及骨折风险再评估。②新发骨折的评估:临床骨折发生情况,身高变化和影像学监测。③骨密度测定:DAX 和 QCT,DXA 是目前最常用的疗效监测方法,QCT 能较 DXA 更敏感地反映治疗后变化,治疗开始时 1 年 1 次,骨密度稳定后可 2 年 1 次。④骨转化生化标志物(BMT):BMT 的变化是否符合药物的作用机制,即使用骨吸收抑制剂数日至 3 个月,与基线相比骨吸收指标可明显下降,然后骨形成指标相应降低,骨吸收指标下降幅度大于骨形成指标;使用促骨形成剂数月后可以观察到骨形成指标上升,然后骨吸收指标相应上升,前者上升幅度大于后者;促骨形成剂 3 个月 1 次,抗骨吸收药物 3~6 个月 1 次。⑤在整个治疗期间血清维生素 D 需要达到理想范围,特立帕肽和维生素 D 使用过程中,注意监测血钙磷和尿钙磷浓度。

关于抗骨质疏松药物治疗的疗程一直有争议,总体来说疗程应个体化和长期化,不同种类药物的疗程也不一样,所有治疗至少 1 年,用药前和停药前应全面评估骨折风险,进行骨折风险分层管理。双膦酸盐类药物半衰期长,口服双膦酸盐类一般需 5 年,用于无骨折的绝经后骨质疏松者疗程不少于 3 年,已有脆性骨折者疗程不少于 5 年,静脉用药需 3 年,经评估骨密度改善或骨折风险降低可进入药物假期,以减少长期用药可能出现的颌骨坏死、非典型股骨骨折等潜在的罕见不良反应风险。药物假期一般为 1~3 年,如停药时评估仍存在高骨折风险,口服药可适当延长至 10 年,静脉用药延长至 6 年。其他药物无药物假期,雌激素用于预防绝经后骨质疏松疗程为 3~5 年;降钙素为 3~6 个月;鼻喷型鲑鱼降钙素有潜在增加肿瘤的风险,使用时间一般不超过 3 个月;特立帕肽为 18 个月,一般不超过 2 年;地舒单抗 5~10 年后要重新评估骨折风险;罗莫佐单抗被批准的疗程为 12 个月。

四、抗骨质疏松药物的选择

骨质疏松治疗的最终目标是降低骨折风险。近来国际和国内指南建议,临床上应根据骨折风险的分层进行治疗药物选择。骨折风险分为高骨折风险和极高骨折风险。符合骨质疏松诊断的患者均属于高骨折风险,初始药物可选择双膦酸盐类,若口服药物不耐受,可选择静脉用药或地舒单抗等注射药物。

极高骨折风险是指骨质疏松患者合并以下任意一条:①近期发生过脆性骨折(特别是 24 个月内发生的脆性骨折);②接受抗骨质疏松药物治疗期间仍发生骨折,多发性脆性骨折(包括椎体、髋部、肱骨近端或桡骨远端等);③正在使用可导致骨骼损害的药物,如高剂量糖皮质激素;④ DXA 测量骨密度 T 值<−3.0;⑤高跌倒风险或伴有慢性疾病导致跌倒史;⑥ FRAX 评估未来 10 年主要部位的骨质疏松性骨折风险>30% 或髋部骨折风险>4.5%。对于极高骨折风险患者,初始药物即可选择作用较强的注射药物,包括特立帕肽、唑来膦酸、地舒单抗、罗莫佐单抗。对于髋部骨折极高风险患者,建议优先选择唑来膦酸或地舒单抗。

五、药物联合应用

1. 同时联合方案　钙剂和维生素 D 作为骨质疏松的基础治疗药物,与抗骨质疏松药物联合使用,并贯穿整个治疗过程。不建议同时应用相同作用机制的药物来治疗骨质疏松,降钙素具有明显缓解疼痛的作用,可短时间与其他药物联用。关于骨吸收抑制剂和骨形成促进剂联合应用的利弊,研究显示,阿仑膦酸钠与甲状旁腺激素制剂联用,不能取得加倍的疗效,不建议这两种药物联用。唑来膦酸与特立帕肽联用较单药能显著增加腰椎和髋部骨密度,建议有极高骨折风险的患者酌情联合应用这两种药物。地舒单抗与特立帕肽联合应用可增加腰椎和髋部骨密度,鉴于成本和效益问题,有极高骨折风险的患者也可酌情联合应用这两种药物。

2. 序贯联合方案　有研究表明序贯应用两种作用机制不同的药物,能较好地维持疗效,临床上是可行的,可根据个体情况酌情选择。在序贯用药时双膦酸盐有较强的骨吸收抑制作用,先用双膦酸盐再用促骨形成的药物则难以发挥有效促进骨形成的作用,建议先用促骨形成药再用骨吸收抑制药,可能发挥药物的最大抗骨质疏松效果。有研究表明,特立帕肽序贯双膦酸盐类或地舒单抗可有效增加骨密度,降低骨折风险,是较为合适的序贯治疗方案。作用机制相同的药物序贯,如口服阿仑膦酸序贯唑来膦酸或地舒单抗可增加腰椎和全髋的骨密度,建议酌情用于口服阿仑膦酸无法耐受或效果不佳的高或极高骨折风险患者。地舒单抗序贯唑来膦酸适合于地舒单抗不适当停药或患者主观要求停药的拯救方案,可避免停用地舒单抗导致的骨量快速丢失和骨折风险增加。

(徐克惠　熊　英)

临床病案解析

病例

患者,52岁。因"绝经12年,腰背部酸痛不适1年余,加重半个月"就诊。

现病史: 患者40岁绝经,曾服用替勃龙3个月,因担心激素治疗,未坚持用药。近1年无明显诱因出现腰背部酸痛,无固定疼痛点或局限区域,长时间弯腰和下蹲时症状明显。近半月上述症状显著加重,且以胸腰段交界区疼痛为主,翻身、起床等体位变化及负重时更甚,平卧时疼痛不能缓解。

既往史: 既往体健,无使用糖皮质激素等用药史。

个人史: 日常活动及劳作偏少,饮食偏清淡。无吸烟、饮酒史。

体格检查: 胸腰椎外观无明显异常,胸腰段棘突有明显扣压痛,四肢肌力、肌张力正常,病理征阴性。

辅助检查:

(1)血常规、尿常规和肝肾功能基本正常:血钙2.12mmol/L,磷1.05mmol/L,碱性磷酸酶70IU/L,PTH 45pg/ml,25(OH)D 30nmol/ml,骨钙素20ng/ml,血清Ⅰ型胶原交联C末端肽(CTX)0.65ng/ml。甲状腺功能三项、血/尿本周蛋白、结缔组织全套、肿瘤标志物未见异常。

(2)骨密度检查(DXA):L_1~L_4骨密度为0.824g/cm²,T值为-3.0;股骨颈骨密度为0.693g/cm²,T值为-2.5;全髋骨密度为0.613g/cm²,T值为-2.6。

(3)胸腰椎正侧位X线检查:T_{12}和L_1椎体呈楔形改变,符合压缩性骨折表现。多个胸腰椎椎体骨小梁稀疏,符合骨质疏松表现。

诊断: 绝经后骨质疏松(重度);T_{12}和L_1椎体骨质疏松性压缩骨折;维生素D缺乏症。

治疗方案及思路: 患者40岁早绝经,未进行绝经激素治疗,无明显外伤、暴力作用下,出现腰背部疼痛症状且近期加重。辅助检查结果中,X线检查显示T_{12}和L_1椎体楔形变,多发椎体骨小梁稀疏;DXA提示L_1~L_4、股骨颈和全髋的骨密度T值均低于-2.5。需要考虑患者存在严重骨质疏松,导致椎体骨质疏松性压缩性骨折。

患者既往病史,无糖皮质激素等用药史,实验室检查结果中,血清钙、磷和碱性磷酸酶水平均在正常范围,未发现其他引起继发性骨质疏松的原因,因此考虑绝经后骨质疏松的可能性大。此外,患者血PTH水平正常,25(OH)D水平仅为30nmol/ml,同时存在维生素D缺乏。

在治疗方案中,首先应由骨科医生对其椎体压缩骨折进行紧急的对症处理,如使用镇痛药物、佩戴支具或行骨折椎体强化手术等。其次,由于患者存在维生素D缺乏,建议补充活性维生素D 3 000~6 000IU/d,6周后改为800IU/d。同时,采用积极的生活方式,如适量运动、增加日照、合理膳食和补充钙剂等,钙剂补充量以1 000mg/d为宜。另外,患者的骨转化标志物(CTX和骨钙素)正常,表明患者目前已过了快速失骨期,可选用促骨形成剂治疗,如甲状旁腺激素类似物(特立帕肽),鼓励患者长期坚持抗骨质疏松治疗,后续需要定期监测骨密度、骨转换指标,根据情况调整抗骨质疏松方案。最后,无禁忌证时,可以启动MHT。

专家点评: 早绝经是已知的发生骨质疏松的高危因素之一,该例患者40岁绝经,平时日照不足、缺乏运动且日常膳食结构不合理,最终发生严重骨质疏松。因此,早绝经女性不可忽视远期骨质疏松的问题,应指导其健康生活方式,均衡营养,补充钙剂、维生素 D,无禁忌证时尽早启动绝经激素治疗。另外,当前医务人员对骨健康方面的重视程度不够、相关的保健知识缺乏,对绝经期妇女的相关知识宣教和骨量评估(如骨质疏松风险 1 分钟试题和 OSTA 等)等工作开展不到位,未能对存在高危因素的人群进行早发现、早诊疗、早干预。当患者已经出现低骨量时,需要评估患者的骨折风险,可以通过 FRAX 骨折风险评分工具评估。如骨折风险高或已经出现骨质疏松,则应尽早启动抗骨质疏松治疗。最关键的是早期规范的 MHT,提高对于女性绝经期骨质疏松的认识,避免发展到重度骨质疏松而影响患者的生活质量。

(符书馨　夏晓梦)

参考文献

1. 中华医学会骨质疏松和骨矿盐疾病分会. 原发性骨质疏松症诊治指南 (2022). 中华骨质疏松和骨矿盐疾病杂志, 2022, 15 (6): 573-610.
2. 夏维波. 地舒单抗在骨质疏松症临床合理用药的中国专家建议. 中华骨质疏松和骨矿盐疾病杂志, 2020, 13 (6): 499-508.
3. CAMACHO PM, PETAK SM, BINKLEY N, et al. American Association of Clinical Endocrinologists/American College of Endocrinology Clinical Practice Guidelines for the diagnosis and treatment of postmenopausal osteoporosis 2020-update. Endocr Pract, 2020,(Suppl 1): 1-46.
4. 卢春燕, 陈德才. 绝经后骨质疏松症的药物治疗. 实用妇产科杂志, 2020, 36 (7): 489-492.

第四节　肌少症的预防与治疗

一、2023 版指南要点

肌少症(sarcopenia)是一种以进行性骨骼肌质量减少、力量降低和功能下降为特征,进而引起相关衰弱、跌倒、残疾等不良事件的综合征。如果患者同时存在骨质量减少和肌肉量减少,称为骨肌肉减少症(osteosarcopenia)。体内性激素水平降低可能是肌少症发生的关键机制之一。睾酮和雌激素水平下降可加速骨质疏松、骨骼肌减少及肌肉功能下降。目前,对于绝经后女性应用 MHT 治疗肌肉减少症的作用仍存在争议。

二、2023 版指南相关内容的进展

在 2018 版和 2023 版指南中,肌少症均被列入 MHT 的长期获益部分。经过查阅大量相关文献,2023 版指南对 2018 版中“对绝经后女性应用 MHT 可预防肌少症发生”的阐述进行了补充说明:对于绝经后女性应用 MHT 治疗肌少症的作用存在争议,但 MHT 在改善或预防骨质疏松的同时,对防治肌少症可能会产生有益的影响。同时,2023 版指南根据肌少症研究领域的最新进展,增加了患者“如果同时存在骨质量减少和肌肉量减少,称为骨肌肉减少症(osteosarcopenia)”的内容。提出肌肉强化运动与充足的营养(蛋白质、钙、维生素 D 等)是治疗骨质疏松 - 肌少症的重要策略。

三、2023 版指南相关内容立场与推荐的依据

(一)肌少症的基本概念

肌少症是近年来日益受到重视的一种与人口老龄化相关的疾病,除了年龄增长,体内性激素水平降低可能是肌少症发生的关键机制之一,而肌少症是机体开始衰弱的根本原因。在女性进入围绝经期和绝经后尽早采用积极的措施进行管理和干预,对于防治肌少症、提高绝经女性的生活质量具有重要意义。

1. 肌少症的定义　肌少症一词源自希腊语的 sarx(肌肉)和 penia(流失),1989 年由美国塔夫茨大学的 Irwin Rosenberg 教授首次命名。自 2010 年欧洲老年肌少症工作组(EWGSOP)发表了肌少症共识,提出了世界范围内被广泛使用的肌少症定义以来,国际肌少症工作组于 2011 年、亚洲肌少症工作组(Asian Working Group for

Sarcopenia,AWGS)于 2014 年、中华医学会骨质疏松和骨矿盐疾病分会于 2016 年先后发布了肌少症共识。2016 年 10 月,肌少症被正式纳入国际疾病分类疾病编码中,其诊断代码为 ICD-10-M62.84,标志着医学界将其视作一种有独特特征、独立的疾病。2018 年初 EWGSOP 结合 10 年来积累的与肌少症相关的科学证据,在前一版基础上更新发布了肌少症的定义和诊断共识。2019 年 AWGS 更新了共识,保留了之前对肌少症的定义,但修订了诊断流程、标准界值和治疗方案,并提出"肌少症可能(possible sarcopenia)"的概念。2021 年中华医学会老年医学分会发布了《中国老年人肌少症诊疗专家共识(2021)》,2022 年中国健康促进基金会组织专家组编写了《肌少 - 骨质疏松症专家共识》。

在历次肌少症诊治指南 / 共识更新中,对于肌少症的定义也有更深入的认识。目前公认的定义为,肌少症是一种与增龄相关的进行性骨骼肌质量减少、肌肉力量下降和 / 或躯体功能减退的综合征。如果患者同时存在骨质量和肌肉量减少,称为骨肌肉减少症(osteosarcopenia)。

2. 肌少症的流行病学　肌少症是 50 岁以上人群的常见临床问题。据保守估计,目前全球约有 5 000 万人罹患肌少症,预计到 2050 年将高达 5 亿。据统计,亚洲老年人肌少症的患病率低于欧美人群,约为 4.1%~11.5%。

3. 肌少症的发病机制　肌少症是增龄相关疾病,是环境和遗传因素共同作用的复杂疾病,多种风险因素和机制参与其发生,主要影响因素包括运动减少,与增龄相关的激素变化,神经 - 肌肉功能减弱,α 运动神经元丢失,肌细胞凋亡,与增龄相伴的线粒体功能障碍,肌肉间脂肪浸润,免疫衰老,促炎症反应的细胞因子合成增加,遗传因素与营养因素等病理生理变化,导致肌肉蛋白质降解速度超过合成速度,同时导致肌肉结构或肌肉成分变化、肌肉收缩力下降。

4. 肌少症的表现　肌少症的临床表现缺乏特异性,需要关注患者由于骨骼肌量减少、肌力下降、躯体功能下降所呈现的一系列异常变化。患者骨骼肌肌量减少表现为四肢纤细、无力,全身消瘦,体重减轻。骨骼肌肌力下降时,患者身体虚弱,容易乏力,握力下降,难以提起稍重物品,举重

物困难。身体活动能力(躯体功能)下降表现为行走步速下降,步履缓慢,行动迟缓,起立 - 行走时间延长,身体稳定性减退,平衡能力下降,多伴有骨质疏松,易发生跌倒、骨折。

(二)肌少症的诊断

关于肌少症的诊断标准,国内外指南 / 共识均有推荐。虽然各指南 / 共识间略有差别,但用于诊断和评估肌少症的主要参数都包括肌肉量、肌肉力量、肌肉质量和躯体功能,每项参数有其相应的有效测量方式可供临床或科研工作使用。由于 AWGS 的诊断标准中纳入的人群背景与我国人群类似,并涵盖了部分中国人群数据,《中国老年人肌少症诊疗专家共识(2021)》推荐使用 2019 年 AWGS 的诊断切点值。

1. 病例筛查　2019 年 AWGS 指南建议使用小腿围或 SARC-F/SARC-CalF 自评调查问卷进行筛查。

(1)小腿围:使用非弹性带测量小腿的最大周径:男性<34cm,女性<33cm。

(2)指环测试(finger-ring test):可作为替代测量小腿围的有效方法。被测试者自己用双手的示指和拇指环绕非优势小腿的最粗部位,如果小腿刚好适合指环或比指环要小,患肌少症的风险就会增加。

(3)SARC-F 自评调查问卷:包括肌肉力量、辅助行走、座椅起立、攀爬楼梯、跌倒次数等 5 项内容,共计 10 分,总分 ≥4 分为筛查阳性,即可疑为肌少症患者。

(4)SARC-CalF 自评调查问卷:在 SARC-F 自评调查问卷中添加了小腿围,因而提高了筛查的灵敏度。SARC-CalF 自评调查问卷总计 20 分,当总分 ≥11 分时,即可诊断为肌少症(表 8-6)。

2. 骨骼肌肌肉质量　2019 年 AWGS 指南推荐使用 DXA 或生物电阻抗分析法(BIA)测量肌肉质量,其诊断界值为:通过 DXA 分析,男性<7.0kg/m^2,女性<5.4kg/m^2;应用 BIA 测定,男性<7.0kg/m^2,女性<5.7kg/m^2。

3. 肌肉力量　在亚洲,最常使用的测量握力设备是弹簧式握力器,其次是液压式握力器。2019 年 AWGS 指南推荐使用这两种设备测量握力,用于肌少症诊断,其诊断界值为男性<28.0kg,女性<18.0kg。

表 8-6　SARC-CalF 自评调查问卷

序号	检测项目	询问方式及内容	评分标准	计分
1	肌肉力量（S）	举起或搬运 4.5kg 物体是否有困难	0 分 = 无困难 1 分 = 偶有困难 2 分 = 难度较大,无法独立完成	
2	辅助行走（A）	步行穿过房间是否困难	0 分 = 无困难 1 分 = 偶有困难 2 分 = 难度较大,无法独立完成	
3	站起能力（R）	从床或椅子上站起是否困难	0 分 = 无困难 1 分 = 偶有困难 2 分 = 难度较大,无法独立完成	
4	攀爬楼梯（c）	爬 10 层台阶是否困难	0 分 = 无困难 1 分 = 偶有困难 2 分 = 难度较大,无法独立完成	
5	跌倒次数（F）	过去 1 年中的跌倒次数	0 分 = 0 次 1 分 = 1~3 次 2 分 = 4 次以上	
6	小腿最大周长（Cal）	使用非弹性带测量小腿的最大周径	0 分 = 男 > 34cm,女 > 33cm 10 分 = 男 ≤ 34cm,女 ≤ 33cm	

4. 躯体功能　2019 年 AWGS 指南推荐使用简易体能测量表（SPPB）、6 米步行测试、5 次起坐测试评估躯体功能。步速界值为 < 1.0m/s,并将 SPPB < 9 分和 5 次起坐时间 > 12 秒作为反映躯体功能下降的界值,且可以替代步速(表 8-7)。

5. 骨质疏松 - 肌少症的诊断　①腰椎或股骨任何一个部位骨密度 T 值 ≤ -2.5 或发生过脆性骨折;②骨骼肌质量减少,男性 < 7.0kg/m²,女性 < 5.4kg/m²;③骨骼肌力量下降,男性握力 < 28kg,女性握力 < 18kg;④肌肉功能下降,6 米步行测试速度 ≤ 1m/s 或 SPPB ≤ 9 分。

(三)肌少症的危害

肌肉、骨骼、关节一起使人体能够站立和活动。强壮的肌肉可以保护骨骼和关节免受损伤。肌肉随着增龄逐渐减少,导致肌力减弱、躯体功能障碍,跌倒风险增加,同时还会出现肌肉松弛、皮肤皱褶增多、体重下降、身体虚弱、抵抗力下降等一系列负面影响,可导致和加剧骨质疏松,增加骨折风险,促进关节炎等疾病的发生和发展。肌肉量减少会影响人体的抗病能力和疾病的恢复

表 8-7　肌少症评估和诊断标准阈值表

项目	名称	男性阳性区间	女性阳性区间
初筛	SARC-F	≥ 4 分	≥ 4 分
	SARC-CalF	≥ 11 分	≥ 11 分
	小腿周长	< 34cm	< 33cm
肌力测试	握力测试	男性 < 28kg	女性 < 18kg
	椅子站立测试	≥ 12s	≥ 12s
肌量测试	DXA	≤ 7.0kg/m²	≤ 5.4kg/m²
	BIA	≤ 7.0kg/m	≤ 5.7kg/m
肌功能测试	步速测试	< 1m/s	< 1m/s
	SPPB	≤ 9 分	≤ 9 分

过程,可成为高血压、糖尿病、高血脂、心血管疾病等慢性疾病的重要诱因,最终导致心肺功能衰竭,增加老年女性的全因死亡率和致残率。正如 Rosenberg 教授所言,没有任何一种衰老导致的身体功能下降,可以与肌肉流失相提并论。所以,一定要重视肌少症的危害,在绝经前后就要开始"存肌肉",以减少肌少症的发生。

(四) 绝经与肌少症

雌二醇(E_2)是女性生育期内最有效、最丰富的雌激素。E_2 通过刺激卫星细胞(维持肌肉组织再生的骨骼肌干细胞)增殖对骨骼肌产生有益的作用。E_2 可与骨骼肌纤维上的雌激素受体结合直接参与肌肉代谢,也可能通过改变生长激素(GH)和胰岛素样生长因子 1(IGF-1)的分泌而间接参与肌肉代谢,由此影响女性的骨骼肌组成,促进肌肉健康。绝经后女性的雌激素水平显著降低、受体减少可导致绝经后女性肌肉质量显著下降、肌肉功能丧失,促进肌少症的发展。在雌激素水平降低的同时,围绝经期和绝经女性常存在身体活动水平低、运动量减少、氧化应激、蛋白质摄入不足及炎症因子增加等情况,这些会使该阶段的女性发生进行性肌肉退化(即肌肉质量和功能下降),因此可使女性罹患肌少症的概率增加,对绝经期和绝经后女性的健康有直接影响。

(五) MHT 与肌少症

由于肌肉与分子机制(如线粒体功能、炎症途径和循环激素)之间的内在关系复杂,肌少症的病因是多因素的。目前认为雌激素可以减少骨骼肌周围环境中的炎症和氧化应激,防止骨骼肌卫星细胞(增强骨骼肌修复和生长的细胞)耗竭。雌激素治疗可能通过减少脂肪增加、提高瘦肉量、调节骨骼肌的炎症,从而减少骨骼肌减少性肥胖的风险。

目前国际上关于 MHT 对肌少症影响的文献,尚未有一致结论。尽管国外有一些研究证据表明,雌二醇在中老年人保持肌肉健康方面发挥着关键作用,在某些情况下,MHT 可以逆转绝经相关的肥胖和骨骼肌质量减少,与绝经后晚期阶段相比,在绝经后初期使用 MHT 可显著增加肌肉卫星细胞的数量,并提高运动能力和肌肉强度;但也有一些研究认为,MHT 并非对抗肌肉损失的有效方法。所以,激素治疗对于肌少症的防治效

果仍然存在争议。目前生活方式干预(特别是身体活动和营养干预)仍然是保持中老年女性肌肉健康的基石。有学者提出,对生活方式干预反应不足的女性可以将身体康复和营养计划与 MHT 结合起来,以改善其全身健康状况,从而使女性在晚年保持良好的肌肉质量和功能。

(六) 绝经女性肌少症的预防和治疗

肌少症与骨质疏松相互影响,肌肉含量下降是骨质疏松的重要危险因素。预防肌少症和保持肌肉力量对于预防机体功能损伤和身体残疾非常重要。围绝经期的激素变化可能加速或导致肌少症,将 MHT 用于改善或预防骨质疏松的同时,对预防肌少症可能会产生有益的影响。因为 MHT 治疗肌少症的观察性研究仍存在矛盾的结果,所以对于绝经后女性应用 MHT 治疗肌少症仍存在争议。

1. 绝经后女性肌少症的预防　在可改变的因素中,低体力活动和蛋白质摄入不足是绝经后女性肌肉减少和力量丧失的重要原因。绝经后女性肌少症的预防措施包括增加蛋白质的摄入、运动干预(肌肉强化运动)、增加维生素 D 摄入、积极控制慢性病和尽早启用 MHT(尽管尚有争议)。需要特别强调的是,肌少症的预防重于治疗,加强营养和体育锻炼对肌少症的预防有积极作用。

(1)摄入足量蛋白质:蛋白质占肌肉重量的20%,是合成肌肉的重要原料。因为蛋白质缺乏是绝经后女性肌肉减少和力量丧失的重要因素,所以充足的蛋白质摄入是必不可少的。《中国居民膳食指南(2022)》建议保证足够优质的动物蛋白的摄入,以满足特殊的营养需求。对中老年人的膳食推荐为:在食物多样性前提下,保证摄入足量的蛋白质 [1.0~1.5g/(kg·d)],体重 50kg 的围绝经期女性每天应摄入 50g~75g 的蛋白质,日常进行抗阻力训练的中老年人每日蛋白质摄入量应为1.2~1.5g/kg。

(2)坚持健康运动:女性在绝经后随着基础代谢率降低,能量消耗相应下降,面临体重增加和肥胖的风险,而缺乏体育活动更会促进肌少症的发展。女性在围绝经期和绝经后坚持进行体育活动,是延缓机体衰老、预防疾病的重要措施,最重要的是保持肌肉质量,从而增强肌肉力量,预防和延缓肌少症的发生。绝经后女性的健康运动应

结合有氧运动(耐力、健身)和抗阻运动(力量、增肌)。有氧运动形式包括慢跑、步行、骑自行车、游泳、太极拳、各种球类运动等。建议每天进行累计40~60分钟的中高强度运动(如快走、慢跑)。抗阻运动又叫力量训练,主要利用阻力促进肌肉收缩、增强肌肉容量和爆发力,达到增肌塑形的目的。对于绝经后女性,推荐以抗阻运动为基础的运动,如坐位抬腿、静立靠墙蹲、举哑铃、俯卧撑或双手对墙撑、拉弹力带等,能有效改善肌肉力量和功能。每周3次以上,每次20~30分钟为宜。绝经后女性若合并高血压、2型糖尿病、冠心病等,运动需在基础疾病控制稳定后才可实施,并需要制订个体化的运动处方,以避免不适当运动造成的损伤和不良风险。

(3)补充维生素 D:据报道,中国人维生素 D不足的患病率为72.1%。维生素 D 可以刺激对膳食中钙的吸收,对于增强肌肉力量和骨骼系统功能有重要作用。补充维生素 D 对老年妇女的肌肉力量、躯体功能、预防跌倒和骨折均有有益的影响。绝经女性可通过日晒、食物摄取(如海鱼、鱼卵、肝、全脂乳、蛋黄、鱼肝油)、服用维生素等方式补充维生素 D(建议 600~800IU/d)。《中国老年人肌少症诊疗专家共识(2021)》推荐65岁以上的老年人可服用 1α,25- 双羟维生素 D_3 和骨化醇(活性维生素 D 类似物),以增加肌肉强度和减少跌倒风险。

(4)MHT:2023 版指南指出,目前对于绝经后女性应用 MHT 治疗肌少症的作用仍存在争议,但 MHT 在用于改善或预防骨质疏松的同时,对防治肌少症可能会产生有益的影响。近期文献表明,肌肉强化运动与充足的营养(蛋白质、钙、维生素 D 等)是治疗骨质疏松 - 肌少症的重要策略。韩国绝经激素治疗指南(2020 版)提出,MHT 与运动结合时,似乎能有效增加肌肉质量,改善肌肉功能和肌力,但缺乏证据证实 MHT 可用于治疗和预防肌少症。总之,对于绝经后女性,所有这些干预措施(营养、运动、MHT)似乎都有助于防治肌少症,促进绝经女性的健康老龄化。

(5)积极控制慢性病:随着卵巢功能衰退,围绝经期女性将逐渐过渡到绝经,机体也随之发生变化,慢性病的发病率逐渐增加。有效控制慢性病可减轻机体的炎症反应,对于保持肌肉容量、维持肌力和肌肉功能有重要作用。绝经后女性应尽早改变吸烟、喝酒、久坐不动的不良生活习惯,并积极治疗与肌少症相关的基础疾病,以预防肌少症的发生。

2. 绝经女性肌少症的治疗　肌少症的治疗包括运动疗法、营养疗法、维生素 D 补充以及药物治疗。同时,肌少症与骨质疏松也有相通之处,应该同步考虑这两种关系密切的疾病的诊断和治疗。

(1)运动:运动是获得和保持肌量和肌力最为有效的手段之一。女性在中老年期应坚持运动以保持肌量、肌力和骨量。

(2)营养疗法:由于传统习惯的影响,大多数中老年人存在饮食结构不合理、热量和蛋白质摄入不足。建议老年人在日常生活中要保持平衡膳食和充足的营养,必要时考虑额外进行蛋白质或氨基酸营养补充治疗。

(3)补充维生素 D:维生素 D 不足和缺乏在人群中普遍存在,中老年人群补充普通维生素 D 或1,25- 双羟维生素 D 结合运动对增加肌肉强度、预防跌倒和骨折更有意义。

(4)药物治疗:目前认为药物是改善肌少症的一种选择,但还没有以肌少症为适应证的药物。临床上治疗其他疾病的部分药物可能使肌肉获益,进而扩展用于肌少症,包括同化激素 / 选择性雄激素受体调节剂,如睾酮、合成类固醇激素、雌激素、活性维生素 D、β 受体激动剂、血管紧张素转换酶抑制剂、生长激素等,但这些药物在防治肌少症方面尚未得到充足的临床证据支持。雄激素、肌肉抑制因子阻断剂的具体机制尚不明确,可能是通过促进合成代谢、促进肌肉生成等方式增加肌肉容量。因 MHT 用于治疗肌少症的观察性研究结论并不一致,所以尚未把肌少症作为 MHT 的适应证。

(史惠蓉　曹　媛)

参考文献

1. CHEN LK, WOO J, ASSANTACHAI P, et al. Asian working group for sarcopenia: 2019 consensus update on sarcopenia diagnosis and treatment. J Am Med Dir Assoc, 2020, 21 (3): 300-307. e2.

2. 刘娟, 丁清清, 周白瑜, 等. 中国老年人肌少症诊疗专家共识 (2021). 中华老年医学杂志, 2021, 40 (8): 943-952.

3. CRUZ-JENTOFT AJ, BAHAT G, BAUER J, et al. Sarco-penia: revised European consensus on definition and diag-nosis. Age and Ageing, 2019, 48 (1): 16-31.

4. 黄宏兴, 史晓林, 李盛华, 等. 肌少-骨质疏松症专家共识. 中国骨质疏松杂志, 2022, 28 (11): 1561-1570.

5. BUCKINX F, AUBERTIN-LEHEUDRE M. Sarcopenia in menopausal women: current perspectives. Int J Womens Health, 2022, 14: 805-819.

6. 中华医学会妇产科学分会绝经学组. 中国绝经管理与绝经激素治疗指南 2023 版. 中华妇产科杂志, 2023, 58 (1): 4-21.

7. GERACI A, CALVANI R, FERRI E, et al. Sarcopenia and menopause: the role of estradiol. Front Endocrinol (Laus-anne), 2021, 12: 682012.

第一节　早发性卵巢功能不全的健康风险

一、概述

早发性卵巢功能不全(premature ovarian insufficiency,POI)指女性在 40 岁之前出现的卵巢功能减退,主要表现为月经异常(闭经、月经稀发),卵泡刺激激素(follicle stimulating hormone,FSH)>25U/L,雌激素水平波动性下降。在更加关注雌激素对女性全身健康影响的现今,POI 作为过早低雌激素状态的典范而受到绝经领域的关注。在 2023 版指南中,第七部分专门论述了 POI 的诊治问题。在 2023 版指南正式发表后,中华医学会妇产科学分会绝经学组于 2023 年 7 月发表了《早发性卵巢功能不全的临床诊疗专家共识(2023 版)》。

POI 在 40 岁以前的发病率约为 1%~4%。过去曾用卵巢早衰(premature ovarian failure,POF)描述此类疾病,指女性 40 岁以前出现闭经、促性腺激素水平升高(FSH>40U/L)和雌激素水平降低,并伴有不同程度的低雌激素症状,现被认为是 POI 的终末阶段。

POI 的常见病因包括遗传因素、免疫因素、感染因素、医源性因素及环境因素等。然而,半数以上的 POI 患者病因尚不明确,为特发性 POI。临床上,POI 患者表现为月经改变、生育力下降或不孕、雌激素水平降低所致的潮热出汗、生殖道干涩及灼热感、性欲减退、骨质疏松、情绪改变等症状。

由于 POI 的病因复杂,出现的相关症状严重影响女性的生活质量,且迄今为止尚无确切有效的治疗方法恢复卵巢功能,因此关注 POI 患者的健康风险、早诊早治非常重要,包括调整月经、缓解症状,提高生活质量,解决生育难题,延缓和减少中老年女性慢性疾病的发生。

二、骨健康

骨质疏松和骨折是 POI 患者面临的重要健康问题,与骨密度降低明显相关。雌激素对骨健康有保护作用,女性因绝经在雌激素缺乏的前 10 年内,可引起每年 2%~5% 的快速骨丢失。POI 患者由于雌激素缺乏的程度不同,对骨的影响存在一定差异。大多数 POI 患者可以多年无症状,直到骨折发生时才被关注。根据不同文献使用的定义(骨密度或骨折)及 POI 的病因不同,POI 患者骨质疏松的患病率约为 8%~27%。与正常绝经年龄的女性相比,患有 POI 的女性骨密度显著降低,患骨质疏松的风险是正常绝经年龄女性的 2.54 倍。

女性发生低骨量和骨质疏松的潜在机制包括骨峰值积累不足、与雌激素缺乏相关的骨吸收增加、存在增加骨质疏松风险的合并症,以及 POI 特定病因如特纳综合征。已确定的低骨量的风险因素较多,如在染色体核型正常的特发性 POI 患者中,风险因素包括月经不规律、发病时年龄<20岁、诊断延迟>1 年、血清维生素 D 浓度低、膳食钙摄入不足、未规范执行激素治疗和缺乏运动。以上这些因素均是可改变的风险因素。

针对 POI 患者的骨健康风险,应评估临床危险因素(病史、月经史等),检查血清维生素 D 和钙水平、DXA 等,目前尚未在 40 岁以下女性中验证骨折风险评估工具(FRAX)的应用价值。较多证据支持雌激素治疗可以提高低雌激素水平女性的骨密度,应用 3 年以上可以降低随后的骨折风险;对于那些已有骨质疏松的 POI 患者,则应同时采用抗骨质疏松治疗。所有指南均一致认为并提出,POI 患者的激素治疗应该尽早开始并至少持续应用到自然绝经年龄。

POI 的骨健康管理可归纳如下：①骨健康评估,包括临床危险因素、生化和 DXA 指标;②及时进行激素治疗(除非有禁忌证);如果存在禁忌证,或尽管增加了激素治疗的剂量,但单独使用激素治疗并不能改善骨密度,则可能需要使用双磷酸盐;③适当的生活方式干预;④健康教育;⑤持续监测。然而,实际诊疗中存在多种导致 POI 患者骨健康管理不理想的因素。如患者和临床医生的知识差距、筛查不准确、对年轻患者骨质疏松定义的困惑,以及延迟和不坚持治疗。POI 患者缺乏骨质疏松知识,会对骨密度筛查和钙摄入行为产生负面影响。

值得重视的是,40 岁以下女性低骨密度和骨质疏松的诊断具有挑战性,因为在达到峰值骨量之前,通常不能使用 DXA 衍生的骨密度 T 值来诊断骨质疏松。此外,身材矮小如患有特纳综合征的女性,其骨密度也可能被低估。然而,新的模式,如骨小梁评分可能可以解决这个问题。2019 国际临床密度测量学会建议将 Z 值<-2 用于定义绝经前女性低骨量。然而,这并不是专门指患有 POI 的女性。国际骨质疏松症基金会对年轻人骨质疏松的研究表明,Z 值<-2 用于定义未达到峰值骨量年轻人低骨量,应避免使用“骨质减少”;且建议继续使用 T 值<-2.5 来诊断患有已知影响骨代谢的慢性疾病(包括性腺功能减退症、POI)的年轻人的骨质疏松症,包括 POI 患者。总之,脆性骨折,特别是椎体骨折和 / 或 T 值<-2.5 (除非仍在生长)是目前 POI 青少年 / 女性的骨质疏松诊断标准。

三、心血管和代谢健康

由于内源性雌激素对心血管系统的保护作用,POI 患者的低雌激素水平可导致多种心血管危险因素明显增加,包括血管内皮功能障碍、血脂异常、胰岛素抵抗及代谢综合征。POI 患者出现的异常脂质代谢,包括高总胆固醇血症、低密度脂蛋白血症,与较高的心血管风险有关。这种异常脂质代谢的机制可能是缺乏雌激素,导致核受体失调、免疫衰老和肝氧化应激。一项涉及 1 573 名 POI 女性和 1 762 名对照女性的荟萃分析结果

提示,POI 患者的腰围、总胆固醇、低密度脂蛋白、高密度脂蛋白,甘油三酯和空腹血糖显著升高。此外,POI 患者的胰岛素水平略高。

与 50 岁绝经的女性相比,POI 女性患缺血性心脏病的风险升高48%。一项纳入 10 项观察性研究的荟萃分析结果显示,POI 是缺血性心脏病和冠状动脉疾病的独立危险因素。迄今为止最大的一项观察性研究,数据来自 5 个国家和地区的 301 438 名女性,结果提示与 50~51 岁绝经的女性相比,POI 女性患心血管疾病(冠心病或脑卒中)的风险增加了 55%。韩国的一项针对 140 多万绝经后女性的大型全国性队列研究发现,POI 患者心力衰竭和心房颤动的发病率分别是正常年龄绝经女性的 1.51 倍和 1.19 倍;在调整了传统的心血管危险因素后,POI 患者发生心力衰竭和心房颤动的风险仍然比正常年龄绝经的女性高 33% 和 9%。与正常年龄绝经的女性相比,POI 患者冠心病的发病率和风险明显更高,POI 发病年龄较低的女性患冠心病的概率和风险也显著增加。与绝经年龄 ≥ 50 岁的女性相比,绝经年龄在 45~49 岁、40~44 岁和<40 岁的女性发生心力衰竭的风险分别高 11%、23% 和 39%。随着绝经年龄的提前,心房颤动事件的风险比呈现出显著增加的趋势。

关于不同原因 POI 在心血管病患病率之间的差异,一项队列研究对特发性 POI 和手术性 POI 患者的心血管疾病的发生和危险因素进行分析,包括冠状动脉疾病、心力衰竭、主动脉瓣狭窄、二尖瓣反流、心房颤动、缺血性脑卒中、外周动脉疾病和静脉血栓栓塞等多种指标,结果显示特发性 POI 和手术性 POI 发生心血管疾病的风险比分别为 1.36 和 1.87。因为研究病例数量较少,目前的研究结果尚不能证明这两种病因的 POI 患者在心血管风险方面的显著差异,值得进一步探究。

此外,POI 患者会出现身体脂肪分布的改变,内脏脂肪增加,胰岛素敏感性降低,患代谢综合征和心血管疾病的风险增加;POI 患者长时间低雌激素水平,可能导致心力衰竭和心房颤动的累积风险增加。同时,过早绝经的女性可能预先存在着不利的心血管风险因素。

最新进展表明,心血管疾病的另一个重要危险因素是 2 型糖尿病(type 2 diabetes mellitus,

T2DM）。POI 和早绝经均与胰岛素抵抗、T2DM 风险增加直接相关，且这类女性患心血管疾病的风险更大。目前关于 POI 患者代谢紊乱的代谢组学研究报道并不多，但 POI 的脂质代谢和葡萄糖代谢异常与其病理生理学相关逐渐被认识和证明。有研究通过超高效液相色谱 - 质谱法非靶向代谢组学分析揭示 POI 患者血浆中存在 130 种差异表达的代谢产物，其中与卵巢储备相关的 6 种代谢产物，即花生四烯酸酰胺、3- 羟基 -3- 甲基丁酸、壬二酸二己基酯、18- 羟基二十碳四烯酸、胱氨酸和前列腺素，具有良好的诊断价值，可能成为 POI 诊断的有效生物标志物。胱氨酸也是受饮食调节的生长抑制程序的关键调节因子，如自噬，其对卵巢功能至关重要，并参与 POI 的发病过程。

综上，临床应重视对 POI 患者的心血管和代谢疾病风险的评估，定期监测血压、体重、血脂、空腹血糖和糖化血红蛋白等，对心血管疾病的风险因素进行分析。POI 患者一旦诊断后，积极应用激素补充治疗，以获得雌激素对心血管的保护作用。

四、神经系统健康

POI 已被证明与神经功能障碍、痴呆、帕金森病和认知功能降低等多种神经系统疾病风险增加有关。目前，直接针对 POI 与神经功能减退的研究有限，主要来自手术性 POI 人群。有研究显示，与对照组相比，在绝经年龄前接受手术的女性发生认知障碍或痴呆的风险增加。另有报道，特纳综合征患者与同年龄、同身高、同等智力和同等社会经济地位的正常女性相比，在情绪识别、视觉空间、注意力、工作记忆力及执行力上均表现较差。

多项观察性研究支持绝经后早期进行激素治疗有利于降低认知功能减退的风险，有利于改变疾病的过程；晚年开始启动则可能会产生负面影响。通过干预手段改善 POI 患者神经功能的研究结果不一致，有限的数据表明，雌激素治疗是适当且必要的，雌激素可以预防 POI 患者的认知功能减退或认知功能低下，尤其是特纳综合征患者，应尽早给予足量雌激素治疗。

一项针对单侧卵巢切除术组（813 名）、双侧卵巢切除术组（676 名）和对照组（1 472 名）的研究发现，与对照组相比，在绝经年龄之前接受手术的

女性患认知障碍或痴呆的风险增加了 46%，且年龄更低者风险更高。一项包括 3 项观察性研究的综述中也报道了，与 50 岁之前保留卵巢的女性相比，50 岁之前接受双侧卵巢切除术的女性患缺血性脑卒中的风险增加。而雌激素治疗似乎可以降低该风险。

来自两项评估认知能力下降的纵向研究——宗教秩序研究（Religious Orders Study）和拉什大学"记忆和老龄"项目（Rush Memory and Aging Project）的数据证实，手术绝经的年龄与认知能力下降、阿尔茨海默病的神经病理学有关。手术绝经年龄越早，整体认知能力下降越快，包括特定情景记忆和语义记忆。绝经年龄越小，阿尔茨海默病的神经病理学特征尤其是神经炎斑块增加越明显。在围绝经期 5 年的窗口期内启动激素治疗，且持续至少 10 年与认知能力下降程度的减少有关。

五、泌尿生殖系统健康

POI 患者因雌激素缺乏通常会出现泌尿生殖系统的变化，包括失去润滑和弹性、阴道干涩、性交困难，以及尿路症状，如排尿困难、尿频、尿急和更频繁的尿路感染。在绝经女性中绝经生殖泌尿综合征（GSM）的患病率高达 50%~80%，年轻 POI 患者在恶性肿瘤治疗后泌尿生殖系统症状相对严重，尤其是乳腺癌术后内分泌治疗的患者。笔者团队率先报道了 POI 患者尿失禁的发生率与年龄匹配对照组无统计学差异，后续巴西一学者团队也报道了类似的结果，包括尿失禁、粪失禁、器官脱垂发生率差异均无统计学意义。

鉴于 GSM 中的性功能障碍对 POI 患者的长期健康影响仅次于不孕，近期一项评估 GSM 阴道症状对特发性 POI 女性生活质量和性功能影响的横断面研究结果提示，特发性 POI 患者性功能障碍的发生率较高（78%）。特发性 POI 患者阴道老化的日常影响（DIVA）问卷得分显著高于既往数项绝经后女性相关队列研究的结果，特别是自我形象和性功能评分远高于绝经后女性队列，这表明 GSM 对 POI 女性的影响比自然绝经女性更大，值得临床医生重视。

POI 患者的性功能往往受到生物学和心理因素的显著影响。雌激素缺乏会导致泌尿生殖系统症状，包括阴道干燥、阴道弹性丧失等，持续的泌

尿生殖系统症状可能导致盆底肌张力增高、浅部和深部性交困难以及回避性活动。患有 POI 的女性,尤其是接受过双侧卵巢切除术者,其雄激素水平可能会显著下降。由于雄激素被认为在女性性功能中具有支持作用,POI 女性的相对雄激素缺乏可能导致性功能障碍。尽管迄今为止的研究未能证明雄激素水平与性功能之间的显著相关性,但 POI 女性的心理健康受损也会干扰其建立令人满意的亲密关系的能力。

针对 POI 患者,全身和局部 HRT 对缓解 GSM 明确有效。北美绝经学会(NAMS)、欧洲女性与男性更年期学会(EMAS)和国际绝经学会(IMS)的相关指南均推荐阴道雌激素用于治疗泌尿生殖系统症状。当使用低剂量的阴道雌激素、脱氢表雄酮及奥培米芬(ospemifene)时,不需要同时使用孕激素,但无 1 年以上的临床试验研究其子宫内膜的安全性。目前也没有足够的数据证实乳腺癌女性阴道用雌激素、脱氢表雄酮及奥培米芬的安全性,因此,应充分评估患者的需求,重视肿瘤科医生的建议。对于有 MHT 禁忌证者,阴道保湿霜或润滑剂首选用于改善阴道不适和性交痛等症状。

六、心理健康

女性内源性雌激素对中枢神经系统具有较强的保护作用。POI 患者因雌激素下降出现的心理健康问题与许多不良因素有关,包括低雌激素相关症状、情绪障碍、生育问题、较强的自尊心、较差的社会支持及较低的生活满意度。与自然绝经女性出现的心理症状相比,POI 患者群体的心理症状发生比例更高。

生殖期雌激素暴露的持续时间与女性抑郁症的发生风险有关。从月经初潮到绝经过渡期的雌激素暴露时间长,或在一定时间内口服避孕药的使用时间长,在绝经过渡期间和绝经后 10 年内患抑郁症的风险就会显著降低。一项包含 14 项研究的荟萃分析结果提示,生育期较短、早绝经与绝经后抑郁风险较高有关,证明了内源性雌激素的神经保护和抗抑郁作用。

POI 患者出现的心理障碍包括睡眠质量较差,失眠程度高;抑郁普遍而严重,其中 64%~70% 的 POI 女性可被诊断重度或轻度抑郁症,且抑郁

症的发作与月经不规则(卵巢功能减退)相关,往往早于 POI 的诊断。POI 女性的潮热和盗汗症状往往不能得到未经历绝经症状的同龄女性的支持和理解,导致 POI 患者感知到较低水平的社会支持。因此,POI 患者可能会经历与这些身体症状相关的更大的心理痛苦,如社交焦虑和沮丧。

更为重要的是 POI 患者的生育能力下降对其心理影响巨大。部分 POI 女性很难接受自己失去生育能力的事实,出现内疚感。有研究报道,有伴侣和孩子的 POI 患者的生活满意度高于没有伴侣的女性。POI 相关的变化,如不孕、性功能下降和身体形象改变,会破坏患者自我意识的连续性,并威胁自我完整性。不孕不育者往往无法将真实(身体)和感知(心理)的变化融入自我意识的个体(即身份整合),可能会严重损害健康和幸福感,导致心理障碍。

由于 POI 的多重影响,包括不孕、身体早衰等,需要进行重要的情感和认知“重建”。最后,需要有针对性、以人为中心的整体护理方法,不仅要解决不孕不育和激素治疗问题,还要解决疾病带来的心理社会影响。

总之,POI 心理问题的主要影响因素与严重的围绝经期症状相关,如身体健康受损、身体形象受损、女性气质丧失、自尊和自信不足、年轻时生育力下降、性功能障碍以及缺乏社会支持。所以,临床应具体、认真地评估和解决 POI 女性的心理健康问题,必要时由专科医生处理。

七、生殖健康

POI 患者并非完全的卵巢“衰竭”,其存在间歇性和不可预测的卵巢活动,约 25% 诊断为 POI 的女性可能会自发排卵,5% 的 POI 患者可能自然受孕。但目前尚无方法可以预测哪些 POI 患者可以自然妊娠。对于希望自然受孕的女性,应给予合适的无避孕作用的激素治疗方案;而对于其他女性,则建议采取避孕措施,防止意外妊娠。

对于有生育要求的 POI 患者的生育治疗,虽有许多提高妊娠率的研究,但无论是通过自然受孕还是辅助生殖技术(assisted reproductive technique,ART),仍无有效的治疗定论。一项对 324 名 POI 女性家庭建设期望的横断面调查显示,67% 的女性在诊断 POI 后希望组建家庭,其

中,41% 的人最终主要通过捐赠卵母细胞生下子代,自然受孕率仅为 8.6%。

此外,POI 的病因可能对妊娠结局产生影响,也提示了生殖健康的重要性。例如,接受过高剂量盆腔放疗的女性,产科并发症风险增加;特纳综合征女性患者的心脏并发症风险增加。在孕前咨询中应考虑这些风险,并及时转诊。患有遗传疾病的女性也应考虑在怀孕前进行遗传咨询。

临床病案解析

病例

患者,29 岁。主诉为"月经不规则 5 年,婚后未避孕未孕 2 年"。

现病史:患者近 5 年月经不规则,(3~7) 天 / (25~50) 天,经量时多时少,无痛经。末次月经为 1 周前,量少,3 天净;前次月经为 2 个月前,量中等。患者婚后 2 年未避孕,未孕。目前夫妻双方同居,性生活频率正常(1~2 次 / 周)。3 个月前在当地医院就诊,性激素检查示 FSH 26IU/L,LH 12IU/L,E_2 108pmol/L,诊断为"原发性不孕、卵巢功能减退",给予克罗米芬促排卵治疗,未见优势卵泡生长。为求进一步治疗,前来就诊。

月经生育史:既往月经规则,13 岁初潮,(5~6) 天 /30 天,量中等,无痛经,无性交痛。$G_0P_0A_0L_0$。

家族史:父母为四代旁系血亲,育有 1 女(患者)1 子(弟弟),父母和弟弟均为 *CLPP* 基因杂合突变。

体格检查:身高 160cm,体重 55kg,无痤疮、无多毛体征。妇科检查:外阴已婚式,发育正常;阴道通畅,黏膜色泽正常;子宫颈柱状上皮异位Ⅰ°,无骶韧带触痛结节;子宫体中位,正常大小,质地中等,活动可,无压痛;双侧附件区未及明显异常。

辅助检查:FSH 31IU/L,LH 14IU/L,E_2 108pmol/L,PRL 312mIU/L,T 1.9nmol/L,AMH 0.06ng/ml;TSH 2.37mIU/L,TgAb 23.7IU/ml,TPOAb 19.7IU/ml;夫妻双方染色体正常。盆腔超声示子宫大小正常,内膜 6.6mm,双侧卵巢窦状卵泡 0+2 枚,未见优势卵泡。男方精子质量在正常范围。染色体核型正常,全外显子测序分析提示 *CLPP* 基因纯合突变。

诊断:原发性不孕;早发性卵巢功能不全。

治疗方案与思路:患者为育龄期女性,不孕症病史,伴侣精子质量正常,有生育要求。目前 FSH>25IU/L,AMH 0.06ng/ml,卵巢内仅有少量储备卵泡(0+2 枚)。POI 患者自然妊娠率较低,既往报道为 5%。尽管卵巢内仍存在少量储备卵泡,但其发育潜能和质量均较低。该例患者采用 HRT(雌孕激素序贯方案)+ 捐卵体外受精 - 胚胎移植(IVF-ET)治疗,在等待捐卵期间,可尝试自然周期 / 微刺激促排卵治疗。本例患者最终通过捐卵 IVF-ET 受孕并生育 1 女。

专家点评:尽管该患者染色体核型正常,但全外显子测序分析发现 *CLPP* 基因(POI 的候选基因之一)存在纯合突变,而其父母和弟弟均为杂合突变,*CLPP* 基因突变可能是本例 POI 的病因。该患者的父母是四代旁系血亲,存在亲缘关系,生育子代的疾病风险仍然存在,应在婚育前进行充分咨询。此外,捐卵 IVF-ET 是目前大多数 POI 患者实现生育的可行治疗方法。POI 患者在完成生育计划后,应继续行 HRT 处理,做好长期健康管理。

(谭容容　浦丹华　吴洁)

参考文献

1. European Society for Human Reproduction and Embryology (ESHRE) Guideline Group on POI. ESHRE Guideline: management of women with premature ovarian insufficiency. Hum Reprod, 2016, 31 (5): 926-937.

2. PANAY N, ANDERSON RA, NAPPI RE, et al. Premature ovarian insufficiency: an International Menopause Society White Paper. Climacteric, 2020, 23 (5): 426-446.

3. SHIN J, HAN K, JUNG JH, et al. Age at menopause and risk of heart failure and atrial fibrillation: a nationwide cohort study. Eur Heart J, 2022, 43 (40): 4148-4157.

4. HAMMOND J, MARCZAK M. Women's experiences of premature ovarian insufficiency: a thematic synthesis. Psychol Health, 2023: 1-25.

5. 中华医学会妇产科学分会绝经学组. 早发性卵巢功能不全的临床诊疗专家共识 (2023 版). 中华妇产科杂志, 2023, 58 (10): 721-728.

第二节　早发性卵巢功能不全的治疗原则

对于青春期的 POI 女性,主要治疗目的是促进性征发育,使月经来潮,保护生殖功能,改善性心理状况;对于生育期的 POI 患者,主要目的是维持女性正常的性生活,应用激素补充治疗(HRT)改善低雌激素症状,预防骨质疏松,有生育要求者可行助孕治疗。在 2023 版指南中特别指出,POI 患者的 HRT 应尽早开始,并采用高于 MHT 标准剂量的雌激素;HRT 用至平均自然绝经年龄,之后按照 MHT 原则进行。

一、一般处理

POI 患者的健康管理包括遗传咨询、心理疏导及生活方式调整等方面。

近年来 POI 的遗传和分子生物学基础研究发现了越来越多的可能影响卵泡发生发展关键进程的基因遗传变异,主要包括性腺发育、DNA 复制、DNA 修复、激素信号转导、免疫功能和代谢等变异,进而影响卵母细胞的数量和质量。因此,对有 POI 或早绝经家族史的女性,可借助高通量基因检测技术筛查致病基因,根据家族史和遗传学检测结果评估遗传风险,为患者制订生育计划、保存生育力、预测绝经进而提供指导。尤其是对家系中携带遗传变异的年轻女性,建议其尽早生育,或在政策和相关措施允许的情况下进行生育力保存。

POI 患者的雌激素缺乏可能引起各种心理症状,包括抑郁、心理紧张、焦虑、情绪不稳定和性欲减退。此外,生育潜力的丧失作为一种持续的压力源,可诱发愤怒、内疚、焦虑、压力和抑郁情绪,以及自尊、性满足和性自发性的丧失,从而导致"健康"焦虑。临床应联合心理科医师,提供心理疏导,缓解 POI 患者的心理压力,尤其是年轻患者,告知仍有偶发自行排卵及生育的可能,同时加强对 POI 患者的家庭支持和社会支持。

对于 POI 女性建议采取良好的生活方式,加强生活方式管理,避免生殖毒性物质的接触,增加社交活动和脑力活动;应联合营养科及康复科医师,帮助患者保持均衡饮食,适当锻炼,保持健康的体重范围,同时避免吸烟和减少酒精摄入。适当补充钙剂及维生素 D,尤其是已出现低骨量或骨质疏松者。

二、激素补充治疗

过早的低雌激素状态原因包括 POI、下丘脑垂体性闭经、手术绝经等。由于这类患者较正常绝经女性更早出现雌激素水平下降,其相关问题如骨质疏松、心血管疾病、泌尿生殖道萎缩症状及认知功能减退的风险更大。因此,经评估后如无禁忌证应尽早开始 HRT,并给予相对于 MHT 标准剂量较高的雌激素。

HRT 在 POI 治疗中起着多方面的作用。首先,HRT 有助于原发性闭经的青春期前女性的生殖器官及第二性征发育。其次,可有效缓解血管舒缩症状(如潮热出汗等),泌尿生殖系统问题(如阴道干涩、性交疼痛、尿频、尿急、反复尿路感染等)。此外,其对影响生活质量的其他状况也可产生有益影响(如情绪 / 认知障碍、肌肉骨骼疼痛、精神状态等),可降低 POI 患者的长期风险,如心血管疾病和骨质疏松症等。对有生育需求的 POI 患者,HRT 可为机体提供合适的激素环境,有利于胚胎的植入,进而增加自然怀孕的机会。

目前 POI 为 HRT 的适应证之一。POI 患者应用 HRT 的剂量一般高于自然绝经的女性,且 POI 患者绝经早,需长期用药,至少用到女性平均的自然绝经年龄。基本原则如下:

1. **时机**　在无禁忌证、评估慎用情况控制良好的基础上,尽早开始 HRT。

2. **持续性**　鼓励持续治疗至平均自然绝经年龄,之后可参考 MHT 方案处理。

3. **剂量**　国外推荐的标准雌激素剂量是口服雌二醇 $2\sim4mg/d$ 或经皮雌二醇 $75\sim100\mu g/d$。国内常用的雌激素剂量是口服雌二醇 $2mg/d$、结合雌激素 $0.625mg/d$ 或经皮雌二醇 $50\mu g/d$。推荐年轻女性采用高剂量 HRT,因其更加贴近生理水平,除缓解症状外,HRT 的心血管和骨骼益处也呈剂量反应效应,但同时也存在乳房胀痛及偏头痛等问题,可根据情况适当处理。

4. **方案** 有子宫的 POI 患者雌激素治疗时应添加孕激素,推荐雌孕激素序贯疗法,配伍孕激素的剂量建议为每周期口服地屈孕酮 10mg/d,服用 12~14 天;或微粒化黄体酮 200mg/d,12~14 天。通常患者对复方制剂的依从性优于单方制剂配伍,雌二醇片/雌二醇地屈孕酮片(2/10)有一定的优势。无子宫或已切除子宫者可单用雌激素治疗。如泌尿生殖系统症状持续存在,可在方案中加入低剂量阴道雌激素制剂。

5. **药物** POI 患者需要 HRT 的时间较长,建议选用天然或接近天然的雌激素(17-β 雌二醇、戊酸雌二醇、结合雌激素等)和孕激素(微粒化黄体酮、地屈孕酮),以减少对乳腺、代谢及心血管等方面的不利影响。现有的数据显示,相对于其他合成孕激素,地屈孕酮不增加乳腺癌的发生风险。

6. **随访** 治疗期间需每年定期随访,以了解患者用药的依从性、满意度、不良反应,必要时调整用药方案、药物种类、剂量、剂型。

诊断 POI 后患者仍有妊娠的机会,对有避孕需求者应考虑 HRT 辅助其他避孕措施,或应用短效复方口服避孕药(combined oral contraceptive, COC)。但值得重视的是,炔雌醇是一种非常强效的雌激素,即使经皮给药也有较长的肝脏半衰期,因此有潜在的促血栓和高血压作用,且其不能促进乳房和子宫的发育,因此不可应用于青春期诱导。有生育要求者则应用天然雌激素和孕激素补充治疗。与 COC 相比,HRT 对骨骼和代谢有利的证据更充分。

当 POI 发生在青春期前时,患者无内源性雌激素,从青春期开始至成年期必须进行雌激素持续治疗,诱导青春期发育。因大剂量雌激素可加速骨骼成熟,影响身高,建议在结合患者意愿的情况下,从 12~13 岁开始,从小剂量开始进行雌激素补充。起始剂量可为成人剂量的 1/8~1/4,模拟正常的青春期发育过程。必要时可联合使用生长激素,促进身高的增长。根据骨龄和身高的变化,在 2~4 年内逐渐增加雌激素剂量;有子宫并出现阴道流血者可开始加用孕激素以保护子宫内膜,无子宫者单用雌激素即可。当身高不再增长时,

有子宫的 POI 患者转为标准剂量雌孕激素序贯治疗。治疗期间应监测骨龄和身高的变化,对于骨骺一直未闭合的患者,在达到理想身高后,应增加雌激素剂量,促进骨骺愈合而使身高增长停止。

总之,正如 2016 年中华医学会妇产科学分会绝经学组《早发性卵巢功能不全的激素补充治疗专家共识》所指出的,POI 患者与正常年龄绝经女性相比,HRT 风险更小,收益更大,推荐 HRT 应至少用至正常自然绝经年龄,之后应按照正常年龄绝经女性进行管理。对于 40 岁以前切除双侧卵巢的女性,可考虑应用雌激素,必要时用雄激素治疗。

三、非激素治疗

对于存在 HRT 禁忌证、暂时不愿意或暂时不宜接受 HRT 的 POI 患者,可选择其他非激素制剂来缓解低雌激素症状。

1. **植物类药物** 包括黑升麻异丙醇萃取物、升麻乙醇萃取物,作用机制尚未完全明确,可能与神经递质改变有关。

2. **植物雌激素** 指植物中存在的非甾体雌激素类物质,主要为杂环多酚类,其雌激素作用较弱,长期持续服用可能降低心血管疾病风险、改善血脂水平、改进认知能力。

3. **中医药** 包括中成药、针灸、耳穴贴压、按摩、理疗等。

4. **其他** 多种维生素等、辅酶 Q_{10}、脱氢表雄酮、褪黑素以及运动治疗如太极、瑜伽等均对卵巢功能有一定的保护作用。阴道凝胶/润滑剂、补充阴道组织水分的生物黏附保湿剂等可用于缓解泌尿生殖系统症状。

四、生育治疗

POI 患者存在间歇性的卵巢活动,约 5% 的 POI 患者可能自然受孕。对有生育需求的 POI 患者,可通过辅助生殖技术(ART)协助生育。

1. **辅助生殖技术** POI 患者的临床妊娠率低,通过应用增加促性腺激素剂量方案、促性腺激素释放激素拮抗剂方案、促性腺激素释放激素激动剂短方案、微刺激及自然周期方案在一定程度上可改善治疗结局,但效果不一致。多种预处理方案和辅助抗氧化制剂的疗效仍有待进一步证

实。捐卵体外受精-胚胎移植(in vitro fertilization and embryo transfer,IVF-ET)仍是目前大多数 POI 患者实现生育的可行方法,但需注意其潜在的伦理问题及适应证。

2. 生育力保存 主要针对 POI 高风险人群或因某些疾病或治疗损伤卵巢功能的女性。根据患者意愿、年龄和婚姻情况,选择合适的生育力保存方法。主要包括胚胎冷冻、成熟卵母细胞冷冻、未成熟卵母细胞体外成熟技术、卵巢组织冷冻、促性腺激素释放激素激动剂应用等。

五、其他治疗

1. 干细胞治疗 干细胞具有自我更新和再生的潜力,研究中用于 POI 治疗的干细胞主要有间充质干细胞、卵巢干细胞、胚胎外组织干细胞及诱导多能干细胞等。迄今为止,关于 POI 干细胞治疗的临床研究十分有限,且仍存在伦理和安全隐患,如出现危险克隆、未分化细胞污染、基因组的不稳定性及表观遗传异常等。

2. 卵巢内注射富血小板血浆(platelet rich plasma,PRP)疗法 研究显示,在卵巢储备不足的情况下,卵巢内注射 PRP 可能有助于卵巢功能和增加妊娠机会。目前存在多种制备和注射 PRP 的方案,但学术界对最佳方案并无共识,且其有效性及安全性尚缺乏更多的临床证据。

3. 体外卵巢激活(in vitro activation,IVA) 既往研究表明,约 75% 的 POI 患者卵巢中可能携带剩余休眠原始卵泡。IVA 通过卵巢组织冷冻增加了激活原始卵泡(primordial follicles,PFs)的有效性,最大化增加可利用的卵母细胞数量。但该技术相关研究数量有限,缺乏有效性及安全性评估。此外,传统保存方法中 PFs 可自发激活,IVA 的必要性存疑。且有报道显示,过度激活卵母细胞亦会缩短生殖寿命。因此,临床应用更需慎重。

4. 肾上腺皮质激素的应用 基于自身免疫性 POI 的病因及 POI 伴随的自身免疫性疾病,有学者认为采用肾上腺皮质激素治疗 POI 可取得一定疗效。一般可用泼尼松 10~30mg/d,部分患者治疗后 FSH 水平降低,雌激素水平升高,但在缺乏"卵巢炎"诊断依据的情况下,肾上腺皮质激素应用时的副作用应引起重视。

病例 1

患者,17 岁,主诉为"17 岁无月经来潮"。

现病史: 患者 17 岁,至今无初潮,乳房和外阴发育不良,自诉无腋毛,仅有少量阴毛。曾在当地就诊,B 超提示子宫偏小,卵巢未探及,中药治疗数年效果不佳。

既往史: 既往体健,无手术史。

月经生育史: 否认性生活史。

家族史: 表姐因不孕就诊,诊断为 POI;其母亲目前 46 岁,月经规律。

体格检查: 身高 171cm,体重 56kg。乳房发育 Tanner 2 期,无腋毛。妇科检查:阴阜处见少许稀疏毛发,Tanner 2 期,可见阴道口,棉签探查,阴道长 6cm。

辅助检查: FSH 112IU/L,LH 98IU/L,E_2 <73pmol/L,PRL 423mIU/L,T 1.6nmol/L,AMH <0.01ng/ml;TSH 1.66mIU/L,TgAb 41.3IU/ml,TPOAb 16IU/ml;染色体 46,XX。盆腔超声提示幼稚子宫,双侧卵巢体积小,未见明显窦状卵泡。骨龄提示为女性 12 岁;双能 X 线吸收测量法(DXA)示低骨量。

诊断: 原发性闭经;早发性卵巢功能不全。

治疗方案与思路: 患者为青春期女性,无初潮、第二性征发育不良,提示性激素水平不足;高 FSH、低 E_2 水平,AMH <0.01ng/ml,超声显示为幼稚子宫、未见窦状卵泡,提示卵巢功能衰竭。本例患者染色体检查正常,有 1 例旁系亲属为 POI 患者,暂无其他证据表明存在免疫相关异常,考虑为特发性 POI。因患者 17 岁,尽管骨龄提示 12 岁,但身高已达 171cm,无继续长高需求,故建议行 HRT,给予生理剂量雌孕激素序贯方案(天然雌激素 2mg/d×28 天 + 后 14 天加足量天然孕激素),并注意补充钙剂和维生素 D。

专家点评: 原发性闭经的青春期女性应及时就诊评估,早诊早治,权衡其生长潜能和性发育情况后,采取个体化治疗。此外,长期应用外源性雌孕激素需注意排除禁忌证,根据指南要求定期随访。

病例 2

患者,31 岁。主诉为"血液系统恶性肿瘤治疗后闭经 5 年"。

现病史: 患者 5 年前因"急性白血病"进行"骨髓移植＋化疗(具体用药不详)"后,完全缓解,目前定期随访中。化疗后闭经至今,未予重视。现为了解性激素治疗,前来咨询。

既往史: 急性白血病骨髓移植术后,完全缓解。

月经婚育史: 既往月经规则,14 岁初潮,(5~6) 天 /(28~30) 天,量中等,无痛经。目前离异状态,无再婚育计划,$G_0P_0A_0L_0$。

家族史: 家族中其他亲属无血液系统疾病病史,母亲 52 岁绝经。

体格检查: 身高 163cm,体重 51kg,精神佳,神志清,无贫血貌。妇科检查:外阴已婚式,发育正常;阴道通畅,黏膜色泽较浅;子宫颈光滑;子宫体前位,略小,质地中等,活动可,无压痛;双侧附件区未及明显异常。

辅助检查: FSH 89IU/L,LH 64IU/L,E_2<73pmol/L,PRL 233mIU/L,T 1.1nmol/L,AMH <0.01ng/ml;TSH 2.67mIU/L;血常规未见明显异常。盆腔超声提示子宫偏小,内膜 4mm,双侧卵巢体积小,未见明显窦状卵泡。DXA 提示骨量减少。

诊断: 继发性闭经;医源性早发性卵巢功能不全;急性白血病骨髓移植术后。

治疗方案与思路: 患者为育龄期女性,血液系统恶性肿瘤治疗过程中损伤卵巢功能导致 POI。目前基础病处于完全缓解状态,无生育计划,因此排除禁忌证后,给予 HRT。结合患者年龄,应用生理剂量雌孕激素序贯方案(天然雌激素 2mg/d×28 天＋后 14 天加足量天然孕激素),注意补充钙剂和维生素 D,保护骨量,直至女性的平均自然绝经年龄。根据指南做好定期随访,每年至少做 1 次综合评估,并继续在基础疾病专科随访。

专家点评: 对于青少年或年轻的恶性肿瘤患者,建议在放化疗前行生育力保存,通过肿瘤学、生殖医学、胚胎学、遗传学等多学科会诊充分评估肿瘤治疗和生育力保存的价值,制订和实施个体化方案,常用的生育力保存方法包括胚胎冷冻、成熟卵母细胞冷冻、未成熟卵母细胞冷冻、卵巢组织冷冻等。此外,对于恶性肿瘤生存者等医源性 POI 患者在原发病治疗后 HRT 是否可用,需由专科医生评估,积极给予治疗,以提高患者的生活质量。

(浦丹华　王慧源　吴 洁)

参考文献

1. CRANDALL CJ, MEHTA JM, MANSON JE. Management of menopausal symptoms: a review. JAMA, 2023, 329 (5): 405-420.
2. BROWN JP. Long-term treatment of postmenopausal osteoporosis. Endocrinol Metab (Seoul), 2021, 36 (3): 544-552.
3. NA J, KIM GJ. Recent trends in stem cell therapy for premature ovarian insufficiency and its therapeutic potential: a review. J Ovarian Res, 2020, 13 (1): 74.
4. SECKIN S, RAMADAN H, MOUANNESS M, et al. Ovarian response to intraovarian platelet-rich plasma (PRP) administration: hypotheses and potential mechanisms of action. J Assist Reprod Genet, 2022, 39 (1): 37-61.
5. FABREGUES F, FERRERI J, MENDEZ M, et al. In vitro follicular activation and stem cell therapy as a novel treatment strategies in diminished ovarian reserve and primary ovarian insufficiency. Front Endocrinol (Lausanne), 2020, 11: 617704.

第三节　早发性卵巢功能不全的激素治疗要点

一、2023 版指南要点

POI 指女性在 40 岁前出现卵巢功能衰退的临床综合征,其发生与遗传、环境、不良生活方式、免疫系统疾病及医源性等多种因素有关,部分不能明确病因者为特发性 POI。POI 的发病率为 1%~4%。关于治疗,2023 版指南强调:

1. 用药剂量　POI 的 HRT 需要相对于 MHT

标准剂量较高的雌激素用药。推荐戊酸雌二醇 2~4mg/d、结合雌激素 0.625~1.25mg/d 或经皮雌二醇 75~100μg/d。有完整子宫者进行雌激素治疗时，应添加足量足疗程的孕激素以保护子宫内膜，也可使用雌孕激素复方制剂如 17β- 雌二醇片 / 17β- 雌二醇地屈孕酮片 (2/10 剂型)。

2. **用药方案**　强调以平均自然绝经年龄为节点，该节点前后需差别对待，HRT 方案用至平均自然绝经年龄，之后按照 MHT 原则进行。

3. 与复方口服避孕药（COC）相比，HRT 对骨骼和代谢更有利。

4. 强调长期随访的重要性　POI 在治疗过程中应注意患者长期健康问题的评估、原发病的评估和治疗，必要时联合专科诊疗。

二、2023 版指南相关内容的进展

2023 版指南延续了 2018 年指南的内容，强调了 POI 人群治疗的特点，需要相对于 MHT 标准剂量较高的雌激素，并对用药方案进行了细化，强调激素补充治疗的原则：以平均自然绝经年龄作为节点，强调不同年龄阶段用药方案的差异性；在平均绝经以前要采用相对于 MHT 标准剂量较高的雌激素用药，推荐戊酸雌二醇、结合雌激素和经皮雌二醇；有完整子宫者进行雌激素治疗时，应添加足量足疗程的孕激素以保护子宫内膜，提出雌孕激素复方制剂如 17β- 雌二醇片 /17β- 雌二醇地屈孕酮片 (2/10 剂型) 可单独使用。

三、2023 版指南相关内容立场与推荐的依据

在 2023 版指南中关于 POI 内容的撰写过程中，执笔专家结合国内外高质量文献进行检索，并通过反复讨论总结后提出指南推荐。

1. **用药剂量**　POI 发生在 40 岁以前，影响着 1%~4% 的 40 岁以下人群，由于 POI 对年轻女性的长远危害，因此 POI 本身即 HRT 的适应证。在 2022 年 NAMS 绝经激素治疗的指南中提出，POI 为美国 FDA 批准的激素治疗适应证。为纠正体内雌激素缺乏对身体带来的长远影响，对于乳腺已发育好的成年人，推荐雌激素剂量相当于月经生理周期中雌激素的平均水平(约 100pg/ml)，因此雌激素推荐剂量为经皮雌激素 75~100μg/d、口服雌激素 2~4mg/d。有完整子宫者进行雌激素治疗时，应添加足量足疗程孕激素以保护子宫内膜。

2. **用药方案的选择**　虽然没有临床试验确定 POI 的最佳 HRT 持续时间，但通常建议至少持续到 50~52 岁的生理绝经年龄。研究表明，因为以生理浓度的雌激素取代了缺乏的内源性激素，所以年轻患者实施 HRT 不会额外增加患乳腺癌的风险。在绝经以前，推荐 HRT，避免低雌激素对全身各系统的负面影响，如骨质疏松、心血管疾病、代谢疾病等。绝经以后则按照 MHT 的方案执行，采用适当(通常为最低)有效剂量的全身性激素治疗，治疗目标为使患者获益最大化，同时将个体风险降至最低。一项随机双盲临床研究发现，激素治疗中额外加入雄激素并无更多收益，因此并不推荐在激素治疗中额外加入雄激素。

3. **COC 的使用**　虽然 POI 是指女性在 40 岁以前丧失卵巢功能，但是仍然可能会间断、短暂地恢复卵泡的生长与激素的分泌，因此，仍然有 5% 的妊娠概率。如女性有避孕需求，可考虑使用 COC；如果无避孕要求则建议采用 HRT，与 COC 相比，标准的 HRT 对心血管的保护作用更好，对骨骼健康更加有利。关于对比 HRT 与 COC 优劣的高质量研究并不多。在一项纳入 34 名女性患者的开放标签、随机、对照交叉试验中，共 18 名女性最终完成 12 个月临床试验与随访，结果显示 HRT 组女性较 COC 组女性血压更低，拥有更好的肾功能及低激活状态的肾 - 血管紧张素系统。另一项随机对照研究比较了 COC 与 HRT 对骨密度的影响，共纳入 59 名 POI 患者，其中 36 名患者最终完成该研究，无激素治疗组 15 名，HRT 组 12 名，COC 组 9 名患者。经过 2 个月洗脱期后开始治疗，随访 24 个月。研究结果提示，与 COC 组相比，2 年后 HRT 组患者腰椎骨密度显著增加；骨转换相关指标在两组中的下降程度相似；而无处理组患者的所有部位骨密度均下降，骨转换标志物无明显改变。

4. **随访**　POI 患者的激素使用时间较生理绝经 MHT 的时限更长，因此，定期随访、评估身体情况显得尤其重要。POI 的病因复杂，需要注重原发病的治疗与处理，多学科的联合管理是未来 POI 患者管理的新模式。

临床病案解析

病例 1

患者,23 岁,主诉为"闭经半年"。

既往史:IgA 肾病 5 年,现口服坤泰胶囊。

月经婚育史:未婚,否认性生活史。平素月经 4 天 /30 天,量中等,无痛经。

体格检查:身高 155cm,体重 44kg。

辅助检查:PRL 5.75ng/ml,FSH 174.18mIU/ml,LH 139.09mIU/ml,T 22.58ng/dl,P 0.29ng/ml,E_2<11.80pg/ml;甲状腺功能正常。盆腔 B 超提示子宫附件未见明显异常,子宫内膜厚 0.3cm。1 个月后复查性激素,FSH 100.6mIU/ml,LH 90.5mIU/ml,E_2<11.80pg/ml;乳腺彩超未见明显异常。

诊断:早发性卵巢功能不全;IgA 肾病。

治疗方案与思路:17β- 雌二醇片 /17β- 雌二醇地屈孕酮片 (2/10),1 天 1 次,1 次 1 片;1 个月后复诊,肾内科随诊。患者为年轻女性,无性生活史,目前无避孕需求,采用 17β- 雌二醇片 /17β- 雌二醇地屈孕酮片 (2/10) 旨在模拟女性月经周期不同期别的激素水平变化,同时,该剂型的后半周期加入了 10mg 地屈孕酮片,可以更好地保护子宫内膜,让子宫内膜周期性转化。

专家点评:POI 患者使用天然雌孕激素制剂,采用序贯方案可来月经,从而更符合女性体内激素水平的自然周期变化,缓解身体及心理的压力与不适。本例患者患有 IgA 肾病,应关注肾脏功能和免疫状态,对于合并其他系统疾病的 POI 患者,需要强调多学科合作,从而更好地为患者提供合适的综合治疗方案。

病例 2

患者,54 岁,主诉为"性激素治疗 17 年,近 4 年未随诊"。

现病史:患者 37 岁时诊断为 POI,采用 17β- 雌二醇片 /17β- 雌二醇地屈孕酮片 (2/10) 治疗 10 年,用药期间定期随访,每年体检 1 次。46 岁常规体检发现胆囊结石,遂更改方案为 d1~28 雌二醇凝胶 1 卡尺 /d,d15~28 地屈孕酮片 10mg/d,47

岁切除胆囊。后继续经皮雌激素 + 孕激素治疗至 50 岁。自 50 岁开始,患者不希望再有"月经",遂改用连续联合方案(雌二醇屈螺酮片),近 4 年自行购药,未常规门诊复诊,但每年均进行健康检查。目前无明显更年期症状,健康检查亦无特殊问题。

既往史:胆囊切除术史。

月经生育史:14 岁初潮,7 天 /30 天。G_2P_2。

家族史:母亲 40 岁绝经。

诊断:早发性卵巢功能不全;胆囊切除术后。

治疗方案与思路:患者虽近 4 年未至更年期门诊随访,但每年均有健康检查,未发现系统性疾病。患者仍愿意原药应用,故在健康教育、强调 MHT 复诊的重要性后,仍给予雌二醇屈螺酮片行 MHT 连续联合方案,同时予以基础药物钙剂和维生素 D。

专家点评:本例 POI 患者诊治跨越平均绝经年龄,HRT 方案根据患者年龄及合并症进行了 3 次调整,充分体现了激素治疗的个体化。在初诊断为 POI 时,采用生理剂量的雌激素补充治疗,并定期随访;发现胆囊结石后,考虑经皮雌激素可避免药物的肝脏首过效应,对胆石症的影响相对较小,可能具有较高的安全性,遂将口服雌激素更改为经皮雌激素。患者 50 岁后,根据意愿和年龄,从雌孕激素序贯治疗改为连续联合治疗,避免月经来潮;并采用最低有效维持剂量进行激素治疗,以达到最低风险、最大获益。本次患者虽 4 年未复诊,所幸每年健康检查无大碍,故教育患者遵从医嘱非常重要。

(王世宣　杨书红)

参考文献

1. "The 2022 Hormone Therapy Position Statement of The North American Menopause Society" Advisory Panel. The 2022 hormone therapy position statement of The North American Menopause Society. Menopause, 2022, 29 (7): 767-794.

2. CHRISTIN-MAITRE S, GIVONY M, ALBAREL F, et al. Position statement on the diagnosis and management of premature/primary ovarian insufficiency (except Turner Syndrome). Ann Endocrinol (Paris), 2021, 82 (6): 555-571.

3. BURGOS N, CINTRON D, LATORTUE-ALBINO P,

et al. Estrogen-based hormone therapy in women with primary ovarian insufficiency: a systematic review. Endocrine, 2017, 58 (3): 413-425.

4. POPAT VB, CALIS KA, KALANTARIDOU SN, et al. Bone mineral density in young women with primary ovarian insufficiency: results of a three-year randomized controlled trial of physiological transdermal estradiol and testosterone replacement. J Clin Endocrinol Metab, 2014, 99 (9): 3418-3426.

5. PANAY N, ANDERSON RA, NAPPI RE, et al. Premature ovarian insufficiency: an International Menopause Society White Paper. Climacteric, 2020, 23 (5): 426-446.

6. LANGRISH JP, MILLS NL, BATH LE, et al. Cardiovascular effects of physiological and standard sex steroid replacement regimens in premature ovarian failure. Hypertension, 2009, 53 (5): 805-811.

7. CARTWRIGHT B, ROBINSON J, SEED PT, et al. Hormone replacement therapy versus the combined oral contraceptive pill in premature ovarian failure: A randomized controlled trial of the effects on bone mineral density. J Clin Endocrinol Metab, 2016, 101 (9): 3497-3505.

第十章

早绝经与人工绝经

第一节　早绝经概述

一、2023 版指南要点

中国女性开始进入围绝经期的平均年龄为 46 岁，绝经的平均年龄为 48~52 岁，约 90% 的女性在 45~55 岁绝经。2023 版指南指出女性 40~45 岁绝经为早绝经，这是 2022 年 NAMS 激素治疗立场声明中对于早绝经的年龄界定，也是中国指南首次明确提出早绝经的概念。由于卵巢功能的衰退速度存在一定的个体差异，绝经年龄又受多种因素影响，包括遗传、生育史、生活习惯、身体健康状况等，所以绝经年龄也不尽相同。

二、2023 版指南相关内容的进展

（一）早绝经的概念

2018 版指南和 2023 版指南均明确提出了绝经的概念，但 2018 年指南未定义早绝经的概念，2023 版指南明确提出早绝经为女性 40~45 岁绝经。2023 版指南指出，绝经年龄受多种因素影响，其中体重、受教育程度、饮食、运动等对绝经年龄的影响程度在不同研究中并不完全一致，但各研究均发现吸烟可使绝经年龄提前，产次 ≥2 次使绝经年龄略推后。初潮早、首次妊娠年龄小、妊娠次数多、营养状态好、肥胖以及长期口服避孕药者绝经年龄较晚，而吸烟、未婚、负性生活事件、居住在高海拔地区的女性绝经年龄较早。早绝经女性低雌激素状态时间更长，负面影响更大。

（二）早绝经的病因分类

早绝经的病因复杂，包括遗传因素、免疫因素、环境因素、生活方式、医源性因素等，但部分早绝经的女性病因尚不明确。

1. 遗传因素　卵巢功能衰退与染色体异常和基因缺陷有关，包括：① X 染色体异常和基因缺陷，如 Turner 综合征、脆性 X 综合征、X 染色体嵌合型或结构异常、X 染色体长臂或短臂缺失、X 染色体 - 常染色体易位等；②常染色体异常和基因缺陷，包括与生殖有关的酶基因突变、卵巢功能相关的基因突变、DNA 损伤修复及同源重组相关基因突变等。

2. 免疫学因素　自身免疫功能紊乱可损伤卵巢功能，约 4%~30% 的 POI 患者合并自身免疫性疾病，以桥本甲状腺炎最常见，其次为 Addison 病、类风湿关节炎、系统性红斑狼疮、重症肌无力等，这些因素同样存在于早绝经的妇女中。

3. 环境因素　环境中存在的某些化学、物理及生物因素均会对女性的卵巢功能产生有害影响，如有机磷类、有机氯类和拟除虫菊酯类等农业杀虫剂，双酚 A、邻苯二甲酸酯、对羟基苯甲酸酯、多氯联苯及全氟烷基类化合物等有机化合物，均会损伤卵巢功能。研究发现，尿液中邻苯二甲酸酯代谢物水平较高的女性窦状卵泡计数较低。此外，血清或尿液中多氯联苯和邻苯二甲酸盐含量增高的女性 AMH 水平降低。

4. 生活方式　生活方式会影响卵巢功能，适当摄入膳食纤维、水果、乳制品等对卵巢功能有利。研究发现，自然绝经年龄与膳食中微量营养素 β- 胡萝卜素（维生素 A 原的一种）、水果的摄入量呈正相关，即使在调整了其他已知的绝经因素（如胎次、BMI、体育活动水平、教育程度、吸烟和乙醇摄入量）后，关联性仍然显著。吸烟对卵巢功能有负面影响，研究发现烟雾中的多环芳香烃可促进卵母细胞凋亡。吸烟（OR=3.99）和低体重（BMI$<$18.5kg/m^2，OR=2.30）均与早绝经有关。

5. 医源性因素　放射治疗引起的早绝经由患者的年龄、放射剂量及区域所决定。虽然放疗时会采取屏障保护卵巢，但仍难以完全避免对卵巢功能的影响。随着放射剂量的增加，放疗对卵巢功能的影响增大，大于 30Gy 时对卵巢功能有不可逆的损伤。

化疗是临床上治疗恶性肿瘤的常用方法，对女性卵巢功能有一定的影响，化疗药物可直接对卵泡细胞产生毒性作用，导致早绝经。化疗所致卵巢损伤的程度取决于化疗药物的类型、累积药物剂量、前期卵巢储备和治疗时的年龄，其中烷化剂风险最高。目前的研究发现，有明确卵巢毒性损害的药物包括环磷酰胺、氮芥等烷化剂，属于细胞周期非特异性药物，不仅损害分裂增殖期细胞，也作用于未发育的卵母细胞和原始卵泡中的前颗粒细胞。

盆腔手术可能会损伤卵巢功能，如子宫切除术、卵巢肿瘤切除术、卵巢子宫内膜异位症囊肿剥除术、子宫动脉栓塞术、黄体破裂手术、卵巢妊娠破裂等，不仅影响卵巢血运，也可因使用能量器械、术野高温环境等破坏卵巢功能。此外，影响卵巢的血运或引起炎症的医源性因素均可能引起卵巢功能损害导致早绝经。

临床常见问题简答

1. **问题**：早绝经与 POI 有何异同？

简答：早绝经与 POI 相同之处在于两者均属于卵巢功能过早衰退，病因相似。患者可出现低雌激素症状，如血管舒缩症状、睡眠障碍、疲乏无力、情绪障碍、绝经生殖泌尿综合征等，同时会导致女性低骨量、骨质疏松、心血管疾病、代谢疾病等风险增加。因此，需要在专业医生的指导下进行评估和激素治疗。

与早绝经相比，POI 对女性健康的危害更大，行激素补充治疗获益更多，风险更小。早绝经与 POI 不同之处见表 10-1。

2. **问题**：如何预防早绝经？

简答：早绝经与多种因素有关，如遗传因素、免疫因素、环境因素、医源性因素等有关，但部分患者的病因尚不明确。女性可通过以下途径预防

表 10-1　早绝经与 POI 的鉴别

项目	早绝经	POI
概念	40~45 岁绝经	40 岁之前出现卵巢功能减退
临床表现	低雌激素症状	月经改变、生育力降低或不孕、低雌激素症状
诊断标准	40~45 岁的女性停经 12 个月，排除其他疾病	年龄<40 岁、月经稀发或停经 4 个月以上，血清基础 FSH>25U/L（至少检测 2 次，间隔>4 周）
治疗	绝经激素治疗	激素补充治疗

早绝经：①保持健康的生活方式。环境中的某些化学、物理及生物因素均会对女性的卵巢功能产生有害影响，吸烟也是早绝经的独立危险因素，因此女性应避免接触不良因素。②积极治疗基础疾病。自身免疫功能紊乱可引起卵巢功能损伤，如桥本甲状腺炎、类风湿关节炎、系统性红斑狼疮等，此类患者应在专科积极治疗。③诊疗过程中保护卵巢功能。为治疗疾病而采取的化疗、放疗及手术均可导致医源性卵巢功能损伤。化疗所致卵巢损伤的程度取决于化疗药物的类型、累积药物剂量、前期卵巢储备和治疗时的年龄等。此类患者应注重避免损伤卵巢功能，必要时可采取生育力保护的各种措施。

（王　丽　吕淑兰）

参考文献

1. WANG M, KARTSONAKI C, GUO Y, et al. Factors related to age at natural menopause in China: results from the China Kadoorie Biobank. Menopause, 2021, 28 (10): 1130-1142.

2. CAVALCANTE MB, SAMPAIO OGM, CÂMARA FEA, et al. Ovarian aging in humans: potential strategies for extending reproductive lifespan. Geroscience, 2023, 45 (4): 2121-2133.

3. LUJAN-BARROSO L, GIBERT K, OBÓN-SANTACANA M, et al. The influence of lifestyle, diet, and reproductive history on age at natural menopause in Spain: Analysis from the EPIC-Spain sub-cohort. Am J Hum Biol, 2018, 30 (6): e23181.

4. DING T, YAN W, ZHOU T, et al. Endocrine disrupting chemicals impact on ovarian aging: evidence from epidemiological and experimental evidence. Environ Pollut,

2022, 305: 119269.

5. YEO JH, KIM MT. Association of weight, smoking, and alcohol consumption with age at natural menopause. J Women Aging. 2023, 35 (4): 343-353.

6. MOSLEHI N, MIRMIRAN P, AZIZI F, et al. Do dietary intakes influence the rate of decline in anti-Mullerian hormone among eumenorrheic women? A population-based prospective investigation. Nutr J, 2019, 18 (1): 83.

7. WANG Y, ZOU Y, WANG W, et al. Knowledge of iatrogenic premature ovarian insufficiency among Chinese obstetricians and gynaecologists: a national questionnaire survey. J Ovarian Res, 2020, 13 (1): 134.

8. EL SHAMY T, AMER SAK, MOHAMED AA, et al. The impact of uterine artery embolization on ovarian reserve: A systematic review and meta-analysis. Acta Obstet Gynecol Scand, 2020, 99 (1): 16-23.

第二节　早绝经的健康风险和治疗原则

一、2023 版指南要点

2023 版指南强调了早绝经女性较正常绝经女性更早出现雌激素水平下降,长远来看,其相关健康问题如骨质疏松、心血管疾病、泌尿生殖道萎缩症状以及认知功能减退等风险更大。从 MHT 的长期获益和风险角度考虑,早绝经人群尽早开始雌激素补充对降低骨质疏松、心血管疾病、认知功能减退风险有益。因此,对于早绝经女性,经评估后如无禁忌证应尽早开始 MHT,并需要给予与 MHT 标准剂量比较高的雌激素(2A 类推荐)。

二、2023 版指南相关内容的进展

2023 版指南延续了 2018 版指南的精髓,强调 MHT 方案的选择应遵循个体化原则,结合女性的年龄、绝经状态、绝经年限、相关症状、既往病史以及体格检查、辅助检查等综合评估 MHT 的获益与风险,选择最适宜的个体化 MHT 方案,使 MHT 使用者获益最大化、风险最小化。2023 版指南特别针对不同人群推荐了不同的个体化全身方案,对于早绝经的女性,建议以雌孕激素序贯方案为主,雌激素剂量应高于正常绝经女性的 MHT 常规用量,孕激素用量与雌激素用量匹配。如对于希望有月经样出血的女性,口服方案可以选择 2/10 剂型的 17β- 雌二醇 /17β- 雌二醇地屈孕酮片,1 片 /d,每周期 28 天,建议连续应用。但随着年龄增长、绝经时限延长及健康状态变化,也需要适当调整雌孕激素剂量和给药途径,争取做到有效低剂量和较低风险间的平衡。

三、2023 版指南相关内容立场与推荐的依据

在临床工作中,早绝经的健康风险和治疗原则是大家较为关注的内容。在 2023 版指南修订过程中,编写专家对相关文献进行检索分析,并进行充分的循证和讨论,达成共识。

(一)早绝经的健康风险

1. 早绝经与心血管疾病　心血管疾病(cardiovascular disease,CVD)一直是世界范围内死亡的主要原因。绝经是女性独有的 CVD 危险因素,绝经前女性 CVD 的发生率明显低于男性,且发病约比男性晚 10 年,而绝经后女性 CVD 的发生率与死亡率明显上升,其绝经后发病率约为绝经前的 4 倍。此外,绝经年龄也是 CVD 的独立危险因素,绝经过早会增加绝经后女性患 CVD 的风险。荟萃分析显示,早绝经女性发生 CVD 的风险较正常绝经女性增加 30%,且绝经年龄每提前 1 年,患 CVD 的风险增加 3%。而冠状动脉粥样硬化性心脏病(coronary atherosclerotic heart disease,CHD)和卒中作为致死率前两位的 CVD,也同样被观察到类似的相关性,早绝经女性发生 CHD 和缺血性脑卒中的风险是正常绝经女性的 1.5 倍和 2 倍。

高血压和 2 型糖尿病(type 2 diabetes mellitus,T2DM)作为 CVD 的主要危险因素,也在早绝经女性中表现出较高的患病风险。荟萃分析显示,与正常绝经女性相比,早绝经女性患高血压的风险增加了 10%,患 T2DM 的风险增加了 12%。多项研究认为,早绝经可能是通过增加 CVD 危险因素的风险进而导致 CVD 的发生。

早绝经女性启用 MHT 对降低 CVD 风险有一定作用。国内指南提出,在 45 岁以前自然绝经或人工绝经的女性,患 CHD 的风险更大,对于早绝经的女性,MHT 有维护心血管健康的作用。2020 年美国心脏协会(American heart association, AHA)发布的科学声明中也指出,过早绝经或手术绝经的女性以及自然绝经的女性在绝经后 10 年内开始使用 MHT,对心血管系统有益。对早绝经女性应进行定期的 CVD 危险因素评估,包括血压、血脂、血糖等监测,并采取个体化、长期、多学科结合的健康管理模式,改善绝经后女性的心血管健康与生存质量。

2. **早绝经与骨质疏松**　骨质疏松症可发生于任何年龄,但多见于绝经后女性和老年男性。绝经后由于雌激素缺乏,骨转换增加,骨吸收大于骨形成,致骨量丢失加速,导致骨质疏松发生风险明显增加。

国内外对不同人群的研究早已表明绝经年龄与骨质疏松之间存在显著的相关性。国外一项为期 34 年的前瞻性观察研究发现,较早绝经(<47 岁)的女性较 47 岁之后绝经的女性发生骨质疏松的风险提高了 83%。国内的研究显示,早绝经女性患骨质疏松的风险是 50 岁后绝经女性的 1.59 倍。也有研究显示,绝经年龄每推迟 1 年,中老年时期发生骨质疏松的风险就降低 3%。而骨折作为骨质疏松的严重并发症,也与绝经年龄存在相关性,与正常绝经女性相比,早绝经女性发生骨折的风险升高 1.5~3 倍。

临床工作中,对于初潮年龄晚、绝经年龄早及月经维持年限短的女性,在围绝经期应尽早监测骨密度,及时发现骨质疏松高危因素及骨质疏松,以便早期预防、早期诊断,防止骨量进一步下降。

3. **早绝经与 GSM**　GSM 是指绝经过渡期和绝经后期女性因雌激素和其他性激素水平降低引起的生殖道萎缩、泌尿道萎缩以及性功能障碍等症状和体征的集合。其发病机制可能是低水平的雌激素导致泌尿生殖道上皮萎缩,并且引起泌尿生殖道微生物变化,降低了其自然防御机制。随着人类寿命的延长,GSM 已成为影响女性健康和生命质量的重要因素。国外数据显示,绝经 1 年的女性中 GSM 患病率为 64.7%,绝经 6 年时GSM 患病率可高达 84.2%。早绝经患者的雌激素暴露时间缩短或雌激素缺失暴露的时间过长,因此与正常绝经患者相比,早绝经患者更早出现泌尿生殖道萎缩症状,持续时间更长,且早绝经患者的配偶年龄也相对较小,性活动要求总体较高,因此生殖道萎缩造成的影响也更受患者及其配偶的重视。

4. **早绝经与认知功能减退**　随着年龄的增长,中枢神经细胞萎缩、凋亡,神经递质减少,会导致生理性的认知功能减退,表现为记忆力下降、反应迟钝。而引起临床广泛关注的是一系列病理性的认知功能障碍,主要包括轻度认知功能障碍(mild cognitive impairment, MCI)、阿尔茨海默病(Alzheimer's disease, AD)等。绝经后女性发生认知功能障碍的风险增加,可能与情绪状况、睡眠障碍等绝经相关症状相关。

一项大规模临床研究显示,自然绝经年龄<47.4 岁的女性较在正常绝经年龄自然绝经的女性痴呆风险升高了 19%。也有研究提示,手术绝经女性的痴呆风险比自然绝经女性增加了 18%;小于 46 岁手术绝经后不补充激素者比补充激素者的痴呆症风险高 70%。提示内源性的雌激素水平降低是痴呆风险升高的重要原因。观察性研究间接表明,早绝经可能增加女性患痴呆和认知障碍的风险。因此,排除禁忌证后,尽早开始 MHT 对降低认知减退和阿尔茨海默病的风险有益,特别是对于手术绝经者。

(二)早绝经的治疗原则

1. **早绝经女性的健康管理策略**　早绝经女性需要开展全面的健康管理,包括每年进行健康体检、合理饮食、增加社交和脑力活动、健康锻炼。定期进行 CVD、骨质疏松危险因素评估,包括血压、血脂、血糖等监测和骨密度测定,以便早期预防、早期诊断,并采取个体化、长期、多学科结合的健康管理。

2. **早绝经女性应积极应用 MHT**　对于早绝经女性而言,雌激素水平下降更早出现,因雌激素缺乏而出现的心血管疾病、骨质疏松、GSM、认知功能减退等风险更大,进行 MHT 获益更多,风险更小。建议对于早绝经的女性,经评估后如无禁忌证应尽早开始 HRT,并给予与 MHT 标准剂量比较高的雌激素至平均绝经年龄,此后参照正常年龄绝经女性处理。

3. MHT 方案选择　早绝经女性的 MHT 方案须个体化,推荐以雌孕激素序贯方案为主,雌激素剂量应高于正常绝经女性的 MHT 常规用量,孕激素用量与雌激素用量匹配。合并 GSM 者如全身用药后泌尿生殖道的局部症状缓解仍不满意,可局部加用阴道雌激素制剂。

4. MHT 随诊及用药期限　早绝经女性使用 MHT 期间每年应至少接受 1 次全面的获益风险评估,根据评估结果个体化调整 MHT 方案,无用药期限,如检查评估获益大于风险可继续 MHT。

临床病案解析

病例

患者,43 岁。因"月经稀发 2 年,绝经 1 年,潮热出汗 6 月余",于 2021 年 10 月 12 日就诊。

现病史: 2 年前开始月经稀发,周期 1~3 个月,经期经量基本同前,末次月经:2020 年 9 月 29 日。6 月余前患者开始自觉潮热出汗,7~8 次/d,夜间睡眠欠佳,余无明显不适。

月经史: 既往月经规律,(5~7)天/(26~28)天,量中等,无痛经。

体格检查: 血压、心率正常;体重 52kg,身高 1.63m;盆腔检查无特殊。

辅助检查: 骨密度检查提示骨量减少,T 值为 -1.3。

诊断: 早绝经;骨量减少。

治疗方案与思路: 2023 版指南指出,对于早绝经女性,经评估后如无禁忌证应尽早开始 MHT,建议以雌孕激素序贯方案为主,雌激素剂量应高于正常绝经女性的 MHT 常规用量。本病例患者 42 岁绝经,绝经后出现较明显的潮热出汗症状,且骨密度检查提示骨量减少。选择 2/10 剂型的 17β-雌二醇片/17β-雌二醇地屈孕酮片,1 片/d,每周期 28 天,连续应用,同时给予钙剂和维生素 D_3 口服,并进行健康教育,指导健康生活方式。

专家点评: 少部分年龄小于 45 岁的女性,可能由于生活不规律、压力大,或患自身免疫性疾病,甚至遗传等原因,较早发生绝经,整个过程迅速,一般经历 1~3 年。与正常自然绝经的女性相比,这部分女性往往绝经相关症状会更明显,且随着绝经时间的延长,骨质疏松症、心血管疾病、泌尿生殖道萎缩症状以及认知功能减退的风险更大。对于早绝经的病例,治疗方案需要综合考虑多个因素,包括患者的年龄、症状、生理状态以及个人需求,在进行 MHT 治疗的同时,也应给予患者生活方式建议和心理健康指导,使患者保持积极心态和健康生活方式,配合治疗。

（张治芬　盛祝梅）

参考文献

1. BABER RJ, PANAY N, FENTON A, ET AL. 2016 IMS Recommendations on women's midlife health and menopause hormone therapy. Climacteric, 2016, 19 (2): 109-150.

2. EL KHOUDARY SR, AGGARWAL B, BECKIE TM, et al. Menopause transition and cardiovascular disease risk: implications for timing of early prevention: a scientific statement from the American Heart Association. Circulation, 2020, 142 (25): e506-e532.

3. ZHU D, CHUNG HF, DOBSON AJ, et al. Age at natural menopause and risk of incident cardiovascular disease: a pooled analysis of individual patient data. Lancet Public Health, 2019, 4 (11): e553-e564.

4. "The 2022 Hormone Therapy Position Statement of The North American Menopause Society" Advisory Panel. The 2022 hormone therapy position statement of The North American Menopause Society. Menopause, 2022, 29 (7): 767-794.

5. HONIGBERG MC, ZEKAVAT SM, ARAGAM K, et al. Association of premature natural and surgical menopause with incident cardiovascular disease. JAMA, 2019, 322 (24): 2411-2421.

6. KINGSBERG SA, LARKIN LC, LIU JH. Clinical effects of early or surgical menopause. Obstetrics and Gynecology, 2020, 135 (4): 853-868.

第三节　人工绝经的预防和治疗原则

一、2023 版指南要点

人工绝经是指女性在正常绝经年龄前,由于手术或放化疗等医疗措施导致卵巢功能衰竭的现象。单纯切除子宫的女性,虽然不再有月经来潮,但若卵巢功能尚未衰竭,则不属于绝经的范畴。在 2023 版指南中,增加了 MHT 的第四适应证"过早的低雌激素状态",包含了手术绝经这一状况。

约 64% 的人工绝经发生在卵巢手术后,卵巢相关手术操作可能损伤储备卵泡,其他盆腔手术可对卵巢血供造成损害,间接导致卵巢功能衰退甚至闭经。放、化疗对卵巢功能的损害程度与治疗方案、剂量及患者年龄有关。人工绝经患者的围绝经期症状较自然绝经女性发病更为突然、症状更为严重,对患者的生理和心理均造成极大打击。MHT 是缓解人工绝经患者症状的有效手段,2023 版指南指出"人工绝经患者较正常绝经女性更早出现雌激素水平下降,其相关问题如骨质疏松、心血管疾病、泌尿生殖道萎缩症状及认知功能减退的风险更大。因此,经评估后如无禁忌证应尽早开始激素补充治疗,并需要给予相对高于 MHT 标准剂量较高的雌激素(2A 类)"。

二、2023 版指南的进展

2018 版指南已提出"MHT 可改善与绝经相关的轻中度抑郁症状。及早开始 MHT 对降低阿尔茨海默病和痴呆风险有益,特别是手术绝经的女性"。在 2023 版指南中,MHT 的适应证增加了"过早的低雌激素状态",而人工绝经作为造成过早低雌激素状态的重要原因,被正式列入了 MHT 适应证。2023 版指南在人工绝经的 MHT 治疗中强调了雌激素补充对人工绝经患者的重要性,某些肿瘤患者及子宫内膜异位症患者在治疗原发疾病后面临着长期低雌激素症状,包括认知障碍、骨质疏松和心血管疾病风险增加,如不予以重视和及时补充雌激素,将严重影响女性的生活质量。

三、2023 版指南相关内容立场与推荐的依据

自然绝经是卵巢功能逐渐衰退造成的,而人工绝经是手术切除双侧卵巢或化疗、放疗等医疗措施破坏卵巢功能引起的。既往研究发现,约 15.8% 的 POI 患者有医源性病因,在中国每年至少有 100 万儿童和育龄期女性有医源性 POI 风险,这些患者会更早出现绝经。

(一) 人工绝经的临床特征

自然绝经具有过渡性,激素水平逐渐下降,而人工绝经女性体内的类固醇激素突然减少,机体缺乏逐渐适应的过程,因此导致各种围绝经期症状较自然绝经女性更为严重。人工绝经后雌激素水平的断崖式下降可导致潮热出汗、阴道干涩等症状立即出现,情绪变化、睡眠障碍、头痛、关节痛、性交痛、认知功能障碍、性功能障碍等其他围绝经期症状较自然绝经女性更严重。应用 MHT 虽然可以减轻其影响,但有时并不能完全缓解这些症状。

(二) 人工绝经的预防

在实际临床工作中,对肿瘤患者治疗的首要期待是延长寿命,往往会忽视治疗带来的绝经相关症状,而许多恶性肿瘤的治疗都会导致卵巢功能受损,造成人工绝经及不孕。如何避免或减少疾病医疗对卵巢功能的损伤,尽可能保护女性生育力和卵巢功能,成为目前生殖内分泌科和肿瘤科医生共同关注的焦点。

对于年轻的女性癌症患者,在癌症确诊时应及时告知其生育力保存的方法,并根据患者年龄、婚育状况、肿瘤治疗方案及剂量等提供选择。目前,女性生育力保护保存方法主要有卵母细胞冻存、胚胎冻存、卵巢组织冻存移植等。卵母细胞冻存和胚胎冻存主要适用于未婚或已婚未孕女性的生育力保存,而卵巢组织冻存移植可以恢复女性内分泌功能,目前是青春期前女性患者和放化疗无法延迟的育龄女性保存卵巢功能的唯一方法。对于青春期前冻存卵巢组织的患者,当年龄达到

13 岁以上,且肿瘤治疗后 3~4 年无复发迹象,可选择通过移植冻存的卵巢组织诱导青春期,也可选择通过激素替代诱导青春期。需要注意的是,因移植物的存活时间有限,建议在有备孕计划和恢复内分泌功能需求时,再行卵巢组织解冻移植。目前卵巢组织冷冻移植技术在部分医疗机构中尚处于临床研究阶段,需充分告知患者相关风险。

某些妇科恶性肿瘤的治疗可导致人工绝经,这类患者的卵巢功能和生育力的保护应得到重视。子宫内膜癌是女性三大恶性肿瘤之一,手术为首选治疗方法,主要手术方式为子宫及双侧附件切除,是人工绝经的重要原因。2023 年美国国立综合癌症网络(NCCN)子宫肿瘤临床实践指南指出,对于绝经前的早期子宫内膜样腺癌患者,如卵巢正常,无乳腺癌、卵巢癌或 Lynch 综合征家族史,保留卵巢的治疗是安全的。与双侧卵巢切除术相比,保留至少一侧卵巢可显著降低心血管疾病的风险,降低死亡率,减轻术后围绝经期症状的严重程度,提高年轻女性的远期生活质量。近期有研究对绝经前发生的早期低级别子宫内膜癌行保留卵巢的手术治疗的安全性进行探究,研究者认为,虽然保留卵巢可能存在隐匿性转移或同时发生卵巢癌的风险,但这些事件在早期低级别子宫内膜癌的年轻女性中较少发生,尤其是术中卵巢形态正常的女性,保留卵巢不会对肿瘤学结果产生负面影响。这一研究对人工绝经的预防进行了提示,不过未对可保留卵巢的子宫内膜癌手术治疗进行明确的年龄划分,其实际应用意义仍有待进一步完善。

宫颈癌是全球女性第 4 位常见的癌症,治疗方法包括手术、放化疗及免疫治疗。2023 年 NCCN 子宫颈癌临床实践指南中更新了保守手术标准及对低风险早期宫颈癌开展保守手术的推荐,对于鳞癌患者,卵巢转移发生率低,年龄<45 岁的绝经前患者可选择保留卵巢的手术方式。

上皮性卵巢癌是卵巢恶性肿瘤中的常见类型,手术切除卵巢是重要治疗方式。由于切除了卵巢,术后患者多出现明显的围绝经期症状,已有多项研究对卵巢癌术后患者使用 MHT 的安全性进行了评估,总体数据显示 MHT 对患者无瘤生存期无不利影响,且可显著提高患者生活质量,延长生存期。对于子宫内膜样卵巢癌,虽然理论

上可能与雌激素有关,但现有证据均未提示 MHT 对其有不利影响。卵巢生殖细胞肿瘤多见于年轻女性,其对化疗敏感,总体预后良好。化疗可能引起卵巢功能提前衰退,这些患者更需要 MHT。同时其发病与雌激素无关,因此卵巢生殖细胞肿瘤患者无 MHT 禁忌。卵巢性索 - 间质肿瘤常有内分泌功能,其中以颗粒细胞瘤最常见,由于其有分泌性激素的功能,补充雌激素可能引起残余癌灶生长,从而增加肿瘤复发的风险,因此通常不建议颗粒细胞瘤患者进行 MHT。

子宫内膜异位症亦是人工绝经的高危因素。子宫内膜异位症的手术治疗时机、手术方式的选择和手术操作技巧对保护患者卵巢功能至关重要。卵巢子宫内膜异位症的手术治疗方式以卵巢囊肿切除术为主,部分有生育需求的患者可考虑超声引导下穿刺抽吸术和囊肿消融术。目前的观点认为,腹腔镜下卵巢囊肿切除术更有利于保护卵巢组织,且在保护患者生育能力方面有更大的优势。超声引导下穿刺抽吸术虽对卵巢储备功能的影响更小,但术后复发率、感染率均较高,推荐用于卵巢内异囊肿复发患者的治疗。子宫内膜异位囊肿消融术会破坏囊肿内表面,采用单极电凝止血会引起卵巢功能的损害,而使用镜下缝合止血或合理使用双极电凝止血可更好地保留其功能,建议考虑使用激光或等离子能量进行消融术,其术后妊娠率与卵巢囊肿切除术相当。

在进行所有可能损伤卵巢功能的治疗前,临床医生应与患者充分沟通,告知患者治疗后可能出现的绝经相关症状及面临的生育风险,提供应对措施及远期随访建议。

四、人工绝经的 MHT

人工绝经患者建议尽早开始激素补充治疗,且需要相对于 MHT 标准剂量较高的雌激素,包括口服和经皮雌激素用药,有完整子宫者雌激素治疗时应添加足量足疗程的孕激素或采用雌孕激素复合制剂以保护子宫内膜。动物实验发现,卵巢切除术可影响突触传递、神经营养蛋白表达和神经元可塑性,导致认知能力下降,而给予雌二醇药物可刺激海马和前额皮质中的突触形成,增强记忆。有证据表明,在自然绝经年龄之前接受双侧卵巢切除的女性患痴呆症的风险增加,并且在

以后的生活中认知能力下降明显。有研究对 25 岁以上的女性进行远期随访，发现人工绝经组女性与正常女性相比，认知障碍和痴呆的发生风险增加，而风险增幅最大的是在 49 岁之前进行相关手术后绝经，且在 50 岁之前没有接受雌激素补充治疗的女性。此外，人工绝经女性的年龄较小，认知障碍、记忆力减退等症状对其困扰相较于自然绝经女性更加严重，对其进行激素补充治疗的意义更显著。

MHT 用于缓解围绝经期症状的疗效已得到公认，既往研究发现，在化疗导致绝经的患者中，与未接受 MHT 的患者相比，66% 的 MHT 患者的潮热、失眠及情绪波动显著减少，且阴道干涩、尿频等泌尿生殖系统症状发生率极低。但考虑到 MHT 有导致激素依赖性肿瘤发生或复发的风险，对部分恶性肿瘤生存者能否应用 MHT 仍存在争议。人工绝经患者在接受评估后尽早使用 MHT 并持续至自然绝经年龄效果较好，应用时需结合具体情况。

在 2023 版指南中，已知或可疑乳腺癌仍是 MHT 禁忌证，国际观点亦不推荐乳腺癌生存者系统性应用 MHT。但英国的一项指南指出，对于绝经症状严重的乳腺癌患者，在其他治疗无效的情况下，可在乳腺癌专家团队会诊后酌情应用 MHT。

此外，宫颈癌是女性常见的恶性肿瘤之一，但是目前关于宫颈癌生存者应用 MHT 的相关研究报道较少。宫颈癌常见的病理类型是鳞状细胞癌和腺癌。近年来，随着宫颈癌发病的年轻化，很多宫颈癌患者接受手术或放疗后卵巢功能丧失，发生医源性绝经，宫颈癌治疗后患者激素补充治疗的安全性问题成为临床医生关心的热点话题。有研究指出，宫颈鳞状细胞癌术后可进行激素补充治疗，而雌激素与宫颈腺癌的发生密切相关，是宫颈腺癌的危险因素。就目前的认识来看，使用雌激素补充治疗的宫颈腺癌术后患者比鳞癌术后患者面临的风险更大，这种风险可通过添加孕激素来降低，但仍需积累更多的循证医学证据。

卵巢癌病因复杂，组织学分类复杂，卵巢癌术后 MHT 的安全性高度依赖于肿瘤组织的病理学类型，关于上皮性卵巢癌术后患者 MHT 的研究发现，55 岁以下患者使用 MHT 可以延长总生存期。另有荟萃分析发现，对于卵巢癌术后患者应用 MHT 方案，长期单用雌激素治疗可能与卵巢癌风险轻度增加相关，但无统计学意义。多数研究表明，卵巢生殖细胞肿瘤生存者应用 MHT 不增加其复发风险，但某些肿瘤亚型（如颗粒细胞瘤等）、子宫内膜样癌应慎重选择或尽量避免 MHT。MHT 在其他更罕见类型卵巢癌中的应用较少，目前缺乏有力证据。

近年来，多项研究证实，早期（Ⅰ/Ⅱ期）子宫内膜癌患者术后使用小剂量的 MHT 不增加肿瘤复发风险。针对子宫内膜癌（endometrial carcinoma，EC）患者术后 MHT 的研究显示，年龄大于 55 岁是 EC 复发的危险因素之一。目前的研究对妇科肿瘤术后 MHT 的启动时机并无统一意见，有学者认为子宫内膜肿瘤术后患者一般在术后 2~12 个月开始使用，而卵巢肿瘤术后患者一般根据患者的年龄决定。

对于因子宫内膜异位症用 GnRHa 治疗导致人工绝经的患者，可应用反向添加疗法（add-back therapy）缓解绝经相关症状，目前常用的反向添加药物包括雌孕激素连续联合、替勃龙等，尽量减少子宫内膜异位症的复发。国内有前瞻性研究发现，某些中成药可用于改善子宫内膜异位症治疗后发生的绝经相关症状，为不适宜采用激素反向添加疗法的患者提供了缓解绝经相关症状的新选择。

关于 MHT 使用的时限，现有研究推荐持续使用 MHT 到正常绝经年龄。关于非浆液性上皮性卵巢癌（ovarian cancer，OC）术后患者 MHT 的研究发现，55 岁以下患者术后使用激素超过 12 个月能够明显延长生存期。对宫颈肿瘤患者的研究发现，过早绝经的女性应在自然绝经年龄（50 岁左右）之前使用 MHT，预防长期雌激素缺乏引起的不良后果。过早绝经的女性在无禁忌证的前提下应当进行 MHT 直到自然绝经年龄。

临床病案解析

病例

患者，47 岁。主诉"全子宫双附件切除术后

1个月,潮热出汗3周"。

现病史:1个月前因诊断为"遗传性卵巢癌综合征",患者行全子宫双附件切除术。手术后1周即出现潮热、出汗、心慌、睡眠质量下降等绝经相关症状。

月经生育史:既往月经周期规律,13岁初潮,周期30天,经期5天,无痛经。末次月经:2023年1月6日。$G_2P_1A_1L_1$。

家族史:患者母亲、姐姐均因"卵巢癌"去世,其大哥患"直肠癌"。

体格检查:血压126/84mmHg,心率90次/min,余无特殊。

辅助检查:E_2 12pg/ml,FSH 60IU/L。

诊断:绝经综合征(医源性)。

治疗方案与思路:本例属于预防性卵巢切除导致的医源性绝经,雌激素水平突然下降,绝经相关症状出现得比较早和典型。替勃龙由于具有组织选择性,对乳腺刺激小,很少引起乳腺痛。术后患者属于血栓形成高风险期,避开此期用药有利于降低血栓的发生风险。本例患者在术后1个月给予替勃龙1.25mg/d,同时辅以基础用药如钙剂、维生素D、多种维生素复合剂等,治疗后绝经相关症状明显改善。

专家点评:预防性卵巢切除通常在特定情况下作为治疗的一部分,如家族遗传性卵巢癌风险较高时。在手术前,医生应评估患者的风险和获益,并与患者进行充分沟通。医源性绝经可能导致一系列与雌激素缺乏相关的症状,加之患者对原发病的焦虑,易出现情绪障碍,因此,术后需要密切关注并进行相应的激素补充治疗和健康管理,替勃龙是目前唯一有雄激素活性的MHT药物,故对有乏力、抑郁症状的女性具有更好的疗效。治疗过程中及时随访,同时给予患者心理支持。进行长期随访中尤其注意乳房的监测。

(罗　伟　亓伟毅　穆玉兰)

参考文献

1. C PILLAY O, MANYONDA I. The surgical menopause. Best Pract Res Clin Obstet Gynaecol, 2022, 81: 111-118.
2. ISHIZUKA B. Current understanding of the etiology, symptomatology, and treatment options in premature ovarian insufficiency (POI). Front Endocrinol (Lausanne), 2021, 12: 626924.
3. MARSDEN J, MARSH M, RIGG A. British Menopause Society consensus statement on the management of estrogen deficiency symptoms, arthralgia and menopause diagnosis in women treated for early breast cancer. Post Reprod Health, 2019, 25 (1): 21-32.
4. Collaborative Group On Epidemiological Studies Of Ovarian Cancer. Menopausal hormone use and ovarian cancer risk: individual participant meta-analysis of 52 epidemiological studies. Lancet, 2015, 385 (9980): 1835-1842.
5. HERNANDEZ-ZEPEDA ML, MUNRO EG, CAUGHEY AB, et al. Ovarian preservation compared to oophorectomy in premenopausal women with early-stage, low-grade endometrial Cancer: A cost-effectiveness analysis. Gynecol Oncol, 2023, 173: 8-14.

第十一章

生殖系统疾病与 MHT

第一节　子宫肌瘤患者与 MHT

一、2023 版指南要点

子宫肌瘤是 MHT 的慎用情况之一。慎用情况是指临床中存在的一些可以酌情考虑使用 MHT，但又需要谨慎进行相关治疗的情况。与明确的适应证和禁忌证相比，慎用情况的循证证据相对不足，在临床实践中具有争议；而且随着对其认识的加深和新的治疗手段、药物的发展，可能转化为适应证、非禁忌证或绝对禁忌证。

列出 MHT 的慎用情况为中国指南所特有，国际绝经学会和欧洲指南并无相关内容。但是慎用情况是 MHT 实施过程中临床医生最为困惑、较难把握的部分，所以我国历次指南均对慎用情况作了相关解释和描述，强调慎用并非禁用，在应用前和应用过程中应咨询相应专业医生，共同确定应用 MHT 的时机和方案，同时采取比常规随诊更为严密的措施，监测病情的进展。

子宫肌瘤是子宫平滑肌组织增生而形成的良性肿瘤，是女性生殖系统最常见的良性肿瘤，临床诊断率≥30%，尸检统计的发病率可达 60% 以上。目前普遍认为子宫肌瘤依赖于卵巢类固醇激素，绝经后随着激素水平的改变，子宫肌瘤会逐渐萎缩、缩小。大多数临床医生在 MHT 决策时关注子宫肌瘤，主要是考虑到外源性雌孕激素补充对子宫肌瘤的可能影响。

MHT 对子宫肌瘤的影响尚无定论，2023 版指南通过对相关循证医学证据的梳理，明确指出：子宫肌瘤是雌孕激素依赖性良性疾病，有手术指征者应进行手术治疗，但其并非 MHT 禁忌证。MHT 使用中子宫肌瘤可能稍增大，因此需密切随访。子宫肌瘤患者应用 MHT，口服雌激素比经皮途径更安全，替勃龙比雌孕激素连续联合方案更安全（2A 类推荐）。

二、2023 版指南相关内容的进展

2023 版指南延续了既往指南将子宫肌瘤作为慎用情况的原则，强调虽然 MHT 过程中子宫肌瘤可能稍增大，但其仍不是 MHT 的禁忌证，临床工作中需结合患者的具体情况，给出个体化的 MHT 方案。对于有手术指征的子宫肌瘤患者需手术治疗后再行 MHT，子宫肌瘤患者应用 MHT 期间需密切随访，若出现肌瘤增长过快或异常阴道出血等，需暂停 MHT 并重新评估子宫肌瘤治疗策略。

现有循证医学证据表明肌瘤体积越小，MHT 过程中肌瘤增大的风险越小，而对于肌瘤径线的大小界定各研究没有统一标准，既往认为肌瘤<3cm 安全性较高，>5cm 增长风险可能会增大，但相关循证医学证据不够充足，同时>5cm 的肌瘤增长风险升高的描述会让部分临床医生误认为子宫肌瘤>5cm 以上不可以应用 MHT，因此 2023 版指南不再以肌瘤直径的具体数值来界定评估肌瘤增长风险。

众多研究显示，不同的 MHT 药物方案对子宫肌瘤的影响可能不同，研究多集中比较口服雌激素与经皮雌激素、替勃龙与传统雌孕激素联合方案等，大部分研究结果较为一致地提示，口服雌激素较经皮雌激素、替勃龙较雌孕激素联合方案对子宫肌瘤患者更为安全，但由于多数研究样本量较小、随访时间较短，仍然缺乏大样本的高质量研究，所以经指南编审会投票定为 2A 类证据。

三、2023 版指南相关内容立场与推荐的依据

由于子宫肌瘤是女性生殖道最常见的良性肿瘤，以及对卵巢类固醇激素的敏感性，在临床工作中，合并子宫肌瘤患者能否使用 MHT，MHT 对子宫肌瘤的影响如何，均是众多医生普遍关注的问题。国际绝经学会、北美绝经学会、欧洲更年期学会等的指南均未单独讨论 MHT 与子宫肌瘤的关系，亦未将子宫肌瘤作为 MHT 的禁忌证。在 2023 版指南修订过程中，编写专家经过了充分的文献检索，对 MHT 与子宫肌瘤的相关问题证据梳理汇总如下。

（一）MHT 与子宫肌瘤增长

MHT 使用可能使子宫肌瘤增大，肌瘤体积越小，MHT 过程中肌瘤增大的风险越小，部分研究提示应用 MHT 期间肌瘤有增大趋势，但结果不具有统计学意义，而对于如何根据肌瘤径线大小划分肌瘤增长风险没有统一标准。有研究发现，MHT 虽然可增加肌瘤的生长，但可能小于绝经前状态的生长，肌瘤相关的临床症状无明显增加。另有部分证据表明，合并黏膜下肌瘤的女性在 MHT 中非预期出血风险增加。前瞻性临床试验表明，肌瘤的增长在 MHT 的初始两年达到峰值，第 3 年后开始减缓。

（二）不同 MHT 方案对子宫肌瘤的影响

相关循证医学研究显示，对患无症状子宫肌瘤的绝经期女性，不同的 MHT 方案对子宫肌瘤的大小有不同影响。有较多研究的结果表明，与安慰剂或雌孕激素治疗相比，替勃龙对肌瘤生长没有显著影响，同时与雌孕激素治疗相比，替勃龙较少发生不规则出血。比较不同用药途径对子宫肌瘤影响的研究发现，经皮雌激素较口服雌激素更容易导致子宫肌瘤的变化，口服雌激素对于子宫肌瘤患者较为安全。

有研究报告了孕激素在肌瘤生长中的作用，在口服雌激素（戊酸雌二醇 2mg/d）相同的情况下，随机应用 2.5mg/d 或 5mg/d 的醋酸甲羟孕酮（MPA）治疗 1 年，接受 5mg/d MPA 治疗的女性，子宫平滑肌瘤的平均大小有显著变化，使用 2.5mg/d MPA 的女性，肌瘤的平均大小变化无统计学意义，提示孕激素在肌瘤生长中可能起关键

作用，MHT 治疗期间最好使用最小有效剂量的孕激素，但是由于缺乏大样本研究、临床证据不够充分，并未被纳入指南。

（三）其他可能的相关因素

部分研究发现，接受 MHT 治疗的子宫肌瘤患者，其子宫动脉搏动指数（pulsatility index，PI）与肌瘤生长速率具有相关性，PI 低的子宫肌瘤患者在 MHT 使用期间肌瘤生长的风险增加。随着研究的深入，子宫动脉的 PI 可能成为筛查患者肌瘤生长风险增加的方法。

基于现有数据，第二代和新一代选择性雌激素受体调节剂，如雷洛昔芬、巴多昔芬、奥培米芬，可能对平滑肌瘤细胞有拮抗作用，但仍需要更多随机临床试验来确定其用于患有肌瘤的围绝经期女性的安全性。

根据文献检索，MHT 与子宫肌瘤的相关研究大多是在 20 世纪 90 年代末进行的，研究对象较少，部分研究没有明确的随机化标准，许多研究都是短期随访（6~12 个月），缺乏严格的统计分析，MHT 对子宫肌瘤的潜在影响尚未得到充分证实。现有数据提示，子宫肌瘤可能受到 MHT 治疗的影响，但并不代表子宫肌瘤是 MHT 的绝对禁忌证，对于接受 MHT 的子宫肌瘤患者，应个体化选择对肌瘤影响小的 MHT 的方案和药物，并保证用药期间的严密随访。

临床病案解析

病例

患者，46 岁。主诉"月经紊乱 1 年，潮热出汗 10 个月"。

现病史：1 年前出现月经紊乱，周期不定，40~50 天，量时多时少。10 个月前出现潮热出汗，8~10 次 /d，夜间醒后出汗多，影响工作、睡眠，伴有骨关节疼痛，Kupperman 评分 26 分。

既往史：发现子宫肌瘤 5 年，定期复查，未特殊治疗；无高血压病、心脏病等病史及家族遗传病史。

月经生育史：平素月经规律，(5~6) 天 /(28~30) 天，量中等，无痛经。末次月经：2022 年 9

月 20 日（16 天前）。$G_2P_1A_1$。

查体：身高 164cm，体重 62kg，BMI 23kg/m²，体温 36.5℃，脉搏 70 次 /min，呼吸 18 次 /min，血压 116/70mmHg。全身体格检查及妇科检查无特殊。

辅助检查：FSH 28.6mIU/ml，LH 26.4mIU/ml，E_2 15pg/ml，P：0.5ng/L；甲状腺功能、肝肾功能、血脂未见明显异常。腹部彩超未见明显异常；盆腔彩超提示子宫体大小约 62mm×65mm×44mm，于前壁邻浆膜可及一大小约 59mm×41mm 的实性低回声，边界清，内部回声不均匀，余肌层回声均匀；子宫内膜厚约 5mm；宫颈管长 40mm，宫颈处可见多个囊性回声，较大者约 4mm×4mm；右侧卵巢大小 22mm×12mm，内部回声未见明显异常；左侧卵巢大小 23mm×11mm，内部回声未见明显异常；提示子宫肌层实性占位（考虑肌瘤可能）。

诊断：绝经综合征；子宫肌瘤。

治疗方案与思路：46 岁患者，月经紊乱 1 年，处于围绝经期，近 10 个月出现潮热、出汗等围绝经期症状，Kupperman 评分 26 分，严重影响工作和生活，具有指南中的 MHT 适应证。患者子宫肌瘤体积偏大，最大直径超 5cm，存在 MHT 慎用情况。患者无 MHT 禁忌证，沟通后患者愿意接受 MHT 治疗，推荐口服雌激素给药，给予雌孕激素序贯治疗［17β- 雌二醇 /17β- 雌二醇地屈孕酮（1/10）］。1 个月后复诊，相关症状明显改善，3 个月后复诊症状缓解，彩超提示肌瘤体积无明显变化，继续原方案治疗。

专家点评：该病例为围绝经期女性，围绝经期症状严重，影响生活质量，无 MHT 禁忌证，但患者合并子宫肌瘤大小约 59mm×41mm，无月经量改变，属无症状肌瘤。子宫肌瘤为雌孕激素依赖性疾病，MHT 应用后可能增加肌瘤的生长，但其增长可能小于绝经前，使用前充分与患者沟通，讲明肌瘤增长的风险。按指南推荐，子宫肌瘤患者的 MHT 方案，口服雌孕激素序贯方案优于经皮方案。治疗过程中注意监测盆腔彩超，若出现肌瘤相关的临床症状则可能需要手术。

（曹　媛　史惠蓉）

参考文献

1. ULIN M, ALI M, CHAUDHRY ZT, et al. Uterine fibroids in menopause and perimenopause. Menopause, 2020, 27 (2): 238-242.
2. MORO E, DEGLI ESPOSTI E, BORGHESE G, et al. The impact of hormonal replacement treatment in postmenopausal women with uterine fibroids: a state-of-the-art review of the literature. Medicina (Kaunas), 2019, 55 (9): 549.
3. CIARMELA P, CIAVATTINI A, GIANNUBILO SR, et al. Management of leiomyomas in perimenopausal women. Maturitas, 2014, 78 (3): 168-173.
4. SRINIVASAN V, MARTENS MG. Hormone therapy in menopausal women with fibroids: is it safe？ Menopause, 2018, 25 (8): 930-936.
5. PALOMBA S, SENA T, MORELLI M, et al. Effect of different doses of progestin on uterine leiomyomas in postmenopausal women. Eur J Obstet Gynecol Reprod Biol, 2002, 102 (2): 199-201.
6. ISHIKAWA H, ISHI K, SERNA VA, et al. Progesterone is essential for maintenance and growth of uterine leiomyoma. Endocrinology, 2010, 151 (6): 2433-2442.
7. STYER AK, RUEDA BR. The epidemiology and genetics of uterine leiomyoma. Best Pract Res Clin Obstet Gynaecol, 2016, 34: 3-12.

第二节　子宫内膜异位症和子宫腺肌病与 MHT

一、2023 版指南要点

子宫内膜异位症与子宫腺肌病属于 MHT 的慎用情况。子宫内膜异位症是雌激素依赖性良性疾病，易复发，有恶变风险，尚无证据表明有子宫内膜异位症病史的围绝经期和绝经后期女性使用 MHT 可能增加复发和恶变的风险。2023 版指南建议，有子宫内膜异位症的绝经后期女性的 MHT 首选雌孕激素连续联合方案或替勃龙方案，且 MHT 过程中应密切随访。已行手术切除子宫的子宫内膜异位症女性开始 MHT 后，至少应用雌孕激素连续联合方案或替勃龙治疗 2 年。子宫腺肌病患者使用 MHT 是否加重病情或增加恶变风险目前尚无相关证据，建议首选连续联合方案或替勃龙治疗。

二、2023 版指南相关内容的进展

与 2018 版指南对比，2023 版指南仍然将子宫内膜异位症列为 MHT 慎用情况，删除了"雌激素应使用最低有效剂量"，提出可根据临床具体情况而个体化用药。新增加了子宫腺肌病为慎用情况，这在国外相关指南中均未见阐述。子宫内膜异位症和子宫腺肌病均为雌激素依赖性疾病，虽然理论上补充雌激素有可能加重病情和增加复发或恶变的风险，但迄今为止国内外尚缺乏该类疾病患者应用 MHT 的相关研究和大样本随访。日后可加强相关的大样本、高质量临床研究。在子宫内膜异位症和子宫腺肌病患者应用 MHT 的过程中，临床医生需对患者进行严密随访，随访内容除了 MHT 的疗效，还应包括子宫内膜异位症或子宫腺肌病的症状和病灶相关变化。

三、2023 版指南相关内容立场与推荐的依据

（一）子宫内膜异位症患者对 MHT 的需求与担忧

无论是否存在子宫内膜异位症或子宫腺肌病，女性进入围绝经期后都可能出现绝经综合征。而患者如因子宫内膜异位症手术导致人工绝经或早绝经，体内低雌激素状态可导致一系列绝经相关症状会更严重，如阴道干涩、潮热盗汗、性交痛、认知下降、情绪障碍等，生活质量明显下降，罹患骨质疏松和心血管疾病的风险也更早增加。国内外研究表明，对于有明显绝经相关症状的子宫内膜异位症病史的女性，尽早使用 MHT 获益大于风险，且低剂量 MHT 很少造成异位内膜组织的激活。

对于受绝经综合征困扰的子宫内膜异位症女性进行 MHT 的担忧主要有两方面：①外源性雌激素可能激活残留的异位内膜，使子宫内膜异位症复发；②绝经是异位子宫内膜恶变的独立风险因素，使用 MHT 是否会引发部分患者恶变。绝

经后性激素水平下降，但子宫内膜异位症病灶并非完全静止或消失，基于已发表的文献，绝经后女性子宫内膜异位症的患病率小于 3%。绝经后子宫内膜异位症病灶所依赖的激素来自外源性雌激素和内源性雌激素。外源性雌激素，如植物雌激素、绝经激素治疗、他莫昔芬等，有可能重新激活子宫内膜异位症病灶；内源性雌激素来源于肾上腺、皮肤、子宫内膜基质、脂肪组织等，在脂肪组织产生的芳香化酶的作用下，多转化为雌酮，因此 BMI 高 / 肥胖者，转化得到的雌酮更多。目前国外有研究表明，单用雌激素治疗可能增加子宫内膜异位症复发和增加残留组织肿瘤性转化的风险，而联合孕激素治疗的风险明显低于单用雌激素治疗。

（二）基于专家意见的子宫内膜异位症患者的绝经后激素治疗

目前专家认为，对于早期行双侧预防性输卵管、卵巢切除术，并且没有较大残留病灶的患者，使用 MHT 治疗相对安全，子宫内膜异位症复发的风险较低，获益可能大于风险。若残留腹膜病灶大于 3cm 或仍有疼痛症状存在，使用 MHT 时应慎重，因为未切除的子宫内膜异位症残留病灶，可能会引起手术治疗前症状的部分或全部复发，如慢性疼痛等，这类病灶组织高度活跃，可能易对外源性雌激素产生反应，被重新激活。

未行手术或为非根治性手术的患者，若有中重度绝经症状或 45 岁以前绝经，可以使用 MHT。若围绝经期症状不明显且在正常年龄绝经，则不建议 MHT。

绝经后子宫内膜异位症患者的 MHT 诊疗流程并非基于循证证据，而是基于专家意见（图 11-1）。

（三）子宫内膜异位症患者绝经后应用 MHT 的建议方案

目前研究结果显示，单雌激素治疗是子宫内膜异位症恶变的高危因素之一，因此对子宫内膜异位症的绝经女性行 MHT 治疗，建议采用雌孕激素连续联合方案，为避免前半周期单雌激素应用导致疾病复发和恶变的风险增加，不建议使用雌孕激素序贯方案。

具体建议如下：对于自然或手术绝经、有子宫的子宫内膜异位症患者，推荐雌孕激素连续联合方案或替勃龙方案，常用药物有雌二醇屈螺酮片、

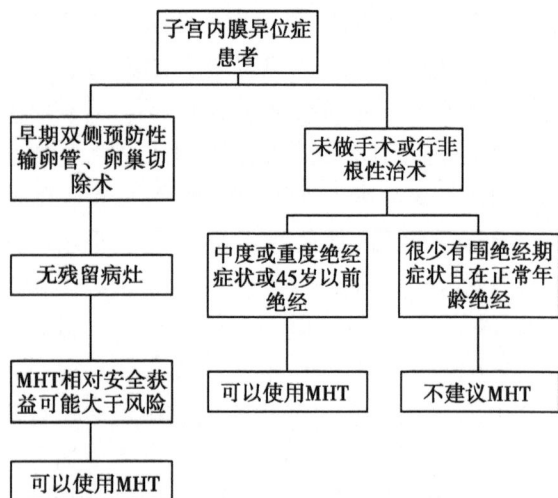

图 11-1　基于专家意见的子宫内膜异位症
患者绝经激素治疗

雌二醇配伍孕激素（每日）、替勃龙。对于已行子宫全切术的子宫内膜异位症患者，先应用雌孕激素连续联合方案或替勃龙治疗至少 2 年后，经评估再改为单雌激素治疗。常用药物有雌二醇口服或经皮雌激素（图 11-2）。

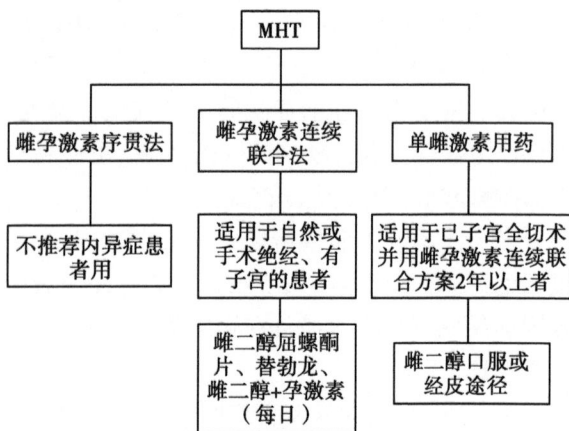

图 11-2　有子宫内膜异位症病史者的 MHT 方案

（四）子宫内膜异位症患者 MHT 的启动时机和治疗时限

对自然绝经的子宫内膜异位症女性，在卵巢功能开始减退并出现相关绝经症状后即可开始 MHT，可达到最大治疗益处。

因手术或其他原因过早绝经的子宫内膜异位症患者，手术绝经后开始 MHT 的时间尚有争议，有待进一步探索。部分观点认为，子宫内膜异位症术后可能有残留的异位病灶，应当留出让残留异位病灶消退的时间，故可延迟 MHT 的开始时

间。有研究证据显示，子宫内膜异位症患者行去势手术后，与术后 6 周才启用 MHT 者相比，立即使用雌孕激素连续联合方案或替勃龙者的子宫内膜异位症复发率更低。但该研究存在一定的局限性，分组是按照患者的意愿，对于可能疼痛复发的患者，临床医生更倾向于推迟术后治疗，非随机分组影响了研究结论的可信性。目前认为，在 45 岁之前因手术出现绝经期症状，可以立即启用 MHT，但是对于年龄较大的患者，使用 MHT 前应综合评估，尤其是有占位病变者需排查癌变。

MHT 治疗时限应根据治疗目的个体化确定，并规范随访和评估利弊，无须对 MHT 持续时间进行限制，只要评估获益大于风险，就可继续 MHT。

（五）围绝经期子宫内膜异位症患者的长期管理

围绝经期子宫内膜异位症患者需关注与子宫内膜异位症相关的肿瘤，特别是警惕子宫内膜异位症的恶变风险，有手术指征时应积极手术治疗，可行患侧附件切除术或子宫和双侧附件切除术，对深部浸润型子宫内膜异位症病灶（DIE）最好一并切除或至少活检行病理检查。临床医生应重视子宫内膜异位症相关的恶性肿瘤，如卵巢透明细胞癌、卵巢子宫内膜样癌及腹膜癌等，发现可疑症状时应做进一步检查确定。当出现以下情况时应警惕子宫内膜异位症恶变：①绝经期子宫内膜异位症患者的疼痛节律改变；②卵巢囊肿过大、增长过快、直径>8cm；③影像学检查发现卵巢囊肿内部有实性或乳头状结构，病灶血流丰富，阻力指数低；④血清 CA125>200IU/L（除外感染或子宫腺肌病）。

随访建议：建议围绝经期与绝经后的子宫内膜异位症患者每 3~6 个月随访 1 次。随访的重点包括：①子宫内膜异位症症状的控制情况、卵巢囊肿情况、卵巢囊肿良恶性质的监测以及盆腔其他肿瘤的发生。随访内容包括妇科检查、盆腔超声检查、卵巢肿瘤标志物（如 CA125、CA19-9）、卵巢功能等。②绝经综合征的随访，如症状是否改善，是否有副作用和非预期症状出现。

肿瘤标志物检测可作为 MHT 的常规随访项目，但没有必要反复检测性激素。可疑有其他雌激素来源者，如肥胖患者对激素的敏感性较高，在绝经后子宫内膜异位症病灶可能仍然活动，随访中可监测患者雌激素水平，有利于早期发现或预

防恶变。

还需关注没有子宫内膜异位症病史的绝经后女性,若其在 MHT 后可疑存在子宫内膜异位症,应仔细询问患者绝经前是否有过未被重视的子宫内膜异位症症状,如痛经、性交困难、不孕和慢性盆腔疼痛等,并结合影像学检查判断其是否存在子宫内膜异位病灶。

(六) 子宫腺肌病患者的 MHT 应用建议

目前尚无相关证据证明子宫腺肌病患者应用 MHT 是否会加重病情或增加恶变风险,且子宫腺肌病恶变罕见。其临床表现主要有绝经前异常子宫出血或绝经后阴道流血,下腹部或盆腔疼痛。恶变机制不明,可能的危险因素包括年龄、初潮早、月经周期短、分娩年龄小、多产、妊娠早期刮宫、肥胖、他莫昔芬摄入史等。

自然绝经的子宫腺肌病患者,建议首选连续联合方案或替勃龙治疗,常用药物有雌二醇屈螺酮片、替勃龙或每日联合应用雌二醇加孕激素。子宫腺肌病应用 LNG-IUS 症状控制良好者,可单独补充雌激素,常用药物有口服雌二醇或经皮雌激素,相当于雌孕激素连续联合方案。既往子宫腺肌病已行子宫全切术者,出现绝经综合征症状,可单独应用雌激素,常用药物有口服雌二醇或雌激素皮贴。若腺肌病合并子宫内膜异位症,则按照指南中子宫内膜异位症治疗的相关建议进行 MHT。

MHT 治疗的启动时机和治疗时长:当出现绝经相关症状,综合评估利大于弊,即可开始 MHT,治疗时长无限制。

随访建议:每 3~6 个月随访 1 次。随访的重点包括:①子宫腺肌病症状控制情况、子宫的大小、腺肌症子宫肌层的厚度、腺肌瘤的大小、是否有异常的子宫出血症状等。随访内容包括妇科检查、盆腔超声检查、卵巢功能等,必要时查肿瘤标志物(CA125、CA19-9 等)。②绝经综合征疗效的随访,如症状是否改善,是否有副作用和非预期症状出现。

临床病案解析

病例

患者,50 岁。主诉"子宫内膜异位症术后 5 年,潮热、出汗、失眠 1 年余"。

现病史:患者 5 年前因左侧卵巢子宫内膜异位囊肿和盆腔腹膜子宫内膜异位症行"腹腔镜下左侧附件切除术 + 盆腔腹膜子宫内膜异位病灶电灼术",术中评分不详,术后应用 GnRH-a 3.75mg,每 28 天 1 次,共 4 针。48 岁自然绝经,近 1 年余出现潮热、出汗、失眠等症状,无盆腔痛、性交痛或性交后疼痛。

月经生育史:14 岁初潮,7 天 /30 天,48 岁绝经。G_4P_2,均为顺产。

诊断:绝经综合征;左侧卵巢子宫内膜异位囊肿术后;盆腔腹膜子宫膜异位症术后。

治疗方案与思路:该患者已绝经 1 年余,主诉潮热、出汗及失眠为低雌激素状态所诱发的绝经相关症状,无月经来潮需求,且既往有子宫内膜异位症病史,接诊后进行妇科检查,B 超排除子宫内膜异位症,未查及活动性病灶。为避免单雌激素治疗增加子宫内膜癌风险及子宫内膜异位症的复发及恶变风险,采用全程配伍孕激素的 MHT 方案,按 2023 版指南向患者推荐如下方案。

1. 雌二醇 1~2mg/d 或结合雌激素 0.3~0.625mg/d(经皮制剂可用雌二醇凝胶 0.75~1.5mg/d、雌二醇皮贴 25~50μg),加用地屈孕酮(5~10mg/d)或微粒化黄体酮(100~200mg/d)。

2. 替勃龙 1.25~2.5mg/d。

3. 复方制剂雌二醇屈螺酮片(每片含 1mg 雌二醇,2mg 屈螺酮),1 片 /d。

经知情同意后,选择雌二醇屈螺酮片,1 片 /d。用药初期有少量淡粉色阴道分泌物,解释并观察 3 周后出血停止。疗程第 3 个月,随访绝经症状明显缓解;第 6 个月,随访盆腔 B 超检查无阳性发现。

专家点评:该患者主诉绝经后出现绝经相关症状,可首先应用量表进行症状评估,若为中重度围绝经期症状,则存在 MHT 适应证,再根据 MHT 初次就诊流程排除禁忌证、评估其他慎用情况后采用 MHT。因患者既往存在子宫内膜异位症,为 MHT 慎用情况,且该患者尚有子宫,为保护子宫内膜,且避免雌激素应用增加子宫内膜异位症复发和进展的风险,选择雌激素 + 孕激素的联合方案是正确的。在此后按规范随访,应同时注意绝经相关症状的改善和子宫内膜异位症病情的变化。

(史惠蓉 程艳梅)

参考文献

1. 中华医学会妇产科学分会绝经学组. 中国绝经管理与绝经激素治疗指南 2023 版. 中华妇产科杂志, 2023, 58 (1): 4-21.
2. 中国医师协会妇产科医师分会, 中华医学会妇产科学分会子宫内膜异位症协作组. 子宫内膜异位症诊治指南 (第三版). 中华妇产科杂志, 2021, 56 (12): 812-824.
3. 中国医师协会妇产科医师分会子宫内膜异位症专业委员会. 子宫腺肌病诊治中国专家共识. 中华妇产科杂志, 2020, 55 (6): 376-383.
4. GEMMELL LC, WEBSTER KE, KIRTLEY S, et al. The management of menopause in women with a history of endometriosis: a systematic review. Human reproduction update, 2017, 23 (4): 481-500.
5. 中华医学会妇产科学分会绝经学组. 早发性卵巢功能不全的激素补充治疗专家共识. 中华妇产科杂志, 2016, 51 (12): 881-886.

第三节　子宫内膜增生症与 MHT

一、2023 版指南要点

2023 版指南仍将子宫内膜增生病史列为 MHT 的慎用情况。子宫内膜是一层覆盖于子宫腔内表面的上皮组织，正常情况下随着卵巢激素的规律变化而发生周期性的增殖、分泌和脱落，从而形成月经周期。在各种致病因素的综合影响下，子宫内膜腺体可发生不规则增殖，同时伴有腺体 / 间质比例增加，即子宫内膜增生症。子宫内膜增生是子宫内膜癌变前经历的一个病理阶段，若不加以管理和干预，有可能进展为子宫内膜癌。

2023 版指南指出，绝经后有子宫的女性，单用雌激素 1~3 年会导致子宫内膜增生和子宫内膜癌风险显著增加；为避免单用雌激素对子宫内膜的过度刺激，应加用足量足疗程的孕激素保护子宫内膜。MHT 方案中孕激素使用的治疗时间、种类、剂量、用药途径均为子宫内膜增生和子宫内膜癌风险的影响因素。除了临床不合理地应用雌激素可造成体内外源性雌激素过量，其他引起子宫内膜增生的高危因素还有排卵功能障碍、初潮过早、绝经过渡期无排卵月经增多、肥胖或胰岛素抵抗、遗传因素、乳腺癌辅助治疗药物等。这些高危因素多导致子宫内膜受异常的雌激素刺激而无相应的孕激素保护(转化增生的内膜)，导致内膜增殖期无法转化至分泌期，从而发生子宫内膜异常增生。按 WHO 分类，子宫内膜增生症分为子宫内膜增生不伴非典型增生和子宫内膜非典型增生。

子宫内膜增生症确诊依靠内膜组织学病理诊断，宫腔镜检查并直视下内膜定位活检更有优势，经阴道超声(尤其推荐绝经前后女性)是子宫内膜增生症的主要筛查手段。CT、MRI、生物标志物的诊断价值证据不充分，不推荐常规应用。

2023 版指南指出，子宫内膜增生不伴非典型增生的患者在内膜转化治疗结束后如有适应证可以行 MHT，但仍需按子宫内膜增生指南进行内膜监测随访。无生育要求的子宫内膜非典型增生者，建议先行子宫全切术 + 双侧输卵管切除术，术后进行 MHT 时，无须加用孕激素。有子宫内膜增生症病史者应用 MHT 时需足量足疗程加用孕激素保护子宫内膜，进行 MHT 可首选雌孕激素连续联合方案。

二、2023 版指南相关内容的进展

2023 版指南延续了 2018 版指南的原则，强调 MHT 治疗中个体化治疗方案选择的重要性，细化了 MHT 的利弊、适用条件。强调子宫内膜非典型增生的癌变风险。建议自然绝经 1 年以上的女性，如果无月经样出血需求，MHT 可逐步过渡为连续联合方案，这样更有利于保护子宫内膜，以减少子宫内膜增生和子宫内膜癌的发生风险，对于阴道雌激素的单一应用，再次强调缺乏 1 年以上的内膜安全性数据，如长期(6 个月以上)应用需定期 B 超检查实时监测内膜情况，评估个体风险变化。指南再次重申了 MHT 规范流程，治疗前评估、治疗中随访，出现异常情况及时处理和

调整方案,以求达到 MHT 最佳健康效益。

三、2023 版指南相关内容立场与推荐的依据

1. 子宫内膜增生和 I 型子宫内膜样腺癌的发生与无孕激素拮抗的雌激素长期持续作用相关。孕激素可促进子宫内膜增生活跃的细胞萎缩、凋亡,有效抑制和逆转子宫内膜增生。主要机制为子宫内膜含有大量雌激素受体(ER)和孕激素受体(PR),当孕激素与 PR 结合后可有效抑制 ER 表达,降低雌激素作用;且可通过抑制 DNA 合成和有丝分裂而阻止子宫内膜增殖。

2. 异常子宫出血是子宫内膜增生最常见的临床表现。绝经前子宫内膜增生患者可有异常子宫出血的表现,绝经过渡期伴有异常子宫出血的女性人群中子宫内膜增生的发生率可上升至10%,而无症状的围绝经期女性发生子宫内膜增生不伴非典型增生的发生率<5%,子宫内膜非典型增生的发生率<1%。绝经后子宫内膜增生患者通常以"绝经后出血"为主要临床表现。

3. 经阴道超声检查是评估子宫内膜增生首选影像学检查方法(证据等级 2+),对无性生活女性推荐经直肠超声检查(证据等级 3)。对于绝经后阴道流血的女性,子宫内膜厚度>4mm 者需进一步评估;对于服用他莫昔芬的女性,建议密切关注子宫内膜厚度变化。超声提示的子宫内膜过度增厚且回声不均匀、药物治疗效果不显著者,可能存在其他子宫内膜病变的风险。怀疑子宫内膜病变的患者均应进行子宫内膜活检以明确诊断。有效的组织学确诊方案包括诊断性刮宫(证据等级2++)、宫腔镜下定位活检(证据等级 2+)以及负压吸取子宫内膜微量组织病理检查(证据等级 2−)。

4. 子宫内膜增生不伴非典型性增生的治疗 子宫内膜增生不伴非典型性增生者进展为子宫内膜癌的概率为 1%~3%。首选治疗方案是孕激素药物,能够降低病变进展为恶性肿瘤的风险及切除子宫的风险。口服孕激素包括连续治疗和后半周期治疗两种方案,其治疗后子宫内膜增生完全缓解率为 70%~80%。连续治疗为每天服用药物;后半周期治疗从月经周期第 11~16 天开始,每个周期用药时间为 12~14 天。连续治疗和后半周期治疗的每天药物剂量和治疗周期数相同。

具体方案包括:醋酸甲羟孕酮 10~20mg/d,醋酸甲地孕酮 40mg/d,地屈孕酮 20mg/d,炔诺酮 15mg/d。对口服孕激素治疗无效患者,应进一步评估子宫内膜、排除子宫内膜癌变,并在知情讨论的基础上建议手术治疗,或使用大剂量高效孕激素治疗。没有生育要求的女性,可以选择 LNG-IUS,对子宫内膜增生不伴非典型性增生缓解率更高、复发率更低、不良事件更少,是孕激素治疗的一线方案(证据等级 2+)。其他可供选择的药物包括复方口服避孕药、芳香化酶抑制剂、GnRHa 等。

药物治疗时间和随访:口服孕激素应至少使用 3~6 个月,LNG-IUS 则可长期使用、定期更换。治疗期间建议至少每 6 个月进行一次子宫内膜评价(TVS)和子宫内膜病理检查以评估疗效。连续 2 次、间隔 6 个月的组织学病理检查均无异常发现时,可考虑停药、停止内膜病理评估。如药物治疗 6 个月仍未获得完全缓解,可在充分知情的基础上决定是否继续当前治疗。如药物治疗 12 个月仍未获得完全缓解,应考虑改用其他治疗方案。

5. 子宫内膜非典型增生的治疗 首选手术治疗和药物治疗,药物治疗适用于有强烈生育要求、年龄小于 45 岁的患者,以及不能耐受手术的患者,而且需要具备良好的依从性,能按时随访并定期进行子宫内膜病理检查,接受药物治疗前还需排除药物禁忌证和妊娠。药物治疗前患者需充分知情,告知子宫内膜非典型增生合并子宫内膜癌的比例高达 19%~45%,有治疗失败、进展为子宫内膜癌等风险。药物治疗包括 LNG-IUS、口服醋酸甲地孕酮(160mg,1 次/d 或 2 次/d)、口服醋酸甲羟孕酮(500mg,1 次/d)。与口服孕激素相比,LNG-IUS 治疗后的完全缓解率更高(78.7%~90.6%)、复发率更低(27.3%,证据等级 2+)。药物治疗过程中需要定期随访,进行身体检查并监测影像学和生化指标。长期口服孕激素可能导致体重增加、水肿、头痛、不规则阴道流血、肝肾功能受损、皮肤改变、卵巢囊肿及血栓形成等;LNG-IUS 放置后可能发生不规则阴道流血、闭经或 LNG-IUS 脱落等问题。GnRH-a 可用于子宫内膜非典型增生,单独应用,或联合 LNG-IUS 或芳香酶抑制剂使用,一般 GnRH-a 连续使用不超过 6 个月。治疗期间每 3 个月进行 1 次子宫内膜病理

评估,根据子宫内膜对药物的反应情况调整治疗剂量或治疗方案,直到连续2次子宫内膜活检病理未见病变;对于保留子宫、没有症状、子宫内膜活检已经连续2次未见病变的患者,建议每6~12个月进行1次子宫内膜病理评估,直至去除危险因素或行子宫全切术。药物治疗期间推荐生活方式干预,积极去除导致子宫内膜病变的危险因素,如指导减重、治疗排卵功能障碍等,肥胖可能会降低药物治疗的缓解程度。子宫内膜非典型增生复发后可再次进行药物保守治疗,需根据影像学检查和肿瘤标志物检测结果,制订个体化管理和随访方案,药物治疗和管理方案同前。

6. 围绝经期的子宫内膜非典型增生患者多无生育需求,按中国指南建议,选择微创方式的子宫全切术(证据等级1+),建议同时切除双侧输卵管(证据等级2+)。术前行病理学会诊、MRI联合CT评估是否有癌变,以确定手术范围。子宫内膜非典型增生的药物保守治疗适用于不能耐受手术,或有强烈生育要求(年龄<45岁)者(证据等级3)。子宫内膜非典型增生复发患者的首选方案应为子宫全切术(证据等级3)。不支持临床医师使用子宫内膜切除术来治疗子宫内膜增生,因为子宫内膜切除容易造成子宫内膜广泛粘连,导致无法全面随访内膜、不能及时发现病情进展,有可能延误治疗,造成更大的风险。

7. 子宫内膜增生症的长期管理 主要是针对保留子宫的子宫内膜增生症患者,应确定其患病风险因素,并对可逆性风险因素进行干预,如肥胖和长期反复异常子宫出血。绝经过渡期和绝经后期具有子宫内膜增生高危因素的女性,应进行针对性评估,识别和监测可能存在的危险因素,定期筛查并采取措施,降低有害暴露的水平。

长期管理中有以下情况者建议手术治疗:①随访过程中进展为子宫内膜非典型增生或不愿意继续药物治疗者。②孕激素规范治疗完成后复发的子宫内膜增生症患者。③治疗12个月子宫内膜未逆转者。④持续的异常子宫出血者。⑤不能定期随访或治疗依从性差者。推荐手术方法为子宫全切术,可同时预防性切除双侧输卵管和卵巢。

(丁岩 刘新莲)

临床病案解析

病例

患者,52岁。因"阴道不规则出血2个月"就诊。

现病史: 15年前,患者因避孕要求行宫内节育器安置术,近5年无明显诱因出现月经量多,伴有血块,近2年月经周期缩短,经期延长10余天。2个月前出现阴道不规则出血,多次就医,反复用药不能止血,为求进一步治疗来诊。

既往史: 无高血压、糖尿病及其余慢病史,宫颈癌、乳腺癌筛查无异常。

月经生育史: 既往月经规律,孕3产2,顺产2婴,均健在。

妇科检查: 外阴:发育正常;阴道:通畅,可见中等量暗红色血液;宫颈:血染,肥大,宫颈外口可见活动性出血;宫体:中位,如孕10周余大,质地偏硬,有瘤体感,轻压痛;双附件未触及异常占位,无压痛。

辅助检查: 血常规检查提示血红蛋白96g/L,其余血常规检测指标,均在正常范围;尿妊娠试验阴性。彩超提示子宫内膜厚度1.8cm,回声欠均,肌壁间多发肌瘤,较大者位于前壁约4.5cm×3.3cm,宫内节育器位置正常。

初步诊断: 多发子宫肌瘤;异常子宫出血;绝经过渡期;宫内节育器。

治疗方案与思路: 完善检查,充分评估病情后,积极给予抗感染、止血、促宫缩等对症治疗。血量减少后即行宫腔镜下取环+分段诊刮术,术后病理提示宫颈管组织:单纯性增生,子宫内膜组织:子宫内膜增生过长(腺囊型)。

术后第15天口服地屈孕酮10mg,每天2次,连续14天,停药5天月经来潮,自述经量多,较既往月经量2倍,遂给予炔诺酮片,每次8片,每6小时1次。72小时后,仍有少量阴道流血。考虑肌瘤多发,子宫腔面积大,子宫体积较大,导致子宫收缩能力下降,详细告知患者及家属病情及预后,遂行腹腔镜下子宫全切术+双侧输卵管切除术,术中见子宫体前位,如孕10周余,子宫体浆膜层可见多枚肌瘤，较大者位于前壁近子宫底，直径约5~7cm，子宫体肌层和黏膜层密布大小不一的多枚肌瘤，似"石榴样"分布；术后病检提示子宫体多发子宫肌瘤及腺肌瘤样改变；双侧输卵管呈积水改变；子宫内膜部分呈非典型增生。半年后，患者出现潮热、出汗、心烦、失眠、难睡易醒、四肢酸软乏力、便秘、尿频、阴道干涩等症状。

补充诊断：子宫内膜增生症；输卵管积水（双侧）；子宫全切术＋双侧输卵管切除术后；绝经综合征。

完善相关检查排除MHT禁忌证后，给予MHT：①口服结合雌激素，每日1片；②阴道局部及尿道口涂抹结合雌激素软膏；③联合用药：睡眠欠佳时给予阿普唑仑0.4mg口服；④口服钙片和多种维生素片等。同时做好患者教育，嘱患者正确认识这一特殊时期，均衡营养，适度运动。该患者每3~6个月定期在绝经（更年期）门诊随访，每年健康体检。时逾3年，患者目前一般情况良好，尚无系统性疾病出现。

专家点评：子宫内膜增生症如不规范诊治和管理，可能进展为子宫非典型增生或与子宫内膜癌共存。根据是否有非典型增生及患者有无生育要求，可以选择不同的治疗方案。在子宫内膜增生不伴非典型增生（EH）的处理上，孕激素疗法宜兼顾内膜安全性和乳腺安全性，推荐口服地屈孕酮和/或LNG-IUD。子宫内膜非典型增生（AH）的药物治疗宜选用效价更高的合成孕激素或合用LNG-IUD。

处于围绝经期且已完成生育的子宫内膜非典型增生女性应该接受筋膜外子宫全切术治疗。应对子宫切除术样本进行术中评估，以评价是否存在子宫内膜癌。不建议选择子宫次全切术，因为子宫内膜病变可能局部侵犯至子宫颈。对绝经女性的子宫内膜非典型增生的子宫切除术，建议同时行双附件切除术（bilateral salpingo-oophorectomy，BSO）。在5%的病例中，子宫内膜癌与卵巢受累有关，并且BSO是子宫内膜癌分期的标准要素。行BSO的优点在于，对子宫切除标本中发现子宫内膜癌的女性可避免再次手术切除卵巢。子宫切除术对子宫内膜非典型增生的女性来说是治愈性方法，无须再对子宫内膜行进一步监测。

该病例患者因肌瘤多发伴有内膜增生，致使AUB，虽然术前诊刮病理未报伴有非典型增生，所幸因保守治疗止血效果欠佳，行子宫全切术＋双输卵管切除，术后获得全面的内膜病理诊断，发现存在"非典型增生"，验证了子宫全切术的适宜性，因此，如有可能，尽量按指南的规范要求进行宫腔镜检查和定位活检，有助于精准地内膜诊断，并由此选择正确的治疗方案。该患者术前没有围绝经期综合征，术中保留了卵巢，术后没有即刻出现绝经综合征，术后半年出现以自主神经功能紊乱为主要症状的绝经综合征表现，选择单用雌激素类药物，改善患者绝经相关症状。该患者术后随访3年余，无阴道出血、盆腔占位等特殊情况，定期随访过程中积极给予围绝经期相关健康教育和健康生活指导，根据患者绝经相关症状的变化，酌情选择个性化的MHT。

（丁　岩　刘新莲）

参考文献

1. TEHRANIAN A, GHAHAHAEI-NEZAMABADI A, ARAB M, et al. The impact of adjunctive metformin to progesterone for the treatment of non-atypical endometrial hyperplasia in a randomized fashion, a placebo-controlled, double blind clinical trial. J Gynecol Obstet Hum Reprod, 2021, 50 (6): 325-329.

2. WHO Classification of Tumours Editorial Board. WHO classification of tumours. 5th ed. Lyon: IARC Press, 2020.

3. 周雪勤, 梁海莹, 韦素连. 子宫内膜增生症的治疗现状及研究进展. 2021, 33 (2): 218-220, 223.

4. 中国医药教育协会. 绝经过渡期和绝经后期子宫内膜增生长期管理专家共识. 中国实用妇科与产科杂志, 2022, 38 (12): 1195-1200.

5. 李雷, 陈晓军, 崔满华, 等. 中国子宫内膜增生管理指南. 中华妇产科杂志, 2022, 57 (8): 566-574.

第四节　HPV 感染和宫颈鳞状上皮内病变与 MHT

一、概述

宫颈癌的发病率和死亡率均居女性癌症的第四位,其高发年龄为 50~55 岁,80%~90% 的宫颈癌为宫颈鳞癌。其癌前病变时期是宫颈癌二级预防的关键时期。

宫颈鳞状上皮内病变(cervical squamous intraepithelial lesion,SIL)是与子宫颈浸润癌密切相关的宫颈病变,可以分为低级别鳞状上皮内病变(low-grade squamous intraepithelial lesion,LSIL)和高级别鳞状上皮内病变(high-grade squamous intraepithelial lesion,HSIL),临床病理过程有明显差异。大部分 LSIL 可自然消退,但 HSIL 具有癌变潜能。学界对宫颈鳞状上皮内病变的认知经过了非典型增生(dysplasia)和原位癌(carcinoma in situ)、宫颈上皮内瘤变(cervical intraepithelial neoplasia,CIN)2 个认知阶段。CIN1 和 CIN2 分别对应轻度和中度非典型增生,CIN3 则包括重度非典型增生和原位癌。进一步的研究发现 CIN 并非程度不同的连续的单一病变,而是可以分为临床病理过程有明显差异的两类病变——LSIL 和 HSIL。LSIL 包括多种人乳头瘤病毒(human papilloma virus,HPV)感染引起的扁平疣和隆起性湿疣改变、移行带处乳头状不成熟化生(papillary immature metaplasia,PIM)以及单纯的 HPV 感染;HISL 则包括 CIN2、CIN3。

HPV 是一种嗜上皮组织的无包膜环状双链 DNA 病毒。目前已鉴定出 200 多个型别的 HPV 病毒能感染人类,其中 40 个以上的型别与生殖道感染有关。根据其引起宫颈癌的可能性,2012 年国际癌症研究机构(international agency for research on cancer,IARC)将 HPV 分为高危型、疑似高危型和低危型。前两者与宫颈癌及高级别外阴、阴道、宫颈鳞状上皮内病变相关,后者与生殖器疣及低级别外阴、阴道、宫颈鳞状上皮内病变相关。常见的高危型别有 HPV 16 型、18 型、31 型、33 型、35 型、39 型、45 型、51 型、52 型、56 型、58 型、59 型 12 个型别,疑似高危型有 HPV 26 型、53 型、66 型、67 型、68 型、70 型、73 型、82 型 8 个型别;低危型有 HPV 6 型、11 型、40 型、42 型、43 型、44 型、54 型、61 型、72 型、81 型、89 型 11 个型别。

HPV 感染非常常见,据统计约 80% 的性活跃女性会感染 HPV,但其中 80% 的感染为一过性,在 1~2 年内会被机体清除,没有特殊症状。持续的高危型 HPV 感染可引起 HSIL,如果未得到及时、恰当的治疗,就有可能进展为浸润性宫颈癌。从 HPV 感染到进展为宫颈癌可能经过 10~20 年的时间,现有的有限研究和临床观察,没有证据表明在这个过程中,MHT 可能带来风险。

二、2023 版指南要点

MHT 是医疗措施,要在有适应证、无禁忌证的前提下规范使用。对于癌症而言,MHT 的使用还有两方面需要考虑,即 MHT 诱发癌症的潜在风险和 MHT 导致癌症进展、复发的风险。2023 版指南通过对相关循证医学证据的梳理指出,目前研究提示 MHT 不增加宫颈鳞癌的发生风险,同时可改善宫颈鳞癌患者手术/放化疗后的生活质量,不增加复发率和死亡率。但 2023 版指南对于高危型 HPV 持续感染者和宫颈癌前病变者的 MHT 原则未做阐述,基于现有的循证证据和临床研究报道,笔者提出以下方面的关注点。

(一)中老年女性高危型 HPV 感染的特点

目前认为 HPV 感染是 SIL 和宫颈癌的必要条件,99.7% 的宫颈癌标本中可以检测到 HPV。HPV 感染在不同国家、地区和人群的发生率不同。Bruni 的一项纳入 59 个国家、194 项研究的荟萃分析表明,在细胞学检测正常的人群中,HPV 平均感染率为 11.7%,特定国家校正后的 HPV 感染率波动于 1.6%~41.9%。大部分 HPV 感染都是一过性,能被机体快速清除。中老年女性 HPV 感染情况的报道并不一致,有报道老年女性 HPV 感染呈下降或平台状,而在 Bruni 的研究中,半数地区 HPV 感染呈现双峰状,女性 HPV 感染的第 2

个小高峰发生在年龄 ≥ 45 岁,具体年龄段在不同地区有所不同。

其他研究也在年长女性或围绝经期女性(46~50 岁)中发现了类似的感染高峰。HPV 感染第 2 个高峰可能与该年龄段女性免疫力减退容易导致病毒持续感染,或潜伏的 HPV 病毒再激活,围绝经期激素内环境不稳定以及性行为变异(如多个性伴侣)等因素有关。HPV 感染第 2 个高峰的女性恰好处于围绝经期的生理阶段,多数女性成为绝经健康保健的服务对象,因此在绝经(更年期)门诊,对这一年龄段女性,不管是否进入 MHT 治疗,均应特别关注 HPV 和宫颈细胞学的筛查,进行必要的医学处理。

(二)SIL 的年龄特点

HSIL 是宫颈鳞癌的癌前病变,高危型 HPV 持续感染是 HSIL 和宫颈癌的主要病因。SIL 的转归有 3 种情况,即自然消退、持续不变或进展到下一阶段病变,如 HSIL 可进展为宫颈癌。年龄是 SIL 转归的独立影响因素,随年龄增长,SIL 的自然消退率明显下降,病变更容易进展,20 岁以前 SIL 的自行消退率为 44.7%,而 40 岁以后 SIL 的自然消退率仅为 24.9%。女性感染 HPV 的高峰年龄后 5~15 年会迎来 SIL 发病的高峰。HSIL 发病高峰在 30~40 岁。综前所述,作为绝经管理的目标人群,围绝经期和绝经后女性(HPV 感染和 SIL 的高危人群)如进行 MHT,必须进行规范的宫颈癌筛查项目。

三、2023 版指南相关内容立场与推荐的依据

子宫颈是女性生殖道的一部分,对雌激素高度敏感。不同种类的雌、孕激素对 SIL 和宫颈癌的发生发展可能产生不同的影响。小鼠动物模型显示,雌激素促进宫颈癌发生,而孕激素则有抑制作用。

(一)避孕药与 SIL 和宫颈癌

复方口服避孕药(combined oral contraceptive,COC)会增加高危型 HPV 感染者进展为 SIL 和宫颈癌的风险。一项纳入 24 项流行病学研究的宫颈癌流行病学国际合作研究(International Collaboration of Epidemiological Studies of Cervical Cancer)发现,与未使用者相比,使用口服避孕药(oral contraceptive,OC)5 年或以上的妇女,在使用期间 HSIL 和浸润性宫颈癌的发生率明显增加,停用后风险降低。因此,IARC 将 COC 归类为宫颈癌病因。有文献报道,前瞻性研究了在 HPV 感染的前提下,其他激素避孕药包括单纯孕激素避孕药、皮下埋植避孕药以及带孕激素避孕环等,对 CIN2、CIN3 发生率的影响,但没有得出一致性结论。COC 导致 SIL/宫颈癌发生的原因可能与雌孕激素通过相应受体作用影响了 HPV 感染进程有关。但鉴于 COC 并非 MHT 药物,所以其研究结论无法推及 MHT 对 HPV 持续性感染的影响,也无法推论 MHT 会影响 CIN 的发生率。

(二)MHT 与 SIL 和宫颈癌

MHT 各种方案使用的雌孕激素明显不同于避孕药,因此对宫颈癌发生发展产生的影响不一样。

WHI 仍是迄今为止有关 MHT 的最大随机对照研究。在 6 年随访期间对细胞学资料进行评估,发现联合治疗组任何细胞学异常的年发病率都明显高于安慰剂组[HR=1.4,95% CI(1.2,1.6)],但是两组间 HSIL 和宫颈癌的发病率未见差异。在 HERS 研究中,MHT 组女性细胞学异常的发病率无显著升高[HR=1.4,95% CI(0.9,2.0)],和 WHI 一样,MHT 组女性的宫颈癌风险也未增加。一项纳入了 308 036 名围绝经期或绝经女性的队列研究显示,单独使用雌激素可增加 HSIL 的风险,而雌孕激素联合方案则降低浸润性子宫癌的风险[HR=0.5,95% CI(0.4,0.8)],长期使用风险更低[≥5 年,HR=0.4,95% CI(0.2,0.9)]。其他研究也有类似结果。MHT 降低宫颈癌风险也可能与 MHT 女性接受随访和宫颈癌筛查的频率更高,因此更容易早期发现和治疗宫颈癌前病变有关。2023 版指南指出,MHT 可改善宫颈鳞癌患者手术/放化疗后的生活质量,不增加复发率和死亡率。

宫颈腺癌发生率较低(10%~20%),生物学特征类似子宫内膜癌,MHT 与宫颈腺癌的风险关系尚不明确,放化疗后仍保留子宫的患者 MHT 需采用连续联合方案。

总之,围绝经期和绝经期是 HPV 感染高峰、HSIL 高发阶段,因此 MHT 之前宫颈癌筛查非常

重要。目前未见 MHT 与 HPV 感染相关的研究报道，但现有研究提示 MHT 不增加 HSIL 及宫颈鳞癌的发生风险，不增加宫颈癌复发率和死亡率。因此，HPV 感染和 SIL 不应视为 MHT 禁忌证，可按 2023 版指南规范使用 MHT，同时 MHT 使用者应按规范接受宫颈癌筛查，并随访和处理相关异常情况。

临床常见问题简答

1. 问题：45 岁未手术的宫颈鳞癌患者，行放化疗后月经停止，出现明显的更年期症状，可以给予性激素治疗吗？

简答：2023 版指南指出，MHT 可改善宫颈鳞癌患者手术 / 放化疗后的生活质量，不增加复发率和死亡率。该患者可用 MHT 改善更年期症状，因未切除子宫，适用于雌孕激素联合方案或替勃龙。

2. 问题：52 岁已绝经 1 年，服用雌二醇片 / 雌二醇地屈孕酮片（2/10）中，两癌筛查提示 HPV 18 型（＋），宫颈活检为 HSIL。当地因同时合并多发子宫肌瘤给予子宫切除，病理为：①子宫肌瘤；② CIN3。该患者可继续 MHT 吗？

简答：可以继续 MHT，因无子宫，单用雌激素即可，如戊酸雌二醇 1~2mg/d，但需随访 HPV，并关注阴道上皮细胞学。

（周红林　杨莹莹）

参考文献

1. BABER RJ, PANAY N, FENTON A, et al. 2016 IMS Recommendations on women's midlife health and menopause hormone therapy. Climacteric, 2016, 19 (2): 109-150.
2. BEKOS C, SCHWAMEIS R, HEINZE G, et al. Influence of age on histologic outcome of cervical intraepithelial neoplasia during observational management: results from
large cohort, systematic review, meta-analysis. Sci Rep, 2018, 8 (1): 6383.
3. BRUNI L, DIAZ M, CASTELLSAGUE X, et al. Cervical human papillomavirus prevalence in 5 continents: meta-analysis of 1 million women with normal cytological findings. Infect Dis, 2010, 202 (12): 1789-1799.
4. CASTLE PE, WALKER JL, SCHIFFMAN M, et al. Hormonal contraceptive use, pregnancy and parity, and the risk of cervical intraepithelial neoplasia 3 among oncogenic HPV DNA-positive women with equivocal or mildly abnormal cytology. Int J Cancer, 2005, 117 (6): 1007-1012.
5. CHAN PK, CHANG AR, YU MY, et al. Age distribution of human papillomavirus infection and cervical neoplasia reflects caveats of cervical screening policies. Int J Cancer, 2010, 126 (1): 297-301.
6. JAISAMRARN U, CASTELLSAGUE X, GARLAND SM, et al. Natural history of progression of HPV infection to cervical lesion or clearance: analysis of the control arm of the large, randomised PATRICIA study. PLoS One, 2013, 8 (11): e79260.
7. MOSCICKI AB, SCHIFFMAN M, BURCHELL A, et al. Updating the natural history of human papillomavirus and anogenital cancers. Vaccine, 2012, 30 (Suppl. 5): F24-F33.
8. "The 2022 Hormone Therapy Position Statement of The North American Menopause Society" Advisory Panel. The 2022 hormone therapy position statement of The North American Menopause Society. The Journal of The North American Menopause Society. Menopause, 2022, 29 (7): 767-794.
9. ROURA E; TRAVIER N, WATERBOER T, et al. The influence of hormonal factors on the risk of developing cervical cancer and pre-cancer: results from the EPIC cohort. PLoS ONE, 2016, 11 (1): e0147029.
10. SHEN Y, XIA J, LI H, et al. Human papillomavirus infection rate, distribution characteristics, and risk of age in pre-and postmenopausal women. BMC Womens Health, 2021, 21 (1): 80.
11. WESOLA M, JELEN M. Morphometric differentiation of squamous cell carcinoma and adenocarcinoma of the cervix. Pol J Pathol, 2015, 66 (4): 410-413.

第五节　生殖道感染与 MHT

一、2023 版指南要点

女性生殖道感染（reproductive tract infection，RTI）是全球性的重大社会及公共卫生问题。RTI 是一个广义的概念，包括内源性感染、医源性感染和性传播感染（sexual transmitted infection，STI）。RTI 分为下生殖道感染（外阴阴道炎、宫颈炎）和上生殖道感染［盆腔炎性疾病（pelvic inflammatory disease，PID）］。常见的下生殖道感染包括细菌性阴道病（bacterial vaginosis，BV）、需氧菌性阴道炎（aerobic vaginitis，AV）、外阴阴道假丝酵母菌病［念珠菌病（vulvovaginal candidiasis，VVC）］、阴道毛滴虫病（trichomonas vaginitis，TV）以及由淋病奈瑟菌、衣原体、支原体等引起的子宫颈炎等。子宫颈 HPV 感染所致的宫颈上皮内病变已在本章第四节专门叙述，本节不再讨论。中老年女性由于雌激素的低落或缺乏，阴道上皮菲薄，细胞内糖原含量减少，阴道 pH 值升高，故阴道抵抗力低下，阴道自净能力下降，易受细菌感染进而发生阴道微生态失衡，从而容易发生下生殖道感染，严重影响老年女性的生活质量。

2023 版指南对于 RTI 患者应用 MHT 的问题并没有特别的建议，RTI 不是 MHT 的禁忌证和慎用情况。但指南在"绝经生殖泌尿综合征"部分明确指出，全身应用 MHT 对绝经生殖泌尿综合征患者复发性尿路感染无明确疗效（1 类推荐）；阴道局部雌激素治疗可通过恢复绝经后阴道内的微生态变化和降低阴道 pH 值，有效预防反复尿路感染。

二、2023 版指南相关内容的进展

2023 版指南与历版指南一致，没有提出生殖道炎症治疗与 MHT 应用有冲突，因此 RTI 患者治疗期间不必刻意停止 MHT 应用。2023 版指南指出并强调了局部应用雌激素对于反复泌尿生殖道感染的益处：阴道局部应用雌激素对于阴道环境的改善可有效预防反复尿路感染。而在中国的 MHT 实践中，广大临床医生也会对中老年患者 RVVC、反复 BV 等情况考虑加以局部雌激素治疗。

三、2023 版指南相关内容立场与推荐的依据

RTI 是女性的常见疾病，国际绝经学会、北美绝经学会、欧洲女性与男性更年期学会等的指南均未将女性 RTI 作为 MHT 的禁忌证。在 2023 版指南修订过程中，编写专家经过了充分的文献检索，对 MHT 与女性 RTI 的相关问题证据梳理汇总如下。

1. 当 MHT 过程中发生 RTI，激素补充治疗不需要停药。

雌激素的作用包括促进子宫肌细胞的增生和肥大，增加血运，增加子宫平滑肌对缩宫素的敏感性，促进子宫内膜腺体和间质增生、修复，促进输卵管发育及上皮的活动，促进水钠潴留，促进肝高密度脂蛋白合成，维持和促进骨质代谢等，并不促进感染性炎症的发生发展。孕激素与雌激素有协同或拮抗的作用，亦不影响炎症的发展。因此，在 MHT 过程中若发生 RTI，并不需要停用药物。

2. 围绝经期女性存在反复发生的尿路感染时，阴道局部应用雌激素可改善阴道萎缩和尿道萎缩，对提高反复尿路感染的治愈率有效。

2023 年发表的一篇回顾性队列研究，纳入了 5 600 名低雌激素水平的女性，发现进行阴道雌激素治疗后，第 2 年尿路感染的频率下降了 50% 以上。阴道局部应用雌激素对于复发性泌尿生殖道感染有效已被多个研究证实，并获得一致认可。2021 年发表的一篇系统评价，针对绝经后女性全身应用雌激素预防复发性尿路感染的效果进行了分析，使用（或放弃）系统性雌激素预防复发性尿路感染的证据都是基于少数具有方法学局限性的研究，目前缺乏符合评估全身应用雌激素预防复发性尿路感染疗效的理想研究，其确切效果仍有待进一步的研究。

值得指出的是,当 MHT 治疗对象发生 RTI 时,不能仅仅依赖 MHT 改善阴道微生态来解决所有问题,关于各类下生殖道感染,国内专科学会均有特定的诊疗指南指导临床处置,应按指南规范进行治疗和随访。如患者有上生殖道感染 - 盆腔炎,治疗原则应以抗菌药物治疗为主,正确、规范地使用抗菌药物可使 90% 以上的盆腔炎患者治愈。盆腔炎诊断后立即开始治疗,及时、合理地应用抗菌药物与远期预后直接相关。原则上,抗菌药物的使用与 MHT 药物没有冲突,但仍需临诊医师进行个体化的分析和处理。

(丁　岩　刘新莲　王　艳)

参考文献

1. TAN-KIM J, SHAH N M, Do D, et al. Efficacy of vaginal estrogen for recurrent urinary tract infection prevention in hypoestrogenic women. Am J Obstet Gynecol, 2023, 229 (2): 141-143.
2. CHRISTMAS MM, IYER S, DAISY C, et al. Menopause hormone therapy and urinary symptoms: a systematic review. Menopause, 2023, 30 (6): 672-685.
3. FOX KA, LOKKEN EM, REED SD, et al. Evaluation of systemic estrogen for preventing urinary tract infections in postmenopausal women. Menopause, 2021, 28 (7): 836-844.
4. 中华医学会妇产科学分会感染性疾病协作组. 阴道毛滴虫病诊治指南 (2021 修订版). 中华妇产科杂志, 2021, 56 (1): 7-10.
5. 中华医学会妇产科学分会感染性疾病协作组. 细菌性阴道病诊治指南 (2021 修订版). 中华妇产科杂志, 2021, 56 (1): 3-6.
6. 中华医学会妇产科分会感染协作组, 刘朝晖, 廖秦平. 外阴阴道假丝酵母菌病 (VVC) 诊治规范修订稿. 中国实用妇科与产科杂志, 2012, 28 (6): 401-402.
7. 中华医学会妇产科学分会感染性疾病协作组. 需氧菌性阴道炎诊治专家共识 (2021 版). 中华妇产科杂志, 2021, 56 (1): 11-14.
8. 中华医学会妇产科学分会感染性疾病协作组. 混合性阴道炎诊治专家共识 (2021 版). 中华妇产科杂志, 2021, 56 (1): 15-18.
9. 中国疾病预防控制中心性病控制中心, 中华医学会皮肤性病学分会性病学组, 中国医师协会皮肤科医师分会性病亚专业委员会. 梅毒、淋病和生殖道沙眼衣原体感染诊疗指南 (2020 年). 中华皮肤科杂志, 2020, 53 (3): 168-179.
10. 中华医学会妇产科学分会感染性疾病协作组. 盆腔炎症性疾病诊治规范 (2019 修订版). 中华妇产科杂志, 2019, 54 (7): 433-437.

第十二章

乳腺疾病与 MHT

第一节　中年女性的乳腺癌筛查策略

一、目标人群

　　绝经管理的目标人群是 50 岁左右的中年女性，她们是乳腺癌高发人群。2023 版指南中，乳腺癌仍被列为 MHT 的禁忌证，乳腺癌与 MHT 的关系一直是绝经管理中的热点和重点问题。乳腺癌是女性发病率最高的恶性肿瘤。世界卫生组织最新的统计数据显示，2020 年全球新发乳腺癌 226 万，已经超过肺癌，成为全球发病数量最多的恶性肿瘤。中国人口基数大，全球有 18.4% 的乳腺癌新发病例在中国，我国是全球乳腺癌患者数量最多的国家。乳腺癌也是中国女性最常见的恶性肿瘤，2020 年中国新发乳腺癌 42 万例，死亡 12 万例。而且在过去的 30 年中，中国乳腺癌发病率增长速度达到了每年 3%~5%，远远超过全球平均增长速率（1.5%）。相比欧美国家，中国女性乳腺癌发病年龄高峰提前了 10~20 年，主要集中在 50 岁左右。50 岁左右的中年女性恰好是绝经管理的目标人群，无论是否进行 MHT，均需充分重视其乳腺健康，尤其是乳腺癌筛查。

二、筛查目标

　　乳腺癌筛查可以提高保乳率，降低死亡率。乳腺癌筛查的目的是早期发现肿瘤，从而通过早期干预提高乳腺癌预后。既往的前瞻性随机对照临床试验表明，有效的筛查至少可以使乳腺癌死亡率降低 20%。除了降低与乳腺癌直接相关的死亡率，也可降低确诊乳腺癌后治疗过程中相关的死亡率。早期诊断乳腺癌后，由于肿瘤发现早，分期大多数仍在早期，外科手术或化疗等带来的伤害会减少。例如，若通过筛查发现早期乳腺癌，通常可以选择保乳手术，从而减少术后并发症、术后恢复更快、术后外观更漂亮且能减轻患者的心理负担。除此之外，早期乳腺癌通常无需化疗，患者也就避免了化疗所带来的心脏毒性、骨髓抑制等一系列不良反应。

三、筛查策略

　　乳腺癌的筛查策略包括乳腺癌知识宣教、乳腺自我检查、体格检查以及乳腺影像学检查四项。

　　对于成年女性来说，乳腺及其变化是应该被予以关注和熟悉的健康情况。乳腺癌知识宣教，可以让女性了解乳腺疾病基本知识和乳腺异常表现，并鼓励女性采取正确的生活方式来降低乳腺癌的风险，对于提高个体的防癌意识和肿瘤早期发现具有重要意义。

　　乳腺的自我检查和医生的体格检查目前还缺乏相关的循证医学证据支持，另有一些研究认为女性乳腺自我检查会带来不必要的心理负担、过度诊断及过度治疗。但是，在中国还缺乏全国性乳腺癌普查的情况下，女性乳腺自我检查和医生的体格检查可以提高女性的乳腺防癌意识，促进乳腺癌风险评估，应该作为乳腺癌的筛查手段进行强烈推荐。

　　乳腺的影像学检查主要包括乳腺超声、乳腺 X 线摄影以及乳腺磁共振成像。大量研究表明，乳腺的影像学检查可以提高乳腺癌早期的诊断率，并降低乳腺癌的死亡率。

　　在欧美等国家的指南中，都推荐乳腺 X 线摄影作为乳腺癌筛查的主要手段。但与西方国家情况不同的是，我国女性乳腺密度普遍较西方女性要高；而且，我国乳腺癌的发病高峰年龄为 50 岁左右，此年龄段女性的乳腺密度要高于老年女性。基于这两个原因，在西方国家广泛应用的乳腺 X 线摄影的灵敏度和特异度在我国女性中较低。在乳腺癌筛查手段的研究中，乳腺超声和 X 线摄影直接头对头比较的大规模随机对照研究很少。美国放射学会的影像学研究是欧美国家将乳腺超声纳入筛查手段的一项前瞻性随机对照研究。该研究发现，乳腺超声对乳腺癌的检出率与 X 线摄影相当，而且超声发现的乳腺癌中有 91.4% 为浸润性癌，X 线摄影发现的乳腺癌中浸润性癌仅占 69.5%。也就是说，超声漏诊的乳腺癌大部分是仅表现为钙化的原位癌，而 X 线摄影漏诊的更多是浸润性癌。这项研究结果在美国门诊患者回顾性分析中也得到了证实。北京协和医院牵头的一项全国多中心前瞻性随机对照研究将乳腺超声与 X 线摄影进行头对头比较，研究结果显示，对于中国女性来说，乳腺超声筛查的灵敏度和准确度都显著优于 X 线摄影，而且采用超声筛查费用也远远低于 X 线摄影。

欧美国家的乳腺癌筛查指南仅将乳腺超声作为 X 线摄影的补充手段，其主要原因并不是乳腺超声筛查效果不如 X 线摄影，而是因为缺乏乳腺超声用于筛查的可靠的循证医学证据。对于中国女性来说，从乳腺癌发病年龄、乳腺的致密度、卫生经济学、检查的辐射及舒适度等方面，乳腺超声在乳腺癌筛查中均具有明显的优势。近年来，来自中国的相关研究和专家意见也支持乳腺超声在筛查中的应用。基于此，《中国女性乳腺癌筛查指南（2022 年版）》推荐乳腺超声应作为中国女性乳腺癌的首选筛查手段。

对于乳腺磁共振成像，目前的国内外指南都建议仅用于高危女性的补充检查。对于接受 MHT 的乳腺癌高危女性，在乳腺超声或 X 线发现不确定的病变时，建议加用乳腺磁共振成像检查。

综上所述，无论是否接受 MHT，中年女性的乳腺癌筛查都是非常必要的，筛查策略应该包括定期乳腺癌知识宣教，每月 1 次乳腺自我检查，每年 1 次医生体格检查，每年 1 次乳腺影像学检查；检查手段首选乳腺超声，必要时辅助乳腺 X 线摄影或乳腺磁共振成像检查。对于存在乳腺结节且接受 MHT 的女性，建议每 3~6 个月进行 1 次医生体格检查和影像学检查。

(沈松杰)

参考文献

1. SUNG H, FERLAY J, SIEGEL RL, et al. Global Cancer Statistics 2020: GLOBOCAN estimates of incidence and mortality worldwide for 36 cancers in 185 countries. CA Cancer J Clin, 2021, 71 (3): 209-249.
2. BERG WA, BANDOS AI, MENDELSON EB, et al. Ultrasound as the primary screening test for breast cancer: analysis from ACRIN 6666. J Natl Cancer Inst, 2016, 108 (4): djv367.
3. WEIGERT J, STEENBERGEN S. The connecticut experiments second year: ultrasound in the screening of women with dense breasts. Breast J, 2015, 21 (2): 175-180.
4. SHEN S, ZHOU Y, XU Y, et al. A multi-centre randomised trial comparing ultrasound vs mammography for screening breast cancer in high-risk Chinese women. Br J Cancer, 2015, 112 (6): 998-1004.
5. 中国研究型医院学会乳腺专业委员会中国女性乳腺癌筛查指南制定专家组. 中国女性乳腺癌筛查指南 (2022 年版). 中国研究型医院, 2022, 9 (2): 6-13.

第二节　MHT 对乳腺癌发病风险及预后的影响

一、2023 版指南要点

乳腺癌是女性发病率最高的恶性肿瘤，严重威胁着女性的健康与生命。一方面，乳腺癌的具体病因目前尚不明确，但乳腺是雌激素、孕激素、催乳素等多种内分泌激素的靶器官，因此乳腺癌与 MHT 的关系一直广受关注。另一方面，乳腺癌的高发年龄恰好是围绝经期女性，许多女性本应是 MHT 的目标人群，却因为对于乳腺癌的恐惧而产生顾虑，错失治疗良机。由于乳腺癌本身对女性健康的不良影响,指南推荐无论是否在进行 MHT,中年女性均应该按时进行乳腺癌筛查(2A 类推荐)。本节着重介绍健康女性应用 MHT后发生乳腺癌的风险及其预后,对于乳腺癌患者的绝经相关症状管理、MHT 应用等问题,详见本章第四节乳腺癌患者的绝经症状管理。

2023 版指南指出,MHT 与乳腺癌的关系复杂,取决于不同的激素治疗方案、具体药物选择、用药持续时间以及患者的本身特征。总体而言,尽管 MHT 和乳腺癌的关系长久以来面临着争议,但 2023 版指南认同 MHT 不增加或仅轻微增加乳腺癌的风险,风险与应用的方案有关,单独应用雌激素基本不额外增加乳腺癌风险,雌孕激素联合应用轻度增加乳腺癌风险(属于罕见级别,低于不良生活方式所带来的风险;1 类推荐),且与孕激素的具体种类和用药时间有关(1 类推荐)。对于存在高危基因 BRCA 突变的女性,MHT 不增加无恶性肿瘤史的 BRCA1 基因突变女性的乳腺癌风险(2A 类推荐),而对于 BRCA2 基因突变女性的影响则尚不明确。对于已经进行了预防性卵巢切除的 BRCA1/2 基因突变的女性,大部分研究认为 MHT 不增加其乳腺癌风险,但尚未完全达成共识。

二、2023 版指南相关内容的进展

2023 版指南首次强调了对于中年女性,无论是否进行 MHT,乳腺健康均应得到充分的重视,应重视乳腺癌的筛查(2A 类推荐)。这不仅是中国指南中的首次,在国际相关指南中也是首次陈述相关观点。实际上是将乳腺癌筛查本身视为绝经健康管理的一部分。

2023 版指南延续了旧版指南关于 MHT 对乳腺癌风险的增加是轻微、时间相关性、与孕激素相关的观点,以及与合成孕激素相比,天然孕激素和地屈孕酮引起的乳腺癌风险增加较低。

相较 2018 版指南,2023 版指南更加深入和确切地对 MHT 相关的乳腺癌风险进行了阐述和证据罗列。值得注意的是,在 2018 版指南中,MHT 所引起的乳腺癌风险被认为"很小",而2023 版指南则指出单用雌激素不额外增加乳腺癌风险,而且用形象化的语言将雌孕激素治疗带来的风险增加进行了细化——略高于每天 1 杯

葡萄酒,但低于每天 2 杯葡萄酒,与肥胖和活动少的风险相当(1 类推荐),并列出 WHI 临床研究的具体数据予以说明。同时,2023 版指南也新增了 MHT 后发生的乳腺癌的预后。经过长期随访,WHI 研究发现雌孕激素治疗不增加乳腺癌的死亡率,单用雌激素治疗则降低了乳腺癌死亡率。2023 版指南也首次单独讨论了 BRCA 基因突变女性在进行 MHT 时的乳腺癌风险。

三、2023 版指南相关内容立场与推荐的依据

在 2023 版指南修订过程中,编写专家经过了充分的文献检索和反复讨论后,对 MHT 与乳腺癌发生风险和预后相关问题的证据梳理、汇总如下。

1. **雌孕激素联合治疗与乳腺癌的关系** MHT对乳腺癌风险的影响取决于激素治疗的类型、剂量、使用时间、方案、给药途径、此前暴露情况和个人特征。接受不同方案的 MHT,包括雌激素治疗、雌孕激素治疗和结合雌激素联合巴多昔芬治疗,对乳腺组织的影响可能存在潜在差异,从而使乳腺癌的风险存在差异。

许多研究发现,雌孕激素联合应用会轻度增加乳腺癌风险。例如,WHI 乳腺癌发病率和死亡率的长期随访研究,将激素治疗对乳腺癌的影响分为干预阶段和干预后的长期随访阶段,发现在干预阶段,雌孕激素联合治疗会使乳腺癌的风险轻度增高(每年 10 000 人中增加 9 例乳腺癌病例),而在长期随访阶段(中位随访时间为 20 年),雌孕激素治疗的乳腺癌发病率同样增高,但与安慰剂组相比,其死亡率并没有增高。此外,一项巢式病例对照研究发现,雌孕激素治疗增加的女性乳腺癌风险大约为(9~36)人/(10 000 人·年)。2019 年 MHT 的种类和时机与乳腺癌风险的流行病学调查,包含了 2 项随机对照试验和 23 项队列研究,结果提示雌孕激素治疗与乳腺癌风险相关,并且随着 MHT 的使用时间增加,乳腺癌的发病风险也稳定增加,终止 MHT 后,乳腺癌风险增加会持续 10 年以上。前述巢式病例对照研究也发现,雌孕激素治疗即使在停止后依旧有可能增加远期乳腺癌风险,具体为既往长期的雌激素治疗和短期(<5 年)的雌孕激素治疗不增加乳腺癌风

险,但既往的长期使用雌孕激素则会使乳腺癌风险增加。需要注意的是,这种乳腺癌风险的增加程度属于罕见级别(<1/1 000)。与国际绝经学会(IMS)和北美绝经学会指南(NAMS)类似,2023版指南也认为所增加的风险类似于每日2杯酒精饮料、肥胖和低体力活动等可改变的风险因素。

2. 孕激素种类与乳腺癌的关系　MHT中应用孕激素的目的是保护子宫内膜,因此在有子宫的女性中应用雌激素的同时需补充孕激素。目前认为雌孕激素治疗所增加的乳腺癌风险主要和孕激素种类有关。一些观察性研究发现,微粒化黄体酮和地屈孕酮引起的乳腺癌风险较小,而醋酸甲羟孕酮等其他合成孕激素可能更容易导致乳腺癌的发生。实验室研究也认为,天然黄体酮和地屈孕酮不额外增加乳腺癌细胞增殖的风险,而合成孕激素则促使乳腺癌细胞增殖。

3. 单雌激素治疗与乳腺癌的关系　一般认为雌激素治疗不增加乳腺癌的风险。WHI研究的长期随机对照试验发现,单雌激素治疗的女性发病率出现无统计学意义的降低[每10 000人每年乳腺癌的病例数减少了7例,95% CI(0.61,1.02)],而在经过中位时间20年的长期随访,发现其乳腺癌的发病率和死亡率均出现降低。然而,仍有观察性研究发现全身性单雌激素治疗增加了患乳腺癌的风险,且与应用的持续时间有关。例如,前述的巢式病例对照研究发现,单雌激素治疗轻度增加乳腺癌风险[增加(3~8)人/(10 000人·年)],但其增加的程度小于雌孕激素联合治疗,且长期的单雌激素治疗在停药后并不增加远期乳腺癌风险。由于随机对照试验的证据等级远高于观察性研究,因此2023版指南认为雌激素治疗不额外增加乳腺癌风险。此外,由于大部分研究所采用的是结合雌激素,目前认为结合雌激素不增加乳腺癌风险的结论较为明确,但尚需要更多的研究来探索不同类型的雌激素对乳腺癌风险的影响是否存在差异。

4. 选择性雌激素活性调节剂治疗与乳腺癌的关系　除了常规的雌激素、雌孕激素治疗绝经相关症状外,目前还有一种常见的治疗药物为组织选择性雌激素活性调节剂,即替勃龙。替勃龙为单一化合物,其代谢产物在体内具有雌激素、孕激素、雄激素3种激素活性,在MHT中具有

重要地位,其缓解绝经相关症状的疗效与通常的雌孕激素治疗或雌激素治疗相当。同时,替勃龙在乳腺方面的耐受性较好,引起的乳腺压痛和乳腺痛明显少于雌孕激素治疗。一项韩国女性巢式病例对照研究发现,使用雌孕激素治疗和单雌激素治疗的女性未出现乳腺癌风险的增加,而使用替勃龙的女性则出现了乳腺癌风险的降低,按照年龄分层,风险降低主要集中于50~59岁的女性,同时在大于60岁的女性中也未见乳腺癌风险的升高。该研究的结果与以往以欧美女性为主的研究结果有较大差异,可能与乳腺癌在亚洲女性和欧美女性中发病特点不同有关(亚洲女性乳腺癌发病年龄相对较小)。替勃龙在乳腺方面的相关安全性仍需要后续更多的研究来进一步证实。

(陈　蓉)

参考文献

1. CHLEBOWSKI RT, ANDERSON GL, ARAGAKI AK, et al. Association of menopausal hormone therapy with breast cancer incidence and mortality during long-term follow-up of the women's health initiative randomized clinical trials. JAMA, 2020, 324 (4): 369-380.

2. Collaborative Group on Hormonal Factors in Breast Cancer. Type and timing of menopausal hormone therapy and breast cancer risk: individual participant meta-analysis of the worldwide epidemiological evidence. Lancet, 2019, 394 (10204): 1159-1168.

3. KIM S, KO Y, LEE HJ, et al. Menopausal hormone therapy and the risk of breast cancer by histological type and race: a meta-analysis of randomized controlled trials and cohort studies. Breast Cancer Res Treat, 2018, 170 (3): 667-675.

4. "The 2022 Hormone Therapy Position Statement of The North American Menopause Society" Advisory Panel. The 2022 hormone therapy position statement of The North American Menopause Society. Menopause, 2022, 29 (7): 767-794.

5. DE VILLIERS TJ, HALL JE, PINKERTON JV, et al. Revised global consensus statement on menopausal hormone therapy. Maturitas, 2016, 91: 153-155.

6. KOTSOPOULOS J, HUZARSKI T, GRONWALD J, et al. Hormone replacement therapy after menopause and risk of breast cancer in BRCA1 mutation carriers: a case-

control study. Breast Cancer Res Treat, 2016, 155 (2): 365-373.

7. VINOGRADOVA Y, COUPLAND C, HIPPISLEY-COX J. Use of hormone replacement therapy and risk of breast cancer: nested case-control studies using the QResearch and CPRD databases. BMJ, 2020, 371: m3873.

第三节　乳腺良性疾病与 MHT

一、2023 版指南要点

乳腺良性疾病受累人数众多，且部分类型为乳腺癌的前驱病变，其与 MHT 的关系同样值得关注。在组织学方面，乳腺良性疾病可分为 3 种类型：非增生性病变、不伴非典型增生的增生性病变及非典型增生，其中仅非典型增生属于癌前病变（高乳腺癌风险病变）。

MHT 在乳腺良性疾病中应用的相关研究大多年代久远，且结论不一致，证据级别不高。2023 版指南指出，乳腺良性疾病不是 MHT 禁忌证，MHT 也不增加乳腺良性疾病恶变为乳腺癌的风险（2B 类推荐）。

二、2023 版指南相关内容的进展

2023 版指南强调，乳腺良性疾病的诊断取决于组织活检，这一点在临床上具有重要意义。随着大众健康体检意识提高以及超声在临床的广泛应用，大量"乳腺增生"和"乳腺结节"的字样在体检报告中频频呈现，其中大多数的超声报告的"乳腺增生"并非真正的病理性增生，属于病理非典型增生的比例实际上较低。

乳腺非典型增生患者的病变演变为浸润性癌的风险约为普通人群的 5 倍。MHT 对非典型增生者恶变的影响在不同研究中结论不一致，无足够证据提示 MHT 会增加乳腺良性疾病恶变为乳腺癌的风险。

三、2023 版指南相关内容立场与推荐的依据

MHT 是否增加乳腺良性疾病患者的乳腺癌风险，目前尚无充分证据。不同研究的结论并不一致。

20 世纪 80 年代多项研究提示，乳腺良性疾病患者使用雌激素使乳腺癌风险升高。一项 1980 年于美国洛杉矶 2 个退休社区开展的病例对照研究发现，乳腺良性疾病和雌激素补充治疗对乳腺癌风险呈协同作用，即既往存在乳腺良性疾病的女性使用高累积剂量雌激素（总累积剂量超过 1 500mg）的乳腺癌风险比上升到 5.7。1986 年美国的另一项病例对照研究同样发现，在诊断乳腺良性疾病后开始使用雌激素，患者乳腺癌风险会随着雌激素使用年限的增加而显著升高，其中用药 10 年以上的乳腺良性疾病患者 RR 高达 3.0 ［95% CI(1.6, 5.5)］。而 1988 年一项于澳大利亚开展的病例对照研究则得到了相反的结果，乳腺良性疾病患者使用外源性雌激素治疗的乳腺癌风险为 0.57 ［95% CI(0.06, 5.82)］。然而该研究中使用过外源性雌激素的女性较少，每组仅寥寥数例，也未分析乳腺良性疾病患者使用雌激素的时间、累积剂量，其统计功效明显受限。

关于孕激素对乳腺良性疾病患者的影响，1993 年一项法国的队列研究发现，孕激素使用和持续时间与绝经前乳腺良性疾病女性乳腺癌风险无相关性，且 19- 去甲睾酮衍生物可显著降低乳腺癌风险 ［RR=0.48, 95% CI(0.25, 0.90)］。此外，随着孕激素使用时间延长，乳腺癌相对风险呈线性趋势降低（P=0.02）。

上述研究均未具体分析不同 MHT 方案之间的差异。2003 年一项土耳其的随机对照试验比较了 5 种 MHT 方案对纤维囊性乳腺病（也是乳腺增生症的一种）的影响，结果发现，口服连续联合方案（结合雌激素 + 醋酸甲羟孕酮）、经皮连续联合方案（经皮雌激素 + 醋酸甲羟孕酮）、单雌激素方案（结合雌激素）、单雌激素方案（经皮雌激素）均不增加乳腺囊肿的直径；替勃龙方案甚至缩小乳腺囊肿直径，从而得出 MHT 对纤维囊性乳腺病没有负面影响的结论。不过，该研究仅通

过超声来诊断纤维囊性乳腺病及判断 MHT 对囊肿的影响,并没有通过组织病理学结果确诊乳腺良性疾病,同样具有较大局限性。

然而,上述研究在探索 MHT 对乳腺良性疾病患者乳腺癌影响的过程中,均把乳腺良性疾病笼统地作为一类疾病,却忽略了不同种类乳腺良性疾病发展为乳腺癌的风险存在差异。1999 年美国一项纳入 9 494 名组织学确诊乳腺良性疾病患者的回顾性队列研究,探究了外源性雌激素对组织学提示乳腺非典型增生、不伴非典型增生的增生性病变及乳腺复杂性纤维腺瘤病患者的乳腺癌风险的影响,发现雌激素补充治疗均不增加这几类乳腺良性疾病进展为浸润性乳腺癌的风险。此外,护士健康研究是目前规模最大、持续时间最长的关于女性健康影响因素的研究之一,一篇 2000 年发表的基于护士健康研究的病例对照研究同样发现,在乳腺非增生性病变、不伴非典型增生的增生性病变以及非典型增生 3 组患者中,MHT 均未额外增加乳腺癌风险。

基于这几项研究的主要结论,2023 版中国指南指出,乳腺良性疾病不是 MHT 的禁忌证,MHT 不增加乳腺良性疾病恶变为乳腺癌的风险。但鉴于目前的证据有限,未来仍有待进一步临床研究。

临床病案解析

病例

患者,55 岁,发现双侧乳腺结节 10 年,绝经激素治疗 3 年,乳房胀痛 3 个月。

现病史:患者 10 年前体检发现双侧乳腺结节,超声提示左乳内上象限 11 点钟方向、距乳头约 1.4cm 处腺体层内,可探及一大小约 1.3cm×0.6cm 的实性低回声结节,BI-RADS 3 类,纤维腺瘤可能;左乳外下象限 4 点钟方向、距乳头约 2.9cm 处腺体层内,可探及一大小约 0.4cm×0.3cm 的实性低回声结节,BI-RADS 2 类,增生结节可能;右乳腺体层内探及 2~3 个实性稍低回声结节,大者位于外象限 9 点钟方向、距乳头约 1.2cm 处,均为 BI-RADS 3 类,纤维腺瘤可能。4 年半前自然绝经,3 年前因出现潮热、出

汗、失眠等症状就诊,拟行绝经激素治疗。治疗前再次复查乳腺超声,提示结节较前无明显变化,遂开始进行雌孕激素序贯治疗。2 年前改为雌孕激素连续联合治疗至今。服药期间每年进行全面体检。患者于 3 个月前自觉双乳间歇性胀痛,伴腋下胀痛,无进行性加重,否认局部红肿、乳头溢液、脱屑等不适。乳腺彩超提示左乳 11 点钟方向、距乳头 1.2cm 处见低回声,1.0cm×1.0cm×0.7cm;右乳 9 点钟方向乳头旁见低回声,1.2cm×0.9cm×0.7cm,考虑双乳实性结节,BI-RADS 3 类。

既往史:因阑尾炎于 2007 年行阑尾切除术。余无特殊。

月经生育史:既往月经规律,50 岁自然绝经。G₂P₁。

体格检查:身高 158cm,体重 58kg,BMI 23.2kg/m²。妇科检查未及明显异常。双侧乳腺对称,未见乳头凹陷,未见皮肤静脉曲张,未见橘皮样改变及酒窝征。左乳乳头外侧距乳头约 1cm 处可触及大小约 1cm×2cm 的结节,质地较硬韧,边缘清,活动度佳;右侧乳腺未扪及明显肿物,挤压双侧乳头未见乳头溢液,双侧腋窝及锁骨上窝未扪及肿大的淋巴结。

辅助检查:乳腺超声提示双乳腺体结构清晰,乳头下方导管未见扩张。左乳 11 点钟方向、距乳头 1.2cm 处见低回声,约 1.0cm×1.0cm×0.7cm,形态尚规则,边界尚清;彩色多普勒血流成像未见明确血流信号。右乳 9 点钟方向、乳头旁见低回声,约 1.2cm×0.9cm×0.7cm,形态规则,边界清,彩色多普勒血流成像未见明确血流信号;考虑双乳实性结节,BI-RADS 3 类。

诊断:双侧乳腺结节;绝经激素治疗中;阑尾切除术史。

治疗方案与思路:该患者既往有长期乳腺 BI-RADS 3 类结节病史,定期复查未见明显异常,绝经后进行长期 MHT,采用雌孕激素序贯疗法,1 年后改为雌孕激素连续联合疗法,累计 MHT 3 年。现出现乳房胀痛不适,影像学检查提示乳腺良性疾病病情稳定,无恶变征象,应继续 MHT,按 2023 版指南建议,可改为无月经方案,并在用药过程中加强检测,定期体检。

专家点评:病例特点为绝经后女性,既往有长期乳腺良性结节病史,现雌孕激素治疗中,出现乳

房胀痛,乳腺检查未见恶变征象。该患者若乳腺胀痛不缓解,定期检查无乳腺病情进展,可考虑将MHT方案改为小剂量替勃龙,降低乳房刺激症状,并可加用逍遥丸等中成药对症缓解乳腺局部症状。患者的乳腺结节持续多年,除了超声外,还可以借助乳腺钼靶检查(X线摄影)或磁共振成像检查,精确定性乳腺状况。有长期乳腺良性结节病史的患者在MHT初诊时即可请乳腺科医生和影像科医生等行MDT,讨论MHT中药物和方案的最佳选择,以及制订后继共同监管乳腺结节的方案。

(杨灵津　谢卓霖　陈　蓉)

参考文献

1. CUI Y, PAGE DL, LANE DS, et al. Menstrual and reproductive history, postmenopausal hormone use, and risk of benign proliferative epithelial disorders of the breast: a cohort study. Breast Cancer Res Treat, 2009, 114 (1): 113-120.

2. MORROW M, SCHNITT SJ, NORTON L. Current management of lesions associated with an increased risk of breast cancer. Nat Rev Clin Oncol, 2015, 12 (4): 227-238.

3. 步宏, 李一雷. 病理学. 9版. 北京: 人民卫生出版社, 2018.

4. ROSS RK, PAGANINI-HILL A, GERKINS VR, et al. A case-control study of menopausal estrogen therapy and breast cancer. JAMA, 1980, 243 (16): 1635-1639.

5. BRINTON LA, HOOVER R, FRAUMENI JF JR. Menopausal oestrogens and breast cancer risk: an expanded case-control study. Br J Cancer, 1986, 54 (5): 825-832.

6. ROHAN TE, MCMICHAEL AJI. Non-contraceptive exogenous oestrogen therapy and breast cancer. Med J Aust, 1988, 148 (5): 217-221.

7. DUPONT WD, PAGE DL, PARL FF, et al. Estrogen replacement therapy in women with a history of proliferative breast disease. Cancer, 1999, 85 (6): 1277-1283.

8. BYRNE C, CONNOLLY JL, COLDITZ GA, et al. Biopsy confirmed benign breast disease, postmenopausal use of exogenous female hormones, and breast carcinoma risk. Cancer, 2000, 89 (10): 2046-2052.

9. PLU-BUREAU G, LÊ MG, SITRUK-WARE R, et al. Progestogen use and decreased risk of breast cancer in a cohort study of premenopausal women with benign breast disease. Br J Cancer, 1994, 70 (2): 270-277.

10. YENEN MC, DEDE M, GOKTOLGA U, et al. Hormone replacement therapy in postmenopausal women with benign fibrocystic mastopathy. Climacteric, 2003, 6 (2): 146-150.

第四节　乳腺癌患者的绝经症状管理

一、2023版指南要点

乳腺癌是威胁女性健康的第一大恶性肿瘤。中国乳腺癌患者的发病年龄早于美国,约有60%的患者在诊断时为绝经前状态。多数年轻乳腺癌生存者会在治疗中经历令人烦恼的绝经相关症状,常见症状包括潮热、盗汗、疲乏、失眠、肌肉关节疼痛、阴道干燥、性欲下降、抑郁等。这些症状可直接由癌症治疗(如化疗诱发的卵巢功能损伤、抗雌激素效应和/或卵巢功能抑制)引起,也可能由自然绝经引起。乳腺癌治疗后绝经相关症状的发作会对患者的生活质量产生长期影响,并且可能影响乳腺癌本身治疗,有调查显示部分乳腺癌患者因辅助内分泌治疗时严重的低雌激素症状而提前终止辅助内分泌治疗。

虽然以雌激素补充为核心的MHT是治疗健康女性绝经相关症状的最有效措施,但乳腺癌治疗后应用全身MHT可能会增加复发和新发原发性乳腺癌的风险,因此MHT并不适用于乳腺癌患者。2023版指南通过对相关循证医学证据的梳理,明确指出乳腺癌是全身MHT的禁忌证。不推荐乳腺癌生存者全身应用MHT(1类推荐)。对于伴有严重绝经相关症状的乳腺癌生存者,应优先考虑非激素类药物治疗和/或非药物治疗。

二、2023版指南相关内容的进展

2023版指南延续了历次指南将已知或可疑患有乳腺癌作为MHT禁忌证的阐述,但又有所更新。在 2018 版指南中,强调不推荐乳腺癌术后患者使用 MHT,无论是全身还是局部应用;而在 2023 版指南中,则强调了乳腺癌是全身应用 MHT 的禁忌证,言下之意,并不禁止乳腺癌患者应用阴道局部 MHT。

对于乳腺癌生存者,应重视对绝经相关症状的管理,提升生活质量。对于 VMS、肌肉骨关节疼痛、精神心理等症状,首选非激素治疗对症缓解;GSM 首选阴道润滑剂和保湿剂,如不能缓解,建议选择严格阴道作用的雌激素药物(2A 类推荐)。

现有的循证医学证据表明,各种剂型的局部雌激素药物对减轻 GSM 症状和体征均有效,然而某些雌激素(如结合雌激素乳膏、雌三醇乳膏)局部应用仍有小部分雌激素可能入血,因此乳腺癌患者如需阴道局部应用雌激素,需选择严格阴道作用的雌激素药物即普罗雌烯阴道制剂,不建议使用其他阴道雌激素制剂。

三、2023 版指南相关内容立场与推荐的依据

在 2023 版指南编写过程中,编写专家对关于乳腺癌患者绝经相关症状管理问题的文献进行系统检索分析、反复研讨后提出指南推荐。

1. 全身 MHT 与乳腺癌复发风险的关系　有多项研究曾尝试给乳腺癌生存者应用全身 MHT。一项包含了 4 项随机对照研究、4 050 名受试者的荟萃分析结果提示,与使用非激素治疗或安慰剂的对照组相比,全身 MHT 组显著增加了乳腺癌复发的风险[$HR=1.46$,95% $CI(1.12,1.91)$]。且不同类型乳腺癌的复发风险不一致,激素受体阳性患者使用 MHT 后复发风险显著增加到 1.8 倍,但激素受体阴性患者复发风险则并无显著增加。不同的全身 MHT 方案对乳腺癌复发风险的影响可能也有所不同,雌激素和 / 或孕激素治疗使乳腺癌复发风险增加到 1.5 倍,而接受替勃龙治疗的乳腺癌复发风险增加到 1.4 倍。但也有研究提示,MHT 不增加乳腺癌的复发风险。该荟萃分析包含了著名的斯德哥尔摩研究(1997 年 6 月—2003 年 10 月),该研究是纳入 378 名受试者的随机对照试验,结果发现,与未接受 MHT 的患者相比,接受 MHT 的患者在 4 年的干预时间里

未显示乳腺癌的复发风险增加[$HR=0.82$,95% $CI(0.35,1.9)$],且在试验终止后继续随访 6 年(中位 随访时间为 10.8 年)[$HR=1.3$,95% $CI(0.9,1.9)$]亦未显示出乳腺癌复发风险的增加,但对侧乳房患乳腺癌的风险增加[$HR=3.6$,95% $CI(1.2,10.9)$]。全身 MHT 与乳腺癌生存者肿瘤复发风险的关系复杂,多项随机对照研究因观察到乳腺癌复发风险增加而被提前终止,因此尚无大样本的结论性数据。乳腺癌仍应被视为全身应用 MHT 的禁忌证。

2. 局部雌激素治疗对乳腺癌患者的影响　芳香化酶抑制剂已成为激素依赖性乳腺癌的一线内分泌治疗方案。GSM 是乳腺癌内分泌治疗相对常见的不良反应。阴道局部雌激素是中重度 GSM 的有效治疗方法。一项采用巢式病例对照分析的队列研究发现,阴道局部雌激素治疗并未增加接受他莫昔芬治疗的乳腺癌患者的复发风险,但无法估计接受芳香化酶抑制剂治疗患者的复发风险。另有研究发现,阴道雌三醇给药 8 周可使乳腺癌患者血清雌三醇水平增加 2 倍。阴道雌二醇治疗亦可使血清雌激素水平显著升高。即使是极少量的全身雌激素升高,也可能抵消芳香化酶抑制剂的治疗作用,从而增加乳腺癌的复发风险。因此,对于有 GSM 的乳腺癌患者,应首选非激素润滑剂和阴道保湿剂,如症状不能缓解或持续存在,只可考虑选择严格阴道作用的雌激素制剂。

严格阴道作用的雌激素制剂如普罗雌烯具有严格的局部作用,可有效改善因雌激素水平降低导致的外阴阴道萎缩症状,增加黏膜厚度,不刺激子宫内膜增生,全身吸收极少。人体药代动力学研究表明,局部使用普罗雌烯,药物吸收入血量小于 1%,对血液中的 17β- 雌二醇浓度没有影响,长期使用安全,不增加乳腺癌患者的复发风险。

3. 乳腺癌患者绝经相关症状的管理策略　非激素治疗是乳腺癌生存者绝经症状管理的一线方案,乳腺癌生存者绝经相关症状管理通常需要多学科协作。

(1)VMS:可选择植物药、中成药、植物类雌激素、选择性 5- 羟色胺重摄取抑制剂、5- 羟色胺去甲肾上腺素再摄取抑制剂、可乐定、加巴喷丁、西酞普兰和文拉法辛等,但这些药物的长期安全

性仍需更多的循证医学研究数据支持。选择性 5- 羟色胺重摄取抑制剂不宜用于使用选择性雌激素受体调节剂的乳腺癌患者,因为它们可能会损害他莫昔芬向其活性代谢物的转化。其他新兴药物如选择性神经激肽 3 受体拮抗剂等对 VMS 等症状有一定的疗效,有望进入临床使用。认知行为疗法、星状神经节阻滞、催眠等可能对 VMS 起到辅助治疗作用。

(2)GSM:首选非激素润滑剂和阴道保湿剂,可以改善阴道干燥的症状,在性交过程中减少阴道不适。二氧化碳及铒激光也可应用于 GSM 的各类阴道不适和性交困难,但激光治疗的安全性和有效性仍需要更多的证据支持。如尝试非激素疗法后症状仍持续存在,经乳腺专科医生评估后,可以考虑使用严格阴道作用的雌激素制剂。

(3)精神心理症状:可选择艾司西酞普兰、帕罗西汀、文拉法辛、去甲文拉法辛和加巴喷丁。唑吡坦和认知行为疗法可能改善睡眠和生活质量。情绪障碍的治疗包括心理治疗和药物治疗,常用药物有苯二氮䓬类、三环类抗抑郁药、选择性 5- 羟色胺重摄取抑制剂、单胺氧化酶抑制剂等。中成药对于缓解抑郁和焦虑症状也可能有效。

(4)骨骼肌肉关节症状:骨质疏松患者可开始使用双膦酸盐或地舒单抗治疗。肌肉关节痛患者给予非甾体抗炎药、环氧合酶 -2 抑制剂以及维生素 D 治疗。鼓励患者减肥、戒烟限酒,进行负重练习、全身抗阻力练习和物理治疗。

4. 展望　值得注意的是,虽然在多数国际国内相关指南中不建议乳腺癌生存者全身应用 MHT,但北美更年期学会 2022 年激素治疗立场声明中指出,如果乳腺癌患者雌激素缺乏症状严重且非激素治疗无效时,在咨询乳腺专科医生并充分权衡利弊后可以考虑进行全身 MHT。

中国女性的乳腺癌流行病学与美国有所不同,相较于美国乳腺癌患者中位诊断年龄为 64 岁,中国乳腺癌患者的中位诊断年龄为 48~50 岁,约有 60% 的患者在诊断时为绝经前状态。因此直接套用欧美的研究结果和指南是不合理的。随着年轻乳腺癌患者生存率的提高,应重视乳腺癌患者绝经相关症状的管理,努力提升其生存质量。鉴于现阶段仍无充分证据支持在乳腺癌患者中应用 MHT 的安全性,因此在 2023 版指南修订时,全体专家经讨论后认为对此仍应持审慎态度,体现了中国专家更严谨的治学态度。

(黄菲玲　陈 蓉)

参考文献

1. POGGIO F, DEL MASTRO L, BRUZZONE M, et al. Safety of systemic hormone replacement therapy in breast cancer survivors: a systematic review and meta-analysis. Breast Cancer Res Treat, 2022, 191 (2): 269-275.
2. LE RAY I, DELL'ANIELLO S, BONNETAIN F, et al. Local estrogen therapy and risk of breast cancer recurrence among hormone-treated patients: a nested case-control study. Breast Cancer Res Treat, 2012, 135 (2): 603-609.
3. PAVLOVIĆ RT, JANKOVIĆ SM, MILOVANOVIĆ JR, et al. The safety of local hormonal treatment for vulvo-vaginal atrophy in women with estrogen receptor-positive breast cancer who are on adjuvant aromatase inhibitor therapy: Meta-analysis. Clin Breast Cancer, 2019, 19 (6): e731-e740.
4. CREAN-TATE KK, FAUBION SS, PEDERSON HJ, et al. Management of genitourinary syndrome of menopause in female cancer patients: a focus on vaginal hormonal therapy. Am J Obstet Gynecol, 2020, 222 (2): 103-113.
5. LOIBL S, LINTERMANS A, DIEUDONNÉ AS, et al. Management of menopausal symptoms in breast cancer patients. Maturitas, 2011, 68 (2): 148-154.

第五节　乳腺癌高危人群的 MHT 与乳腺癌风险

一、BRCA 突变与乳腺癌风险

中国女性乳腺癌发病特点与西方不同,中国女性乳腺癌的发病高峰年龄在 45~55 岁,比西方妇女提前 10~20 年,故中国女性乳腺癌发病高峰与围绝经期高度重叠。研究报道,中国女性乳腺癌中约 9.2% 携带遗传性乳腺癌相关基因突变,根据 NCCN 遗传性乳腺癌、卵巢癌、胰腺癌指南,共有 21 个遗传性乳腺癌相关基因,其中 *BRCA* 基因突变率最高。*BRCA* 突变增加乳腺癌发病风险,在中国人群中,*BRCA1* 突变携带者到 70 岁的乳腺癌累积发病风险为 37.9%,*BRCA2* 为 36.5%。使用 MHT 会增加雌激素或雌孕激素的暴露,那么是否会增加 *BRCA* 携带者的乳腺癌发病风险呢?

考虑到目前学术界已经达成共识,对于 *BRCA1/2* 突变携带者,为减少乳腺癌和卵巢癌发生,推荐进行预防性的双侧输卵管卵巢切除术(risk-reducing bilateral salpingo-oophorectomy,RRSO),故后文针对接受 RRSO 的 *BRCA* 突变携带者、未接受 RRSO 的 *BRCA* 突变携带者以及有乳腺癌家族史的健康女进行 MHT 是否会增加乳腺癌风险,收集了相关资料进行讨论。

二、接受 RRSO 的 *BRCA* 突变携带者的 MHT 与乳腺癌风险

RRSO 是降低 *BRCA* 突变携带者卵巢癌风险的唯一有效策略,而 RRSO 必然会使 *BRCA* 突变携带者出现预期的性激素缺乏。2018 年的一项荟萃分析纳入了 3 项研究(2 项前瞻性队列、1 项回顾性队列)共 1 100 名受试者,结果显示,*BRCA1/2* 突变携带者在 RRSO 后接受 MHT,乳腺癌风险没有显著增加[*HR*=0.98,95% *CI*(0.63,1.52)];而与雌激素加孕激素疗法(estrogen plus progestogen therapy,EPT)相比,单用雌激素疗法(estrogen therapy,ET)的乳腺癌风险更低,但无统计学显著意义[*OR*=0.53,95% *CI*(0.25,1.15)]。这项荟萃分析中最主要的资料来源于 2018 年 Kotsopoulos 等在 JAMA 上发表的前瞻性纵向队列研究,该队列研究分析了 872 名 *BRCA1* 突变携带者 RRSO 后使用 MHT 的乳腺癌风险,其中 377 例(43%)使用 MHT 的患者中,259 例使用 ET,66 例使用 EPT,另外 40 例单独使用黄体酮,且接受 MHT 的平均时间为 4.4 年,结果显示 RRSO 后使用 MHT 不增加乳腺癌风险[*HR*=0.97,95% *CI*(0.62,1.52),*P*=0.89]。

2023 年发表的一篇综述同样认为,RRSO 后短期使用 MHT 不会增加 *BRCA1* 突变女性的乳腺癌变风险,而关于 *BRCA2* 突变携带者的数据较少。既往研究资料显示,*BRCA1* 突变的乳腺癌通常为激素受体阴性,为三阴性表型的一部分,而 *BRCA2* 突变的乳腺癌通常有雌激素和孕激素受体的表达。因此,可以推测 MHT 对 *BRCA1* 或 *BRCA2* 突变携带者的乳腺癌风险影响应该是不同的。需要提醒的是,虽然 *BRCA1* 携带者少见罹患激素受体阳性乳腺癌,但并非绝对。临床中,仍应注意 *BRCA* 突变携带者的家族史,关注家族中其他已经发病的 *BRCA* 突变携带者的乳腺癌激素受体表达情况。

也有研究表明,*BRCA* 突变携带者 RRSO 后使用 MHT 可能增加乳腺癌风险。对于 *BRCA1* 突变的女性携带者,一般建议在 35~40 岁进行 RRSO,对于 *BRCA2* 突变的女性携带者,建议在 40~45 岁进行。Michaelson-Cohen 等对 306 例接受 RRSO 的 *BRCA* 突变携带者进行了回顾性随访,发现 MHT 组 148 名患者中有 20 名(13.5%)罹患乳腺癌,而非 MHT 组的 155 名患者中有 16 名(10.3%)罹患乳腺癌[*OR*=1.4,95% *CI*(0.7,2.7)]。RRSO 时年龄在 45 岁或以下的女性中,MHT 对乳腺癌发病率没有影响。然而,在年龄大于 45 岁的 RRSO 患者中,接受 MHT 者的乳腺癌患病率显著高于非 MHT 者[*OR*=3.43,*P*<0.05,95% *CI*(1.2,9.8)]。因此,*BRCA* 突变携带者应按照上述推荐,即 *BRCA1* 在 40 岁之前、*BRCA2* 在 45 岁之前完成 RRSO。另外,考虑到切除子宫的女性 MHT 时采用单用雌激素治疗,而保留子宫的女性 MHT 时需采用雌孕激素联合治疗,鉴于雌孕激素联合治疗的乳腺癌风险超过单用雌激素治疗,RRSO 时可以适当放宽子宫切除指征。

三、未接受 RRSO 的 *BRCA* 突变携带者的 MHT 与乳腺癌风险

最新的一项纳入了 93 项研究的荟萃分析结果显示,*BRCA* 携带者的 MHT 对于乳腺癌风险的影响是有争议的,有些研究观察到乳腺癌风险增加,有些研究观察到乳腺癌风险降低。需要强调的是,*BRCA* 突变携带者无论是否 MHT,其乳腺癌风险较其他女性都是增加的。

四、有乳腺癌家族史的健康女性的 MHT 与乳腺癌风险

2017 年发表的纳入中国 8 085 名乳腺癌患者的研究显示,5.3% 的乳腺癌患者携带 *BRCA1/2* 突变,而绝大多数患者却无明确基因突变,估计这一群体的病因更加复杂。那么有乳腺癌家族史的女性使用 MHT,是否增加乳腺癌风险呢？该问题是非常值得关注的。2009 年发表的对 WHI 研究庞大的长期随诊数据的分析,结论是 MHT 不会进一步增加有乳腺癌家族史女性的乳腺癌风险,MHT 与乳腺癌家族史对浸润性乳腺癌风险的影响是互相独立的。但总体上,这方面的证据仍不充分,还需进一步积累证据。对于有乳腺癌家族史的患者,如需 MHT,需要在治疗前和随诊过程中更加严密地监测。

（黄 欣）

参考文献

1. MARCHETTI C, DE FELICE F, BOCCIA S. Hormone replacement therapy after prophylactic risk-reducing salpingo-oophorectomy and breast cancer risk in *BRCA1* and *BRCA2* mutation carriers: A meta-analysis. Crit Rev Oncol Hematol, 2018, 132: 111-115.

2. KOTSOPOULOS J, GRONWALD J, KARLAN BY, et al. Hormone replacement therapy after oophorectomy and breast cancer risk among *BRCA1* mutation carriers. JAMA Oncol, 2018, 4 (8): 1059-1065.

3. LOIZZI V, DELLINO M, CERBONE M, et al. Hormone replacement therapy in *BRCA* mutation carriers: how shall we do no harm？ Hormones, 2023, 22 (1): 19-23.

4. LAKHANI SR, VAN DE VIJVER MJ, JACQUEMIER J. The pathology of familial breast cancer: predictive value of immunohistochemical markers estrogen receptor, progesterone receptor, HER-2, and p53 in patients with mutations in *BRCA1* and *BRCA2*. J Clin Oncol, 2002, 20 (9): 2310-2318.

5. GORDHANDAS S, NORQUIST BM, PENNINGTON KP. Hormone replacement therapy after risk reducing salpingo-oophorectomy in patients with *BRCA1* or *BRCA2* mutations: a systematic review of risks and benefits. Gynecol Oncol, 2019, 153 (1): 192-200.

6. MICHAELSON-COHEN R, GABIZON-PERETZ S, ARMON S. Breast cancer risk and hormone replacement therapy among BRCA carriers after risk-reducing salpingo-oophorectomy. Eur J Cancer, 2021, 148: 95-102.

7. COHEN SY, STOLL CR, ANANDARAJAH A. Modifiable risk factors in women at high risk of breast cancer: a systematic review. Breast Cancer Res, 2023, 25 (1): 45.

8. ROSSOUW JE, ANDERSON GL, PRENTICE RL, et al. Risks and benefits of estrogen plus progestin in healthy postmenopausal women: principal results from the Women's Health Initiative randomized controlled trial. JAMA, 2002, 288 (3): 321-333.

9. ANDERSON GL, CHLEBOWSKI RT, ARAGAKI AK. Conjugated equine oestrogen and breast cancer incidence and mortality in postmenopausal women with hysterectomy: extended follow-up of the Women's Health Initiative randomised placebo-controlled trial. Lancet Oncol, 2012, 13 (5): 476-486.

10. GRAMLING R, EATON CB, ROTHMAN KJ, et al. Hormone replacement therapy, family history, and breast cancer risk among postmenopausal women. Epidemiology, 2009, 20 (5): 752-756.

第十三章

恶性肿瘤生存者的 MHT

第一节　子宫内膜癌生存者的 MHT

一、2023 版指南要点

子宫内膜癌发病率居中国女性生殖系统恶性肿瘤的第二位,而且其发病年龄呈年轻化趋势,约 20% 的子宫内膜癌发生于绝经前女性,40 岁以下约占 5%。子宫内膜癌分为Ⅰ型和Ⅱ型,Ⅰ型以激素依赖型的子宫内膜样腺癌为主,预后较好;Ⅱ型为非激素依赖型的子宫内膜浆液性癌、透明细胞癌、未分化癌和癌肉瘤等,预后较差。虽然Ⅱ型子宫内膜癌为非激素依赖型,理论上与雌孕激素补充治疗无相关性,但因其恶性程度高且预后差,目前不推荐 MHT。因此 2023 版指南主要针对Ⅰ型即子宫内膜样腺癌进行讨论。2023 版指南对 MHT 的适应证和禁忌证进行了相应修订,但"已知或可疑患性激素依赖性恶性肿瘤"仍为 MHT 禁忌证。子宫内膜样腺癌属于雌孕激素依赖性恶性肿瘤,因此总体上仍为 MHT 禁忌证。而子宫内膜癌的标准治疗是实施切除子宫和双侧附件的全面分期手术,这对于绝经前女性来说将造成医源性绝经,严重影响其生活和生命质量,对于性激素依赖性恶性肿瘤,术后可以给予非激素类药物或治疗措施以缓解低雌激素带来的各种不适症状。令人欣慰的是,目前越来越多的循证医学证据表明早期子宫内膜样腺癌可以进行 MHT 治疗。因此 2023 版指南在"MHT 的长期获益与风险"中,新增了相关内容:有绝经相关症状的早期子宫内膜样腺癌手术后患者可考虑应用 MHT,现有的证据表明不增加肿瘤复发风险、新发肿瘤风险和死亡风险(1 类)。这意味着ⅠA 期且为高分化 G1 级的子宫内膜样腺癌术

后患者可以进行 MHT,以改善低雌激素症状和降低低雌激素造成的远期慢性疾病风险。目前仍不推荐进展期子宫内膜癌生存者采用 MHT,可以建议其采用非 MHT 治疗来缓解低雌激素症状。

二、2023 版指南相关内容的进展

MHT 是医疗措施,必须在有适应证、无禁忌证且患者希望能够通过 MHT 获益的前提下规范使用。各版指南均将"已知或可疑患性激素依赖性恶性肿瘤"作为 MHT 禁忌证,2023 版指南依然延续这一原则。因此子宫内膜样腺癌作为雌孕激素依赖性恶性肿瘤,总体上依然是 MHT 禁忌证。但随着年轻内膜癌患者逐渐增多,这一人群的生命质量和健康管理已引起绝经学和妇科肿瘤领域的共同重视,关于术后 MHT 是否增加其复发及死亡风险的研究也越来越多,迄今为止得出的结论基本一致,即 MHT 不增加早期子宫内膜样腺癌患者的肿瘤复发风险、新发肿瘤风险和死亡风险。2023 版指南的编写专家广泛查阅资料,尊重循证医学证据,对子宫内膜癌患者的管理进行细化,明确指出早期子宫内膜样腺癌术后患者可以进行 MHT,而且推荐级别是 1 类。这是 2023 版指南的一大进步,也充分体现了绝经管理在总体原则的基础上个体化管理的理念。但术后何时开始 MHT、MHT 药物种类、用药方案等观点尚不一致,基本原则:一是不能影响肿瘤本身的治疗,二是这一类患者的 MHT 需要更严密的随访和更全面的监测,同时加强患者教育,提高其对医疗措施的配合度。

三、2023 版指南相关内容立场与推荐的依据

Ⅰ型子宫内膜样腺癌的发生与无孕激素拮抗的雌激素长期持续作用相关已是共识，因此指南建议的 MHT 总体原则之一是有子宫的女性在补充雌激素时，应加用足量足疗程孕激素以保护子宫内膜；已切除子宫的女性，通常不必加用孕激素（1 类推荐）。对于子宫内膜癌术后患者是否可以 MHT 是 2023 版指南新增加的内容，编写专家在经过了充分的文献检索，对子宫内膜癌术后患者是否可以 MHT 的相关问题证据梳理汇总如下。

（一）子宫内膜癌患者术后 MHT 的安全性

曾经的子宫内膜癌手术是需要切除卵巢的，即使是年轻的患者。现在越来越多的研究发现，早期子宫内膜样腺癌患者保留卵巢获益更多。一项对 1983—2012 年 86 005 例诊断为Ⅰ期Ⅰ型子宫内膜癌患者的数据资料进行研究，发现小于 50 岁保留卵巢的患者总生存率显著高于卵巢切除术患者，而且保留卵巢是改善总生存率的独立预后因素，与卵巢切除术相比，心血管疾病导致的累积死亡风险显著减低。因此，目前早期子宫内膜样腺癌可以保留卵巢在国际上已达成共识，我国妇科肿瘤指南建议年龄 ≤ 45 岁的 G1 级且不存在其他组织学高危因素的子宫内膜样癌、无遗传性高风险肿瘤家族史、术前检查和术中评估无卵巢累及和子宫外转移证据的绝经前患者，可考虑保留卵巢。而且对于保留卵巢的患者并不需要其他辅助治疗。由此可见，内源性雌激素对早期子宫内膜癌无不良影响。那外源性 MHT 是否会对其有影响呢？从 20 世纪 80 年代开始陆续有关于子宫内膜癌术后患者 MHT 的研究报道，其中比较有信服力的是 2006 年美国妇科肿瘤学组的一项多中心、随机双盲前瞻性研究，该研究显示早期子宫内膜癌患者术后 MHT 组和安慰剂组的肿瘤复发率、病死率和新发癌率差异均无统计学意义。因此认为早期子宫内膜样腺癌患者术后可以给予 MHT。但进展期子宫内膜样腺癌和Ⅱ型子宫内膜癌患者可否 MHT 目前尚缺乏循证医学证据，故不推荐 MHT。欧洲女性与男性更年期学会（EMAS）与国际妇科癌症学会（IGCS）在妇科癌症患者绝经期症状该如何管理的立场声明中指出，

有限的数据表明，低级别早期子宫内膜癌患者可考虑全身或局部雌激素治疗。然而，MHT 可能刺激有更晚期疾病或高风险早期肿瘤患者的疾病进展，建议采用非激素方法管理绝经期症状。

（二）子宫内膜癌患者术后的 MHT 时机和方案

有关子宫内膜癌患者术后 MHT 启动时机的观点并不一致。由于肿瘤复发多在术后 2 年之内，因此有学者建议在术后 2 年开始 MHT 更安全；美国 NCCN 指南建议在 6~12 个月后开始 MHT。也有研究发现，术后 4~20 周开始 MHT 的患者生存率未见差异。中国指南推荐，45 岁前的早期子宫内膜样癌患者可以保留卵巢，而术后并不需要其他辅助治疗措施，意味着这些患者术后存在内源性雌激素的作用，从此观点来看，对于切除卵巢的早期子宫内膜样腺癌患者如果有需要可在术后即开始进行 MHT。因此在无统一观点的背景下，术后何时开始 MHT，应该根据患者的具体情况个体化选择。至于 MHT 方案，单用雌激素治疗和雌孕激素联合治疗均有小规模研究，未发现在子宫内膜癌的复发率上有差异，因此对于子宫内膜癌术后患者，可考虑单用雌激素治疗，不须额外添加孕激素。

综上所述，早期子宫内膜样腺癌患者术后可以进行 MHT 治疗，在不影响其复发率及死亡率的基础上提高患者的总体生存质量。

临床病案解析

病例

患者，47 岁。因"子宫内膜癌行子宫 + 双侧附件切除术后 3 个月，伴潮热"就诊。

现病史：3 个月前患者因高分化子宫内膜样腺癌Ⅰ A 期，行子宫 + 双侧附件切除术，术前未绝经，术后 1 周即出现潮热、出汗症状，之后逐渐有失眠、焦虑症状；近 1 周阴道干涩。口服莉芙敏后潮热、出汗有一定缓解。

既往史：多囊卵巢综合征病史。

生育史：行体外受精 - 胚胎移植妊娠，顺产一孩。

体格检查: 血压 146/98mmHg,脉搏正常,身高 158cm,体重 65 kg。阴道分泌物少,子宫缺,盆腔无占位,无压痛。

辅助检查: B 超提示乳腺未见结节,盆腔无子宫,未见卵巢。肝肾功能基本正常,血脂三项轻度升高。

诊断: 高分化子宫内膜样腺癌 I A 期;高血压;人工绝经状态。

治疗方案与思路: 患者手术已经 3 个月,人工绝经后各类症状严重影响生活,肿瘤术后无需放化疗,故建议 MHT,口服雌激素,但患者恐惧雌激素可能致癌,犹豫不决,因此在予以阴道局部普罗雌烯治疗缓解 GSM 症状后,继续予以口服莉芙敏,同时请心理科共同治疗。

专家点评: 该患者为手术绝经,这类患者绝经相关症状更重,有明确的 MHT 适应证;而高分化子宫内膜样腺癌 I A 期为早期子宫内膜癌,目前的循证医学证据和指南均提示可以进行 MHT,改善低雌激素引起的各种不适症状。但作为医疗措施的 MHT 仍然需要在患者愿意接受的前提下进行,该患者当前对雌激素有恐惧心理,因此先给予普罗雌烯,作为严格局部作用的雌激素,普罗雌烯可缓解其阴道萎缩、干涩症状。全身治疗可选择非激素治疗,同时心理科共同治疗以缓解心理症状。随着患者焦虑情绪缓解,对 MHT 逐渐了解,如在随后的随访复诊时,愿意接受 MHT,依然可建议其采用雌激素治疗,提高总体生存质量。

(马 颖)

参考文献

1. LONDERO AP, PARISI N, TASSI A, et al. Hormone replacement therapy in endometrial cancer survivors: a meta-analysis. J Clin Med, 2021, 10 (14): 3165.
2. O'DONNELL RL, CLEMENT KM, EDMONDSON RJ. Hormone replacement therapy after treatment for a gynaecological malignancy. Curr Opin Obstet Gynecol, 2016, 28 (1): 32-41.
3. BARAKET RR, BUNDY BN, SPIRTOS NM, et al. Randomized double-blind trial of estrogen replacement therapy versus placebo in stage I or II endometrial cancer: a Gynecologic Oncology Group Study. J Clin Oncol, 2006, 24 (4): 587-592.
4. MARGARET REES, ROBERTO ANGIOLI, ROBERT L COLEMAN, et al. European Menopause and Andropause Society (EMAS) and International Gynecologic Cancer Society (IGCS) position statement on managing the menopause after gynecological cancer: focus on menopausal symptoms and osteoporosis. Maturitas, 2020, 134: 56-61.
5. KOH WJ, ABU-RUSTUM N R, BEAN S, et al. Uterine neoplasms, version 1. 2018, NCCN clinical practice guidelines in oncology. J Natl Compr Canc Netw, 2018, 16: 170-199.
6. SHIM SH, LEE SJ, KIM SN. Effects of hormone replacement therapy on the rate of recurrence in endometrial cancer survivors: a meta-analysis R andomized double-blind trial of estrogen replacement therapy versus placebo in stage I or II endometrial cancer: a Gynecologic Oncology group study. Eur J Cancer, 2014, 50: 1628-1637.
7. MATSUO K, MACHIDA H, SHOUPE D, et al. Ovarian conservation and overall survival in young women with early-stage low-grade endometrial cancer. Obstet Gynecol, 2016, 128 (4): 761-770.
8. 中国医师协会微无创医学专业委员会妇科肿瘤学组,中国研究型医院学会妇产科专业委员会. 早期子宫内膜癌保留卵巢适应证快速指南 (2021 年版). 中国实用妇科与产科杂志, 2021, 37 (3): 309-311.

第二节　宫颈癌生存者的 MHT

一、2023 版指南要点

宫颈癌是发生于子宫颈部位的恶性肿瘤,是女性生殖道最常见的妇科恶性肿瘤,在我国女性恶性肿瘤中发病率居第二位,近年来其发病呈年轻化的趋势。得益于宫颈癌筛查与 HPV 疫苗的普及,宫颈癌的早期诊断率和死亡率在过去几十年里一直呈下降趋势,早期患者的 5 年生存率可达到 92%,肿瘤生存者亦可存活至自然绝经年龄。宫颈癌治疗可导致医源性卵巢功能不全或人工绝经,由此出现的种种绝经相关症状会严重影响患者的生活质量及预期寿命。由于对肿瘤复发的担忧和早期绝经后果的忽视,仅有一半的肿瘤生存者会接受 MHT 的处方或建议,患者的依从性也远远低于良性肿瘤患者。为提高患者的生活质量、延长其生存期,临床医生需要提高 MHT 对宫颈癌健康益处的认识,了解宫颈癌并不是 MHT 的禁忌证。

2023 版指南指出,MHT 不仅不会增加宫颈鳞癌的发生风险,还可改善鳞癌患者治疗后的生命质量,不增加其复发风险和死亡率。已切除子宫的宫颈鳞癌患者,出现绝经相关症状时,排除 MHT 禁忌证后可单用雌激素治疗;放化疗后仍保留子宫的患者,MHT 需采用连续联合方案。MHT 与宫颈腺癌的风险关系尚不明确,建议参照子宫内膜癌处理(1 类推荐)。

二、2023 版指南相关内容的进展

2023 版指南延续之前历次指南,未将宫颈癌作为 MHT 的禁忌证,同时细化了 MHT 对不同宫颈癌病理学类型的影响。80%~90% 的宫颈癌为鳞状细胞癌,其发生与 HPV 感染相关,为非雌激素依赖性肿瘤。使用 MHT 与宫颈鳞癌的发生无相关性,还可改善肿瘤生存者的生活质量。临床医生应综合患者的绝经相关症状、肿瘤治疗方式、自身意愿等情况,在排除 MHT 禁忌证后,给予其合理的 MHT 治疗。对于切除子宫的患者,可采取单雌激素补充方案;对于仍保留子宫的患者应采取雌孕激素连续联合方案,以保护子宫内膜。

约 15%~20% 的宫颈癌为宫颈腺癌,其生物学行为类似于子宫内膜癌。目前尚无足够的循证医学数据证实宫颈腺癌患者术后使用 MHT 的安全性。所以指南推荐宫颈腺癌参照子宫内膜癌处理。

三、2023 版指南相关内容立场与推荐的依据

国际绝经学会和美国妇科肿瘤学会等指南均指出,MHT 不会增加宫颈癌的发病风险,宫颈癌并非 MHT 的禁忌证。在 2023 版指南编写过程中,编写专家对 MHT 与宫颈癌问题的高质量文献进行了检索整理、讨论分析,对 MHT 与宫颈癌相关问题的主要循证医学证据梳理、汇总如下。

(一) MHT 与宫颈癌发生风险

大样本随机对照研究(WHI 和 HERS)均显示 MHT 对宫颈癌的发病率没有影响,长期队列研究结果与之相似。几项前瞻性临床研究指出,长期使用 MHT 会降低宫颈鳞癌的发病风险,增加宫颈腺癌的发病率,这可能是因为子宫颈腺上皮和子宫内膜相似,均为雌孕激素依赖性组织。但目前纳入研究的腺癌病例数量较少,尚不能准确评估 MHT 和腺癌之间的相关性。因此共同的认识是,MHT 不会增加宫颈鳞癌的发病风险,但 MHT 与宫颈腺癌的风险关系尚不明确。

(二) MHT 在宫颈癌生存者中的应用

迄今为止,关于宫颈癌生存者应用 MHT 的相关研究报道较少。一项研究将 80 名治疗后使用 MHT 的 Ⅰ 期或 Ⅱ 期宫颈鳞癌患者与 40 名对照组进行了比较,发现两组患者 5 年后的复发风险和生存率没有显著差异,MHT 组的宫颈鳞癌复发风险没有增加。此外,MHT 组患者的绝经相关症状得到有效缓解,放疗后的并发症较轻、持续时间更短,因此提高了生活质量。循证医学证据也证明,MHT 可降低宫颈癌患者治疗后患冠状动脉疾病的风险,对患者的骨代谢与脂质代谢有益处,可改善肿瘤生存者的生命质量。因此在排除禁忌证后,MHT 可应用于宫颈鳞癌手术或放疗后卵巢功能衰退而出现绝经相关症状者。

宫颈癌生存者的 MHT 方案选择与基本原则一致,对于接受根治性子宫切除术的患者,可以选择单雌激素的治疗方案,因为不再需要保护子宫内膜。保留生育功能或仅接受放疗的患者则需要选择雌孕激素连续联合方案。子宫内膜对放射治疗有惊人的耐受力,宫颈癌的盆腔放疗并不能常规地破坏所有的子宫内膜组织,长期使用无对抗的雌激素会增加子宫内膜增生和内膜癌风险,因此对于放化疗后仍保留子宫的患者,MHT 必须是连续联合方案。

宫颈腺癌的激素受体表达增加,可归类为激素敏感性肿瘤,但受体状态似乎并不影响腺癌预后。有两项循证医学研究指出,MHT 对宫颈腺癌的生存无不良影响,可安全地应用于该人群中,MHT 有提高生存率的趋势。但这两项研究纳入的患者较少,还需要进一步的前瞻性和随机对照试验来评估 MHT 对宫颈腺癌预后的安全性。宫

颈腺癌的生物学行为类似于子宫内膜癌,2023 版指南建议其 MHT 抉择参照子宫内膜癌处理。

临床医生应辩证地看待肿瘤患者 MHT 的获益与风险,综合分析患者的肿瘤分期分型、机体和心理健康状况、认知和意愿等情况,排除 MHT 危险因素,量体裁衣,为患者制订个体化方案,使其获得最大收益。

适宜的。无子宫者在术后 2 年或更久的时间后可以单用雌激素,增加了患者长期用药的依从性。不足之处是术后患者很早出现绝经症状,但未及时评估和开始 MHT。总之,根据患者的病理诊断结果和生理心理健康情况,术后尽早启用 MHT,对于缓解绝经症状、防治泌尿生殖道萎缩相关疾病和预防骨质疏松是有益的。

(张梓榆　张淑兰)

临床病案解析

病例

患者,49 岁。因"宫颈鳞癌术后 1 年,伴更年期症状 3 个月"来诊。

现病史:1 年前患者因宫颈鳞癌(ⅠB2 期)、双侧卵巢巧克力囊肿,行根治性子宫切除 + 双附件切除术 + 双侧盆腔淋巴结清扫术,盆腔未见其他子宫内膜异位症病灶。术前未绝经,术后乏力、睡眠欠好。近 3 个月出现明显的潮热、出汗、失眠、性欲减退。

生育史:$G_5P_3A_2L_3$。

体格检查:生命体征正常。阴道分泌物少、较干涩,盆腔无占位、无压痛。

辅助检查:血尿常规无特殊,阴道 HPV 检测阴性。B 超提示乳腺和盆腔无阳性发现。

诊断:绝经综合征;人工绝经;宫颈鳞癌(ⅠB2 期)术后;双侧卵巢巧克力囊肿术后。

治疗方案与思路:宫颈鳞癌ⅠB2 期,肿瘤治疗已经结束,人工绝经后症状明显,患者有卵巢子宫巧克力囊肿病史,故予以替勃龙每日半片口服治疗,4 周后复诊,症状改善。

专家点评:替勃龙属于组织选择性雌激素活性调节剂,每片 2.5mg,进入体内后代谢成具有雌激素、孕激素、雄激素活性的 3 种物质,可以很快改善患者的绝经相关症状,尤其有助于改善性欲和情绪。宫颈鳞癌不是 MHT 的禁忌证。该患者的卵巢巧克力囊肿属于雌激素依赖性疾病,但是双卵巢已切除,盆腔未见子宫内膜异位症病灶。2023 版指南提出,子宫内膜异位症患者术后应用雌孕激素连续联合方案 MHT 会降低子宫内膜异位症的复发率,基于这一点,本案应用替勃龙亦是

参考文献

1. EVERHOV ÅH, NYBERG T, BERGMARK K, et al. Hormone therapy after uterine cervical cancer treatment: a Swedish population-based study. Menopause, 2015, 22 (6): 633-639.

2. ANDERSON GL, JUDD HL, KAUNITZ AM, et al. Women's Health Initiative Investigators. Effects of estrogen plus progestin on gynecologic cancers and associated diagnostic procedures: the Women's Health Initiative randomized trial. JAMA, 2003, 290 (13): 1739-1748.

3. SAWAYA GF, GRADY D, KERLIKOWSKE K, et al. The positive predictive value of cervical smears in previously screened postmenopausal women: the Heart and Estrogen/progestin Replacement Study (HERS). Ann Intern Med, 2000, 133 (12): 942-950.

4. JAAKKOLA S, PUKKALA E, K LYYTINEN H, et al. Postmenopausal estradiol-progestagen therapy and risk for uterine cervical cancer. Int J Cancer, 2012, 131 (4): E537-543.

5. PLOCH E. Hormonal replacement therapy in patients after cervical cancer treatment. Gynecol Oncol, 1987, 26 (2): 169-177.

6. SUN LM, LIANG JA, CHANG SN, et al. Estrogen decrease coronary artery disease risk in patients with cervical cancer after treatment. Gynecol Oncol, 2012, 127 (1): 186-190.

7. YASUDA M, KURABAYASHI T, YAMAMOTO Y, et al. Effect of hormone replacement therapy on bone and lipid metabolism in women oophorectomized for the treatment of gynecologic malignancies. Int J Gynaecol Obstet, 1994, 47 (2): 151-156.

8. LEE SH, CHO YJ, CHO KJ, et al. Effect of tibolone on the survival of early stage cervical adenocarcinoma patients. Obstet Gynecol Sci, 2018, 61 (5): 584-589.

9. RICHARDSON A, WATSON L, PERSIC M, et al. Safety of hormone replacement therapy in women with a history of cervical adenocarcinoma. Post Reprod Health, 2021, 27 (3): 167-173.

第三节　卵巢癌生存者的 MHT

一、2023 版指南要点

卵巢作为女性性器官,具有两项生理功能,一是产生和排出卵细胞,二是分泌性激素。由于组织学特点,卵巢恶性肿瘤的组织学类型之多居全身各器官首位。根据 WHO 制定的国际统一分类法,卵巢肿瘤主要的组织学类型如下:①上皮来源的肿瘤;②生殖细胞来源的肿瘤;③特异性性索间质来源的肿瘤;④转移性肿瘤。基于以上特点,以及卵巢癌超高的致死率,临床上进行了大量研究来探索雌孕激素与卵巢癌发生发展的关系。

关于 MHT 是否增加卵巢癌生存者复发的风险,2023 版指南通过对相关循证医学证据的梳理,明确指出,卵巢癌生存者使用 MHT 不增加卵巢癌的复发风险,但低级别浆液性卵巢癌和子宫内膜样卵巢癌不推荐 MHT(2A 类推荐)。荟萃分析显示,MHT 组卵巢癌相关死亡率更低[$HR=0.63,95\%CI(0.44,0.90)$],复发率无显著差异[$OR=0.71,95\%CI(0.45,1.14)$]。一般认为,MHT 不增加卵巢生殖细胞肿瘤的复发风险,卵巢性索间质肿瘤如颗粒细胞瘤可分泌甾体激素,因可能刺激残余癌灶生长,通常不建议 MHT。

二、2023 版指南相关内容的进展

2018 版指南并没有对卵巢癌生存者能否使用 MHT 进行描述,2023 版指南将临床问题转化为 PICO 问题,重新全面检索国内外的相关文献,评估了国外相关指南在卵巢癌方面的表述。卵巢癌分型多,对于是否能 MHT 不能一概而论。2023 版指南根据查询到的研究数据,尽可能对不同类型的卵巢癌给出了针对性的建议。

三、2023 版指南相关内容立场与推荐的依据

由于卵巢癌的病理特点,MHT 与其是否存在联系一直受到临床医生的关注。在 2023 版指南修订过程中,编写专家经过了充分的文献检索,对

MHT 与卵巢癌生存者相关问题的证据梳理、汇总如下。

大多数研究涉及上皮性卵巢肿瘤,约占所有恶性卵巢肿瘤的 90%。HRT/MHT 似乎不会增加复发风险,甚至显著延长生存期。生殖细胞肿瘤发生后,激素补充治疗可能不会增加复发的风险。子宫内膜样卵巢癌患者建议避免雌孕激素治疗。荟萃分析显示,与对照组相比,MHT 组卵巢癌相关死亡率更低[$HR=0.63,95\% CI(0.44,0.90)$],复发率无显著差异[$OR=0.71,95\% CI(0.45,1.14)$]。Cochrane 数据库发表的一篇系统性综述文章指出,HRT/MHT 对上皮性卵巢癌接受手术治疗的女性的总体生存率有轻微改善。一项荟萃分析仅发现两种常见类型的风险增加,即浆液性肿瘤[$RR=1.50,95\% CI(1.35,1.68)$]和子宫内膜样肿瘤[$RR=1.48,95\% CI(1.13,1.94)$],表明围绝经期 MHT 可能会增加患卵巢癌的风险,特别是浆液性和子宫内膜样肿瘤。国际妇科癌症学会和北美更年期学会的立场声明报告称,虽然没有证据表明在非浆液性上皮性卵巢癌中使用 MHT 会降低总生存率,但鉴于浆液性癌的激素反应性,应谨慎使用 MHT,对其他含有雌激素受体的卵巢恶性肿瘤亦如此建议。也有研究提示,高级别浆液性癌生存者 MHT 后复发风险无明显增加。

根据以上证据,2023 版指南指出,卵巢癌生存者使用 MHT 不增加卵巢癌的复发风险,但低级别浆液性和子宫内膜样卵巢癌不推荐 MHT(2A 类推荐)。

临床病案解析

患者,53 岁,G_3P_1。因"卵巢癌肿瘤细胞减灭术后 5 年,绝经激素治疗 2 年"复诊。

现病史:患者 5 年前行卵巢癌肿瘤细胞减灭术,术后病理报告提示为高级别浆液性癌Ⅰ期。妇瘤科随访。术后 1 年渐有睡眠差,夜间有潮热、

出汗等症状,2 年前开始 MHT,用药为戊酸雌二醇片,症状有缓解,用药无不适。因随访时间已到,前来用药咨询。

既往史:脑梗死病史,治疗后四肢活动好,行走自如。

诊断:卵巢恶性肿瘤术后化疗后;人工绝经;绝经综合征;脑梗死。

专家点评:患者系围绝经期卵巢上皮癌,手术、化疗等肿瘤治疗已结束。对于卵巢癌术后是否可应用 MHT 改善生活质量,不同学术组织立场不完全一致,基本原则是根据卵巢癌类型区别对待。2023 版指南将高级别浆液性癌纳入 MHT 适用情况,建议患者行 MHT 提高生活质量是可行的。该例患者已切除子宫,仅给予低剂量天然雌激素,疗效明显,证实方案适宜。此患者仍需坚持规范的肿瘤随访和复查,如有复发等情况出现,可暂停 MHT 先行肿瘤相关治疗,并采用非 MHT 方案控制绝经相关症状。

(李院强　舒宽勇)

参考文献

1. GERSHENSON DM, BODURKA DC, COLEMAN RL, et al. Hormonal maintenance therapy for women with low-grade serous cancer of the ovary or peritoneum. J Clin Oncol, 2017, 35 (10): 1103-1111.
2. LIU Y, MA L, YANG X, et al. Menopausal hormone replacement therapy and the risk of ovarian cancer: a meta-analysis. Front Endocrinol, 2019, 10: 801.
3. DELI T, OROSZ M, JAKAB A. Hormone replacement therapy in cancer survivors-review of the literature. Pathol Oncol Res, 2020, 26 (1): 63-78.
4. EELES RA, MORDEN JP, GORE M, et al. Adjuvant hormone therapy may improve survival in epithelial ovarian cancer: Results of the AHT randomized trial. J Clin Oncol, 2015, 33 (35): 4138-4144.

第四节　肺癌生存者的 MHT

一、2023 版指南要点

我国肺癌疾病负担沉重,且呈现持续上升态势。肺癌发病率在中国男性恶性肿瘤中居第 1 位,在中国女性恶性肿瘤中居第 2 位。在中国男性和女性人群中均为死亡率最高的恶性肿瘤。

目前尚不清楚 MHT 是否会改变肺癌的发病风险或影响已经被诊断的肺癌患者的癌症结局。有关 MHT 与肺癌的关系仍需更深入的研究。

二、2023 版指南相关内容的进展

2023 版指南延续了历次指南的阐述,在查询近年相关循证医学证据后指出,目前相关研究结果和结论尚不一致,但总体上未发现 MHT 与肺癌风险之间存在明确的联系。因此肺癌患者如需改善绝经相关症状和健康风险,并不禁用 MHT,但需通过多学科会诊谨慎评估肿瘤治疗后的健康状况(风险背景)和个体绝经相关症状,制订个体化的 MHT 方案。

三、2023 版指南相关内容立场与推荐的依据

在 2023 版指南修订过程中,编写专家经过充分的文献检索,对 MHT 与肺癌相关问题的证据梳理、汇总如下。

(一) MHT 与肺癌发病风险

WHI 的一项随机对照试验表明,尽管雌孕激素联合治疗没有增加肺癌的发病率,但与安慰剂组相比,治疗组肺癌(尤其是非小细胞肺癌)的死亡人数显著增加。另外,14 年的累积随访表明停用 MHT 后,与安慰剂组相比,雌孕激素联合治疗组肺癌的死亡风险显著降低。不同的是,单用雌激素治疗不会增加肺癌的发病率或死亡率。

此外,WHI 的另一项观察性研究表明雌孕激素联合治疗 ≤5 年,对所有类型的肺癌均具有保护性作用;任何 MHT 方案治疗 5~10 年,对非小细胞肺癌都有保护性作用;雌孕激素联合治疗 ≥10 年的吸烟者肺癌风险增加。

(二) 肺癌患者的 MHT

目前尚无进行 MHT 的肺癌患者的无病生存率或死亡率的相关报道。对于有适应证而无其他禁忌证和慎用情况的肺癌患者，经充分知情同意后，可以考虑进行 MHT，其具体方案无特殊参考依据。

临床病案解析

患者，54 岁。因"绝经 4 年，焦虑失眠、潮热多汗 4 月"就诊。

现病史：患者 4 年前绝经，绝经后无阴道出血、排液等异常。4 个月前出现焦虑、心悸、手脚麻木、失眠、夜间易惊醒、潮热多汗等不适。Kupperman 评分 23 分。

既往史：8 年前诊断"非小细胞肺癌 I a 期"，手术治疗（具体不详），现无肿瘤相关治疗。

生育史：$G_3P_1A_2L_1$，无节育环。

诊断：绝经综合征；非小细胞肺癌（术后）。

诊治方案与思路：患者的肺癌病史非 MHT 禁忌证，现绝经 4 年，54 岁，有症状可予以 MHT，需评估获益和风险，给予个体化方案。经沟通患者表示理解，接受 MHT 并遵医嘱随访，初步方案为替勃龙 2.5mg，每天 1 次。MHT 3 个月后随访，患者自述潮热、易激动和睡眠差等绝经相关症状明显缓解，无出血、乳房胀痛等不适。肺癌专科随访无异常。

专家点评：患者为肺癌术后，目前存活已 8 年，随访和体检无复发，属于临床治愈，但仍需终身随访。绝经 4 年，54 岁，有绝经相关症状，没有超出启动 MHT 的时间窗，评估患者目前存在 MHT 适应证，无禁忌证和慎用情况，可考虑 MHT，但应严格定期随访。患者存在非小细胞肺癌病史，需告知其目前尚缺乏肺癌患者进行 MHT 的安全性研究的循证证据，提高其随访和配合治疗的主动性和积极性。

（杨　欣　孙晓婉）

参考文献

1. ZHANG S, SUN K, ZHENG R, et al. Cancer incidence and mortality in China, 2015. Journal of the National Cancer Center, 2020.
2. 孙可欣, 郑荣寿, 张思维, 等. 2015 年中国分地区恶性肿瘤发病和死亡分析. 中国肿瘤, 2019, 28 (1): 1-11.
3. 郑荣寿, 孙可欣, 张思维, 等. 2015 年中国恶性肿瘤流行情况分析. 中华肿瘤杂志, 2019, 41 (1): 19-28.
4. ZENG H, CHEN W, ZHENG R, et al. Changing cancer survival in China during 2003-15: a pooled analysis of 17 population-based cancer registries. Lancet Glob Health, 2018, 6 (5): e555-e567.
5. CHLEBOWSKI RT, SCHWARTZ AG, WAKELEE H, et al. Oestrogen plus progestin and lung cancer in post-menopausal women (Women's Health Initiative trial): a post-hoc analysis of a randomised controlled trial. Lancet, 2009, 374 (9697): 1243-1251.
6. CHLEBOWSKI RT, WAKELEE H, PETTINGER M, et al. Estrogen plus progestin and lung cancer: follow-up of the Women's Health Initiative Randomized Trial. Clin Lung Cancer, 2016, 17 (1): 10-7. e1.
7. CHLEBOWSKI RT, ANDERSON GL, MANSON JE, et al. Lung cancer among postmenopausal women treated with estrogen alone in the women's health initiative randomized trial. J Natl Cancer Inst, 2010, 102 (18): 1413-1421.
8. SCHWARTZ AG, RAY RM, COTE ML, et al. Hormone use, reproductive history, and risk of lung cancer: The Women's Health Initiative Studies. J Thorac Oncol, 2015, 10 (7): 1004-1013.

第五节　结直肠癌生存者的 MHT

一、2023 版指南要点

结直肠癌是全球第三大常见的癌症，在我国恶性肿瘤中发病率仅次于肺癌、胃癌，死亡率居第 5 位。我国结直肠癌新发人数占全球的 28.8%，死亡人数占 30.6%。从 2010 年至 2020 年的 10 年间，我国结直肠癌发病率增长了 126%，年均增长 9.5%。针对提升结直肠癌患者生活质量和长期生存率的临床举措也备受关注。

通过对相关循证医学证据的梳理,2023 版指南在"八、MHT 的长期获益与风险"中指出:针对结直肠癌患者的观察性研究表明,应用 MHT 者结肠直肠癌发病率及死亡率降低(1 类)。在 WHI 研究中,雌孕激素方案与单雌激素方案在结直肠癌死亡率方面无差异。

二、2023 版指南相关内容的进展

国际绝经学会、北美绝经学会、欧洲更年期学会等的指南在"雌孕激素联合治疗可降低结直肠癌的发生风险"这一观点上,立场一致。相对于 2018 版,2023 版指南有了更多的临床证据,证实 MHT 对于结直肠癌的安全性甚至是保护作用,因此推荐等级由 2++ 类更新为 1 类。对于结直肠癌治疗后出现绝经相关症状的患者,没有理由禁用 MHT。

2023 版指南并没有针对结直肠癌的 MHT 药物种类、方案以及使用期限建议。为有需要的患者制订 MHT 方案时,应结合肿瘤性质和结局、生殖衰老分期、绝经相关症状特点等评估患者的 MHT 获益和风险,同时综合考虑患者意愿等。对于接受 MHT 的肿瘤患者,随访和复查要兼顾肿瘤术后状态和绝经症状。

三、2023 版指南相关内容立场与推荐的依据

肿瘤患者的 MHT 临床决策提倡"个体化",主要注意以下几个方面:①恶性疾病的一般肿瘤学特征及其治疗方法(受影响的器官、组织学类型、分子肿瘤学特征、肿瘤的等级和阶段、应用的治疗方法、缓解阶段、治疗后的生存时间);②规划 MHT 的方案(雌激素和孕激素的药物类型、剂量、序贯或连续联合方案、给药途径、MHT 持续时间);③分析不同肿瘤的肿瘤相关内分泌特征,如激素受体状态(激素受体、受体亚型、受体剪接变体或雌激素相关受体的存在),内分泌肿瘤治疗(芳香化酶抑制剂、选择性雌激素受体调节剂、选择性雌激素受体降解剂、GnRH 类似物),或性激素对一般给定组织或特定肿瘤类型的影响等。

笔者总结了关于 MHT 在结直肠癌应用中的立场和依据如下,以供参考。

(一)结直肠癌激素受体表达状态

雌激素结合其同源受体 ER-α 和 ER-β 后,激活对细胞行为有重要影响的细胞内信号级联反应。ER-β 是在结肠的正常上皮和恶性肿瘤组织中表达的主要雌激素受体,雌激素可能通过选择性激活 ER-β 介导的促凋亡信号、抑制炎症信号和调节肿瘤微环境,在结直肠癌中发挥抗肿瘤作用,这也可能是雌激素对结直肠癌术后患者有益的机制之一。

(二)MHT 的生理、病理学机制

在 Nature 发表的一项关于性激素对肠道干细胞影响的研究中,研究人员发现了一种由果蝇产生的类固醇激素,可以刺激肠道干细胞的生长,导致雌性果蝇肠道增大,并诱发其他关键的变化。除了性激素在肠道干细胞行为中扮演的重要角色,越来越多的研究表明,包括结肠癌在内的非生殖器官癌症的发病率在男性和女性中是不同的,可能揭示了 MHT 在人类生理学和病理学中发挥作用的新机制。

(三)MHT 在结直肠癌中的应用

研究发现,EPT 的使用与结直肠癌风险降低相关 [$RR=0.74$, 95% $CI(0.68,0.81)$],ET 的使用也与结直肠癌的风险降低相关 [$RR=0.79$, 95% $CI(0.69,0.91)$]。相似的几项研究也发现了类似的效应。此外,荟萃分析结果显示,MHT 停用 4 年后仍对结直肠癌的发生风险降低具有保护作用。因此,对于结直肠癌治疗后出现绝经相关症状的患者,排除其他禁忌证后,可以推荐 MHT。

临床病案解析

病例

患者,58 岁,绝经 6 年,有更年期症状 5 年。近 5 年有潮热、易激惹,近 1 年睡眠差伴乏力。

既往史:10 年前患直肠癌,已手术,病理示:(直肠)溃疡型中分化管状腺癌(肿瘤面积 2.5cm×2.5cm),侵及外膜,血管瘤栓(-),淋巴管瘤栓(-),神经侵犯(+),(上、下)切缘(-),肠周淋巴结(+,2/12),(253 组)淋巴结(-,0/3)。术后化疗完成后定期随访,无复发。否认心肌梗死、血栓

等相关病史。

月经生育史: 已绝经 6 年。$G_4P_1A_3L_1$。

体格检查: 血压 152/92mmHg,心率 88 次 /min,身高 158cm,体重 75kg。妇科检查:阴道无血,宫颈小、光,子宫后位,略小欠均,双侧附件未及包块。

辅助检查: 血常规、凝血功能未见明显异常,血生化中血脂三项轻度升高。心电图示窦性心律。B 超提示乳腺右侧 3 类结节,中度脂肪肝。

诊断: 绝经综合征;绝经期;直肠癌术后化疗后;高血压;高血脂;脂肪肝;乳腺结节。

治疗方案与思路: 该患者绝经 6 年,有各种症状,排除器质性疾病后,考虑为绝经相关症状,存在 MHT 适应证,患者既往的直肠癌病史不是 MHT 禁忌证。予以替勃龙 1.25mg/d,连续应用。2 周后复诊,诉潮热症状明显缓解,但情绪症状和睡眠改善欠佳,改为替勃龙 2.5mg/d。1 个月后复诊,症状基本消失,嘱继续用药并随访。

专家点评: 2023 版指南指出,应用 MHT 者的结肠直肠癌发病率和死亡率降低。因此可以给予该患者 MHT 治疗,同时应充分告知风险并取得患者的主观认可。结合患者年龄、绝经年限和症状等综合分析,推荐采取雌孕激素连续联合方案或替勃龙,用药后规范随访,评估疗效及药物不良反应、非预期症状等,必要时调整 MHT 方案。在随访中也要关注其直肠癌病史,警惕该患者的消化道肿瘤发病风险。此患者体重超重,高血压、高血脂均是代谢风险,应请相关学科会诊,必要时

MDT,予以全面诊疗。

（李佩玲　王惊梦）

参考文献

1. MANSON JE, CHLEBOWSKI RT, STEFANICK ML, et al. Menopausal hormone therapy and health outcomes during the intervention and extended poststopping phases of the Women's Health Initiative randomized trials. JAMA, 2013, 310 (13): 1353-1368.

2. AHMED SMH, MALDERA JA, KRUNIC D, et al. Fitness trade-offs incurred by ovary-to-gut steroid signaling in Drosophila. Nature, 2020, 584 (7821): 415-419.

3. SYMER MM, WONG NZ, ABELSON JS, et al. Hormone replacement therapy and colorectal cancer incidence and mortality in the prostate, lung, colorectal, and ovarian cancer screening trial. Clin Colorectal Cancer, 2018, 17 (2): e281-e288.

4. BOTTERI E, STØER NC, SAKSHAUG S, et al. Menopausal hormone therapy and colorectal cancer: a linkage between nationwide registries in Norway. BMJ Open, 2017, 7 (11): e017639.

5. MØRCH LS, LIDEGAARD Ø, KEIDING N, et al. The influence of hormone therapies on colon and rectal cancer. Eur J Epidemiol, 2016, 31 (5): 481-489.

6. PRENTICE RL, PETTINGER M, BERESFORD SA, et al. Colorectal cancer in relation to postmenopausal estrogen and estrogen plus progestin in the Women's Health Initiative clinical trial and observational study. Cancer Epidemiol Biomarkers Prev, 2009, 18 (5): 1531-1537.

第六节　造血干细胞移植后 POI 患者的 MHT

一、2023 版指南要点

造血干细胞移植(hematopoietic stem cell transplantation,HSCT)指通过超大剂量放疗或化疗,清除体内的异常克隆细胞、肿瘤细胞,摧毁受者的免疫系统,并向受者回输自体或异体的造血干细胞,重建正常造血和免疫功能,从而治愈疾病的一种治疗手段。我国在 HSCT 治疗血液系统肿瘤方面处于世界领先水平。随着移植技术的不断发展,

HSCT 适应证不断扩增。2019 年我国移植数量超过 1 万例,在 12 323 例 HSCT 中,42% 是女性,58% 是男性;儿童比例高达 31%,共 3 752 人。研究表明,90% 的儿童在移植后可存活 5 年甚至更长时间,未来可能面临性腺功能衰竭、不孕不育、绝经提前、泌尿生殖道综合征等风险,严重影响患者的生活质量。随着生存者的增多,如何保护这些患者的生殖能力、预防 POI、规避 POI 带来的远期多器官系统损害都对临床医生提出了挑战。

2023 版指南指出,现有的文献未显示 MHT 增加血液系统恶性肿瘤的风险,绝经前女性接受 HSCT 后发生 POI 的风险>90%,MHT 不增加原发血液病复发的风险,但建议待原发疾病情况稳定后再启动 MHT。

二、2023 版指南相关内容的进展

2023 版指南指出,HSCT 后 POI 风险较高,MHT 不增加原发血液病复发的风险。由于这类患者较正常绝经女性更早出现雌激素水平下降,其相关问题如骨质疏松、心血管疾病、泌尿生殖道萎缩症状及认知功能减退的风险更大。从降低风险的角度考虑,应该尽早开始启动激素补充治疗。对无明显禁忌证的低雌激素患者,应结合患者年龄、青春期状态、生育要求、其他绝经相关症状、患者治疗意愿等综合制订 HRT 方案。2023 版指南推荐戊酸雌二醇 2~4mg/d、结合雌激素 0.625~1.25mg/d 或经皮雌二醇 75~100μg/d,有完整子宫者,雌激素治疗时应添加足量足疗程的孕激素以保护子宫内膜,也可使用雌孕激素复合制剂如 17β- 雌二醇片 /17β- 雌二醇地屈孕酮片(2/10 剂型)。HRT 用至平均自然绝经年龄,之后按照 MHT 原则进行(1 类推荐)。

三、2023 版指南相关内容立场与推荐的依据

由于 POI 的发病率为 1%~4%,育龄期女性 HSCT 患者接受清髓性化疗后 POI 的发生率接近 100%,受孕率<1%。与自然绝经女性相比,HSCT 后 POI 患者绝经相关症状相对较轻,性激素接受率较低,但长期低雌激素状态会对患者的骨骼、心血管、神经系统、泌尿生殖系统等多系统、器官产生远期损害作用。因此不应以绝经症状作为 HSCT 后 POI 患者是否启动 MHT 的评判标准。在临床工作中,骨髓移植后 POI 患者能否使用 MHT,MHT 的使用时机、使用剂量及持续时间是众多临床医生普遍关注的问题。在 2023 版指南的编写过程中,编写专家对关于 POI 和 MHT 的高质量文献进行检索分析、反复研讨后提出指南推荐。

（一）女性 HSCT 生存者 MHT 的使用时机

原则上患者在 HSCT 后即可开始激素补充治疗。但患者在移植后常因排斥反应需口服抗免疫排斥药物 1~3 年,这类药物具有肝脏毒性。因此建议待原发血液疾病稳定、抗排斥治疗后,再启动激素补充治疗。

1. 青春期前女性　研究表明,因缺乏内源性雌激素,57% 的青春期前女性患者在接受 HSCT 后发生青春期延迟 / 衰竭［乳房发育比平均年龄晚 2.0~2.5 个标准差,女孩在 13 岁之前青春期发育分期未达到 Tanner B2（即出现乳结、乳头及乳晕稍增大）］。部分研究提示,应从 8 岁开始每 6 个月评估 1 次患者的卵泡刺激素、黄体生成素、雌二醇水平及患者的月经状态。因大剂量雌激素可加速骨骼成熟,影响身高,应结合患者意愿,在 12 岁之后、15 岁之前给予激素补充治疗以诱导青春期、促进生长及第二性征发育,治疗剂量取决于患者的子宫体积及 Tanner 分期。青春期后,鼓励患者短暂停用激素,监测卵巢功能是否恢复。

2. 育龄期女性　对于育龄期女性,激素补充治疗的目的是缓解低雌激素的相关症状,对于无明显潮热等绝经症状的 HSCT 女性患者,也推荐应用 HRT 以维持骨骼、心血管系统、认知功能及泌尿生殖系统的健康。研究表明,HRT 不增加原发血液病复发的风险,但建议待原发疾病情况稳定后再启动 HRT。综上,在无禁忌证并评估慎用情况的基础上,育龄期 POI 患者均应尽早开始 HRT。

（二）女性 HSCT 生存者 MHT 的种类与持续时间

由于 POI 对健康的危害远高于自然绝经,且 POI 的类绝经症状相对较轻,因此,一旦明确有雌激素缺乏,在无禁忌证并兼顾慎用情况的基础上,即可开始 HRT,并应持续治疗至平均自然绝经年龄,之后可参考绝经后 MHT 方案继续进行。

1. 青春期前女性　《早发性卵巢功能不全的临床诊疗中国专家共识》和《早发性卵巢功能不全的激素补充治疗专家共识》指出,对于 HSCT 后青春期前 POI 患者,在 12~13 岁从小剂量开始进行雌激素补充治疗,起始剂量可为成人剂量的 1/8~1/4,模拟正常的青春期发育过程,如 17β- 雌二醇,经皮给药 6.25μg/d,或口服微粉化雌二醇 0.25mg/d。根据骨龄和身高的变化,在 2~4 年内逐渐增加雌激素剂量,直至 15 岁或 16 岁开始雌

孕激素序贯治疗以诱导月经。无子宫者单用雌激素即可。当身高不再增长时,有子宫的 POI 患者转为标准剂量雌孕激素序贯治疗。治疗期间应监测骨龄和身高的变化,对于骨骺一直未愈合的患者,在达到理想身高后,应增加雌激素剂量,防止身高过高。由于 HSCT 患者的基础病和移植后罹患肿瘤的风险,生长激素应慎重使用。

2. **育龄期女性**　对于有子宫的育龄期 POI 患者,推荐雌孕激素序贯疗法,配伍孕激素的剂量建议为每周期口服地屈孕酮 10mg/d,服用 12~14 天;或微粒化天然黄体酮 200mg/d,口服 12~14 天。对于无子宫或已切除子宫的育龄期 POI 患者可单用雌激素补充治疗。若仅改善泌尿生殖道萎缩症状,可选择经阴道局部补充雌激素。

总之,对于 HSCT 后的 POI 患者,经评估后如无禁忌证应尽早开始激素补充治疗,给予雌激素剂量需要高于 MHT 标准剂量。长期接受 HRT 的患者应在每半年常规进行血液科复诊的基础上,每年进行个体化药量调整及利弊评估。

临床病案解析

病例 1

患者,28 岁。主诉"再生障碍性贫血 5 年,移植后 1 年,闭经 1 年"。

现病史:患者 5 年前诊断为"再生障碍性贫血",月经过多。1 年前因再生障碍性贫血行骨髓移植治疗,移植前给予皮下注射亮丙瑞林保护卵巢功能。移植后患者出现皮肤免疫排斥反应,给予环孢素治疗。移植后闭经至今。

月经生育史:初潮 14 岁,无性生活史。

辅助检查:血红蛋白 99g/L,血小板 14.1×10^9/L,肝肾功能正常。LH 63.27U/L,FSH 93.43U/L,$E_2 < 20$pg/ml,P 0.16ng/ml,PRL 8.26ng/ml,T 1.23nmol/L。

诊断:医源性卵巢早衰;再生障碍性贫血;骨髓移植术后。

治疗方案与思路:患者为 28 岁骨髓移植术后女性,移植后出现闭经。需与特发性卵巢早衰、功能性下丘脑性闭经、多囊卵巢综合征鉴

别。患者有潮热、盗汗、入睡困难等症状,无烦躁。给予每晚口服替勃龙 2.5mg 激素补充治疗。用药后 9 个月时复查 FSH 23.9U/L,E_2 193pg/ml,超声提示子宫 4.6cm×4.1cm×3.3cm,子宫内膜厚度 0.5cm。给予雌二醇片/雌二醇地屈孕酮片(2/10)口服治疗。10 个月时超声提示子宫 3.8cm×3.1cm×3.7cm,左侧卵巢囊肿 1.4cm;出现规律撤退性出血,出血量较少。2 年后复查超声提示子宫 4.8cm×4.1cm×3.9cm,子宫内膜 0.6cm,右侧卵巢小卵泡,左侧卵巢囊肿 2.0cm;FSH 6.74U/L,E_2 1 033pg/ml。停止 MHT 治疗,给予后半周期地屈孕酮治疗。随后开始再次出现闭经,考虑医源性卵巢早衰,给予雌二醇片/雌二醇地屈孕酮片(2/10)口服治疗,出现规律撤退性出血,出血较少。

专家点评:由于大剂量放化疗预处理,HSCT 后患者卵巢功能发生不可逆性损伤,卵巢早衰发生率高达 90%。这类患者较正常绝经女性更早出现雌激素水平下降,其相关问题如骨质疏松、心血管疾病、泌尿生殖道萎缩症状及认知功能减退的风险更大。部分患者存在少量残存卵泡,偶尔出现不规律月经,在此阶段可鼓励患者积极试孕。但绝大部分患者在一过性卵巢功能恢复后最终仍发展为卵巢早衰。MHT 不增加原发血液病复发的风险,从降低风险的角度考虑,应该尽早开始启动激素补充治疗至自然绝经年龄。患者合并再生障碍性贫血,血小板较低,移植前月经过多,移植后发生闭经,使用激素替代治疗后可发生规律撤退性出血,出血量较前减少。

病例 2

患者,11 岁。主诉"急性淋巴细胞白血病 7 年,骨髓移植后 2 年"。

现病史:患者 7 年前诊断急性淋巴细胞白血病,2 年前因急性淋巴细胞白血病于血液科进行骨髓移植,移植后发生皮肤移植物抗宿主病,给予环孢素、泼尼松、地塞米松治疗。移植后身高正常发育。

体格检查:身高 151cm,体重 41kg,乳腺初步发育。

辅助检查:肝肾功能正常,血红蛋白 139g/L,血小板 23.4×10^9/L。LH 66.18U/L,FSH 120.89U/L,

E_2 27.53pg/mL，P 0.76ng/ml，PRL 11.78ng/ml，T 0.12nmol/L。

诊断：医源性卵巢早衰；急性淋巴细胞白血病骨髓移植术后。

治疗方案与思路：该患者为 11 岁骨髓移植后女性，移植后出现卵巢早衰。需与特发性卵巢早衰、功能性下丘脑性闭经、多囊卵巢综合征鉴别。移植 3 年后患者身高 155cm，体重 49kg，乳腺发育，4 次阴道出血，有少量白带。性腺六项：LH 29.59U/L，FSH 57.55U/L，E_2 22.54pg/ml，P 0.23ng/ml，PRL 5.17ng/ml，T 0.12nmol/L。给予戊酸雌二醇片 0.5mg，每天 1 次口服，出现乳房胀痛，停药观察半年。患者出现不规则阴道出血。移植 4 年后患者身高 157cm，体重 50kg，复查 LH 15.24U/L，FSH 8.17U/L，E_2 22.97pg/ml，P < 0.1ng/ml，PRL 5.22ng/ml，T 0.22nmol/L。继续给予戊酸雌二醇片 0.5mg，每天 1 次口服，近半年停药后出现自发规律月经。体格检查：外阴正常，有阴毛，少量白带，清洁度 Ⅰ~Ⅱ度。

专家点评：性腺功能障碍（包括青春期延迟、性腺功能不全、生育率下降）是儿童血液疾病生存者中最常见的治疗晚期效应之一。儿童时期进行 HSCT 的女性患者中，57% 发生青春期延迟，65%~84% 在成年后发生卵巢早衰。本病例中患者为青春期女性，移植后发生医源性卵巢早衰。在 12 岁给予小剂量戊酸雌二醇片补充治疗以模拟正常青春期发育过程。此外，在治疗过程中应与儿科医师合作，必要时给予生长激素治疗，以改善患者的终身高。青春期后，短暂停用激素，监测卵巢功能，发现患者可自发月经来潮。对于无自发月经来潮的患者在 2~4 年内应逐渐增加雌激素用量，直至 15 岁或 16 岁开始雌孕激素序贯治疗以诱导月经。

（杨　欣　王朝华　苏会娜　邱　秋）

参考文献

1. XU LP, LU PH, WU DP, et al. Hematopoietic stem cell transplantation activity in China 2019: a report from the Chinese Blood and Marrow Transplantation Registry Group. Bone Marrow Transplant, 2021, 56 (12): 2940-2947.
2. 李泊涵, 陆芹, 卞馨妮, 等. 单倍体造血干细胞移植对儿童重型再生障碍性贫血治疗的并发症分析. 中华细胞与干细胞杂志 (电子版), 2020, 10 (2): 67-75.
3. SU H, LI H, ZHANG H, et al. Menopausal symptoms and quality of life in female survivors treated with hematopoietic stem cell transplantation. Front Psychiatry, 2023, 14: 1050959.
4. SANDERS J E, HOFFMEISTER P A, WOOLFREY A E, et al. Thyroid function following hematopoietic cell transplantation in children: 30 years' experience. Blood, 2009, 113 (2): 306-308.
5. FREY TIRRI B, HÄUSERMANN P, BERTZ H, et al. Clinical guidelines for gynecologic care after hematopoietic SCT. Report from the international consensus project on clinical practice in chronic GVHD. Bone Marrow Transplant, 2015, 50 (1): 3-9.
6. YANG X, WANG C, HE X, et al. Hormone therapy for premature ovarian insufficiency patients with malignant hematologic diseases. Climacteric, 2017, 20 (3): 268-273.

第十四章

其他系统合并症与 MHT

第一节　血栓栓塞性疾病与 MHT

一、2023 版指南要点

血栓形成倾向是 MHT 的慎用情况之一。MHT 慎用情况为中国指南的特有内容,是指临床中存在 MHT 适应证,但又合并其他情况或疾病需要谨慎评估后酌情选用 MHT,这是 MHT 实施过程中避免或减少用药风险的关键点,也是难以把握的部分。在开始 MHT 前和应用过程中应咨询相应专科医生,共同确定应用 MHT 的时机和方案,同时采取比常规随诊更为严密的措施,监测合并症的病情进展和 MHT 临床反应。

血栓形成倾向是指由多种因素引起的凝血、抗凝和纤溶系统功能失调或障碍的一种病理过程,有易导致血栓形成的多种血液学改变。这种状态不一定发生血栓性疾病,但可引起凝血功能异常增高和纤溶功能降低而形成体内高凝状态。根据其发病原因不同,可分为遗传性和获得性两种。遗传性病因的主要有活化蛋白 C 抵抗(APCR)和 V 因子 Leiden(FVL)变异、亚甲基四氢叶酸还原酶基因突变和高同型半胱氨酸血症、蛋白 C 降低、蛋白 S 降低、抗凝血酶Ⅲ缺乏、纤溶酶原激活因子缺乏,纤溶酶原激活抑制因子 I 升高、脂蛋白 a 和凝血酶原基因 *G2021OA* 变异等,获得性病因包括抗磷脂抗体(aPL)引起的抗磷脂综合征(APS)、恶性肿瘤、慢性心肺疾病、慢性肾病、肥胖、手术、肢体制动或长期卧床、多发性外伤、骨折、口服避孕药等。外源性雌孕激素补充可造成血栓形成的风险升高,故临床医生在 MHT 决策时应关注患者的血栓形成风险。

MHT 确有增加血栓形成的风险,2023 版指南通过对相关循证医学证据的梳理,明确指出,所有围绝经期和绝经后期女性开始 MHT 前均需对血栓形成的危险因素、血栓栓塞病史及家族史进行详细了解和评价,有阳性病史者建议专科就诊咨询。亚洲女性的静脉血栓风险相对较低。有血栓形成危险因素者采用经皮雌激素的血栓风险显著低于口服雌激素(1 类推荐)。

二、2023 版指南相关内容的进展

2023 版指南延续了历次指南将血栓形成风险作为慎用情况的阐述,详细列举了数种血栓形成的危险因素,但其仍不是 MHT 的禁忌证,且指出亚洲女性的静脉血栓风险相对较低,建议对有血栓形成危险因素、血栓栓塞病史及家族史者进行详细了解和评价,并进行专科就诊咨询,结合患者的具体情况,给出个体化 MHT 处方。这提示 MHT 存在增加血栓形成的风险,因此用药前和用药中必须关注血栓形成的危险因素,包括原发性和继发性的;但具有血栓形成危险因素并非 MHT 的禁用证,可以建议专科就诊咨询或 MDT,确有治疗绝经综合征的必要时,可采用经皮途径的雌激素来降低使用者的血栓风险。

三、2023 版指南相关内容立场与推荐的依据

在 2023 版指南的编写过程中,编写者对关于血栓形成风险的高质量文献进行检索分析、反复研讨后提出指南推荐。

(一) MHT 与血栓形成风险的增加

雌激素以剂量依赖性方式使血栓的发生风险增加 2~4 倍,孕激素可松弛血管平滑肌,使血流减缓,成为血栓的诱因,复方口服避孕药(COC)通

过增加性激素结合蛋白水平及活化蛋白 C 抵抗来促进血栓形成。MHT 与动脉和静脉血栓形成相关，其风险在开始 MHT 后的前 6 个月~1 年最高。观察性研究表明，使用雌激素加孕激素患者的静脉血栓栓塞风险高于仅使用雌激素。雌孕激素治疗会增加血栓形成风险，但并非一定会形成血栓。2010 年 WHO 指出，口服抗凝剂的血栓性疾病患者禁忌使用 COC 避孕；国际血栓形成和止血学会科学和标准化委员会在血栓性疾病抗凝治疗的指南中指出，发生静脉血栓栓塞的患者应停止使用含有雌激素的制剂。如果妇科有强指征必须使用含有雌激素的制剂，抗凝治疗的效果应超过雌激素的促血栓潜能。

（二）不同 MHT 方案对血栓形成风险的影响

口服雌激素的血栓效应与肝脏的首过效应相关，首过效应可诱导不良反应，如甘油三酯水平升高、低密度脂蛋白粒径减小以及部分凝血因子和 C 反应蛋白的生成增加，而经皮给药治疗中未观察到这些变化。2011 年，国际更年期学会指出，越来越多的证据表明，非口服途径雌激素的血栓栓塞风险很低或没有增加，如果认为激素治疗合适，非口服途径是具有血栓栓塞危险因素女性的选择方案。因此，虽然血栓栓塞性疾病患者 MHT 过程中血栓形成风险增大，但其仍不是 MHT 的禁忌证，临床工作中需结合患者的具体情况进行个体化治疗，建议在专科严密的血栓监测下使用经皮雌激素治疗。

（杨　欣　姜晓琳）

临床病案解析

病例

患者，50 岁。主诉"绝经 1 年余，潮热出汗、心前区不适 10 个月"。

生育史：$G_3P_1A_2L_1$，剖宫产。

体格检查：生命体征正常，无异常发现

辅助检查：心电图显示正常。

诊断：绝经综合征。

治疗方案与思路：患者已绝经，有潮热出汗、心前区不适等绝经相关症状，有 MHT 适应证，无

禁忌证，给予雌二醇 / 屈螺酮片，每日 1 片。用药 1 周后患者自觉潮热出汗、心前区不适症状有所缓解，继续用药至 1 个月，上述症状基本缓解，继续用药至 2 月余时，出现轻度呼吸困难，诊断为肺栓塞（周围性），即刻停用雌二醇 / 屈螺酮片，给予抗凝治疗，15 天后好转，口服药物治疗 1 个月，经过相关检查后，服药 2 个月后停药，复查肺栓塞治愈。半年后患者上述潮热出汗、心悸症状出现并较前加重，患者要求继续接受雌激素治疗，鉴于患者的情况进行全面检查，如凝血功能、血液黏稠度、心肌损伤标志物等，改用每日雌二醇凝胶涂抹一卡尺（含 1.5mg 雌二醇），同时每日口服 5mg 地屈孕酮，1 个月、2 个月、3 个月复查，上述症状逐渐缓解，无血栓等症状。半年后复查体检和辅助检查无异常，继续用药至 1 年，常规查体，无 MHT 禁忌证，维持 MHT 用药方案。

专家点评：患者 50 岁，绝经 1 年余，出现绝经相关症状，按 2023 版指南有 MHT 适应证，病史及查体无异常，无禁忌证。有子宫者给予无月经方案，需雌孕激素联合用药。治疗中无明显诱因出现周围性肺栓塞（轻型），肺栓塞治愈后，患者仍要求绝经激素治疗，为安全起见可改为经皮用药。给予雌二醇凝胶 1 卡尺 /d，同时口服 5mg/d 地屈孕酮，雌激素经皮给药避免了口服的肝首过效应，减少了对肝脏合成蛋白质、凝血因子生成的影响，与口服相比，经皮雌激素的静脉血栓、心血管事件、胆囊结石的风险显著降低，符合指南推荐。用药前需给患者交代注意事项和风险，患者理解并接受新方案继续治疗，配合医生随访和自我健康监测。

（张雪玉）

参考文献

1. GODIN R, MARCOUX V, TAGALAKIS V. Abnormal uterine bleeding in women receiving direct oral anticoagulants for the treatment of venous thromboembolism. Vascul Pharmacol, 2017, 93-95: 1-5.

2. BAGLIN T, BAUER K, DOUKETIS J, et al. Duration of anticoagulant therapy after a first episode of an unprovoked pulmonary embolus or deep vein thrombosis: guidance from the SSC of the ISTH. J Thromb Haemost, 2012, 10 (4): 698-702.

3. CANONICO M, PLU-BUREAU G, SCARABIN PY. Progestogens and venous thromboembolism among post-menopausal women using hormone therapy. Maturitas, 2011, 70 (4): 354-360.

4. ROACH RE, LIJFERING WM, HELMERHORST FM, et al. The risk of venous thrombosis in women over 50 years old using oral contraception or postmenopausal hormone therapy. J Thromb Haemost, 2013, 11 (1): 124-131.

5. SWEETLAND S, BERAL V, BALKWILL A, et al. Venous thromboembolism risk in relation to use of different types of postmenopausal hormone therapy in a large prospective study. J Thromb Haemost, 2012, 10 (11): 2277-2286.

第二节　肝肾功能不全与 MHT

一、2023 版指南要点

药物进入人体需要经肝肾代谢,因而肝肾功能是 MHT 启动前最基本的评估项目之一。2023 版指南中"三、MHT 的适应证、禁忌证及慎用情况"部分明确指出,严重肝肾功能不全为 MHT 的禁忌证。若重复测定肝肾功能高于正常值的 2~3 倍,建议先行内科诊疗,暂不开始 MHT。对于肝肾功能轻度异常的患者,应用 MHT 时推荐经皮途径。

在启动 MHT 时,需要重视基础肝肾功能的评估,常见的肝肾功能指标包括血清谷丙转氨酶(alanine aminotransferase,ALT)、谷草转氨酶(aspartate transaminase,AST)、碱性磷酸酶(alkaline phosphatase,ALP)、γ 谷氨酰基转肽酶(gamma-glutamy ltransferase,GGT)、胆红素、白蛋白、凝血酶原活动度(prothrombin activity,PTA)、血清肌酐(creatinine,Cr)、血清尿素氮(blood urea nitrogen,BUN)、肾小球滤过率(glomerular filtration rate,GFR)等。当患者的肝肾功能检测出现异常数值时,应重复测定,避免检验误差;若重复测定值仍高于正常值的 2~3 倍,建议先行内科诊疗评估和治疗;如患者的绝经相关症状难以忍受,可考虑先予以非 MHT 治疗方案,或选用经皮途径给药,降低肝脏代谢负担;对于严重肝肾功能不全尤其是肝功能异常的患者,禁用 MHT。

二、2023 版指南相关内容的进展

2023 版指南延续了 2018 年指南的精髓,关注 MHT 使用者的肝肾功能,并给出了肝肾功能不全的警戒值(为正常值的 2~3 倍),而无论是 2016 年国际绝经学会的绝经激素治疗指南、2020 年韩国绝经学会的绝经激素治疗指南,还是最新的 2022 年北美绝经协会绝经激素治疗指南,均未给出肝肾功能不全患者 MHT 应用的具体建议。2023 版指南将使我国基层医生的 MHT 临床实践更规范、更精准。

三、2023 版指南相关内容立场与推荐的依据

在更年期门诊中,不乏存在肝肾功能不全的患者,该如何处理这些患者的绝经症状,是困扰基层临床医生的难题。在 2023 版指南修订过程中,编写专家经过了充分的循证和讨论,相关意见如下。

(一) 肝功能不全

1. **肝生化指标**　临床肝生物化学指标是判断有无肝损害、评估肝病严重程度、追踪肝病进展以及判断治疗效果和预后的重要临床检验指标,常用于评价肝功能的生化指标主要包括:① ALT 和 AST,反映肝损伤的指标;② ALP 和 GGT,通常结合 GGT 来确定 ALP 是否来源于肝,如果 ALP 和 GGT 同时升高则提示肝胆疾病可能性大;③胆红素,以非结合胆红素升高为主时,可能为肝前疾病引起,结合胆红素升高提示存在肝脏疾病;④白蛋白和 PTA,均反映肝细胞的合成和储备功能,但受肝外因素的影响。临床中各项指标互相验证,互为补充,综合判断有助于明确肝脏病变和缩小鉴别诊断范围。

2. **肝损伤和肝功能分级**　临床上可用肝生化指标的实验室检查异常程度作为参考指标,反映肝功能损害程度(表 14-1)。

表 14-1　慢性肝炎的实验室检查异常程度参考指标

项目	轻度	中度	重度
ALT 和 / 或 AST/(IU·L^{-1})	≤正常 3 倍	>正常 3 倍	>正常 3 倍
胆红素 /(μmol·L^{-1})	≤正常 2 倍	>正常 3~5 倍	>正常 5 倍
白蛋白 /(g·L^{-1})	≥35	>32~<35	≤32
A/G	≥1.4	>1.0~<1.4	≤1.0
电泳 γ 球蛋白 [*]/%	≤21	>21~<26	≥26
凝血酶原活动度 /%	>70	60~70	>40~<60
胆碱酯酶 [**]/(U·L^{-1})	>5 400	>4 500~≤5 400	≤4 500

注：[*] 用电泳法测定血清 γ 球蛋白；[**] 有条件开展胆碱酯酶检测的单位，可参考本项目。

对于慢性肝脏疾病患者，临床常用 Child-Pugh 分级评估肝脏储备功能（表 14-2），根据评分总和将肝储备功能分为 A、B、C 三级，分数越高，肝脏储备功能越差。

表 14-2　Child-Pugh 分级

项目	1 分	2 分	3 分
肝性脑病	无	1~2 度	3~4 度
腹腔积液	无	轻度	中重度
总胆红素 /(μmol·L^{-1})	<34	34~51	>51
白蛋白 /(g·L^{-1})	>35	28~35	<28
PT 延长 /s	<4	4~6	>6

注：5~6 分为 A 级，7~9 分为 B 级，10~15 分为 C 级。

3. 肝功能异常患者的 MHT 应用建议　严重肝肾功能不全为 MHT 的禁忌证。对于 MHT 处方前发现肝脏生化指标异常者，应重复测定避免检验误差；有活动性肝疾病、肝功能异常者（ALT 和 / 或 AST 为正常值的 2~3 倍以内），肝功能评级 A 级内（<7 分）的慢性肝疾病患者，当患者的绝经相关症状难以忍受时，可与内科、药剂科等相关科室 MDT 共同决定，可先用非 MHT 疗法；必须应用 MHT 时推荐经皮途径，可降低肝代谢的负担。

（二）肾功能不全

1. 肾功能不全患者的 MHT 原则　肾功能不全可分为急性肾损伤和慢性肾脏病（chronic kidney disease，CKD），需区别对待。对于急性肾损伤者，无疑治疗急性肾损伤为更重要的目标，需抓住主要矛盾，不推荐 MHT。对于 CKD 患者，目前按国际公认的肾脏病预后质量倡议（K/DOQI）工作组制定的指南，根据肾小球滤过率

（GFR）分为 1~5 期（表 14-3）。单纯 GFR 轻度下降（60~89ml/min）而无肾损害表现者，不能认为存在 CKD；只有当 GFR<60ml/min，才可按 CKD 3 期对待；当 GFR<15ml/min 时，为 CKD 5 期，即终末期肾病（end stage renal disease，ESRD），需适时行肾脏替代治疗。目前关于 CKD 患者的 MHT，研究数据较少，结论并不一致，MHT 需结合获益风险评价，个体化并酌情谨慎使用。

表 14-3　慢性肾脏病分期（K/DOQI）

单位：ml/(min·1.73m^2)

分期	特征	GFR
1 期	GFR 正常或升高	≥90
2 期	GFR 轻度降低	60~89
3a 期	GFR 轻到中度降低	45~59
3b 期	GFR 中到重度降低	30~44
4 期	GFR 重度降低	15~29
5 期	终末期肾病	<15 或透析

注：GFR（女）=175× 血清肌酐（mg/dl）$^{-1.154}$× 年龄（岁）$^{-0.203}$×0.742。

2. 慢性肾功能不全患者的 MHT 个体化建议　CKD 女性骨质疏松和心血管疾病的风险更高，MHT 可降低这些风险；CKD 女性发生静脉血栓栓塞和恶性肿瘤的风险显著增加，这增加了 MHT 用药的风险；MHT 对肾功能和蛋白尿的影响，是否会加速肾功能不全的疾病进展，有限的结果并不一致，尚无定论。一些间接证据表明在 CKD 女性中应用雌激素有益。研究显示，对于没有性成熟的身材矮小的 CKD 女性，从 11 岁开始雌激素补充治疗，对于她们的生长发育意义重大；

韩国的全国健康调查显示,有 MHT 使用史的女性患终末期肾病(ESRD)的风险降低了 30%。

MHT 改善 CKD 或肾移植术后患者血管舒缩症状的最佳剂量/持续时间、获益风险比尚不清楚。部分 ESRD 患者进行了肾移植治疗,需长期口服免疫抑制剂,在此类患者中的 MHT 数据更为缺乏。尽管雌激素主要在肝/胃肠道代谢,但是小样本研究显示,CKD 可以改变外源性雌激素的药代动力学,ESRD 女性口服雌二醇的剂量应至少减少为常规剂量的 50%。目前尚缺乏 CKD 中孕激素的药代动力学信息。

总体而言,CKD 患者中 MHT 的应用率较低。对于 CKD 患者的 MHT,应充分评估获益和风险、知情同意、个体化使用,应用过程中密切监测肾功能;严重的肾功能不全患者不推荐 MHT。

临床病案解析

病例 1

患者,48 岁。主诉"月经紊乱 1 年余,潮热出汗伴失眠 10 个月"。

现病史:1 年余前出现月经紊乱,稀发为主,量时多时少。10 个月前出现潮热出汗,7~10 次/d,近 2 个月加重,影响睡眠,伴有骨关节疼痛,Kupperman 评分 28 分。

月经生育史:平素月经规律,量中等,无痛经。末次月经为 46 天前。$G_3P_1A_2$。

体格检查:身高 159cm,体重 70kg,BMI 27.7kg/m^2,全身体格检查及妇科检查无特殊。

辅助检查:FSH 48.3mIU/ml,LH 36.6mIU/ml,E_2<15pg/ml,P 0.6ng/L;甲状腺功能未见异常;ALT 72U/L,AST 39U/L,复查 ALT 76U/L,AST 42U/ml;余指标未见明显异常。彩超提示肝弥漫性回声改变(考虑中度脂肪肝);子宫附件未见异常(内膜厚度 4mm)

诊断:绝经综合征;非酒精性脂肪肝;超重。

治疗方案与思路:48 岁患者,月经紊乱 1 年余,处于围绝经期,近 10 个月出现潮热、出汗、失眠、骨关节疼痛等围绝经期症状,Kupperman 评分 28 分,严重影响生活质量,符合 MHT 适应证。患

者血生化检查发现肝功能异常,ALT、AST 轻度升高,小于正常值高限 2 倍,肝脏超声提示中度脂肪肝,经消化内科会诊考虑为非酒精性脂肪,建议减重,同时保肝药物(水飞蓟素)治疗。患者无 MHT 禁忌证,与患者沟通愿意接受 MHT 治疗,推荐雌激素经皮给药,雌孕激素序贯治疗:雌二醇凝胶 1 卡尺(2.5g,含雌二醇 1.5mg)1 次/d×28 天+地屈孕酮片 10mg/次 1 次/d×14 天。1 个月后复诊,相关症状明显改善,复查肝功能,ALT 52U/L,轻度升高,较前好转,继续减重+保肝+MHT 原方案治疗。

专家点评:患者为围绝经期女性,绝经相关症状严重,影响生活质量,有 MHT 适应证、无禁忌证,但患者肝功能轻度异常,复查 ALT 仍增高。彩超提示中度脂肪肝。选择方案原则:天然激素,经皮用药。同时治疗过程中注意监测肝功能。

病例 2

患者,51 岁。主诉"子宫全切术后 3 年,潮热伴情绪低落半年"。

现病史:3 年前因子宫腺肌病行腹腔镜子宫全切术。近半年有潮热,起初 5~6 次/d,近 1 个月加重,15 次/d,伴有情绪低落,失眠早醒,头晕乏力,Kupperman 评分 32 分。

既往史:慢性肾功能不全 10 余年,长期服用保肾药物,尚不需透析。

月经生育史:月经初潮 14 岁,既往月经规律,量中等,重度痛经。$G_2P_1A_1L_1$,剖宫产。

体格检查:身高 160cm,体重 60kg。阴道黏膜充血、菲薄,阴道残端未见异常,盆腔未及包块。

辅助检查:FSH 58.54mIU/ml,LH 42.36mIU/ml,E_2<15pg/ml,BUN 8.7mmol/L,Scr 110μmol/L,GFR 45.11ml/(min·1.73m^2),尿蛋白(+)。

诊断:绝经综合征;慢性肾功能不全(CKD 3a 期);子宫切除术后。

治疗方案与思路:患者为绝经后早期女性,子宫已切除,出现重度绝经相关症状半年,生殖激素检查提示绝经伴低雌激素状态,合并中度慢性肾功能不全。具有 MHT 适应证,存在肾功能不全但未达重度,非绝对禁忌证。完善 MHT 相关检查后,给予雌二醇凝胶 1 卡尺(2.5g 凝胶)外用,1 次/d。1 个月后复诊潮热症状明显改善,复查肾功能较前无明显变化,给予减量至半卡尺(1.25g

凝胶,含雌二醇 0.75mg),1 次 /d 维持。并教育患者需重视和加强随访和复诊。

专家点评:患者因腺肌病已切除子宫,出现重度绝经相关症状,生殖激素检查提示绝经伴低雌激素状态。该患者具有 MHT 适应证,但存在肾功能不全(未达重度),无绝对禁忌证。无子宫推荐单用雌激素治疗,经皮给药为宜。此患者为腺肌病,非盆腔子宫内膜异位症,所以无须先给雌孕激素联合用药 2 年。患者存在肾功能不全,用药前应与患者详细沟通用药风险,过程中注意监测肾功能,建议使用最低有效剂量。

(曹媛 王艳 史惠蓉)

参考文献

1. 中华医学会肝病学分会, 中华医学会消化病学分会. 常用肝脏生物化学试验的临床意义及评价共识. 中华肝脏病杂志, 2010, 18 (5): 387-393.
2. KWO PY, COHEN SM, LIM JK. ACG Clinical guideline: evaluation of abnormal liver chemistries. Am J Gastroenterol, 2017, 112 (1): 18-35.
3. AMIRKASHANI D, ROHANI F, KHODADOST M, et al. Estrogen replacement therapy: effects of starting age on final height of girls with chronic kidney disease and short stature. BMC Pediatr, 2022, 22 (1): 355.
4. AHN S Y, CHOI Y J, KIM J, et al. The beneficial effects of menopausal hormone therapy on renal survival in postmenopausal Korean women from a nationwide health survey. Sci Rep, 2021, 11 (1): 15418.
5. The 2022 hormone therapy position statement of The North American Menopause Society. Menopause, 2022, 29 (7): 767-794.

第三节 心血管系统疾病与 MHT

一、2023 版指南要点

心血管疾病是绝经过渡期女性健康的关注重点,由于代谢变化出现内脏脂肪增多、血脂异常、血糖异常、非酒精性脂肪肝、高血压等一系列风险因素,不断变化的激素环境可能使绝经过渡期女性的心血管疾病风险增加。MHT 可改善多数危险因素,降低使用者的心血管疾病风险。鉴于此,2023 版指南提出,对于年龄 <60 岁、绝经 10 年内且无心血管疾病的女性启动 MHT 不增加冠状动脉粥样硬化性心脏病(简称冠心病)和卒中的风险,且能够降低冠心病死亡率和全因死亡率;对于年龄 ≥60 岁、绝经超过 10 年的女性,启动 MHT 增加冠心病风险,缺血性卒中的发生风险可能轻度增加,但与出血性卒中无相关性。低剂量经皮雌激素皮贴或雌二醇凝胶不增加卒中风险。围绝经期及绝经早期启动 MHT 可降低心血管损害并可能是获益的“机会窗”。高血压是心血管疾病的危险因素,高血压病患者应在内科进行专科治疗,在血压稳定后进行 MHT,不增加其心血管病风险。

二、2023 版指南相关内容的进展

2023 版指南中关于心血管疾病与 MHT 相关性的观点与 2018 版指南基本一致:绝经早期启动 MHT 不增加冠心病和卒中风险,还可降低冠心病死亡率和全因死亡率;不建议单纯为预防冠心病启动 MHT。2023 版指南对于相对衰老和绝经较久的女性(>60 岁和绝经超过 10 年),细分了心血管疾病的风险。MHT 增加冠心病和缺血性卒中风险,但不增加出血性卒中风险。同时也推荐经皮低剂量用药,不增加卒中风险(经皮雌激素皮贴 <50μg/d 或雌二醇凝胶 <2g/d)。

三、2023 版指南相关内容立场与推荐的依据

2023 版指南针对合并心血管性疾病的绝经期女性的 MHT 管理要点作出了总结,笔者汇总相关文献进行循证证据分析,对指南内容作出解读如下。

(一)绝经期女性的心血管疾病风险

心血管疾病是绝经后女性死亡的主要原因,

包括冠心病、脑卒中和外周血管性疾病等。随着过渡到围绝经期,女性患心血管疾病的风险逐渐增加。绝经期间雌激素浓度下降导致内皮和血管功能受损以及全身炎症增加,促进动脉粥样硬化过程。此外,绝经还会导致一些心血管疾病危险因素的积累,如腹型肥胖、动脉粥样硬化性血脂异常、胰岛素抵抗和动脉高血压等。绝经后女性脂肪氧化减少,能量消耗减少,体内脂肪重分布导致内脏脂肪堆积,胆固醇、低密度脂蛋白、甘油三酯水平升高,载脂蛋白浓度升高,动脉粥样硬化风险升高。荟萃分析表明,与绝经年龄正常女性相比,卵巢早衰和早绝经(<45 岁)女性的心血管疾病风险[$RR=1.19, 95\% \ CI(1.08, 1.31)$]和冠心病的全因死亡率[$RR=1.12, 95\% \ CI(1.03, 1.21)$]显著升高。另一项荟萃分析中,与 50~54 岁自然绝经相比,35 岁之前及 35~39 岁行手术绝经均使心血管疾病风险增加,分别是 2.5 倍和 2 倍。这些研究都证实了早绝经与心血管疾病之间的关联。

(二)绝经 MHT 的心血管风险和获益

鉴于绝经会增加心血管疾病风险,因此 MHT 是否降低心血管疾病风险同时被重点关注。标志性的 RCT 是一项妇女健康倡议(WHI)的研究,该研究旨在探究 MHT 对心血管疾病(冠心病为主要结局)和乳腺癌风险的影响。WHI 研究表明,与安慰剂组相比,联合结合雌激素和甲羟孕酮治疗的女性的缺血性心脏病、脑卒中和总体心血管疾病的风险均增加,但亚组分析发现,单独使用雌激素的 50~59 岁人群的冠心病风险显著降低。2015 年发表的一项 Cochrane 荟萃分析显示,在 60 岁之前或绝经 10 年内开始 MHT,冠心病风险[$RR=0.52, 95\% \ CI(0.29, 0.96)$]和全因死亡率[$RR=0.70, 95\% \ CI(0.52, 0.95)$]均会降低,但对卒中风险无影响。基于此,提出了时间假说:对于绝经 10 年内或<60 岁的绝经女性,MHT 有助于降低冠心病风险且不会增加卒中风险。对于>60 岁或绝经超过 10 年的女性,MHT 会增加冠心病、脑卒中风险。再次强调,MHT 不推荐用于无适应证而仅为预防心血管疾病风险的人群。

(三)合并心血管疾病风险女性的 MHT 方案选择

对于合并心血管疾病风险的绝经女性,经皮雌激素优于口服雌激素。经皮雌激素不会增加甘油三酯水平,并且与静脉血栓栓塞风险增加关系不大。一项巢式病例对照研究比较了口服结合雌激素和透皮雌激素治疗,在低剂量透皮雌激素(<50μg/d)组中观察到卒中风险降低,而高剂量经皮雌激素组和口服雌激素组中卒中风险均增加。2019 年发表的荟萃分析也表明,<50μg/d 的经皮雌激素与微粒化黄体酮联合使用似乎是降低静脉血栓栓塞和卒中风险的最安全选择。这可能是因为经皮雌激素避免了肝脏的首过效应,从而产生稳定的雌激素血清水平,对肝脏蛋白合成影响较少,阻断了炎症和血栓形成的凝血级联反应。对于有心血管疾病的绝经女性,如合并血脂异常,应综合评估其心血管风险,制订合适的用药方案,包括雌激素剂量、给药途径及孕激素类型的选择,并制订合适的生活方式和药物干预降脂方案。

(杨 欣 宋宇仪)

临床病案解析

病例

患者,52 岁。主诉"反复胸痛、气短 3 年,闭经 10 个月"。

现病史:患者于 3 年前无明显诱因出现胸闷、憋喘,呈阵发性,活动和生气后加重,休息后症状缓解,无夜间阵发性呼吸困难,伴有心慌不适,食欲减退,乏力,睡眠差。患者 1 年前因"胸痛"入住心内科,冠脉造影前降支中段狭窄 30%。出院后多种用药。近 2 年月经不规律,前次月经为 10 个月前。因再发"胸痛、气短 1 日"就诊于急诊心内科。追问病史,胸闷气短症状自月经紊乱开始,反复发作与情绪相关,心内科治疗无效,相关检查已排除器质性病变。

既往史:高血压 5 年,服坎地沙坦 8mg/d,控制不理想。

个人史/家族史:$G_3P_2A_1L_2$,无家族高血压病史。

体格检查:血压 150/90mmHg,无肢体活动障碍,无肢体麻木,无视物旋转。妇科查体:阴道少量白带,宫颈光滑,子宫中位,正常大小,双附件区未触及异常。

辅助检查：BMI 17kg/m²，体脂率 38%。复查冠脉无异常，排除肺栓塞和主动脉夹层等引起胸痛的原因。头颅 CT、经颅多普勒超声未见异常。心梗三项正常，心电图正常。24 小时动态血压显示全天平均血压为 131/79mmHg。高血压三项均正常，活动平板阴性。盆腔超声提示子宫内膜 0.3cm。FSH 57mIU/ml，E_2 18.56pg/ml，血 25-羟维生素 D 12.94ng/ml，骨密度测定 Z 值<1.5，骨量减少。完善更年期症状评分、心理和营养评估。改良 Kupperman 评分为 25 分（中度），PHQ9 评估表 16 分（中度抑郁），GAD7 评估 13 分（中度焦虑）。

诊断：高血压 1 级；绝经综合征；冠心病？

治疗思路与方案：患者反复胸痛、气短 3 年，月经稀发 2 年，闭经 10 个月，出现明显潮热、多汗、心烦、易激惹、乏力，几乎无性生活，睡眠差伴夜间阵发性呼吸困难、全身肌肉疼痛及腰背部疼痛、食欲缺乏、情绪低落。近期体重下降 4kg。这是以绝经综合征为主的一组症候群，首先要心理疏导，建立健康的生活方式，但主要治疗是激素补充和抗焦虑治疗，联合精神心理科和心血管内科会诊。

目前的血压情况可以继续原用药，定期随访。因患者子宫 B 超和性激素检测结果提示处于绝经状态，无月经需求，给予雌二醇 / 屈螺酮口服，每日 1 片，阴道局部雌激素用药改善性生活；盐酸度洛西汀 30mg/d；奥氮平 1.25mg，每晚 1 次；普瑞巴林 75mg/d；维生素 D_2 15mg，肌内注射，2 周 1 次，补充钙剂。健康教育，增加抗阻力运动、日晒

时间，治疗 1 个月后复诊，改良 Kupperman 评分 10（轻度），PHQ9 评估表 5 分（抑郁倾向），GAD7 评估 3 分（轻度焦虑），潮热出汗、阴道烧灼感症状显著好转，无乳腺胀痛，停普瑞巴林，余治疗继续。嘱继续随访。

专家点评：绝经综合征的各类症状易与器质性病变的症状混淆，治疗前需仔细分析病史，制订较为全面的体检和辅助检查方案，同时 MDT 也很重要，在排除器质性病变后，方可以按第一适应证进行 MHT。

（张雪玉）

参考文献

1. ANAGNOSTIS P, LAMBRINOUDAKI I, STEVENSON JC, et al. Menopause-associated risk of cardiovascular disease. Endocr Connect, 2022, 11 (4): e210537.
2. BOARDMAN HM, HARTLEY L, EISINGA A, et al. Hormone therapy for preventing cardiovascular disease in post-menopausal women. Cochrane Database Syst Rev, 2015, 2015 (3): CD002229.
3. ANAGNOSTIS P, STEVENSON JC. Cardiovascular health and the menopause, metabolic health. Best Pract Res Clin Endocrinol Metab, 2023, 25: 101781.
4. RAZ L. Estrogen and cerebrovascular regulation in menopause. Mol Cell Endocrinol, 2014, 389 (1/2): 22-30.
5. RENOUX C, DELL'ANIELLO S, GARBE E, et al. Transdermal and oral hormone replacement therapy and the risk of stroke: a nested case-control study. BMJ, 2010, 340: c2519.

第四节　糖尿病、代谢综合征、肥胖与 MHT

一、2023 版指南要点

2023 版指南强调了绝经对血脂和代谢的影响：围绝经期和绝经后女性易发生胰岛素抵抗、糖调节异常及 2 型糖尿病；围绝经期和绝经后期女性易出现腹部脂肪堆积，且胆固醇、甘油三酯、低密度脂蛋白水平升高的风险增加。

2023 版指南强调，从长期获益的角度，尽早

开始 MHT，对降低血脂、改善代谢异常有益，有助于降低心血管风险。雌激素可降低绝经后女性空腹血糖水平和胰岛素抵抗，增加胰岛素敏感性，改善代谢，有助于血糖控制，预防或延缓发展为 2 型糖尿病。MHT 可改善脂代谢异常，减少腹部脂肪堆积和总体脂肪量，并有助于改善代谢综合征的多种风险因素。

考虑到伴有代谢综合征的肥胖女性有更高的

血栓风险,应优先选择经皮雌激素治疗。对于超重或肥胖且患有代谢综合征女性,指南推荐优先使用低剂量或超低剂量经皮雌激素＋地屈孕酮或黄体酮方案。

二、2023 版指南相关内容的进展

2023 版指南延续了 2018 版的内容,不推荐单纯为预防 2 型糖尿病和改善代谢而进行 MHT。2023 版指南特别指出,MHT 可减少腹部脂肪堆积和总体脂肪量,并有助于改善代谢综合征的多种风险因素。MHT 相关静脉血栓栓塞症风险与肥胖呈正相关,口服雌激素可增加血栓风险,对于超重或肥胖且患有代谢综合征女性,2023 版指南推荐低剂量经皮雌激素治疗。

三、2023 版指南相关内容立场与推荐的依据

在 2023 版指南编写过程中,编写专家对关于围绝经期糖尿病、肥胖或代谢综合征的高质量相关文献进行检索分析、反复研讨后提出指南推荐,主要循证依据如下。

(一) 绝经与糖脂代谢异常风险

流行病学证据表明,与绝经前状态相比,围绝经期有更高的心血管风险,如中心性肥胖、血脂异常、动脉粥样硬化、血糖代谢异常、高血压和非酒精性脂肪肝。绝经后女性脂肪氧化减少、能量消耗减少,脂肪更多分布到皮下和内脏组织中,这可能是由于雌激素浓度降低导致脂肪组织中脂蛋白脂肪酶活性上调,脂肪分解程度降低。与绝经前女性相比,绝经后女性的胸部脂肪增加 36%,腹腔内脂肪增加 49%。此外,雌激素可以促进胰岛 β 细胞的增殖和分泌,绝经后由于雌激素水平下降导致胰岛素抵抗增加。血脂异常和胰岛素抵抗会促进游离脂肪酸向肝脏的流入增加,并促进非酒精性脂肪肝的发展。

(二) MHT 与糖脂代谢改善

许多证据支持 MHT 可以改善心血管疾病的相关危险因素,包括肥胖、血脂异常、糖代谢异常等。雌激素可以降低总胆固醇、低密度脂蛋白水平,并升高高密度脂蛋白水平,改善程度与雌激素剂量呈正相关。但口服雌激素有可能增加甘油三酯水平,而经皮雌激素不增加或降低甘油三酯水

平。MHT 还可以提高胰岛素敏感性、促进胰岛素分泌,并促进肌肉组织对葡萄糖的摄取,进而改善糖代谢,从而降低 2 型糖尿病的风险。

(三) MHT 治疗期间血栓形成的风险因素和评估

口服雌激素的肝脏首过效应导致多种肝源性凝血因子增加,与安慰剂组相比,口服雌激素的深静脉血栓栓塞(VTE)发生风险提高了 1.7 倍。鉴于雌激素的血栓风险,对于 MHT 期间的血栓风险应谨慎评估。血栓栓塞的常见风险主要有静脉血栓栓塞病史、超重/肥胖、血栓形成倾向、吸烟、自身免疫性疾病、慢性炎症性疾病、近期手术、外伤或行动不便等。在一项绝经期女性血栓风险增加事件的系统性综述中,既往有 VTE 病史的女性使用口服雌激素的 VTE 复发风险比未使用组高 6 倍,而使用经皮雌激素的 VTE 风险没有差异;与相同 BMI 的未使用雌激素的患者相比,超重和肥胖者口服雌激素的 VTE 风险增加 1.8 倍和 1.6 倍,使用经皮雌激素的 VTE 风险没有差异;CYP3A5 的等位基因多态性改变、血栓形成前因子 V 突变或凝血酶原基因($G20210A$)突变也会使口服雌激素的血栓风险提高;其他风险因素包括肥胖、静脉曲张、吸烟、制动、近期手术、近期患癌症、高血压、心血管或脑血管疾病、骨髓增生性疾病和遗传性血栓形成倾向。因此,对于绝经女性应谨慎评估其所有血栓栓塞风险,尽量选择经皮 MHT 给药降低血栓发生风险。

(四) 雌激素和孕激素的类型与用药途径的选择

研究表明,雌激素可以剂量依赖性地降低胆固醇和低密度脂蛋白水平,并增加高密度脂蛋白水平,其中以结合雌激素作用最为显著,口服比经皮给药效果更好。对甘油三酯的作用取决于给药方式,口服雌激素可能会升高甘油三酯浓度,而使用经皮雌激素后甘油三酯浓度可能降低或无变化。口服雌激素的肝脏首过效应导致多种肝源性凝血因子增加,使用口服雌激素的 MHT 与血栓疾病发生风险相关,经皮雌激素不会增加血栓风险。在一项病例对照研究中发现,口服雌激素与孕激素联合、单纯口服雌激素和单纯经皮雌激素治疗 3 组 MHT 女性中,发生 VTE 的相对风险分别为 1.54 [95% CI(1.44,1.65)]、1.49 [95% CI

(1.37，1.63)]和 1.01［95% CI(0.89，1.16)］。此外，研究还发现低剂量经皮雌激素和高剂量经皮雌激素的 VTE 风险没有差异。与口服雌激素方案相比，经皮雌激素不影响凝血系统且不增加 VTE 风险。为降低口服雌激素引起的血栓栓塞风险，对于血栓高风险的超重或肥胖患者，建议首选经皮雌二醇治疗。

孕激素对于血脂的影响取决于孕激素类型，目前的研究表明，微粒化黄体酮和地屈孕酮对血脂分布的影响是中性的，是 MHT 首选的孕激素。在一项随机对照试验中，使用黄体酮或安慰剂 3 个月后，黄体酮组和安慰剂组的血压、体重、BMI、腰围、总胆固醇、低密度脂蛋白和甘油三酯的变化无显著差异，说明黄体酮在短期心血管风险方面是安全的。

（五）替勃龙对血脂和血栓风险的影响

替勃龙属于组织选择性雌激素活性调节剂，其在人体内代谢为 3 种产物，与性激素受体结合，分别发挥雌激素、孕激素和雄激素作用。绝经后出现血脂异常和心血管疾病风险增高，替勃龙同样可以发挥降脂作用，并且这种降脂效果在高胆固醇血症或高甘油三酯血症、超重和肥胖女性中更为显著。一项纳入了 26 项 RCT 的荟萃分析发现，与安慰剂相比，替勃龙可显著降低总胆固醇、低密度脂蛋白和甘油三酯水平，在 BMI ≥ 25kg/m² 和基础血脂水平更高的女性中降低更明显。

血栓风险是 MHT 评估的重要方面，在一项纳入 4 万余例绝经后女性的大型病例对照研究中，单独使用替勃龙或联合孕激素治疗均不增加 VTE 发生风险。一项纳入 4 538 例绝经后女性的 RCT 研究发现，替勃龙组（平均年龄 68 岁）的脑卒中发生风险比安慰剂组高［相对风险比 2.19，95% CI(1.14，4.23)］，绝大多数是局部缺血。脑卒中的总体风险随年龄增长而增加。

（杨 欣 宋宇仪）

临床病案解析

病例 1

患者，56 岁。主诉"月经紊乱伴潮热出汗等

4 年，停经 13 个月，血糖不稳定 1 年"。

现病史：4 年前开始月经紊乱，周期长短不一(22~40 天)，经期延长(6~12 天)，并出现潮热出汗、关节痛、心悸、情绪低落、经常失眠，曾先后到骨科、心内科等多个学科就诊，均未发现明显异常。中药调经治疗无明显改善，曾因潮热出汗、心悸自行口服丹参滴丸、坤宝丸、谷维素等，症状时有好转。3 年前体检查发现血糖偏高，口服降糖药后血糖能控制在 6~7mmol/L；1 年余前绝经，绝经后常规用药，空腹血糖常高于 8mmol/L，餐后血糖多高于 13mmol/L。在内分泌科调整血糖时，医生考虑患者绝经后 1 年出现血糖不稳，并有潮热出汗、失眠等症状，建议妇科内分泌科就诊。现患者 Kupperman 评分 26 分。病程中无不规则阴道流血、排液，无发热等不适。

既往史：糖尿病史 3 年，口服格列苯脲降糖。否认高血压、心脏病史，否认传染病史，否认乳腺癌及血栓病史。

月经生育史：平素月经规律，绝经 1 年 3 个月，G₂P₁。

体格检查：BMI 28.8kg/m²，血压、心率正常。妇科检查：阴道无血，宫颈光滑，子宫略小，双附件区无占位。

辅助检查：FSH 68.4IU/L，LH 59.3IU/L，E₂ 35.2pmol/L；空腹血糖 7.3mmol/L；余血生化等实验室检查均在正常范围。骨密度：椎骨 T 值为 -2.0，髋骨 T 值为 -1.0。经阴道超声提示内膜厚 0.3cm，回声均匀。乳腺超声提示 BIRADS 2 级。心电图、肝胆超声、宫颈 TCT(-)。

诊断：绝经综合征；糖尿病；肥胖；骨量减少。

治疗方案与思路：患者为绝经期女性，有潮热出汗、心悸、失眠、关节痛、情绪低落等典型绝经相关症状，Kupperman 评分达 26 分，并有低骨量，该患者有 MHT 适应证、无 MHT 禁忌证。根据绝经指南，患者绝经 1 年余，年龄 56 岁，可选择无月经样出血的连续联合方案。考虑患者 BMI>28kg/m²，腹围 86cm，且为有糖尿病的肥胖女性，该类患者有更高的血栓风险，所以选择经皮雌激素治疗更为妥当。治疗方案：①继续降糖治疗，格列本脲每日 2.5mg，2 次/d，口服；②MHT，雌二醇凝胶每天 0.5 卡尺(含雌二醇 0.75mg)，外涂，地屈孕酮片 5mg，1 次/d，口服；③补钙和维生素 D，碳酸钙 D

1.5g/d,口服,必要时骨科联合诊疗增用双膦酸盐类药物等;④健康生活方式指导,包括适当减重、健康饮食和适当运动。

患者用药 1 个月后症状明显好转,Kupperman 评分为 14 分,无不规律阴道流血、乳房胀痛等不适。6 个月后复诊,已无明显不适,Kupperman 评分为 5 分,血糖在降糖药控制下能稳定在 6~7mmol/L。体重降为 67kg,腹围 80cm。现继续目前治疗中。

专家点评:围绝经期最根本的变化是卵巢功能衰退导致的低雌激素状态。这些激素水平的变化与胰岛素抵抗、脂代谢紊乱密切相关,雌激素口服能更大程度减少糖尿病的进展,可改善脂代谢异常,减少腹部脂肪堆积和总体脂肪量,并有助于改善代谢综合征的多种风险因素。但糖尿病患者的冠心病风险发生率会增高,应用 MHT 时需加强监护。同时伴有代谢综合征的肥胖女性有更高的血栓风险,应优先选择经皮雌激素治疗。该患绝经超过 1 年,STAW+10+1b 期,可以选择连续联合方案。考虑到肥胖是糖尿病发生的重要危险因素,绝经过渡期内脏脂肪的增加和肌肉的减少更为显著。即使在 BMI 正常的人群中,向心性肥胖的增加也与死亡风险增加有关。并且体重过高会增加糖尿病、心脑血管疾病风险,所以指导这些女性维持适宜的体重、控制腰围也是非常必要的。这也强调了绝经期综合管理的重要性,强调健康的生活方式,包括多食蛋奶,少食油、盐,限酒、戒烟,足量饮水,同时补充足够的钙剂,每周规律有氧运动,最终来达到提高患者的生活质量和生命质量的目的。

病例 2

患者,51 岁。主诉"月经失调 1 年,潮热出汗 3 个月,停经 2 个月"。

现病史:近 1 年月经不规律,周期不定,有时 1 个月来 2 次,有时 2~3 个月来 1 次,曾用地屈孕酮调经治疗 3 个月,停药后规律 2 个月。3 个月前开始出现潮热出汗,夜间明显,2 个月前出现心烦、易怒,不能很好地控制情绪,现停经 2 月余,中药调理,无月经来潮,症状亦无改善,Kupperman 评分 22 分。

月经史:既往月经规律,量多,无痛经史。

体格检查:血压、心率正常,BMI 30.2kg/m^2,腹围 83cm。妇科检查:阴道无血,宫颈光滑,子宫不大,附件区无包块。

辅助检查:FSH 128IU/L,LH 46IU/L,E$_2$ 139pmol/L;肝功能、肾功能、血糖、血脂无明显异常。超声提示内膜厚 5mm,双侧卵巢扫查不清。

初步诊断:围绝经期异常子宫出血;绝经综合征;肥胖 II 度。

治疗方案与思路:患者为围绝经期女性,肥胖,Kupperman 评分 22 分,暂无代谢综合征。予以地屈孕酮 20mg,1 次/d,口服 10 天,停药 15 天仍无月经来潮,绝经症状无明显改善。减重的同时充分评估,排除 MHT 禁忌证,给予雌二醇片/雌二醇地屈孕酮片(1/10)口服,规律撤退性出血,3 个月后 Kupperman 评分降至 5 分。1 年后评估无新发禁忌证和慎用情况,BMI 28.6kg/m^2,腹围 81cm。给予经皮雌二醇凝胶,每日 0.5 卡尺涂抹皮肤(避开乳房和外阴),同时地屈孕酮 5mg 口服,补钙,继续控制体重,保持健康生活方式。

专家点评:该患者为围绝经期女性,STAW+10+1a 期,在 2023 版指南的 MHT 治疗方案中指出,对于围绝经期患者,如有绝经相关症状,单用孕激素不能很好地改善症状,在排除禁忌证、考虑患者愿意的情况下,可以选择雌孕激素序贯方案。本例患者停经 2 月余,虽然性激素检测提示为绝经期水平,但仍单孕激素治疗 1 个周期,目的是避免雌孕激素序贯治疗过程中出现非预期性出血,引起患者不必要的恐慌。在周期序贯治疗 1 年后,患者进入 STAW+10+1b 期,考虑患者 BMI 较大,属于肥胖女性,腹围>80cm,糖脂代谢、血栓等风险相对增加,给予经皮雌激素给药的方式能更好地规避血栓等风险,使 MHT 利弊风险比最大化。本病例治疗方案适宜,可继续应用,注意规范随访。

病例 3

患者,48 岁。因"绝经 2 年余,伴潮热出汗、心烦、记忆力下降明显"就诊。

现病史:3 年前出现月经不规律,未治疗。2 年前绝经,之后开始出现潮热、出汗,自觉记忆力下降明显,曾口服坤宝丸和更年丹治疗,症状略有缓解。现有潮热出汗、胸闷气短,夜间明显,有时憋闷至醒。

月经生育史：平素月经规律。G₃P₂A₁L₂。

家族史：母亲患糖尿病。

查体：BMI 24.5kg/m²，腹围 71cm。妇科检查：阴道萎缩性改变，宫颈光滑，子宫略小，附件无占位。

辅助检查：FSH 87IU/L，E₂ <15pg/ml。Kupperman 评分 26 分。超声提示内膜厚 3mm，双侧卵巢均偏实。近 2 年多次查空腹血糖 6.5~8mmol/L，未行药物治疗。

诊断：绝经期综合征；糖尿病。

治疗方案与思路：已进入绝经后期，有低雌激素症状和体征，检查无禁忌证，可以进行 MHT。因未满 50 岁，患者希望有月经，予以雌二醇 / 雌二醇地屈孕酮片（1/10）口服，同时指导健康生活方式，予以补钙 + 维生素 D，并告知 MHT 对血糖的有利影响，但非降糖药物，仍需内分泌科指导糖尿病诊治。现患者治疗近半年，Kupperman 评分 4 分，无明显不适，血糖未用降糖药可控制在 6~7mmol/L。MHT 治疗满意度好。

专家点评：围绝经期女性全身脂肪和内脏脂肪增加，尤其是内脏肥胖会增加促炎细胞因子的产生，增加循环中游离脂肪酸，并促进活性氧的产生，导致胰岛素抵抗。另外，围绝经期性激素结合球蛋白水平降低，进一步增加了胰岛素抵抗，导致围绝经期女性 2 型糖尿病风险的增加。MHT 对各种代谢参数有良好的影响，包括减少腹部脂肪沉积、增加脂质氧化和增加能量消耗，能提高胰岛素的敏感性，雌激素也可增加胰岛 β 细胞的胰

岛素分泌，从而降低 2 型糖尿病的风险。并且口服雌激素对胰岛素抵抗、抑制肝脏葡萄糖生成和胆固醇浓度有更强的有益作用。该患为绝经期女性，STAW+10+1b 期，患者 Kupperman 评分 26 分，严重影响患者的生活，无 MHT 禁忌证，考虑到患者年龄和有来月经的诉求，可通过口服方式，采用雌孕激素序贯方案更适宜，血糖控制较好，可见个体化方案选择的重要性。

（阴春霞　刘春梅）

参考文献

1. ANAGNOSTIS P, BITZER J, CANO A, et al. Menopause symptom management in women with dyslipidemias: An EMAS clinical guide. Maturitas, 2020, 135: 82-88.
2. ANAGNOSTIS P, LAMBRINOUDAKI I, STEVENSON JC, et al. Menopause-associated risk of cardiovascular disease. Endocr Connect, 2022, 11 (4): e210537.
3. "The 2022 Hormone Therapy Position Statement of The North American Menopause Society" Advisory Panel. The 2022 hormone therapy position statement of The North American Menopause Society. Menopause, 2022, 29 (7): 767-794
4. SOBEL TH, SHEN W. Transdermal estrogen therapy in menopausal women at increased risk for thrombotic events: a scoping review. Menopause, 2022, 29 (4): 483-490.
5. LV C, ZHANG W, TAN X, et al. The effect of tibolone treatment on lipid profile in women: A systematic review and dose-response meta-analysis of randomized controlled trials. Pharmacol Res, 2021, 169: 105612.

第五节　胆石症与 MHT

一、2023 版指南要点

胆石症是 MHT 的慎用情况之一。因雌激素可促进肝分泌胆固醇，使胆汁内的胆固醇过饱和而形成结石，所以 MHT 可能导致胆结石形成或增大、增多，增加胆石症手术的概率。此外，高雌激素、孕激素水平抑制胆囊平滑肌的收缩，进一步促进胆结石的形成。经皮雌激素和局部雌激素的

使用可以避免肝脏的首过效应，对胆结石的影响较小，可能具有较高的安全性（1 类推荐）。

二、2023 版指南相关内容的进展

胆石症指胆道系统包括胆囊或胆管内发生结石的疾病，中年女性患胆石症和因胆石症手术的概率比男性高 2~3 倍。与患者胆囊收缩功能紊乱和饮食习惯有关，也与女性雌孕激素对胆囊的收

缩及结石形成的影响有关。

雌激素可以促进内源性胆固醇合成，并与肝脏的雌激素受体结合，刺激胆固醇分泌，可使胆汁酸肠肝循环减慢，导致胆固醇作为原料的利用率减少，影响胆汁中胆固醇的稳态平衡。可使胆汁中钙浓度增加，促进胆囊黏膜分泌黏蛋白，黏蛋白将钙的复合物与胆囊黏膜的脱落上皮细胞黏合在一起形成结石核心。孕激素是一种平滑肌松弛剂，与雌激素共同作用可引起胆囊活动迟缓、增大、排空不全，抑制胆囊收缩，导致胆汁潴留，增加成石风险。雌孕激素对胆囊运动的影响，不仅取决于循环血液中的雌孕激素水平，也依赖相应受体的分布。胆石症患者胆囊组织雌孕激素受体的表达上调，使胆囊组织对雌孕激素的敏感性增加，患结石的概率也增加。

2023 版指南细化了 2018 版指南的相关阐述，对于胆囊疾病的慎用情况主要强调胆石症。而对于胆囊息肉、胆囊炎以及胆囊癌等胆道疾病与 MHT 的关系，因相关报道极少，无充分的循证医学证据显示 MHT 与这些疾病发生发展有关，建议充分评估患者情况后谨慎使用 MHT，并加强随访和监测。

三、2023 版指南相关内容立场与推荐的依据

在 2023 版指南编写过程中，编写专家对 MHT 与胆石症的相关问题进行文献检索分析、反复研讨后提出指南推荐。

目前比较一致的共识是绝经女性卵巢功能衰退，雌孕激素水平下降，胆囊结石的患病率不增加，而妊娠和绝经前使用口服避孕药者胆囊结石的发病率增加，可能主要与雌孕激素对胆囊的作用有关。前瞻性队列研究和大型回顾分析显示，口服 MHT 的使用会增加绝经后女性胆结石的发生率和胆囊手术的风险，但也因为胆囊切除概率的增加而减少了胆囊癌的发生风险。而采用经皮或局部使用雌激素，避免了肝脏的首过效应，并未增加胆囊疾病的发生风险和胆囊切除率。

（一）MHT 对胆石症的影响

美国一项关于绝经后激素应用与胆囊切除术关系的大规模研究，调查了 8 年 379 551 例妇女，调整年龄因素后，正在 MHT 者 RR 为 1.8，曾经

MHT 者 RR 下降为 1.4。年龄对有症状的胆石症发生率无显著影响，肥胖则明显增加发生胆石症的危险。正在 MHT 者，随着用药时间延长，胆囊切除的危险增加。国内文献也报道，MHT 者的胆囊切除术 RR 为 2.1，随 MHT 使用时间延长（>10年）上升到 2.6。2017 年 Cochrane 系统评价纳入了 22 项研究，涉及 43 637 名女性，围绝经期或绝经后 MHT 至少 1 年与安慰剂的随机双盲研究，发现连续联合 MHT 增加胆囊疾病的风险。

Erel 等对 1 553 名绝经后女性随访到 70 岁，发现 953 例 MHT 女性中，胆囊结石的发生率为 34%，胆囊切除率为 4%；600 例未用 MHT 者的胆囊结石发生率为 29%，胆囊切除率为 3%，差异没有统计学意义。德国的一项基于人群的横断面研究（SHIP）显示，使用过 MHT 与胆囊疾病发生之间没有相关性；但胆囊切除术的风险明显高于非使用者，有统计学意义；非口服途径 MHT 与胆囊疾病之间没有相关性。透皮和局部雌激素治疗，因为无肝脏的首过效应，对胆囊疾病的影响相对较小。

研究结论存在争议的可能原因有中年女性本身是胆囊结石的高发人群，MHT 后胆囊结石的发病率和手术率的增加是有限的，且 MHT 使用的雌孕激素剂量远远低于妊娠期激素水平和口服避孕药中的剂量。在多因素分析中，胆囊结石的发病还与肥胖、运动、饮食习惯、饮酒等相关。有研究显示，饮食中增加胆固醇的摄入，如不用雌激素，摄入中 24% 增加的胆固醇被排入胆汁中成胆固醇结晶和胆酸，如用激素补充后食物中 38% 增加的胆固醇被排入胆汁成胆固醇结晶和胆酸。就胆囊结石的形成而言，使用激素虽有促进作用，但从另一个角度看，MHT 可降低高胆固醇饮食引起的血液中胆固醇水平升高的程度，并减少其在动脉壁上沉积，MHT 对机体是有保护作用的。所以 MHT 对人体各个系统的作用关系复杂，选择不同的 MHT 方案和给药途径，会产生不同的生理效应，但现阶段仍缺乏高质量的研究证据。对胆囊结石已切除胆囊者，不存在 MHT 对胆囊结石发生的影响，故不影响 MHT 的应用。

（二）MHT 方案的合理选择

MHT 应在医生的指导下选用适当的给药方案、给药途径和剂量，并且定期监测，适时进行调整。

1. MHT 的药物选择　凡是含雌激素的口服药物对胆囊和胆道系统都有一定影响,口服后肠道吸收的雌激素在肝内代谢,存在肝首过效应。经皮雌激素比较符合生理状态,可连续稳定吸收入血,首先进入体循环达全身各组织。经皮雌激素和局部雌激素治疗,均可避免药物的肝首过效应,对胆石症的影响相对较小,可能具有较高的安全性,推荐结合患者具体临床症状及有无胆石症高风险等情况,选择合适的药物和给药途径。

2. MHT 药物剂量　根据绝经症状的轻重,Paganin 给予 1 450 例绝经后女性不同剂量的雌激素补充治疗,结果显示激素用量和胆囊结石发生率、手术率呈正相关,剂量越大,胆石症的发生率越高。具体用量按照不同的剂型,结合个体情况和状态进行调整。

总的来说,MHT 可能增加胆石症的发生风险。目前尚缺乏 MHT 与胆囊疾病的大样本研究,循证证据不足,是否行 MHT 需要综合判断,评估风险,个体化制订用药方案,治疗中应加强随访。经皮雌激素和局部雌激素,可避免药物的肝首过效应,对胆石症的影响相对较小,具有较高的安全性;对于仅希望改善血管舒缩症状的胆石症患者,可以选择非雌激素类药物,如中成药或植物药。健康的生活方式,如合理饮食,减少高糖高脂饮食的摄入;适当的锻炼和体力活动;戒烟限酒

等有助于减少胆石症的发生。相反,突击减肥、不合理的饮食习惯等,反而可能促使体内胆固醇水平升高,增加胆石症的风险。

(唐　秦　唐良苗)

参考文献

1. LIU B, BERAL V, BALKWILL A, et al. Million Women Study Collaborators. Gallbladder disease and use of transdermal versus oral hormone replacement therapy in postmenopausal women: prospective cohort study. BMJ, 2008, 337: a386.
2. MHATRE S, LACEY B, SHERLIKER P, et al. Reproductive factors and gall-bladder cancer, and the effect of common genetic variants on these associations: a case-control study in India. Int J Epidemiol, 2022, 51 (3): 789-798.
3. LIU B, BERAL V, BALKWILL A, et al. Childbearing, breastfeeding, other reproductive factors and the subsequent risk of hospitalization for gallbladder disease. Int J Epidemiol, 2009, 38 (1): 312-318.
4. MARJORIBANKS J, FARQUHAR C, ROBERTS H, et al. Long-term hormone therapy for perimenopausal and postmenopausal women. Cochrane Database Syst Rev, 2017, 1 (1): CD004143.
5. LIU JH, PINKERTON JV. Prescription Therapies//CRANDALL CJ. Menopause practice: A clinician's guide. 6th ed. Pepper Pike: The North American Menopause Society, 2019: 277-309.

第六节　免疫系统疾病与 MHT

一、2023 版指南要点

系统性红斑狼疮(systemic lupus erythematosus, SLE)、类风湿关节炎(rheumatoid arthritis, RA)等免疫系统疾病属于 MHT 的慎用情况。2023 版指南要点:① SLE 患者易较早出现动脉粥样硬化和骨质疏松症,静脉血栓风险较高。对于病情稳定或处于静止期的 SLE 患者,可在严密观察下行 MHT,推荐首选经皮雌激素,以降低血栓风险。虽然有一些证据显示 MHT 与轻至中度 SLE 发作的风险增加有关,但未发现 MHT 与重症 SLE

发作的风险存在关联。有 SLE 的女性,应权衡利弊选择个体化的 MHT 方案,并加强监测和随访。②由于使用糖皮质激素,RA 患者骨质疏松症的发病率显著高于同龄同性别健康人群。尚未见 MHT 导致 RA 病情加重的文献报道,在治疗 RA 相关的骨质丢失时,可以使用 MHT(1 类推荐)。

二、2023 版指南相关内容的进展

2023 版指南将慎用情况中原有的“系统性红斑狼疮”条目扩展为“免疫系统疾病”,其中包括了 SLE 和 RA。

SLE 是一种系统性自身免疫病，以全身多系统、多脏器受累、反复的复发与缓解、体内存在大量自身抗体为主要临床特点，如不及时治疗，会造成受累脏器的不可逆损害。由于自身免疫性破坏和免疫抑制剂的使用，尤其是糖皮质激素和环磷酰胺，SLE 患者更容易出现卵巢早衰和骨质疏松症。2023 版指南新指出，SLE 患者易较早出现动脉粥样硬化，静脉血栓风险较高，不推荐 SLE 活动期患者使用 MHT，但是病情稳定或处于静止期的 SLE 患者可在严密观察下行 MHT，推荐应用经皮雌激素。

RA 是一种慢性全身性炎症性疾病，以慢性、对称性、多滑膜关节炎和关节外病变为主要临床表现，属于自身免疫性疾病。女性发病多于男性，多项研究均提示雌、孕激素与 RA 发病密切相关，RA 患者血清中雌激素、孕酮水平低于正常对照组，女性在绝经前发病率平稳，而绝经后发病率明显升高，提示雌、孕激素对 RA 具有保护作用。尚未见 MHT 导致 RA 病情加重的文献报道，因此 2023 版指南指出，RA 患者可以使用 MHT。

三、2023 版指南相关内容立场与推荐的依据

随着自身免疫性疾病诊治水平的不断提高，SLE、RA 患者的生存率大幅度提高，越来越多的患者步入绝经期，饱受绝经的困扰，治疗需求的增加和治疗潜在的风险形成了尖锐的矛盾，随着研究数据的不断丰富，对于合并自身免疫性疾病患者 MHT 应用的建议如下。

（一）自身免疫性疾病患者与 MHT 的可用性

对于病情稳定或处于静止期的 SLE 患者，若有使用 MHT 的适应证，无禁忌证，可在严密观察下行 MHT。不建议抗磷脂抗体阳性、既往血栓栓塞病史者使用 MHT。抗磷脂抗体在体内可抑制抗凝血过程而促进血栓形成，与动、静脉血栓形成有关。不推荐 SLE 活动期患者使用 MHT。RA 患者可以使用 MHT。多发性硬化症患者可以使用 MHT。

（二）MHT 的启动和持续时间

由于 SLE 患者更易出现卵巢早衰、骨质疏松

和更早出现动脉粥样硬化，RA 患者骨质疏松症的发病率显著高于同龄同性别健康人群，推荐这些患者在绝经过渡期早期开始 MHT，可以显著改善绝经相关症状、减少骨量丢失，越早开始 MHT 其心血管风险较低。多项前瞻性研究结果显示，对于处于疾病静止期的 SLE 患者，使用 MHT 1~2 年，SLE 疾病活动性无显著差异。但 SLE 患者长期应用 MHT 的安全性尚缺乏循证医学证据支持，建议每 3~6 个月进行获益风险评估。

（三）用药方案推荐

多项前瞻性研究结果显示，对于处于疾病静止期的 SLE 患者，使用 MHT 虽然不增加疾病活动性，但血栓栓塞事件发生率显著增加，这些研究中的试验组基本都是口服结合雌激素＋醋酸甲羟孕酮。与 MHT 血栓风险密切相关的因素是雌激素的给药途径，多项研究证明经皮雌激素不会增加血栓栓塞风险，提示经皮雌激素可能对 SLE 患者更加安全，建议 SLE 患者使用经皮雌激素的 MHT 方案（详见第三章第三节 MHT 常用的非口服药物、第四节 MHT 的常用方案和个体化应用）。如患者子宫未切除，需联合使用孕激素，推荐使用微粒化黄体酮，其血栓、卒中、心血管疾病风险较低。

（四）SLE 患者的 MHT 监测和随访

SLE 患者使用 MHT 期间除了需按常规 MHT 诊疗流程，在用药后第 1 个月、3 个月、6 个月及 12 个月随访评估用药效果、获益风险（详见第五章第一节总体诊疗流程、第三节随访与复诊流程）外，还需定期评估患者 SLE 疾病活动度。对于病情稳定或处于静止期的 SLE 患者、RA 患者，建议每 3~6 个月至免疫专科评估 1 次，如果 MHT 期间出现疾病活动或复发，建议立即停用 MHT，免疫专科随诊。由于 SLE 是一种以全身多系统多脏器受累、体内存在大量自身抗体为主要临床特点的系统性自身免疫病，其血栓风险亦高于常人，每次随访建议行血常规、肝肾功能、尿常规、D- 二聚体等常规检查，以便早期识别疾病活动、器官损害及血栓形成。可 3~6 个月复查血清学指标如抗双链 DNA 抗体滴度、补体 C3、补体 C4 等，及自身抗体检测如狼疮抗凝物、抗心磷脂抗体、抗 β_2- 糖蛋白 I 抗体等。

临床病案解析

病例 1

患者,38 岁。因"闭经 6 个月,伴情绪低落、失眠"就诊。

现病史:闭经 6 个月,近 6 个月情绪低落,常不自主流泪,对事物不感兴趣,伴失眠,难入睡、易醒,白天疲倦影响工作;四肢疲软,偶感关节疼痛。

既往史:系统性红斑狼疮病史 10 年,定期随诊,现病情稳定。

月经婚育史:14 岁初潮,既往月经规律,近 2 年月经稀发,5 天 /(21~90)天。已婚,G_0P_0。

体格检查:血压、心率正常。妇科检查:阴道无血,分泌物少,宫颈 II°,子宫中位,正常大小,双附件无包块。

辅助检查:FSH 35U/L,E_2 23ng/L。盆腔超声提示内膜厚 0.4cm;双侧卵巢体积偏小。骨密度提示骨量减少改变(T 值为 -2.0)。改良 Kupperman 评分 23 分。

诊断:早发性卵巢功能不全;骨量减少;绝经综合征(中度);系统性红斑狼疮。

治疗思路与方案:POI 女性合并 SLE,需要 HRT 序贯联合治疗,并注意 SLE 的风险背景。予以雌二醇凝胶 1 卡尺,经皮涂抹,每天 1 次 ×28 天,微粒化黄体酮 100mg 口服,每天 2 次 ×14 天,同时补钙及维生素 D,按指南规范随诊。

专家点评:该患者为青年女性,POI,骨量减少,伴中度绝经症状,失眠、情绪障碍症状较为严重,同时伴有潮热出汗、性欲低下,有 MHT 适应证。患者虽有 SLE 病史,但目前病情稳定,不属于 MHT 禁忌。经评估,患者使用 MHT 的获益远大于风险,可考虑行 MHT 治疗。由于 SLE 患者血栓风险较高,选择经皮雌激素制剂,血栓风险比口服雌激素低。患者未切除子宫,需添加孕激素,微粒化黄体酮的血栓风险、乳腺癌风险相对较低。患者为年轻女性,行雌孕激素序贯方案,可有月经来潮,还可改善情绪低落、失眠症状,预防骨量丢失。

病例 2

患者,49 岁。绝经 1 年余,伴潮热出汗、失眠、关节疼痛。

既往史:类风湿关节炎 20 年,定期随诊,现病情稳定,炎性指标正常。胃溃疡病史。

月经婚育史:既往月经规律,48 岁绝经。G_2P_2。

体格检查:血压 116/86mmHg,心率 84 次 /min。妇科检查:阴道分泌物少,宫颈光滑,子宫不大但质地欠均,附件无包块、无压痛。

辅助检查:骨密度检查提示骨量减少改变(T 值为 -1.8)。妇科 B 超子宫内膜厚 3mm,子宫小肌瘤(1cm),双侧卵巢体积小。凝血纤溶检查指标无异常。改良 Kupperman 评分 27 分。

诊断:1. 绝经综合征(中度);2. 骨量减少;3. 类风湿关节炎。

治疗思路与方案:中度绝经综合征需要治疗,有 RA,存在慎用情况,经评估无血栓高风险,予以 17β- 雌二醇 / 地屈孕酮(2/10)×28 天,连续应用;每日补充钙剂和维生素 D,随诊关注绝经症状改善和 RA 病情变化。

专家点评:该患者的绝经症状以血管舒缩症状、感觉异常、骨关节疼痛为主,伴骨量减少,有 MHT 适应证,病史及体检未发现 MHT 禁忌证,但有 RA,存在慎用情况,需评估有无血栓高风险。患者属于绝经后早期,可使用 MHT 连续序贯方案,既能改善症状,也能减少骨量丢失,还可以有规律性"月经",有利于平稳过渡到绝经后期的无月经方案。如随访中血栓风险增加,可改为经皮雌激素 + 孕激素周期给药。如 RA 病情波动需治疗,可暂时停用 MHT,代以非 MHT 治疗,病情稳定、血栓风险减小后再恢复 MHT,改为经皮途径用药为宜。

(谢梅青　谢小倩)

参考文献

1. 中华医学会妇产科学分会绝经学组. 中国绝经管理与绝经激素治疗指南 2023 版. 中华妇产科杂志, 2023, 58 (1): 4-21.

2. BUYON JP, PETRI MA, KIM MY, et al. The effect of combined estrogen and progesterone hormone replacement therapy on disease activity in systemic lupus erythe-

matosus: a randomized trial. Ann Intern Med, 2005, 142 (12 Pt 1): 953-962.

3. SOARES-JR JM, ESPÓSITO SI, NUNES CJ, et al. Hormone therapy effect on menopausal systemic lupus erythematosus patients: a systematic review. Climacteric,

2022, 25 (5): 427-433.

4. 中华医学会风湿病学分会, 国家皮肤与免疫疾病临床医学研究中心, 中国系统性红斑狼疮研究协作组. 2020中国系统性红斑狼疮诊疗指南. 中华内科杂志, 2020, 59 (3): 172-185.

第七节　哮喘与 MHT

一、2023 版指南要点

哮喘是一种常见的慢性气道炎症,炎症导致肺部黏液积聚,气道进一步缩小,引起呼吸困难和其他并发症的发作。哮喘诱因很多,女性哮喘发病高于男性。MHT 对哮喘的影响评价较为一致,2023 版指南仍然将哮喘列为慎用情况,但提出MHT 可能增加哮喘的发作频率(1 类推荐),因此哮喘患者进行 MHT 仍需谨慎评估。

二、2023 版指南相关内容的进展

2018 版指南曾论述血清雌二醇水平波动可能影响女性患者哮喘发作的严重程度,使用经皮雌激素或 EPT 可能具有更高的安全性。2023 版指南制定过程中将临床问题转变成 PICO 问题,对文献进行系统检索,没有发现相关文献,循证证据不支持雌激素波动增加哮喘发展的论点。鉴于 MHT 禁用的证据不足,所以将哮喘列为 MHT 慎用情况更恰当,不禁止使用,但需更严格评估利弊和谨慎选择个体化方案。

三、2023 版指南相关内容立场与推荐的依据

在绝经后女性中,3.4% 被医生诊断为哮喘。HRT 与被诊断哮喘的概率增加相关[$OR=1.56$;95% $CI(1.04,2.35)$],而过去 1 年 HRT 与喘息的相关性不显著[$OR=1.37$;95% $CI(0.95,1.96)$]。在绝经前女性中,哮喘患病率为 2.3%。使用口服避孕药(OC)与过去 1 年被诊断哮喘[$OR=1.67$;95% $CI(1.01,2.76)$]和喘息[$OR=1.88$;95% $CI(1.31,2.69)$]的概率增加相关。HRT 和 OC 分别与绝经后和绝经前女性的哮喘增加相关。在非肥胖绝经前女性中,OC 的使用与哮喘的相关性

很强。

一项纳入 34 533 名哮喘女性和 345 116 名40~65 岁无哮喘女性的研究,在对年龄、家庭收入和教育水平进行调整的多变量分析中发现,使用HRT 导致新发哮喘的危险比(HR)为 1.63[95% $CI(1.55,1.71)$;$P<0.001$]。终止 HRT 的哮喘患者可能随后停止哮喘治疗[$HR=2.12$;95% $CI(1.94,2.33)$;$P<0.001$]。提示 HRT 可能在成年女性哮喘的发展中起到了一定的作用。另一项研究也有类似的结果,使用 HRT 及不同类型的 HRT,尤其是以前(但不是当前)使用和使用超过 2 年,与绝经前后已患哮喘女性的严重哮喘加重风险增加有关。

鉴于以上研究证据,2023 版指南提出,MHT可能增加哮喘的发作频率。这给予了 MHT 在哮喘患者中的应用明确提醒,虽然可以用,但是时机、药物、方案均要慎重考虑,并应将相关信息与患者充分沟通。

(舒宽勇　李院强)

参考文献

1. NWARU BI, SHAH SA, TIBBLE H, et al. Hormone replacement therapy and risk of severe asthma exacerbation in perimenopausal and postmenopausal women: 17-year national cohort study. J Allergy Clin Immunol Pract, 2021, 9 (7): 2751-2760. e1.

2. JUNG WJ, LEE SY, CHOI SI, et al. Population-based study of the association between asthma and exogenous female sex hormone use. BMJ Open, 2021, 11 (12): e046400.

3. HANSEN ESH, AASBJERG K, MOELLER AL, et al. Hormone replacement therapy and development of new asthma. Chest, 2021, 160 (1): 45-52.

第八节　中枢神经系统疾病与 MHT

一、脑膜瘤与 MHT

(一) 2023 版指南要点

脑膜瘤起源于脑膜上皮细胞,占临床颅内肿瘤的 15%~30%,仅次于胶质瘤。女性的脑膜瘤发病率高于男性,颅内脑膜瘤的发病率是男性的 2 倍,脊柱内脑膜瘤发病率是男性的 10 倍。2023 版指南指出,脑膜瘤与雌激素无关,脑膜瘤患者禁用孕激素。暂无证据支持脑膜瘤患者可以使用 LNG-IUS,建议参照乳腺癌术后使用 LNG-IUS 的证据,持审慎态度、个体化处理。脑膜瘤术后复发主要与手术彻底性和分型有关(2A 类推荐)。

(二) 2023 版指南相关内容的进展

2018 版指南将脑膜瘤列为 MHT 禁忌证。而在本次指南修订过程中,通过系统检索文献提供的研究证据,发现脑膜瘤细胞表达孕激素受体,但仅微量表达雌激素受体。另有临床研究提示单用雌激素不推动脑膜瘤进展。因 MHT 是以雌激素为主的治疗策略,经过慎重讨论,2023 版指南将脑膜瘤从 MHT 禁忌证变更为慎用情况,并对雌激素和孕激素的运用给出了具体建议。

(三) 2023 版指南相关内容立场与推荐的依据

性激素对脑膜瘤的作用早就被人们所认识,但是各种研究的数据相互矛盾。目前缺乏关于脑膜瘤与 MHT 的临床研究,所有证据来源于相近的研究。一项单用雌激素的研究提示雌激素不促进脑膜瘤(脑膜瘤非术后患者)增长。另一项研究显示,孕激素受体在脑膜瘤细胞中的表达率为 63.15%(24/38)。人们普遍认为脑膜瘤的发生、发展与孕激素有关。关于脑膜瘤,Inoue 等认为孕酮可能通过 PR-B 促进肿瘤细胞的生长,通过 PR-A 抑制脑膜瘤的生长。在行 WHO Ⅰ级颅内脑膜瘤手术切除者中,与联合或单用雌激素的患者相比,单用孕激素的患者复发率更高(33.3% *vs.* 19.6%),复发时间缩短(18 个月 *vs.*32 个月,*P*=0.038)。

MHT 中补充孕激素的目的是拮抗子宫内膜增

生,这也为某些情况下使用 MHT 增加了麻烦,如脑膜瘤患者。LNG-IUS 在子宫内局部释放强效孕激素,少部分入血,在保护子宫内膜的同时不明显增加血清孕激素的浓度。乳腺癌患者术后他莫昔芬治疗容易导致子宫内膜病变,而孕激素与乳腺癌发生、发展密切相关。有研究提示,乳腺癌术后患者在他莫昔芬治疗时使用 LNG-IUS 不增加乳腺癌复发,故脑膜瘤患者可考虑放置 LNG-IUS 后使用经皮雌激素,但要与使用者充分沟通并加强随访。

二、癫痫与 MHT

(一) 2023 版指南要点

癫痫是一种由多种病因引起的慢性脑部疾病,具有反复性和突发性的特点。中国癫痫的患病率在 4%~7%,在任何年龄、地区和种族的人群中都有发病,但在儿童和青少年中发病率较高。大部分女性癫痫患者的发作并不都是随机的,而是在某一时间段发作频繁。在相当多的女性患者中,密集发作的时间段与月经周期有一定的关系(如经期性癫痫)。2023 版指南指出,因 MHT 可降低抗癫痫药拉莫三嗪的血清浓度,MHT 剂量增加可导致癫痫发作的频率上升(2A 类推荐)。

(二) 2023 版指南相关内容的进展

2023 版指南将癫痫在 MHT 应用中仍列为 MHT 慎用情况。2018 版指南提出,MHT 中雌激素剂量的增加与癫痫发作频率增加相关。由于癫痫与 MHT 相关文献较少,需要更多文献提供参考。2023 版指南制定过程中,将临床问题转变成 PICO 问题,对相关文献进行系统检索,由此发现,MHT 可降低患者血清抗癫痫药物的浓度,而孕激素可拮抗雌激素对癫痫患者的负面影响。鉴于 MHT 禁用的证据不足,所以将癫痫列为 MHT 慎用情况更恰当,不禁止使用,但需更严格评估和谨慎选择个体化方案。

(三) 2023 版指南相关内容立场与推荐的依据

卵巢类固醇激素对脑具有长期和短期两个方

面作用,特别是雌激素能够改变海马神经元的结构和功能,从而显著地影响研究中动物模型的癫痫发作的敏感性。临床研究观察到,口服雌激素类避孕药能加重癫痫发作,而服用孕激素类避孕药物能对抗癫痫发作,尤其是在经期癫痫患者中。

一项小型、随机、双盲、安慰剂对照试验研究了 HRT 对绝经后癫痫女性发作频率的影响,分组每日 0.625mg 结合雌激素(CEE)加 2.5mg 醋酸甲羟孕酮(MPA),或每日双倍剂量 CEE/MPA,为期 3 个月。高剂量 CEE/MPA 组的 7 名受试者中有 5 名(5/7)出现至少 1 种发作类型的频率增加,而低剂量 CEE/MPA 组的 8 名受试者中有 4 名(4/8)出现这种情况,6 名服用安慰剂的受试者中有 1 名(1/6)出现这种情况。2 名服用拉莫三嗪的受试者在服用 CEE/MPA 时拉莫三嗪水平下降了 25%~30%。因此认为,CEE/MPA 与绝经后癫痫女性的癫痫发作有关,药物剂量增加可导致癫痫发作的频率上升,而且 CEE/MPA 可能降低血清拉莫三嗪水平。

研究表明,雌孕激素比值 E/P 与癫痫发作频率在统计学上呈正相关。血清中 E/P 比值在排卵前几天和月经前的几天最高,在黄体期的早期和中期最低。相应地,在月经前期和月经中期癫痫发作频率增加,在黄体中期发作最少。临床观察发现,女性癫痫患者通常都有月经周期的生殖内分泌异常(如无论有无排卵,黄体期后半期孕酮的水平较低)。这些患者一般具有以下 1 种或几种表现:①月经周期的后半期没有出现基础体温的上升。②在周期的第 20~22 天,血清中孕酮的浓度小于 0.5ng/ml。③排卵后 8~10 天,子宫内膜分泌期转化不全(子宫内膜活检)。

基于以上证据,2023 版指南提出,MHT 剂量的增加可导致癫痫发作的频率上升(2A 类推荐)。

三、偏头痛与 MHT

(一)2023 版指南要点

偏头痛是一种神经血管性疾病,多为反复发作的单侧中重度头痛,常伴有畏光、畏声、恶心、呕吐、乏力等症状。中国大陆偏头痛患病率为 9.3%,女性年患病率大约是男性的 2.25 倍。研究发现,女性青春期、孕期、哺乳期和围绝经期性激素变化是偏头痛发生发展的主要诱因。2023 版

指南提出,偏头痛原因很多,当治疗效果欠佳时,应警惕血栓。血雌激素水平的波动与偏头痛的发作密切相关,连续联合方案对偏头痛的发作影响最小(1 类推荐)。

(二)2023 版指南相关内容的进展

2023 版指南将偏头痛由 MHT 禁忌证更改为 MHT 慎用情况。2018 版指南提出,先兆偏头痛是卒中高危因素,雌激素对偏头痛的作用与其血清浓度波动密切相关。2023 版指南制定过程中将临床问题转变成 PICO 问题,对相关文献进行系统检索。本次重新检索发现一篇近期发表的相关系统评价,分析得到的结论与上一版指南类似。但鉴于 MHT 对绝经女性健康效益的更多证据,偏头痛患者又可选择风险更小的 MHT 方案,所以将偏头痛改为 MHT 慎用情况,不禁止使用,但需更严格评估和谨慎选择方案,让更多女性可以获得 MHT 的益处。

(三)2023 版指南相关内容立场与推荐的依据

一项研究根据绝经期女性的偏头痛状况评估了不同性激素的自然血清水平,患偏头痛的绝经后女性的孕激素水平显著低于没有偏头痛的女性,其他性激素在两组之间没有差别。联合激素避孕中的雌激素会增加缺血性脑卒中的风险,先兆偏头痛患者脑中风风险增加。一篇系统评价比较了 3 种不同的绝经激素治疗方案(连续联合方案、连续序贯方案和周期序贯方案)对绝经后偏头痛的影响。所有的治疗方案都改善了绝经相关症状,但均加重了偏头痛的频率、持续时间和止痛剂的使用。其中连续联合方案对偏头痛的总体影响最低,头痛天数和止痛剂使用的增幅最小,头痛严重程度稳定;相反,周期序贯方案对偏头痛恶化的影响最大。

临床病案解析

病例

患者,46 岁。因"脑膜瘤术后 12 年,MHT 11 年"复诊。

现病史:12 年前脑膜瘤手术,同年右畸胎瘤

行附件切除手术,术后月经渐少至无。11 年前因明显绝经症状就医,选择雌二醇 / 雌二醇地屈孕酮片 (2/10) 治疗,月经规律,症状缓解。术后每年复查头颅 CT 未见脑膜瘤复发。

既往史:甲状腺功能减退症,长期服药;胆囊切除术;右侧附件切除术。

生育史:G_4P_2。

体格检查查体:左侧眼睑轻度下垂,其余未见异常。妇科检查:宫颈光滑,子宫后位,略小,右侧附件缺如。

辅助检查:头颅 CT 未见占位。B 超提示乳腺增生,未见结节;子宫无占位,内膜厚度 6mm;左附件未见卵泡。血尿常规无异常,正常心电图。

诊断:早发型卵巢功能不全;绝经综合征;脑膜瘤术后;甲状腺功能减退。

治疗思路与方案:脑膜瘤与雌激素无关,可能与孕激素有关。手术后随访 12 年肿瘤无复发,可以继续 MHT 原方案治疗。

专家点评:患者为医源性 POI,35 岁时出现明显的围绝经期症状,权衡利弊后补充雌孕激素。用药后定期复查,未见脑膜瘤复发。脑膜瘤复发与手术彻底性关系最大,现 MHT 11 年未见复发,患者继续 MHT 应该是安全的,所以建议患者继续 MHT。亦可建议更换为口服雌激素 +LNG-IUS。叮嘱患者用药期间定期复查头颅 CT,并随绝经年限延长,可减低药量。

(舒宽勇　李院强)

参考文献

1. DRESSER L, YUEN CA, WILMINGTON A, et al. Estrogen hormone replacement therapy in incidental intracranial meningioma: a growth-rate analysis. Sci Rep, 2020, 10 (1): 17960.
2. HARLAND TA, FREEMAN JL, DAVERN M, et al. Progesterone-only contraception is associated with a shorter progression-free survival in premenopausal women with WHO Grade I meningioma. J Neurooncol, 2018, 136 (2): 327-333.
3. BLACK A, GUILBERT E, COSTESCU D, et al. Canadian contraception consensus (part 3 of 4): chapter 7--intrauterine contraception. J Obstet Gynaecol Can, 2016, 38 (2): 182-222.
4. HARDEN CL, HERZOG AG, NIKOLOV BG, et al. Hormone replacement therapy in women with epilepsy: a randomized, double-blind, placeb-ocontrolled study. Epilepsia, 2006, 47 (9): 1447-1451.
5. ORNELLO R, CAPONNETTO V, FRATTALE I, et al. Patterns of migraine in postmenopausal women: a systematic review. Neuropsychiatr Dis Treat, 2021, 17: 859-871.
6. BERNSTEIN C, O'NEAL MA. Migraine and menopause-a narrative review. Menopause, 2020, 28 (1): 96-101.

第九节　血卟啉症、耳硬化症与 MHT

一、血卟啉症与 MHT

(一) 2023 版指南要点

血卟啉症是血红素生物合成途径中特异性酶缺乏所致的一种卟啉代谢紊乱性疾病,女性发病率远远大于男性。临床上最常见的 3 种类型为急性间歇性卟啉病(acute intermittent porphyria, AIP)、迟发性皮肤卟啉病(porphyria cutanea tarda, PCT) 和原卟啉病,但以 AIP 最多见。AIP 是一种常染色体显性遗传病,是由于胆色素原脱氨酶(porphobilinogen deaminase, PBGD) 活性缺陷所致,多见于 20~40 岁女性,青春期前及绝经过渡期后极少见。

2023 版指南提出,血卟啉症的发作可能与血雌、孕激素水平密切相关,有少数口服避孕药引起血卟啉症发作的报道。经皮雌激素通常不会引起血卟啉症发作(2A 类推荐)。在血卟啉症稳定期,可考虑雌激素治疗并放置 LNG-IUS 保护子宫内膜。

(二) 2023 版指南相关内容的进展

2018 版及之前的指南均将血卟啉症列为 MHT 禁忌证,但未作任何说明。本次指南制定时将临床问题转变成 PICO 问题,对相关文献进行系统检索。此次系统检索发现,血卟啉症患者单用雌激素似乎是安全的。以检索到的证据为依据,将血卟啉症改为 MHT 慎用情况,以期望尽可能帮助更多人从 MHT 中获益。

(三) 2023 版指南相关内容立场与推荐的依据

临床研究观察到部分 AIP 女性患者随月经周期出现周期性发作(腹痛),多于经前期发作,尤其是孕激素水平最高的黄体期,并随着来月经而缓解。其机制是排卵后孕激素增加,加强了氨基乙酰丙酸(aminolevulinic acid, ALA)合成酶的作用,结果使 ALA 及卟胆原(porphobilinogen, PBG)合成增加,诱发 AIP 发作,而口服避孕药、激素释放植入物和子宫内节育器也可以导致 AIP 发作。因此分析孕激素对本病影响更大。另一项研究评估也支持这种观点,认为孕激素是诱发因素,而非雌激素。有证据支持,对孕酮制剂的耐受性可能因人而异。雌激素制剂用于治疗绝经症状,通常不会引起卟啉症症状,或仅引起肌肉不适与疲乏,不会引发 AIP 的急性发作。但雌孕激素联合用药可能会加重 AIP。一项小样本研究提示,经皮雌激素不增加血卟啉症发病。

MHT 中补充孕激素的目的是拮抗子宫内膜增生,这也为某些情况下使用 MHT 增加了麻烦,如血卟啉症患者。但以乳腺癌术后他莫昔芬治疗时使用 LNG-IUS 不增加乳腺癌复发的实例为启发,存在孕激素禁忌证的患者可以考虑在放置 LNG-IUS 后经皮使用雌激素。

二、耳硬化症与 MHT

(一) 2023 版指南要点

耳硬化症在女性中的发病率高于男性,其比例约为 1.4∶1~2∶1,这提示耳硬化症可能与雌激素有关,所以一直被列为 MHT 禁忌证。2023 版指南提出,耳硬化症属于半显性遗传,遗传因素在疾病的发病过程中发挥着重要作用,有研究提示妊娠及口服避孕药并不加重耳硬化症(2A 类推荐)。如需 MHT,建议用药时加强随访,如无耳硬化症加重,可继续用药。耳硬化症行人工镫骨置换术后 MHT 不增加复发风险。

(二) 2023 版指南相关内容的进展

2018 版指南将耳硬化症列为 MHT 禁忌证,没有附带说明。2023 版指南重新制定时将临床问题转变成 PICO 问题,对相关问题进行系统检索文献。此次系统检索并没有发现 MHT 与耳硬化症相关文献,从妊娠与避孕药是否加重耳硬化症症状入手,但是研究结果并不显著。因此 2023 版指南将耳硬化症改列为慎用情况。

(三) 2023 版指南相关内容立场与推荐的依据

耳硬化症是一种原发于骨迷路的局灶性病变,主要与骨迷路异常的骨代谢有关,多属于常染色体显性遗传伴不完全外显(半显性遗传),外显率在 40% 左右。耳硬化症的发病率存在种族和地区的差异,白种人的发病率最高,为 0.3%~0.4%,黄种人的发病率较低;然而,亚临床或组织学上耳硬化症的发病率高于临床发病率,约为 2.5%。由于该病较少见,加上实际人们对于 MHT 的接受不普遍,MHT 与耳硬化症关系的直接证据罕见,而妊娠和服用避孕药是生活中常见的情况,查清妊娠与耳硬化症患者症状变化的关系,以及避孕药应用与耳硬化症患者症状之间的关系可能为 MHT 策略思考提供线索。

一项澳大利亚的回顾性研究调查了妊娠是否加重耳硬化症患者的症状,结果提示:①在患有单侧耳硬化症的女性中,妊娠相关的听力下降不常见;②双侧耳硬化症的女性患者在妊娠期间报告听力主观恶化的概率从妊娠 1 次后的 33% 到妊娠 6 次后的 63% 不等。但是,美国的一项研究对接受镫骨切除术的妇女进行回顾性调查,这些妇女被平均分为两组:47 名有分娩史,47 名无分娩史。在两组镫骨切除术前和术后测量空气传导、骨传导和辨别力。结果提示:①与没有分娩史的女性相比,有分娩史的女性平均纯音空气和骨传导阈值更好($P=0.031$);②分娩次数与听力损失无显著相关性($P=0.34$)。英国一项回顾性队列研究调查了 657 例耳硬化症患者,其中女性 424 例,用问卷调查的方式收集资料 409 例。其中 313 人(77%)至少经历过 1 次妊娠,96 人(23%)没有妊娠史,提示妊娠次数与单侧和双侧听力下降之间没有显著差异($P=0.21$),妊娠次数对于听力改变也无明显影响($P=0.07$)。

判断 MHT 对耳硬化症患者影响的另一个切入点是避孕药是否对该病症状加重有影响。虽然有文献转述 1978 年的一项研究表明,少数情况下,口服避孕药会导致耳硬化症症状加重,但 2023 版指南撰写过程中未查及原文。英国一项回顾性队列研究调查的 657 例耳硬化症患者,其中女性 424 例,用问卷调查的方式收集资料 409 例。以口服避孕药时间 5 年为临界点,观察口服避孕药时间(>5 年与 ≤5 年)和耳硬化症的关系。口服避孕药时间 ≤5 年的女性中,听力改变占 46%,听力未改变占 49%;口服避孕药时间>5 年的女性中,听力改变占 54%,听力未改变占 51%,两组数据间差异无统计学意义($P=0.69$)。Vessey 分析了牛津计划生育协会避孕研究中关于耳部疾病的可用数据,该研究包括 17 032 名妇女,随访长达 26 年。没有发现口服避孕药对耳部疾病有任何不良影响。Podoshin 等人研究了口服避孕药与耳硬化之间的关系,对 600 名使用口服避孕药的未产妇进行了听力检查,发现 3 名(0.5%)患者有与临床耳硬化症一致的传导性听力损失,但该患病率与普通人群即未使用避孕药人群的发病率相当。

关于传导性听力损失术后的复发因素,在所有这些复发的传导性听力损失病例中,复发与人工听骨成形术的机械损伤有关,常见原因有:①活塞的位移是最常见的故障原因;②术后卵圆窗可能出现纤维化,导致声音的空气传导受损;③镫骨手术后可观察到砧锤脱位;④砧骨长突坏死;⑤肥厚性耳硬化症病灶引起的卵圆窗闭塞导致活塞固定是复发性进行性传导性听力损失的罕见原因。即主要原因为假体故障(42%)、纤维粘连(37.5%)、砧骨侵蚀(12.5%)和耳硬化再生(12.5%)。耳硬化症的治疗有保守治疗和手术治疗。保守治疗包括使用助听器和药物,症状较重时考虑手术治疗,手术方式有粘连松解、镫骨切除术和内耳开窗术。大部分手术治疗失败与耳硬化症无关,少部分失败病例由耳硬化症引起,和 MHT 的关联应该会更小。

目前对妊娠和避孕药是否对耳硬化症有影响还存在争议。就当前的研究结果来看,推测雌孕激素对于耳硬化症症状加重可能有影响,但关联性不强,因为这些研究的结果并非大致一致的。将耳硬化症列为 MHT 禁忌证,有理论支撑,但是这种决定看上去保守,因为高雌孕激素状态的妊娠和使用避孕药都没有明显加重耳硬化症患者的

症状,相对而言低剂量的 MHT 对于耳硬化症的影响应该会更小。

因此,可以按 2023 版指南提出的 MHT 策略,如有 MHT 适应证,建议用药初期加强随访,如无耳硬化症加重,可继续用药。

临床病案解析

病例

患者,47 岁。主诉"月经不规律伴睡眠障碍等症状 3 年"。

现病史:近 3 年患者月经不规律,伴睡眠质量差、潮热、腰膝酸软、注意力难以集中、情绪不稳定等症状,近半年月经仅来 2 次。长期服用坤泰胶囊。咨询能否行绝经激素治疗。

既往史:曾有双耳听力进行性下降 8 年,诊断为耳硬化症(右侧),混合性耳聋(左侧)。行右侧镫骨置换术,术后听力部分恢复,维持 1 年后听力退回手术前水平。此后长期佩戴助听器。

生育史:G_1P_1。

体格检查:双耳听力下降,其余未见特殊。妇科检查:阴道无血,宫颈光滑,子宫后位、不大,双附件区无包块。

辅助检查:血尿常规、血生化未见明显异常。乳腺 B 超提示增生,无结节;子宫 B 超提示子宫内膜 6mm,附件无占位。

诊断:绝经综合征;耳硬化症术后。

治疗思路与方案:患者已进入绝经过渡期,症状多,有 MHT 指征,耳硬化症已行镫骨置换术,无禁忌证。给予雌二醇/雌二醇地屈孕酮片(2/10)连续序贯治疗,月经规律。用药半年后,潮热、睡眠障碍、腰膝酸软、情绪症状明显缓解。目前仍在连续序贯治疗,应用 MHT 后至今测试听力 3 次,听力略有好转。

专家点评:耳硬化症男女之间发病率的差异可能与遗传有关,而与雌孕激素关系微弱。没有研究证据证明 MHT 增加耳硬化症症状或术后复发,而大部分耳硬化症术后失败与耳硬化症无关,少部分失败病例由耳硬化症引起,和 MHT 的关联应该会更小。面对患者明显的绝经相关症状,

应谨慎评估风险背景后,与患者充分沟通,可以给予 MHT 治疗,但要加强随访,并增加听力复查。

(舒宽勇　李院强)

参考文献

1. ANDERSSON C, INNALA E, BÄCKSTRÖM T. Acute intermittent porphyria in women: clinical expression, use and experience of exogenous sex hormones. A population-based study in northern Sweden. J Intern Med, 2003, 254 (2): 176-183.

2. PISCHIK E, KAUPPINEN R. An update of clinical management of acute intermittent porphyria. The Application of Clinical Genetics, 2015, 2015 (8): 201-214.

3. BULAJ ZJ, FRANKLIN MR, PHILLIPS JD, et al. Transdermal estrogen replacement therapy in postmenopausal women previously treated for porphyria cutanea tarda. J Lab Clin Med, 2000, 136 (6): 482-488.

4. BLACK A, GUILBERT E, COSTESCU D, et al. Canadian Contraception Consensus (Part 3 of 4): Chapter 7—Intrauterine Contraception. J Obstet Gynaecol Can, 2016, 38 (2): 182-222.

5. MACIELAK RJ, MARINELLI JP, TOTTEN DJ, et al. Pregnancy, estrogen exposure, and the development of otosclerosis: a case-control study of 1196 women. Otolaryngol Head Neck Surg, 2021, 164 (6): 1294-1298.

6. LIPPY WH, BERENHOLZ LP, SCHURING AG, et al. Does pregnancy affect otosclerosis. Laryngoscope, 2005, 115 (10): 1833-1836.

7. CROMPTON M, CADGE BA, ZIFF JL, et al. The epidemiology of otosclerosis in a British cohort. Otol Neurotol, 2019, 40 (1): 22-30.

8. PODOSHIN L, GERTNER R, FRADIS M, et al. Oral contraceptive pills and clinical otosclerosis. Int J Gynaecol Obstet, 1978, 15 (6): 554-555.

9. KHEMANI S, SINGH A, LINGAM RK, et al. Imaging of postoperative middle ear cholesteatoma. Clin Radiol, 2011, 66 (8): 760-767.

第十五章

围绝经期的性问题、避孕与生育

第一节　围绝经期女性的性问题和对策

一、2023 版指南要点

性健康是一种与性相关的身体、情感、精神和社会相关的健康状态。性激素在调节性行为、情绪、情感和认知方面发挥着重要作用。绝经后性激素水平的显著变化导致性功能的变化，包括性反应性降低、性频率降低、阴道干燥等。绝经过渡期女性性功能障碍（female sexual dysfunction，FSD）的发病率高达 42%~88%，绝经后女性发病率更高。文献报道，最常见的 FSD 相关症状包括性欲低下（40%~55%）、润滑不良（25%~30%）和性交困难（12%~45%），这也是绝经生殖泌尿综合征（GSM）的并发症之一。然而，绝经后女性在获取性相关的信息和专业帮助方面存在各种障碍，导致其很少寻求和 / 或接受适当的治疗。

2023 版指南推荐，在绝经女性性健康方面，应予以健康指导并辅以药物治疗以改善和促进性健康，药物治疗包括激素治疗和非激素治疗两大类。MHT 包括替勃龙和雄激素，均可有效改善性交困难、性交痛等性功能障碍（1 类推荐）。非激素治疗，如阴道保湿剂、润滑剂和激光治疗等，对改善性功能也有一定效果。

二、2023 版指南相关内容的进展

围绝经期和绝经后期随着年龄的增长和卵巢功能衰退，激素水平下降，除女性生理和心理发生变化外，与性相关的问题也会逐渐增加，FSD 的发生率也越来越高。影响绝经期女性 FSD 的原因多且复杂，早期识别 FSD、干预病因有利于恢复正常性功能，但受传统观念的影响，人们往往会忽略这个阶段女性的性健康，对性生活方面的话题避

而不谈，致使很多绝经期女性 FSD 未得到及时诊断和治疗。2023 版指南增加了性健康和避孕的相关内容，加强和引导医务人员对围绝经期和绝经后期女性性生活的医患沟通，促进社会对绝经期女性性健康的关注。

在 2018 版指南基础上，2023 版指南仍推荐使用激素和非激素类药物改善性功能障碍。鉴于性功能障碍除了受性激素水平的影响外，也受心理及社会因素的影响，因此 2023 版指南指出对性相关的健康指导有助于改善 FSD，如通过行为疗法、认知行为疗法和正念疗法等心理干预来治疗女性的性欲减退、觉醒和高潮等问题。此外，非药物治疗方式，除了阴道润滑剂和保湿剂之外，2023 版指南增加推荐使用激光治疗来改善性功能。

三、2023 版指南相关内容立场与推荐的依据

在 2023 版指南编写过程中，编写专家对关于围绝经期和绝经后激素水平变化与性相关问题的相关高质量文献进行检索分析、反复研讨后提出指南推荐。主要循证依据如下。

（一）围绝经期和绝经后期女性性生活状况

围绝经期和绝经后期伴随卵巢功能减退直至衰竭，雌激素水平呈现波动式下降，低水平雌激素使女性从生理上逐渐进入老年期，出现一系列围绝经期症状，如潮热、多汗、心烦、情绪问题等，泌尿生殖道黏膜萎缩伴随性交疼痛相关的性功能障碍，同时长期低雌激素状态还可引起低骨量骨质疏松、心血管系统疾病、神经系统认知功能障碍、代谢异常等问题，严重影响女性的生理及心理健康，若有基础疾病的加持，将进一步影响性功能。

绝经和衰老都是影响正常性生活的因素。FSD 在全球非常普遍，"与痛苦和寻求治疗的决定因素相关的女性性问题的患病率研究"（PRESIDE）报道，在美国 3 万余名 18~102 岁女性的性生活经历中，性问题的患病率为 44.2%，且随年龄增加而升高，18~44 岁组为 27.2%、45~64 岁组为 44.6% 和 ≥ 65 岁组为 80.1%。一项马来西亚研究支持了上述性欲减退水平，女性 FSD 的患病率为 29.6%。泰国的一项研究发现 86% 的女性在绝经后没有经历过性高潮，而 82% 的女性认为性生活中达到性高潮是比较重要或很重要的。

围绝经期女性最常见的 FSD 类型为性欲减退症，其次为性唤起障碍。月经状况、GSM、绝经综合征是导致性意愿下降的关键因素。围绝经期女性的身体变化（如潮热、血管舒缩症状）和精神症状（如情绪障碍、抑郁）会导致 FSD 的发生，在绝经过渡早期容易发生性交痛加重，而绝经过渡期晚期性欲减退更加明显，阴道干燥、性交痛、阴道萎缩等 GSM 症状会影响 1/3~1/2 的绝经期女性。

（二）围绝经期和绝经后期性功能的影响因素

1. 年龄和绝经　随着年龄增长和绝经，女性的性生活频率和性生活满意度逐步下降，发生 FSD 的概率逐步增加。美国的一项研究显示，一般健康状况不佳的女性性生活活跃度（性生活频次）较低，部分女性即使性生活活跃，也往往伴有 FSD。

绝经过渡期和绝经期体内雌激素水平降低，与年龄增加相关的雄激素水平也下降，雄激素变化与绝经无明显关联，雌激素与雄激素水平下降是引起女性性欲降低、性唤起障碍、性交困难、性高潮障碍，并最终导致性满意程度降低的罪魁祸首。此外，绝经年龄、绝经类型（自然或人工绝经）、身心健康、是否实现生育目标、受教育程度、自我形象、自尊心和人生经历等不同的个人经历也会影响其性行为的情感认知状态。

2. 社会因素与心理因素　生活质量是指个人和社会的总体幸福感，是对生活的消极和积极特征的概括，包括生活满意度、身体健康、家庭、教育、就业、财富、宗教信仰、经济状况和环境。不可将生活质量与健康相关的生活质量（health-related quality of life，HRQOL）混淆。从某种意义上说，FSD 和 HRQOL 都是多维度的，并且具有双向关系。纵向研究结果认为，除围绝经期的生理变化外，人际关系问题和其他非生物因素也会对女性的总体性体验产生强烈影响。心理、社会因素在绝经后女性性功能方面发挥了重要影响作用。马萨诸塞州妇女健康调查报告指出，进入绝经期后，女性的性欲逐渐降低，而焦虑、抑郁和其他变化（如家庭矛盾、人际关系状况、性功能和伴侣健康情况）均可对 FSD 产生显著的影响。

绝经年龄和绝经症状的严重程度与女性的文化、经济和社会环境、居住地、种族以及个人对绝经期的心态等因素密切相关。性生活不满足感对任何年龄的女性的生活质量和幸福感均有负面影响，会导致生理和心理健康水平、生活动力降低。与糖尿病、慢性腰痛等慢性病类似，性欲减退也会引起生活质量下降。

3. 相关的独立因素　对于中年女性来说，除了伴侣关系外，与性欲减退症相关的独立因素包括嗜酒、阴道干涩、GSM、中度至重度抑郁症状以及精神药物使用史。在 65~79 岁的老年绝经后女性中，与性欲减退相关的独立因素包括有伴侣（风险增加 4 倍）、性交时阴道干涩、有症状的盆底功能障碍和中重度抑郁症状。

（三）绝经期对性健康的生理影响

体内雌激素水平下降，性器官出现进行性萎缩、盆底肌肉张力降低及阴道萎缩和干燥，影响围绝经期女性的生活质量。在中年妇女中，性欲低下与 GSM 症状关系密切，而与血管舒缩症状无关。性激素水平和心理因素可影响妇女在绝经过渡期和绝经初期的性功能状况。基于社区的美国样本调查结果提示，抑郁症状与 FSD 关系密切，但是美国全国妇女健康研究（SWAN）在分析了 1 390 名 42~52 岁女性的性功能状态后指出，抑郁/焦虑无法完全解释女性性功能下降。另一方面，体重增加和肥胖会影响女性的自尊心和自我形象，是 FSD 和抑郁症状的危险因素。此外，尿失禁女性中的性问题也更为普遍。

GSM 是影响围绝经期和绝经后女性性生活质量的重要因素。约 50% 的绝经后女性存在阴道萎缩，并可引起与性相关的症状（性欲低下、性唤起和性高潮不足、性满意度下降），GSM 往往同时合并血管舒缩症状、抑郁和骨质疏松症、尿失禁等问题。欧洲女性对绝经相关阴道改变治疗方案的看法(REVIVE)研究提示,GSM 对亲密能力(62%)、性交享受(72%)和自发性欲(66%)有显著影响。在亚洲进行的相同的调查研究显示,GSM 对女性的性享受(65%)、亲密能力(61%)、女性与伴侣的关系(55%)以及自发性欲(54%)也有负面影响。鉴于上述情况,在绝经期应治疗 GSM 相关症状,方可缓解 GSM 对女性性生活的潜在影响。

（四）围绝经期和绝经后期女性 FSD 的治疗

根据 FSD 的病因,可采用心理治疗或多模式相结合的方式进行治疗,后者包括心理治疗、激素/非激素药物治疗和/或盆底物理治疗、相关医疗设备治疗。认知行为疗法也有助于改善相关症状。

1. 心理治疗　性治疗是一种专门的咨询或心理治疗形式,通过特定的技术来解决性欲、性唤起、性高潮和性交痛等问题,关注的重点是导致性问题的心理和社会文化因素,或提高应对技能或改变认知和行为以减少生理/医学问题所致的性"衰退"。干预方法包括心理教育、夫妻双方练习(性感集中训练)、在个人和团体范围的认知行为疗法和正念认知行为疗法。

心理干预的治疗目标是调整个人的思想、行为、期望、信仰和情绪,同时改善人际沟通和减少认知注意力分散。几乎所有的性功能障碍(性欲减退症、性唤醒障碍、性高潮障碍、性交困难)都可以通过心理干预(个人、夫妻、认知行为治疗、感觉集中、正念等)得到部分或全部缓解。正念认知行为性治疗(mindfulness based cognitive behavioral sex therapy,MBCST)已被证明可改善性欲,治疗内容包括性反应、认知疗法和正念的心理教育,也涵盖意念控制技巧、非手淫生殖器自我刺激的技巧练习。

2. 激素/非激素类药物治疗　绝经后因性激素水平下降导致的性欲减退、性反应降低、性生活频率下降、阴道干涩、性交困难、性交痛等性相关问题,除健康指导以外,应给予药物治疗以改善和促进性健康,包括激素和非激素类药物治疗两大类。

（1）激素类药物治疗:雌激素水平下降是导致 GSM 的核心,MHT 可缓解外阴、阴道萎缩,改善阴道血流、阴道弹性及润滑性,增强阴蒂的敏感性,提高性欲,减轻或消除因 GSM、阴道干燥引起的围绝经期和绝经后 FSD。

1）全身 MHT:无论是单雌激素方案、序贯治疗方案、连续联合方案还是替勃龙治疗,均可改善轻至中度性交痛相关的性功能障碍。多项荟萃分析显示,替勃龙对女性性功能改善有优势。当全身用药不足以改善阴道症状或存在全身用药禁忌证时,可阴道局部使用雌激素。不推荐对孤立性 GSM 者或 FSD 者采用全身治疗。

2）阴道局部雌激素:可改善阴道内环境,有效减少阴道干燥和性交困难,缓解 GSM 症状,是首选的治疗方法,如普罗雌烯软膏、雌三醇乳膏、结合雌激素乳膏等。然而,这种高效的治疗方法仍未得到普遍认可,只有不到 10% 的绝经后女性接受治疗。

奥培米芬(ospemifene)是结合雌激素与 SERM 巴多昔芬的复合制剂,可改善 VMS 和 GSM,并防止骨质流失,有效减少阴道干燥和性交困难。

3）雄激素:外源性睾酮可吸收入血,在阴道靶细胞内产生的雄激素使阴道上皮细胞由底层向中层生成增加,阴道细胞成熟指数增高;部分由雄激素转化产生的雌激素,使阴道黏膜增殖变厚,阴道的润滑性、性欲、性高潮、性满意度、性交痛得到明显改善。应在医生指导下使用。

（2）非激素类药物治疗

1）中药治疗:文献报道,改良二至丸治疗 30 例围绝经期 FSD 女性,性欲、性唤起、阴道润滑度、性满意度、性交痛均较治疗前明显改善($P<0.05$),提示改良二至丸治疗围绝经期 FSD 具有一定的疗效。

2）精神类药物:精神类药物治疗绝经后 FSD 的数据有限。氟班色林是一种口服 5-羟色胺受体 1A 激动剂/5-羟色胺受体 2A 拮抗剂,与安慰剂相比,可能会改善患有性欲低下的自然绝经女性的性欲,在增加满足感方面有积极作用,但其他性功能问题未见明确疗效。FDA 批准氟班色林仅用于绝经前女性的全身性获得性性欲减退症。Bremelanotide 是一种皮下注射的促黑素皮质激素受体激动剂,与安慰剂相比,在性欲和性相关痛苦方面有改善作用,但没有针对绝经后妇女的数据。安非他酮是一种 5-羟色胺去甲肾上腺素再摄取抑制剂类抗抑郁药,通常用作选择性 5- 羟色胺再摄取抑制药诱导的 FSD 的替代疗法或联合疗法;用于治疗非抑郁症女性的性欲减退。

(3)其他治疗

1)阴道保湿剂和润滑剂:有雌激素用药禁忌的恶性肿瘤生存者,或者仅轻 - 中度阴道干燥时,建议使用阴道润滑剂或保湿剂作为一线治疗方案。

2)仿生物神经电刺激:治疗围绝经期 FSD 的效果较好,可改善患者的盆底肌肉肌力与阴道内压力,提升性生活质量,减轻负性情绪。

3)激光治疗:阴道局部激光刺激,可增加局部胶原蛋白的产生,改善阴道壁的弹性和功能,但缺乏长期安全性和有效性的数据,需更多临床数据支持。

围绝经期与绝经后 FSD 的治疗需要从多方面考虑,进行综合治疗。选择治疗方案需遵循以患者为中心的个体化原则,明确告知患者目前状况、可选择的治疗方法及有效性和安全性,鼓励患者参与选择治疗方法的决策过程。

临床病案解析

病例 1

患者,52 岁,主诉"月经紊乱 7 年,停 MHT 后潮热、阴道干涩、性交困难 1 年余"。

现病史:患者曾因"月经紊乱"服用雌二醇 / 雌二醇地屈孕酮片(2/10)5 年余维持月经。1 年余前因不希望继续来月经,遂自行停用 MHT,近 1 年开始出现潮热、失眠、阴道干涩、性交困难明显。

生育史:G_3P_1。

诊断:绝经综合征;绝经生殖泌尿综合征。

治疗方案与思路:患者不希望来月经,可以选择连续联合方案或替勃龙方案。该患者的治疗方案选择了对性功能改善有额外益处的替勃龙,2.5mg,每天 1 次。1 个月后复查,潮热、失眠等 VMS 及阴道干涩、性交困难症状明显改善,随后根据患者症状缓解情况,改为替勃龙 1.25mg 低剂量维持。继续治疗中,定期随访。

专家点评:患者为围绝经期女性,曾采用序贯 MHT 维持月经效果好。自行停药后,出现中晚期绝经症状,阴道干涩、性交困难等 GSM 症状,影响正常性生活。此次复诊,仍应进行全面查体和专科检查,必要的辅助检查,评估风险,排查慎用情况,若全身治疗一开始不能很好地改善阴道局部症状,可加用阴道雌激素。

病例 2

患者,60 岁。主诉"绝经 3 年,曾 MHT 后停用,骨关节痛 1 年,伴性交疼痛不适"。

现病史:曾因"月经紊乱,围绝经期综合征"要求维持月经,服用雌二醇 / 雌二醇地屈孕酮片(2/10)至 56 岁停 MHT,1 年前开始出现骨关节疼痛,性交不适,无法正常性生活。

生育史:G_2P_1。

体格检查:血压 132/88mmHg,心率呼吸正常。妇科检查:阴道萎缩,分泌物少,子宫萎缩,双侧附件区无特殊。

辅助检查:骨密度提示低骨量。B 超提示子宫萎缩,内膜厚度 2mm,双侧卵巢未探及。

诊断:绝经综合征;骨量减少;性功能障碍(轻)。

治疗方案与思路:患者以骨关节痛、性交不适为主要症状,有适应证,无禁忌证,在 MHT 治疗时间窗内,可以重启 MHT 方案以改善症状。治疗方案选择了替勃龙片 2.5mg,每天 1 次;阿仑膦酸钠 10mg,每天 1 次;醋酸钙胶囊 0.6g,每天 1 次。用药后 1 个月复诊,骨关节痛及性交不适症状已有改善,需要持续治疗并随访,替勃龙改为 1.25mg 维持。

专家点评:患者为绝经后女性,曾在围绝经期行 MHT,遗憾未能坚持,故后继出现 GSM、骨量减低等中晚期绝经健康风险。宜进行充分的患者教育,坚持随访,定期评估,只要 MHT 的利大于弊,坚持应用。

病例 3

患者,57 岁。因"绝经 4 年,性交后阴道点滴出血 1 天"就诊。

现病史:患者 4 年前绝经,从未行 MHT,有明显潮热多汗、全身多处肌肉关节酸痛、阴道干涩、性交疼痛,曾自行购买阴道润滑剂改善性生活,有一定效果。

生育史: G_4P_1。

体格检查: 阴道黏膜充血萎缩,少量褐色血迹,宫颈萎缩、光滑。

辅助检查: B超提示子宫萎缩,肌层回声不均,内膜厚度3mm。宫颈癌筛查阴性。骨密度测定T值<−2.5。

诊断: 绝经综合征;骨质疏松;绝经生殖泌尿综合征。

治疗方案与思路: 患者性交困难,性交后阴道出血系绝经后长期低雌激素状态,导致阴道黏膜萎缩充血,检查排除了宫颈及内膜病变。患者有MHT明确适应证,没有禁忌证,故选择的治疗方案为替勃龙2.5mg,每天1次;阿仑膦酸钠10mg,每天1次;醋酸钙胶囊0.6g,每天1次;自备维生素D_3,适当运动。治疗1个月后复诊。VMS明显改善,骨关节痛及性交不适症状有缓解。需继续治疗,定期随访,后续将替勃龙调整为1.25mg维持治疗。

专家点评: 患者为绝经晚期女性,从未MHT故而绝经相关症状重,出现VMS、GMS、骨质疏松。目前未满60岁,绝经仅4年,尚可启动MHT。2023版指南建议,绝经1年以上可渐过渡到无月经方案,给予此患者替勃龙是适宜的,同时应注意全面综合治疗,包括补钙、双膦酸盐、多种维生素等。同时鼓励健康生活方式,增加社交和运动。

【病例4】

患者,60岁。绝经7年,性交困难,其丈夫一起来诊。

现病史: 患者7年前绝经,从未MHT治疗,无潮热多汗。近几年阴道干涩,因性交不适、性交痛拒绝正常性生活,夫妻矛盾大。

生育史: G_4P_2。

体格检查: 血压、心率正常,BMI 23.5kg/m^2。妇科检查:阴道萎缩,苍白充血;宫颈光滑,萎缩,充血;子宫体萎缩。

辅助检查: B超提示子宫萎缩,单层内膜厚度1mm,双侧卵巢未探及。心电图正常。

诊断: 绝经期;绝经生殖泌尿综合征;性功能障碍。

治疗方案与思路: 绝经后长期处于低雌激素状态,对全身各器官均有不利影响,同时对生殖泌尿道的负面影响也不容忽视。患者目前虽已60岁,但绝经不足10年,无禁忌证,可以MHT。治疗方案选择了对性功能改善有额外益处的替勃龙2.5mg,每天1次,联合阴道雌激素涂抹。1个月后复诊,检查阴道充血情况有明显改善,有1次性生活,疼痛情况有改善。随后根据患者症状缓解情况,药物剂量改为替勃龙1.25mg低剂量维持。

专家点评: 多数女性在门诊就诊时,对性问题羞于启齿,医生应多加关注。绝经晚期女性,因长期低雌激素致阴道萎缩,性交时出现明显疼痛导致恐惧性生活,并出现性功能障碍。此类患者若初期全身治疗不能快速改善阴道局部症状,可加用阴道雌激素,性生活时可辅助润滑剂。同时做好男方教育,对妻子病情有所了解,多予以关爱,性生活配合,缓解家庭矛盾,增强患者治疗的信心。

（唐良萏　唐秦）

参考文献

1. SCAVELLO I, MASEROLI E, DI SV, et al. Sexual health in menopause. Medicina (Kaunas), 2019, 55 (9): 559.
2. FASERO M, JURADO-LóPEZ AR, SAN MARTIN-BLANCO C, et al. A higher quality of life by the Cervantes Short-Form Scale is related to a better sexual desire in postmenopausal women. Gynecol Endocrinol, 2021, 37 (11): 1014-1019.
3. GAMBACCIANI M, TORELLI MG, MARTELLA L, et al. Rationale and design for the vaginal erbium laser academy study (VELAS): An international multicenter observational study on genitourinary syndrome of menopause and stress urinary incontinence. Climacteric, 2015, 18 (Suppl. 1): 43-48.
4. PITSOUNI E, GRIGORIADIS T, DOUSKOS A, et al. Efficacy of vaginal therapies alternative to vaginal estrogens on sexual function and orgasm of menopausal women: A systematic review and meta-analysis of randomized controlled trials. Eur J Obstet Gynecol Reprod Biol, 2018, 229: 45-56.
5. PINKERTON JAV, AGUIRRE FS, BLAKE J, et al. The 2017 hormone therapy position statement of The North American Menopause Society. Menopause, 2018, 25: 1362-1387.

第二节　围绝经期避孕的必要性和优选方法

一、2023 版指南要点

2023 版指南明确指出 40 岁以上完成生育后的女性需避孕至绝经。围绝经期女性生育率相对较低，但仍有意外妊娠的风险。而围绝经期避孕方式的选择应兼顾避孕、子宫内膜的保护、缓解围绝经期相关症状以及调节月经。围绝经期女性可能会低估自己的生育能力或错误地认为 MHT 也可避孕，导致意外妊娠，对其身心都造成不利影响。40 岁以上的妊娠，约有 1/4 的妊娠结局是自然流产。除此之外，胎儿畸形、流产、早产等妊娠并发症的风险也更高。

绝经期女性避孕方法的选择，需特别关注年龄相关的疾病。该年龄段是围绝经期异常子宫出血（abnormal uterine bleeding，AUB）的高发年龄，血栓栓塞、高血压、心血管疾病、肥胖及恶性肿瘤等因素也不容忽视。因此，根据围绝经期女性自身情况选择适宜的避孕措施十分必要。

二、2023 版指南相关内容的进展

2023 版指南仍推荐围绝经期女性根据自身具体情况选择合适的避孕方式至绝经。首先推荐长效可逆避孕方法，如含铜宫内节育器、LNG-IUS、长效激素注射、皮下埋植剂等。复方口服避孕药（COC）在避孕的同时还可缓解 VMS，可供健康的围绝经期女性选择。45 岁以上的女性，由于血栓的发病风险升高，故 COC 不作为该年龄段的首选避孕方式。2023 版指南特别指出，单孕激素避孕措施可用于对含雌激素药物有禁忌证的围绝经期患者，包括吸烟、肥胖、伴有先兆的偏头痛、长期糖尿病、高血压或有静脉血栓栓塞史的围绝经期女性。对激素避孕存在禁忌的患者，可选择屏障避孕、绝育等方式。

三、2023 版指南相关内容立场与推荐的依据

在 2023 版指南编写过程中，编写者对围绝经期避孕相关的高质量文献进行检索分析、反复研讨后提出指南推荐。

（一）围绝经期避孕的必要性

围绝经期女性因卵巢功能开始衰退，最早出现排卵功能异常，导致生育能力下降，但生育力下降不等于没有生育能力，也不意味着无须避孕。英国性与生殖健康委员会（FSRH）指南认为，40 岁及以上女性总体生育率虽有下降，但 40~44 岁女性 1 年内妊娠率可达 10%~20%，45~49 岁接近 12%。马萨诸塞州行为风险因素监测系统的数据分析发现，14.7% 的 40~44 岁女性和 16.8% 的 45~50 岁女性有意外妊娠的风险，但未使用任何形式的避孕措施。而此阶段女性的意外妊娠率与其他年龄组相近，约为 40%，属于非意愿妊娠的高风险人群。围绝经期女性妊娠比适龄女性妊娠更容易发生并发症，随着母亲年龄的增加，胎儿非整倍体风险增加，自发性流产或染色体异常后代概率也增加。围绝经期女性如果意外妊娠，无论是继续妊娠还是终止妊娠，需承担的风险均明显上升。因此，无生育要求的围绝经期女性应坚持采取避孕措施，直至绝经。

（二）围绝经期避孕的特殊性

围绝经期选择的避孕方法，除避孕，还希望带来额外益处，如缓解围绝经期的相关症状、调节月经周期、减少出血量等。多数含激素的避孕药可以缓解绝经相关症状，尤其是含有雌激素的药物可缓解 VMS、阴道干涩、性交疼痛。部分避孕方法在抑制排卵的同时，可以调节月经周期，减少围绝经期 AUB 的发生率，并减少月经量、纠正贫血等。由于很多疾病随年龄增长而发病风险增加，激素治疗也是某些疾病的独立危险因素，故围绝经期女性选择避孕措施时，应考虑年龄对疾病风险的影响，权衡含雌激素的避孕方法的利弊。

（三）围绝经期避孕方式的选择

避孕方式选择需要考虑以下几个方面：①避孕的有效性；②评估与年龄相关的疾病如心血管疾病、代谢疾病、恶性肿瘤等风险是否增加；③有

无除避孕之外的健康益处；④能否提高生活质量（包括精神状态和性健康）。

1. 屏障类/非激素类避孕

（1）非激素宫内节育器（intrauterine device, IUD）：最常见的是含铜非激素类 IUD，避孕效率高，对子宫内膜有保护作用，降低了子宫内膜癌的风险，是我国女性应用最多的避孕方法。含铜宫内节育器（Cu-IUD）的主要副作用为月经量增多、经期延长和经期不适加重，尤其在放置后的最初几次月经周期，含药（吲哚美辛）的 Cu-IUD 可减少放置后的月经量增多。不规则出血是导致取出 Cu-IUD 的主要原因。

推荐围绝经期女性使用 Cu-IUD，尤其是不愿使用甾体激素避孕方法或有甾体激素使用禁忌证者。近绝经的女性建议在最后 1 次月经后的 12 个月内取出。

（2）屏障避孕：屏障方法包括男用避孕套、女用避孕套、隔膜和宫颈帽。屏障法的使用没有年龄限制，禁忌证很少。避孕套具有安全有效、方便、价廉、可自行掌握等优点。每次性生活坚持并正确使用的比尔指数为 5/（100 妇女·年）。避孕套具有避孕和预防性传播疾病（sexually transmitted disease, STD）的双重防护作用。对于有 STD 风险的女性，即使绝经后不再需要避孕，仍建议使用避孕套。对不适合使用其他高效避孕方法的围绝经期女性，推荐使用避孕套。

2. 激素类避孕

激素类避孕方法的避孕效率高，失败率低，可同时缓解围绝经期 VMS，调节月经周期。缺点是在吸烟、高血压及肥胖人群中增加动、静脉血栓风险，从而导致脑卒中和心梗的发生。因此，推荐用于没有基础疾病的围绝经期女性。

（1）复方激素避孕法：复方甾体激素避孕方法（combination hormonal contraceptive, CHC）含人工合成的雌激素和孕激素（口服、贴片和阴道环），具有较好的月经周期调控作用，可保护子宫内膜，降低女性常见恶性肿瘤的发生率。

1）复方口服避孕药（COC）：由炔雌醇和不同种类的合成孕激素组成，坚持正确使用的情况下，比尔指数为 0.3/（100 妇女·年）。COC 可减少月经量、调整月经周期，保护子宫内膜，降低子宫内膜癌、卵巢恶性肿瘤和结直肠癌的发生风险，雌激素

能有效控制围绝经期的 VMS，并维持骨骼强度。

2）避孕贴剂：是一种复方制剂的皮肤贴片，每天释放 35μg 炔雌醇和 150μg 甲基孕酮。每周 1 贴，连用 3 周，停用 1 周出现撤退性出血，使用方便、易于接受。正确使用的避孕效果与 COC 相似。

3）阴道环：由医用硅橡胶制成弹性圆环，内含甾体激素，分为单孕激素和复方制剂。含单孕激素的阴道环可用于产后 6 周哺乳期女性的避孕。目前已上市的复方制剂阴道避孕环，每天释放 15μg 炔雌醇和 120μg 依托孕烯，连续使用 3 周，取出 1 周，发生撤退性出血。正确使用的有效性与 COC 相似，常见副作用为阴道分泌物增多、异物感、反复脱落，也是影响续用的常见原因。

（2）单孕激素避孕法：单孕激素的避孕制剂包括单孕激素口服避孕药（progestogen-only pill, POP）、注射剂、LNG-IUS 和皮下埋植制剂。因不含雌激素，对无心脑血管疾病危险因素的女性，不增加心肌梗死和脑血管意外的风险。最显著的优势是保护子宫内膜，可有效缓解子宫内膜异位症引起的痛经。与 COC 相比，单纯孕激素避孕方法相对安全，但仍要严格进行禁忌证筛查。

1）LNG-IUS：含左炔诺孕酮 52mg，每天释放量为 20μg，使用期限 5 年。使用第 1 年的比尔指数为 0.5/（100 妇女·年），属于高效长效可逆避孕方法（LARC）。LNG-IUS 全身血药浓度低，长期使用对脂类代谢、肝功能影响小，对于无心脑血管疾病危险因素的女性不增加心脑血管疾病的风险，且无金属过敏的担忧。主要副作用是初期的不规则出血和后期闭经。

2）皮下埋植剂：是将含有左炔诺孕酮或依托孕烯的硅胶棒植入皮下，药物缓慢而恒定地释放入血，从而发挥长期的避孕作用。与口服制剂相比，皮下埋植剂避免了血药峰值过高引起的不良反应和肝脏的首过效应，植入、取出操作简单，使用第 1 年比尔指数为 0.05/（100 妇女·年），是高效的 LARC。主要副作用是不规则出血和闭经，闭经的发生率在 10% 左右。

3）醋酸甲羟孕酮注射液（DMPA）：DMPA 可抑制 LH 的释放，抑制排卵。DMPA 有每 3 个月肌内注射（150mg）或皮下注射（104mg）1 次两种方式。围绝经期女性长期应用可能导致骨

密度下降。

3. 其他避孕方式

（1）自然避孕法：包括安全期和体外排精，失败率高，不提倡作为一种可靠的避孕方法。围绝经期女性月经周期不规律，很难准确预测排卵期。

（2）紧急避孕：围绝经期女性避孕失败时可采用紧急避孕措施，但不推荐作为日常避孕方法。

（3）永久性方法（绝育）：绝育是结束生育的选择。结合卵巢上皮癌起源于远端输卵管的证据，对于决定绝育的围绝经期女性，更倾向于行双侧输卵管切除术。

（四）合理的避孕决策

40 岁及以上的围绝经期女性在完成生育后仍需坚持长期避孕至绝经，避孕方法的选择与生育旺盛期女性有所不同，原则上应在满足高效避孕需求的同时，也兼顾防治月经相关疾病和缓解围绝经期症状等获益需求，并需要个体化防范疾病风险增加。首先推荐长效可逆避孕方法，根据使用者的自身健康状况选择含铜宫内节育器、LNG-IUS、长效激素注射、皮下埋植剂等；其次推荐避孕套；不常规推荐复方甾体激素避孕方法、自然避孕法、外用避孕药；不推荐紧急避孕药。

（唐良苕　唐　秦）

参考文献

1. 中华医学会计划生育学分会. 40 岁及以上女性避孕指导专家共识. 中华妇产科杂志, 2020, 55 (4): 239-245.
2. BURAIN J, BAILEY JV. Factors affecting contraceptive choice in women over 40: a qualitative study. BMJ Open, 2022, 12 (11): e064987.
3. BATESON D, MCNAMEE K. Perimenopausal contraception: A practice-based approach. Aust Fam Physician, 2017, 46 (6): 372-377.
4. LONG ME, FAUBION SS, MACLAUGHLIN KL, et al. Contraception and hormonal management in the perimenopause. J Womens Health (Larchmt), 2015, 24 (1): 3-10.
5. DEPYPERE H, INKI P. The levonorgestrel-releasing intrauterine system for endometrial protection during estrogen replacement therapy: a clinical review. Climacteric, 2015, 18 (4): 470-482.
6. GUERIN J, ENGELMANN A, MATTAMANA M, et al. Use of hormonal contraceptives in perimenopause: A systematic review. Pharmacotherapy, 2022, 42 (2): 154-164.

第三节　高龄生育的风险和备孕要点

2023 版指南关注了围绝经期女性的避孕问题，这是本版指南新增的内容，指南指出 40 岁及以上女性在完成生育后仍需长期避孕至绝经，避孕方法的选择与生育旺盛期女性有所不同，原则上应在满足高效避孕需求的同时，又能兼顾防治月经相关疾病和缓解围绝经期症状等获益需求。但既然有避孕，就有避孕失败带来的意外妊娠的处置问题，同时不可否认，部分围绝经期女性因特殊原因，仍有生育的需求。本节将就高龄生育的风险和确有妊娠需求时的备孕问题进行简要论述。

1958 年国际妇产科联合协会（FIGO）将"高龄产妇"定义为年龄 35 岁以上的产妇。基于国内外相关研究证据，中华医学会生殖医学分会在《中国高龄不孕女性辅助生殖临床实践指南》中，将 ≥35 岁定为女性生殖高龄的分界线。

一、高龄对生育力的影响

不同年龄阶段的女性生育力有所不同，女性生育能力在 20 多岁达到高峰，35 岁以后开始随着年龄增长逐年下降。与 30~31 岁的女性相比，38~39 岁生育力下降 30%，40~41 岁下降 53%，42~44 岁下降 59%。高龄生育力下降最主要的原因是卵母细胞数量和质量下降。女性自出生后卵母细胞的数量持续下降，37 岁后加速下降，至绝经期前 8 年生育力已基本丧失。

随着年龄增长，各种因素导致减数分裂异常。卵母细胞减数分裂错误主要发生在 35 岁以上的女性。高龄女性的染色体异常分离，导致非整倍体卵母细胞的形成。

高龄对女性子宫内膜容受性也有影响。随着年龄增长，异常的性激素水平可能影响子宫内膜功能、子宫血流量等变化。此外,高龄女性子宫肌瘤等疾病的发生率增加,影响生殖道解剖结构及宫腔内环境,降低妊娠率,增加流产率和孕产期并发症的发生。

二、高龄妊娠的危险因素

高龄女性流产率增高。流产发生率与母亲的年龄呈正相关,年龄超过45岁时,流产风险可达50%。流产病因中,胚胎染色体异常是最常见的原因,而高龄和染色体三体的发病率紧密相关。高龄女性雌、孕激素水平波动和异常也是导致流产率增高的重要原因。

高龄产妇产科合并症和并发症升高:高龄妇女身体各系统的功能都有所减退,代偿功能下降,心血管疾病、糖尿病、慢性生殖泌尿道疾病、糖脂代谢性疾病、肿瘤发生率增加。高龄妊娠后母胎双方的代谢生理需要使孕母脏器负担增加,妊娠期、围产期的并发症和合并症均增加。妊娠糖尿病、妊娠高血压、前置胎盘等的妊娠并发症发生率在高龄产妇中明显增加。同时多重因素影响宫内胎儿的生长发育,从而导致早产儿、低出生体重儿、小于胎龄儿和围产期胎儿死亡。高龄女性的难产率增加,因此剖宫产率随孕妇年龄的增加而增加。

高龄产妇子代出生缺陷发生率增加。高龄是导致胎儿发生染色体异常较为明确的危险因素,高龄女性卵母细胞非整倍体占胚胎遗传学异常的主要部分。此外,高龄产妇子代认知神经障碍、精神分裂症、孤独症、强迫症的发生率较年轻孕妇更高,智力稍有下降。

三、高龄生育的备孕要点

如前所述,高龄女性生育力降低,妊娠风险增加,母体和胎儿不良结局的发生率增高,为提高我国国民人口素质,应向全社会进行大众健康教育,提倡适龄生育,避免高龄妊娠和生产。意外妊娠者,应充分告知母胎健康风险,权衡利弊避免"冲动生育"。

如必须生育,为保障妊娠安全和妊娠成功率,建议在孕前对其心理、身体状况(既往健康状态和疾病史)及男女双方生育能力进行综合评估。备孕前体格检查包括一般体格检查、常规妇科检查。特殊病史或高危地区高危人群还需行特殊检查,如高危地区行地中海贫血筛查,高危人群行口服糖耐量试验,对异常结果及时采取相应的治疗措施。

女性生育力评估包括卵巢储备功能、子宫内膜容受性、输卵管功能等的评估。建议男方完成精液常规和形态学检测,必要时行精液生化功能、精子功能等检查。

在对高龄女性做好以上充分的孕前评估之后,可根据具体情况进行针对性的个体化健康教育、健康促进指导,以及针对现存的危险因素采取相应的干预措施,并进行充分的生育策略讨论。必要时可由妇科内分泌科、临床生殖中心、产科、内科、外科等多学科进行MDT。对于需要行辅助生殖技术助孕的高龄女性,在充分评估其当前的生育潜能、全身状况后,告知建议采取的个体化助孕措施,其可能的助孕结局及随年龄增加而增加的妊娠期母婴健康风险。此外,告知高龄孕妇需进行遗传学产前诊断,同时若妊娠期间各类疾病加重,继续妊娠不利于健康,为保障孕妇生命安全,需及时终止妊娠。

对于孕前评估为不适宜妊娠的高龄女性,及时进行心理疏导,并对基础疾病进行专科治疗。同时随访,如有围绝经期症状,及时处理。

(张学红)

参考文献

1. 中华医学会生殖医学分会. 中国高龄不孕女性辅助生殖临床实践指南. 中国循证医学杂志, 2019, 19 (3): 253-270.
2. 孙莹璞, 黄国宁. 人类生育力保护与辅助生殖. 北京: 人民卫生出版社, 2020.
3. 中国医师协会生殖医学专业委员会. 高龄女性不孕诊治指南. 中华生殖与避孕, 2017, 37 (2): 87-100.
4. GARCIA-FERREYRA J, HILARIO R, DUENAS J. High percentages of embryos with 21, 18 or 13 trisomy are related to advanced paternal age in donor egg cycles. JBRA Assist Reprod, 2018, 22 (1): 26-34.

附录 1　更年期保健专科建设标准综合稿（建议）

评估指标	评估内容		省级	地市级	县级	省级	地市级	县级
1. 专科建设（110分）	1.1 专科发展规划	1.1.1 制定更年期保健专科发展规划，促进专科发展（30分）	1. 更年期保健工作应被纳入医疗机构整体发展规划，确定更年期保健业务重点发展方向和目标			10	10	10
			2. 有更年期保健专科发展规划（3~5年），内容包括目标任务、措施、评估指标、激励机制等，并开展评估			10	10	10
			3. 定期开展评估，促进工作持续改进			10	10	10
	1.2 专科制度	1.2.1 建立健全并严格执行专科规范和制度，加强专科管理（40分）	1. 制定并执行岗位职责、主要诊疗常规/规范			10	10	10
			2. 制定并执行各项管理制度			10	10	10
			3. 服务记录表单齐全			10	10	10
			4. 制定方便就医的服务流程，并有落实措施			10	10	10
	1.3 多学科协作	1.3.1 为更年期妇女提供综合性、多学科、全方位的医疗保健服务（30分）	1. 建立更年期保健多学科协作团队，并有相关文件			10	10	10
			2. 建立更年期保健专科与其他科室会诊、转诊、病例讨论制度，有更年期保健多学科协作工作流程，体现各方职责，并有工作会议记录、病例讨论记录、转会诊记录等相关资料。			20	20	20
	1.4 专项经费	1.4.1 与更年期保健相关的人才培养、设备设施、房屋等投入（10分）	平均每年投入≥100万	平均每年投入50万~100万（含50万）	平均每年投入30万~50万（含30万）	10	10	10
2. 专科服务（600分）	2.1 服务提供	2.1.1 服务量（以诊断来统计与更年期相关疾病为依据）（40分）	近3年更年期保健门诊年均门诊量≥2 000人次	近3年更年期保健门诊年均门诊量≥1 000人次	近3年更年期保健年均门诊量≥500人次	40	40	45
		2.1.2 健康档案建立与管理（60分）	1. 电子或纸质健康档案内容规范齐全，涵盖改良Kupperman评分、焦虑、抑郁评分、骨质疏松筛查评估、睡眠质量评分、营养与体重管理等			20	20	20
			2. 近3年建立健康档案年均份数≥600份/年，<600份/年按比例得分	2. 近3年建立健康档案年均份数≥400份/年，<400份/年按比例得分	2. 近3年建立健康档案年均份数≥200份/年，<200份/年按比例得分	20	20	20
			3. 健康档案专人专案管理，并定期对需随访者进行随访、记录，每年随访率≥80%，<80%按比例得分			20	20	20

评估指标	评估内容	省级			省级	地市级	县级
			地市级	县级			
2. 专科服务(600分)	2.1 服务提供	2.1.3 营养与体重管理(40分)	1. 服务内容规范齐全,病历文书内容合理、完整,体现三级预防相关应用		10	10	10
			2. 近3年营养状况评估、咨询与指导年均服务量≥1 000人次	2. 近3年营养状况评估、咨询与指导年均服务量≥600人次	2. 近3年营养状况评估、咨询与指导年均服务量≥400人次	30	30	30
		2.1.4 运动指导和管理(40分)	1. 服务内容规范齐全,病历文书内容合理、完整,体现三级预防相关应用		10	10	10
			2. 近3年运动功能评估、咨询与指导年均服务量≥1 000人次	2. 近3年运动功能评估、咨询与指导年均服务量≥600人次	2. 近3年运动功能评估、咨询与指导年均服务量≥400人次	30	30	30
		2.1.5 心理保健(40分)	1. 服务内容规范齐全,病历文书内容合理、完整,体现三级预防相关应用		10	10	10
			2. 近3年心理状况评估、咨询与指导年均服务量≥1 000人次	2. 近3年心理状况评估、咨询与指导年均服务量≥600人次	2. 近3年心理状况评估、咨询与指导年均服务量≥400人次	30	30	30
		2.1.6 性与生殖保健(40分)	1. 服务内容规范齐全,病历文书内容合理、完整,体现三级预防相关应用		10	10	10
			2. 近3年性与生殖保健年均服务量(性生活评分、性保健指导、避孕指导、生殖道炎症诊治等)≥1 000人次	2. 近3年性与生殖保健年均服务量(性生活评分、性保健指导、避孕指导、生殖道炎症诊治等)≥600人次	2. 近3年性与生殖保健年均服务量(性生活评分、性保健指导、避孕指导、生殖道炎症诊治等)≥400人次	30	30	30
		2.1.7 性激素治疗与管理(80分)	1. 服务内容规范齐全,病历文书内容合理、完整		10	10	10
			2. 性激素治疗合理规范,每次抽检20份病历,有1例病例治疗不规范,则不得分		35	35	35
			3. 近3年性激素治疗患者专案管理率≥80%(30分),<80%按比例得分,并有随访记录		35	35	35
		2.1.8 盆底康复(40分)	1. 服务内容规范齐全,病历文书内容合理、完整,体现三级预防相关应用		10	10	10
			2. 近3年盆底功能评估、咨询与指导年均服务量≥1 000人次	2. 近3年盆底功能评估、咨询与指导年均服务量≥600人次	2. 近3年盆底功能评估、咨询与指导年均服务量≥400人次	30	30	30
		2.1.9 中医药治疗(60分)	1. 服务内容规范齐全,病历文书内容合理、完整,体现三级预防相关应用		10	10	10
			2. 近3年中医药保健与治疗年均服务量≥1 000人次	2. 近3年中医药保健与治疗年均服务量≥600人次	2. 近3年中医药保健与治疗年均服务量≥400人次	30	30	30

评估指标	评估内容		省级	地市级	县级	省级	地市级	县级
2. 专科服务(600分)	2.1 服务提供	2.1.9 中医药治疗(60分)	3. 切实发挥中医药在更年期疾病诊疗和预防保健中的作用 备选指标1：针对更年期女性中医适宜技术数量(项)，3分/项，总分不超过20分 备选指标2：2023年，更年期保健门诊中药处方数［包括中药饮片处方(含颗粒剂)和中成药(含医疗机构中药制剂)处方］≥中医药保健与治疗年均服务量门诊量80%(20分)，<80%按比例得分 请从以上两个备选指标中，优先选择1个指标。			20	20	20
		2.1.10 健康教育(60分)	1. 有年度工作计划和工作方案，档案完整，有更年期保健健康教育材料			10	10	10
			2. 每年至少开展1次更年期保健门诊患者核心信息知晓情况调查。根据调查结果有针对性地开展健康教育活动。并有持续改进措施			10	10	10
			3. 近3年院内更年期健康教育活动≥6次	3. 近3年院内更年期健康教育活动≥4次	3. 近3年院内更年期健康教育活动≥6次	10	10	15
			4. 近3年本机构与社会多部门联合开展院外更年期健康教育活动次数≥6次	4. 近2年本机构与社会多部门联合开展院外更年期健康教育活动次数≥4次	4. 近3年本机构与社会多部门联合开展院外更年期健康教育活动次数≥6次	20	20	25
			5. 利用"互联网+"服务平台，开展智慧医疗健康在线宣传教育，近3年，每年科普作品数≥3篇			10	10	15
		2.1.11 服务对象满意度(20分)	近3年，每年至少开展1次服务满意度调查，连续3年服务对象满意度≥90%			20	20	20
		2.1.12 特色服务模式(80分)	1. 建立以人为本、多学科协作服务模式，提供一站式、连续性、个体化优质便民服务	1. 建立以人为本、多学科协作服务模式，提供一站式、连续性、个体化优质便民服务	1. 建立以人为本、多学科协作服务模式，提供连续性、个体化优质便民服务	40	40	40
			2. 利用信息化手段，提供在线预约、结果提醒查询等便民服务			20	20	20
			3. 对心脑血管疾病、骨质疏松等慢性疾病患者加强管理和随访，近3年慢病管理率(筛查、评估、转介/转诊、多学科会诊等)≥80%			20	20	20
3. 人力资源(80分)	3.1 医护人员	3.1.1 人才梯队建设	1. 制定更年期保健人才培养计划和实施方案，有体现人才培养效果和激励机制的量化评分标准，并予以落实。			5	5	5
			2. 更年期保健门诊高级职称医师数量≥3人	2. 更年期保健门诊高级职称医师数量≥2人	2. 更年期保健门诊中级职称医师数量≥3人	5	5	5
			3. 建立并落实学科带头人选拔与激励机制			5	5	5
		3.1.2 人员资质	至少有2人到三级甲等医疗机构更年期保健或妇科内分泌专业进修(或培训)3个月及以上，或至少有1人有三级甲等医疗机构更年期保健或妇科内分泌专业轮转半年及以上，并有相关证明			10	10	10

评估指标	评估内容		省级	地市级	县级	省级	地市级	县级
3. 人力资源(80分)	3.1　医护人员	3.1.3　人才培养制度	1. 有更年期保健人员定期学习制度,并落实			5	5	10
			2. 近3年,组织更年期保健门诊人员进行业务学习次数≥5次/年,<5次/年按比例得分			10	10	15
			3. 每年度医护人员至少参加1次针对性继续医学教育活动或省级更年期专科培训,并有相关证明			5	5	10
		3.1.4　门诊/专科负责人	技术职务　高级专业技术职称		中级及以上专业技术职称	5	5	5
			工作年限　8年以上的妇产科临床工作经历		5年以上的妇产科临床工作经历	5	5	5
			管理能力　5年以上管理工作经验		—	5	5	—
		3.1.5　学科带头人	技术职务　高级专业技术职称		中级及以上专业技术职称	5	5	5
			工作年限　10年以上的妇产科临床工作经历			5	5	5
			学术能力　近3年在国家级更年期保健领域相关学术团体中担任常委以上职务。或在省级更年期保健领域相关学术团体中担任主委/副主委	近3年在省级及以上更年期保健领域相关学术团体中担任委员及以上职务	—	10	10	—
4. 服务场所设备设施(60分)	4.1　房屋	4.1.1　房屋设置	设置诊室、检查室、心理检测室、功能检查室等			15	15	15
		4.1.2　建筑布局	各区域布局合理,就诊便捷,并有良好的私密性			15	15	15
	4.2　设备	4.2.1　基本设备	1. 更年期保健门诊设备配备率≥95%,<95%按比例得分 更年期保健门诊应配备的设备包括体重秤、血压计、妇科检查床及相关检查设备、骨密度检查设备(双能X线或定量CT)、盆底功能康复设备、更年期综合征筛查相关量表、营养和心理评估工具。		满足业务开展需求,骨密度检查可在上级医院进行	15	15	15
			2. 机构其他基本设备配备率≥95%,<95%按比例得分 机构内应配备的其他基本设备包括:心电图仪、B超诊断仪、人体成分分析仪、阴道镜、乳腺X线摄影系统,开展血尿常规、血生化、生殖道分泌物、宫颈细胞学采集设备、内分泌等检测设备等		满足业务开展需求,乳腺X线摄影检查可在上级医院进行	15	15	15

续表

评估指标	评估内容	省级	地市级	县级	省级	地市级	县级
5. 专科管理(150)	5.1 科研情况	5.1.1 科研课题/项目　1. 近10年牵头负责或参与与本专科有关的国家级或省级科研课题≥3项	1. 近10年牵头负责或参与与本专科有关的市级及以上科研课题≥1项	根据本区域更年期女性主要健康问题开展或参与相关调查研究,参与各种更年期保健相关科研课题	15	15	20
		2. 近10年专科人员获得过省级及以上科技成果奖(国家级排名前5名;省级排名前3名≥3项)	2. 近10年专科人员获得过市厅级及以上科技成果奖(省部级排名前5名;市厅级排名前3名≥3项)	—	15	20	—
		3. 科研成果得到转化。为当地卫生健康行政部门决策提供参考。并在一定范围内得到推广			5		
		5.1.2 文章/著作　近5年发表与本专科有关的SCI和中文核心期刊≥3篇,<3篇按比例得分	近5年第一作者(通讯作者)发表与本专科有关的中文核心及以上期刊文章≥3篇,<3篇按比例得分	—	5	5	—
		近10年出版的与本专科有关的主编或参编著作≥5部,<5部按比例得分	近10年出版的与本专科有关的主编或参编著作≥5部,<5部按比例得分	—	5	5	
		5.1.3 教学　承担与本专科有关的临床教学或带教任务	—		5	5	—
	5.2 能力提升	5.2.1 学术研讨和培训　有年度培训工作计划,每年度举办更年期项目培训班≥1次,且有培训效果评估和总结报告	有年度培训工作计划,每年度举办或承办更年期相关的培训班≥1次,<1次不得分	参加更年期保健相关培训班,<1次/人年,不得分	15	15	20
		5.2.2 人员进修　近3年接收人员进修≥8人/年,且有进修人员考核评估报告和进修工作总结报告,<8人按比例得分	近3年派人员进修学习≥2人,且有进修学习证明	近3年派人员进修学习≥1人,且有进修学习证明	15	15	20
		5.2.3 基层技术指导　组织或参加近3年对基层医疗机构开展与本专科有关的技术指导、监督检查或质量控制≥4次/年,<4次按比例得分,并有基层更年期保健服务能力提升数据资料		接受与本专科有关的技术指导、监督检查或质量控制考核,考核结果合格得12分,考核结果优秀得20分	20	20	20

评估指标	评估内容		省级	地市级	县级	省级	地市级	县级
5. 专科管理(150)	5.2 能力提升	5.2.4 专科引领	近3年本机构至少与3家基层医疗保健机构建立分级诊疗	近3年本机构至少与1家基层医疗保健机构建立分级诊疗	备选指标1:近3年本机构至少与1家上级医疗保健机构建立分级诊疗 备选指标2:与乡镇卫生院建立转诊关系,接收需要诊治患者 请从以上两个备选指标中,优先选择1个指标	10	10	10
	5.3 信息管理	5.3.1 信息平台建设	1. 建立针对更年期保健的专科病历系统或者平台,并且能够与医院的信息系统数据互联互通			20	20	20
		5.3.2 收集、分析、上报和反馈相关数据和信息	2. 建立机构内更年期保健工作核心指标,并收集相关数据,进行电子化管理		2. 建立机构内更年期保健工作核心指标,收集相关数据并进行分析	10	10	10
			3. 对更年期保健工作核心指标进行定期分析,形成数据分析报告,制定并落实工作持续改进措施		3. 及时报送妇幼卫生信息,并定期对数据的准确性和完整性进行质量控制	10	10	10
6. 基本条件	取得《医疗机构执业许可证》		取得《医疗机构执业许可证》			需全部满足,不计入评分		
	医疗/保健机构等级		三级	地市三级	一级及以上			
	能够提供基本医疗保健服务		门诊应具备独立诊室等基本功能区域及基本工具(体重计、血压计、软尺等)					
	开设更年期专科门诊时间		≥3年	≥2年	≥1年			
	无相关医疗事故		近3年无更年期保健相关医疗事故					
	医院配备宣教场所及设施		医院配备宣教场所及设施。有独立的更年期门诊诊室					

说明:

1. 本建设标准作为各级医疗保健机构更年期保健特色门诊或专科的建设目标,有条件者可依据国家级更年期保健特色专科建设标准,进一步提升专科建设能力。

2. 各级医疗保健机构可根据更年期保健专科建设标准结合建设过程中的具体问题提出进一步修订建议。

3. 每一项目中有评分的具体要求内容,未完成的项目内容均按要求扣分。

附录 2　省级医疗机构更年期保健专科建设标准（建议）

评估指标	评估内容		省级	省级
1. 专科建设（110分）	1.1 专科发展规划	1.1.1 制定更年期保健专科发展规划，促进专科发展（30分）	1. 更年期保健工作应被纳入医疗机构整体发展规划，确定更年期保健业务重点发展方向和目标	10
			2. 有更年期保健专科发展规划（3~5年），内容包括目标任务、措施、评估指标、激励机制等，并开展评估	10
			3. 定期开展评估，促进工作持续改进	10
	1.2 专科制度	1.2.1 建立健全并严格执行专科规范和制度，加强专科管理（40分）	1. 制定并执行岗位职责、主要诊疗常规/规范	10
			2. 制定并执行各项管理制度	10
			3. 服务记录表单齐全	10
			4. 制定方便就医的服务流程，并有落实措施	10
	1.3 多学科协作	1.3.1 为更年期妇女提供综合性、多学科、全方位的医疗保健服务（30分）	1. 建立更年期保健多学科协作团队，并有相关文件	10
			2. 建立更年期保健专科与其他科室会诊、转诊、病例讨论制度，有更年期保健多学科协作工作流程，体现各方职责，并有工作会议记录、病例讨论记录、转会诊记录等相关资料	20
	1.4 专项经费	1.4.1 与更年期保健相关的人才培养、设备设施、房屋等投入（10分）	平均每年投入≥100万	10
2. 专科服务（600分）	2.1 服务提供	2.1.1 服务量（以诊断来统计与更年期相关疾病为依据）（40分）	近3年更年期保健门诊年均门诊量≥2 000人次	40
		2.1.2 健康档案建立与管理（60分）	1. 电子或纸质健康档案内容规范齐全，涵盖改良Kupperman评分、焦虑、抑郁评分、骨质疏松筛查评估、睡眠质量评分、营养与体重管理等	20
			2. 近3年建立健康档案年均份数≥600份/年，<600份/年按比例得分	20
			3. 健康档案专人专案管理，并定期对需随访者进行随访、记录，每年随访率≥80%，<80%按比例得分	20
		2.1.3 营养与体重管理（40分）	1. 服务内容规范齐全，病历文书内容合理、完整，体现三级预防相关应用	10
			2. 近3年营养状况评估、咨询与指导年均服务量≥1 000人次	30
		2.1.4 运动指导和管理（40分）	1. 服务内容规范齐全，病历文书内容合理、完整，体现三级预防相关应用	10
			2. 近3年运动功能评估、咨询与指导年均服务量≥1 000人次	30
		2.1.5 心理保健（40分）	1. 服务内容规范齐全，病历文书内容合理、完整，体现三级预防相关应用	10
			2. 近3年心理状况评估、咨询与指导年均服务量≥1 000人次	30

续表

评估指标	评估内容		省级	省级
2. 专科服务(600分)	2.1 服务提供	2.1.6 性与生殖保健(40分)	1. 服务内容规范齐全,病历文书内容合理、完整,体现三级预防相关应用	10
			2. 近3年性与生殖保健年均服务量(性生活评分、性保健指导、避孕指导、生殖道炎症诊治等)≥1 000人次	30
		2.1.7 性激素治疗与管理(80分)	1. 服务内容规范齐全,病历文书内容合理、完整	10
			2. 性激素治疗合理规范,每次抽检20份病历,有1例病例治疗不规范,则不得分	35
			3. 近3年性激素治疗患者专案管理率≥80%(30分),<80%按比例得分,并有随访记录	35
		2.1.8 盆底康复(40分)	1. 服务内容规范齐全,病历文书内容合理、完整,体现三级预防相关应用	10
			2. 近3年盆底功能评估、咨询与指导年均服务量≥1 000人次	30
		2.1.9 中医药治疗(60分)	1. 服务内容规范齐全,病历文书内容合理、完整,体现三级预防相关应用	10
			2. 近3年中医药保健与治疗年均服务量≥1 000人次	30
			3. 切实发挥中医药在更年期疾病诊疗和预防保健中的作用 备选指标1:针对更年期女性中医适宜技术数量(项),3分/项,总分不超过20分 备选指标2:2023年,更年期保健门诊中药处方数[包括中药饮片处方(含颗粒剂)和中成药(含医疗机构中药制剂)处方]≥中医药保健与治疗年均服务量门诊量80%(20分),<80%按比例得分 请从以上两个备选指标中,优先选择1个指标	20
		2.1.10 健康教育(60分)	1. 有年度工作计划和工作方案,档案完整,有更年期保健健康教育材料	10
			2. 每年至少开展1次更年期保健门诊患者核心信息知晓情况调查。根据调查结果有针对性地开展健康教育活动。并有持续改进措施	10
			3. 近3年院内更年期健康教育活动≥6次	10
			4. 近3年本机构与社会多部门联合开展院外更年期健康教育活动次数≥6次	20
			5. 利用"互联网+"服务平台,开展智慧医疗健康在线宣传教育,近3年,每年科普作品数≥3篇	10
		2.1.11 服务对象满意度(20分)	近3年,每年至少开展1次服务满意度调查,连续3年服务对象满意度≥90%	20
		2.1.12 特色服务模式(80分)	1. 建立以人为本、多学科协作服务模式,提供一站式、连续性、个体化优质便民服务	40
			2. 利用信息化手段,提供在线预约、结果提醒查询等便民服务	20
			3. 对心脑血管疾病、骨质疏松等慢性疾病患者加强管理和随访,近3年慢病管理率(筛查、评估、转介/转诊、多学科会诊等)≥80%	20

续表

评估指标	评估内容				省级	省级
3. 人力资源(80分)	3.1 医护人员	3.1.1 人才梯队建设		1. 制定更年期保健人才培养计划和实施方案,有体现人才培养效果和激励机制的量化评分标准。并予以落实		5
				2. 更年期保健门诊高级职称医师数量≥3人		5
				3. 建立并落实学科带头人选拔与激励机制		5
		3.1.2 人员资质		至少有2人到三级甲等医疗机构更年期保健或妇科内分泌专业进修(或培训)3个月及以上,或至少有1人有三级甲等医疗机构更年期保健或妇科内分泌专业轮转半年及以上,并有相关证明		10
		3.1.3 人才培养制度		1. 有更年期保健人员定期学习制度,并落实		5
				2. 近3年,组织更年期保健门诊人员进行业务学习次数≥5次/年,<5次/年按比例得分		10
				3. 每年度医护人员至少参加1次针对性继续医学教育活动或省级更年期专科培训,并有相关证明		5
		3.1.4 门诊/专科负责人	技术职务	高级专业技术职称		5
			工作年限	8年以上的妇产科临床工作经历		5
			管理能力	5年以上管理工作经验		5
		3.1.5 学科带头人	技术职务	高级专业技术职称		5
			工作年限	10年以上的妇产科临床工作经历		5
			学术能力	近3年在国家级更年期保健领域相关学术团体中担任常委以上职务。或在省级更年期保健领域相关学术团体中担任主委/副主委		10
4. 服务场所设备设施(60分)	4.1 房屋	4.1.1 房屋设置		设置诊室、检查室、心理检测室、功能检查室等		15
		4.1.2 建筑布局		各区域布局合理,就诊便捷,并有良好的私密性		15
	4.2 设备	4.2.1. 基本设备		1. 更年期保健门诊设备配备率≥95%,<95%按比例得分 更年期保健门诊应配备的设备包括体重秤、血压计、妇科检查床及相关检查设备、骨密度检查设备(双能X线或定量CT)、盆底功能康复设备、更年期综合征筛查相关量表、营养和心理评估工具		15
				2. 机构其他基本设备配备率≥95%,<95%按比例得分 机构内应配备的其他基本设备包括心电图仪、B超诊断仪、人体成分分析仪、阴道镜、乳腺X线摄影系统,开展血尿常规、血生化、生殖道分泌物、宫颈细胞学采集设备、内分泌等检测设备等		15
5. 专科管理(150)	5.1 科研情况	5.1.1 科研课题/项目		1. 近10年牵头负责或参与与本专科有关的国家级或省级科研课题≥3项		15
				2. 近10年专科人员获得过省级以上科技成果奖(国家级排名前5名,省级排名前3名≥3项)		15
				3. 科研成果得到转化。为当地卫生健康行政部门决策提供参考。并在一定范围内得到推广		5

评估指标	评估内容		省级	省级
5. 专科管理(150)	5.1 科研情况	5.1.2 文章/著作	近5年发表与本专科有关的SCI和中文核心期刊≥3篇,<3篇按比例得分	5
			近10年出版的与本专科有关的主编或参编著作≥5部,<5部按比例得分	5
		5.1.3 教学	承担与本专科有关的临床教学或带教任务	5
	5.2 能力提升	5.2.1 学术研讨和培训	有年度培训工作计划,每年度举办更年期项目培训班≥1次,且有培训效果评估和总结报告。	15
		5.2.2 人员进修	近3年接收人员进修≥8人/年,且有进修人员考核评估报告和进修工作总结报告,<8人按比例得分	15
		5.2.3 基层技术指导	组织或参加近3年对基层医疗机构开展与本专科有关的技术指导、监督检查或质量控制≥4次/年,<4次按比例得分,并有基层更年期保健服务能力提升数据资料	20
		5.2.4 专科引领	近3年本机构至少与3家基层医疗保健机构建立分级诊疗	10
	5.3 信息管理	5.3.1 信息平台建设	1. 建立针对更年期保健的专科病历系统或者平台,并且能够与医院的信息系统数据互联互通	20
		5.3.2 收集、分析、上报和反馈相关数据和信息	2. 建立机构内更年期保健工作核心指标,并收集相关数据,进行电子化管理	10
			3. 对更年期保健工作核心指标进行定期分析,形成数据分析报告,制定并落实工作持续改进措施	10
6. 基本条件	取得《医疗机构执业许可证》		取得《医疗机构执业许可证》	需全部满足,不计入评分
	医疗/保健机构等级		三级	
	能够提供基本医疗保健服务		门诊应具备独立诊室等基本功能区域及基本工具(体重计、血压计、软尺等)	
	开设更年期专科门诊时间		≥3年	
	无相关医疗事故		近3年无更年期保健相关医疗事故	
	医院配备宣教场所及设施		医院配备宣教场所及设施。有独立的更年期门诊诊室	

说明:

1. 本建议标准作为省级医疗保健机构更年期保健特色门诊或专科的建设目标,有条件者可依据国家级更年期保健特色专科建设标准,进一步提升专科建设能力。

2. 省级医疗保健机构可根据更年期保健专科建设标准结合建设过程中的具体问题提出进一步修订建议。

3. 每一项目中有评分的具体要求内容,未完成的项目内容均按要求扣分。

附录 3　地市级医疗保健机构更年期保健专科建设标准（建议）

评估指标	评估内容		地市级	地市级
1. 专科建设(110 分)	1.1 专科发展规划	1.1.1 制定更年期保健专科发展规划,促进专科发展(30 分)	1. 更年期保健工作应被纳入医疗机构整体发展规划,确定更年期保健业务重点发展方向和目标	10
			2. 有更年期保健专科发展规划(3~5 年),内容包括目标任务、措施、评估指标、激励机制等,并开展评估	10
			3. 定期开展评估,促进工作持续改进	10
	1.2 专科制度	1.2.1 建立健全并严格执行专科规范和制度,加强专科管理(40 分)	1. 制定并执行岗位职责、主要诊疗常规 / 规范	10
			2. 制定并执行各项管理制度	10
			3. 服务记录表单齐全	10
			4. 制定方便就医的服务流程,并有落实措施	10
	1.3 多学科协作	1.3.1 为更年期妇女提供综合性、多学科、全方位的医疗保健服务(30 分)	1. 建立更年期保健多学科协作团队,并有相关文件	10
			2. 建立更年期保健专科与其他科室会诊、转诊、病例讨论制度,有更年期保健多学科协作工作流程,体现各方职责,并有工作会议记录、病例讨论记录、转会诊记录等相关资料	20
	1.4 专项经费	1.4.1 与更年期保健相关的人才培养、设备设施、房屋等投入(10 分)	平均每年投入 50 万 ~100 万(含 50 万)	10
2. 专科服务(600 分)	2.1 服务提供	2.1.1 服务量(以诊断来统计与更年期相关疾病为依据)(40 分)	近 3 年更年期保健门诊年均门诊量 ≥1 000 人次	40
		2.1.2 健康档案建立与管理(60 分)	1. 电子或纸质健康档案内容规范齐全,涵盖改良 Kupperman 评分、焦虑、抑郁评分、骨质疏松筛查评估、睡眠质量评分、营养与体重管理等	20
			2. 近 3 年建立健康档案年均份数 ≥400 份 / 年,<400 份 / 年按比例得分	20
			3. 健康档案专人专案管理,并定期对需随访者进行随访、记录,每年随访率 ≥80%,<80% 按比例得分	20
		2.1.3 营养与体重管理(40 分)	1. 服务内容规范齐全,病历文书内容合理、完整,体现三级预防相关应用	10
			2. 近 3 年营养状况评估、咨询与指导年均服务量 ≥600 人次	30
		2.1.4 运动指导和管理(40 分)	1. 服务内容规范齐全,病历文书内容合理、完整,体现三级预防相关应用	10
			2. 近 3 年运动功能评估、咨询与指导年均服务量 ≥600 人次	30

续表

评估指标	评估内容		地市级	地市级
2. 专科服务(600分)	2.1 服务提供	2.1.5　心理保健(40分)	1. 服务内容规范齐全,病历文书内容合理、完整,体现三级预防相关应用	10
			2. 近3年心理状况评估、咨询与指导年均服务量≥600人次	30
		2.1.6　性与生殖保健(40分)	1. 服务内容规范齐全,病历文书内容合理、完整,体现三级预防相关应用	10
			2. 近3年性与生殖保健年均服务量(性生活评分、性保健指导、避孕指导、生殖道炎症诊治等)≥600人次	30
		2.1.7　性激素治疗与管理(80分)	1. 服务内容规范齐全,病历文书内容合理、完整	10
			2. 性激素治疗合理规范,每次抽检20份病历,有1例病例治疗不规范,则不得分	35
			3. 近3年性激素治疗患者专案管理率≥80%(30分),<80%按比例得分,并有随访记录	35
		2.1.8　盆底康复(40分)	1. 服务内容规范齐全,病历文书内容合理、完整,体现三级预防相关应用	10
			2. 近3年盆底功能评估、咨询与指导年均服务量≥600人次	30
		2.1.9　中医药治疗(60分)	1. 服务内容规范齐全,病历文书内容合理、完整,体现三级预防相关应用	10
			2. 近3年中医药保健与治疗年均服务量≥600人次	30
			3. 切实发挥中医药在更年期疾病诊疗和预防保健中的作用 备选指标1:针对更年期女性中医适宜技术数量(项),3分/项,总分不超过20分 备选指标2:2023年,更年期保健门诊中药处方数[包括中药饮片处方(含颗粒剂)和中成药(含医疗机构中药制剂)处方]≥中医药保健与治疗年均服务量门诊量80%(20分),<80%按比例得分 请从以上两个备选指标中,优先选择1个指标	20
		2.1.10　健康教育(60分)	1. 有年度工作计划和工作方案,档案完整,有更年期保健健康教育材料	10
			2. 每年至少开展1次更年期保健门诊患者核心信息知晓情况调查。根据调查结果有针对性地开展健康教育活动。并有持续改进措施	10
			3. 近3年院内更年期健康教育活动≥4次	10
			4. 近2年本机构与社会多部门联合开展院外更年期健康教育活动次数≥4次	20
			5. 利用"互联网+"服务平台,开展智慧医疗健康在线宣传教育,近3年,每年科普作品数≥3篇	10
		2.1.11　服务对象满意度(20分)	近3年,每年至少开展1次服务满意度调查,连续3年服务对象满意度≥90%	20
		2.1.12　特色服务模式(80分)	1. 建立以人为本、多学科协作服务模式,提供一站式、连续性、个体化优质便民服务	20
			2. 利用信息化手段,提供在线预约、结果提醒查询等便民服务	20
			3. 对心脑血管疾病、骨质疏松等慢性疾病患者加强管理和随访,近3年慢病管理率(筛查、评估、转介/转诊、多学科会诊等)≥80%	40

评估指标	评估内容				地市级	地市级
3. 人力资源(80分)	3.1　医护人员	3.1.1　人才梯队建设			1. 制定更年期保健人才培养计划和实施方案,有体现人才培养效果和激励机制的量化评分标准。并予以落实	5
					2. 更年期保健门诊高级职称医师数量≥2人	5
					3. 建立并落实学科带头人选拔与激励机制	5
		3.1.2　人员资质			至少有2人到三级甲等医疗机构更年期保健或妇科内分泌专业进修(或培训)3个月及以上,或至少有1人有三级甲等医疗机构更年期保健或妇科内分泌专业轮转半年及以上,并有相关证明	10
		3.1.3　人才培养制度			1. 有更年期保健人员定期学习制度,并落实	5
					2. 近3年,组织更年期保健门诊人员进行业务学习次数≥5次/年,<5次/年按比例得分	10
					3. 每年度医护人员至少参加1次针对性继续医学教育活动或省级更年期专科培训,并有相关证明	5
		3.1.4　门诊/专科负责人	技术职务		高级专业技术职称	5
			工作年限		8年以上的妇产科临床工作经历	5
			管理能力		5年以上管理工作经验	5
		3.1.5　学科带头人	技术职务		高级专业技术职称	5
			工作年限		10年以上的妇产科临床工作经历	5
			学术能力		近3年在省级及以上更年期保健领域相关学术团体中担任委员及以上职务	10
4. 服务场所设备设施(60分)	4.1　房屋	4.1.1　房屋设置			设置诊室、检查室、心理检测室、功能检查室等	15
		4.1.2　建筑布局			各区域布局合理,就诊便捷,并有良好的私密性	15
	4.2　设备	4.2.1　基本设备			1. 更年期保健门诊设备配备率≥95%,<95%按比例得分　更年期保健门诊应配备的设备包括体重秤、血压计、妇科检查床及相关检查设备、骨密度检查设备(双能X线或定量CT)、盆底功能康复设备、更年期综合征筛查相关量表、营养和心理评估工具	15
					2. 机构其他基本设备配备率≥95%,<95%按比例得分　机构内应配备的其他基本设备包括心电图仪、B超诊断仪、人体成分分析仪、阴道镜、乳腺X线摄影系统,开展血尿常规、血生化、生殖道分泌物、宫颈细胞学采集设备、内分泌等检测设备等	15
5. 专科管理(150)	5.1　科研情况	5.1.1　科研课题/项目			1. 近10年牵头负责或参与与本专科有关的市级及以上科研课题≥1项	15
					2. 近10年专科人员获得过市厅级及以上科技成果奖(省部级排名前5名;市厅级排名前3名≥3项)	20
		5.1.2　文章/著作			近5年第一作者(通讯作者)发表与本专科有关的中文核心及以上期刊文章≥3篇,<3篇按比例得分	5
					近10年出版的与本专科有关的主编或参编著作≥3部,<3部按比例得分	5
		5.1.3　教学		—	承担与本专科有关的临床教学或带教任务	5

续表

评估指标	评估内容		地市级	地市级
5. 专科管理(150)	5.2　能力提升	5.2.1　学术研讨和培训	有年度培训工作计划,每年度举办或承办更年期相关的培训班≥1次,<1次不得分	15
		5.2.2　人员进修	近3年派人员进修学习≥2人	15
		5.2.3　基层技术指导	组织或参加近3年对基层医疗机构开展与本专科有关的技术指导、监督检查或质量控制≥4次/年,<4次按比例得分,并有基层更年期保健服务能力提升数据资料	20
		5.2.4　专科引领	近3年本机构至少与1家基层医疗保健机构建立分级诊疗	10
	5.3　信息管理	5.3.1　信息平台建设	1. 建立针对更年期保健的专科病历系统或者平台,并且能够与医院的信息系统数据互联互通	20
		5.3.2　收集、分析、上报和反馈相关数据和信息	2. 建立机构内更年期保健工作核心指标,并收集相关数据,进行电子化管理	10
			3. 对更年期保健工作核心指标进行定期分析,形成数据分析报告,制定并落实工作持续改进措施	10
6. 基本条件	取得《医疗机构执业许可证》		取得《医疗机构执业许可证》	需全部满足,不计入评分
	医疗/保健机构等级		地市三级	
	能够提供基本医疗保健服务		门诊应具备独立诊室等基本功能区域及基本工具(体重计、血压计、软尺等)	
	开设更年期专科门诊时间		≥2年	
	无相关医疗事故		近3年无更年期保健相关医疗事故	
	医院配备宣教场所及设施		医院配备宣教场所及设施。有独立的更年期门诊诊室	

说明:

1. 本建议标准作为各地市医疗保健机构更年期保健特色门诊或专科的建设目标,有条件者可依据国家级更年期保健特色专科建设标准,进一步提升专科建设能力。

2. 各地市可根据更年期保健专科建设标准,结合本地市具体情况提出修改意见。

3. 每一项目中有评分的具体要求内容,未完成的项目内容均按要求扣分。

附录4　县级医疗保健机构更年期保健专科建设标准(建议)

评估指标	评估内容		县级	县级
1. 专科建设 (110分)	1.1 专科 发展规划	1.1.1 制定更年期 保健专科发展规划, 促进专科发展(30分)	1. 更年期保健工作应被纳入医疗机构整体发展规划,确定更 年期保健业务重点发展方向和目标	10
			2. 有更年期保健专科发展规划(3~5年),内容包括目标任务、 措施、评估指标、激励机制等,并开展评估	10
			3. 定期开展评估,促进工作持续改进	10
	1.2 专科 制度	1.2.1 建立健全并 严格执行专科规范 和制度,加强专科管 理(40分)	1. 制定并执行岗位职责、主要诊疗常规/规范	10
			2. 制定并执行各项管理制度	10
			3. 服务记录表单齐全	10
			4. 制定方便就医的服务流程,并有落实措施	10
	1.3 多学 科协作	1.3.1 为更年期妇 女提供综合性、多学 科、全方位的医疗保 健服务(30分)	1. 建立更年期保健多学科协作团队,并有相关文件	10
			2. 建立更年期保健专科与其他科室会诊、转诊、病例讨论制 度,有更年期保健多学科协作工作流程,体现各方职责,并有 工作会议记录、病例讨论记录、转会诊记录等相关资料	20
	1.4 专项 经费	1.4.1 与更年期保 健相关的人才培养、 设备设施、房屋等投 入(10分)	平均每年投入30万~50万(含30万)	10
2. 专科服务 (600分)	2.1 服务 提供	2.1.1 服务量(以 诊断来统计与更年 期相关疾病为依据) (40分)	近3年更年期保健年均门诊量≥500人次	45
		2.1.2 健康档案建 立与管理(60分)	1. 电子或纸质健康档案内容规范齐全,涵盖改良Kupperman 评分、焦虑、抑郁评分、骨质疏松筛查评估、睡眠质量评分、营 养与体重管理等	20
			2. 近3年建立健康档案年均份数≥200份/年,<200份/年 按比例得分	20
			3. 健康档案专人专案管理,并定期对需随访者进行随访、记 录,每年随访率≥80%,<80%按比例得分	20
		2.1.3 营养与体重 管理(40分)	1. 服务内容规范齐全,病历文书内容合理、完整,体现三级预 防相关应用	10
			2. 近3年营养状况评估、咨询与指导年均服务量≥400人次	30
		2.1.4 运动指导和 管理(40分)	1. 服务内容规范齐全,病历文书内容合理、完整,体现三级预 防相关应用	10
			2. 近3年运动功能评估、咨询与指导年均服务量≥400人次	30

续表

评估指标	评估内容		县级	县级
2. 专科服务（600分）	2.1 服务提供	2.1.5 心理保健（40分）	1. 服务内容规范齐全,病历文书内容合理、完整,体现三级预防相关应用	10
			2. 近3年心理状况评估、咨询与指导年均服务量≥400人次	30
		2.1.6 性与生殖保健（40分）	1. 服务内容规范齐全,病历文书内容合理、完整,体现三级预防相关应用	10
			2. 近3年性与生殖保健年均服务量(性生活评分、性保健指导、避孕指导、生殖道炎症诊治等)≥400人次	30
		2.1.7 性激素治疗与管理（80分）	1. 服务内容规范齐全,病历文书内容合理、完整	10
			2. 性激素治疗合理规范,每次抽检20份病历,有1例病例治疗不规范,则不得分	35
			3. 近3年性激素治疗患者专案管理率≥80%(30分),<80%按比例得分,并有随访记录	35
		2.1.8 盆底康复（40分）	1. 服务内容规范齐全,病历文书内容合理、完整,体现三级预防相关应用	10
			2. 近3年盆底功能评估、咨询与指导年均服务量≥400人次	30
		2.1.9 中医药治疗（60分）	1. 服务内容规范齐全,病历文书内容合理、完整,体现三级预防相关应用	10
			2. 近3年中医药保健与治疗年均服务量≥400人次	30
			3. 切实发挥中医药在更年期疾病诊疗和预防保健中的作用 备选指标1:针对更年期女性中医适宜技术数量(项),3分/项,总分不超过20分 备选指标2:2023年,更年期保健门诊中药处方数[包括中药饮片处方(含颗粒剂)和中成药(含医疗机构中药制剂)处方]≥中医药保健与治疗年均服务量门诊量80%(20分),<80%按比例得分 请从以上两个备选指标中,优先选择1个指标	20
		2.1.10 健康教育（60分）	1. 有年度工作计划和工作方案,档案完整,有更年期保健健康教育材料	10
			2. 每年至少开展1次更年期保健门诊患者核心信息知晓情况调查。根据调查结果有针对性地开展健康教育活动。并有持续改进措施	10
			3. 近3年院内更年期健康教育活动≥6次	15
			4. 近2年本机构与社会多部门联合开展院外更年期健康教育活动次数≥6次	25
			5. 利用"互联网+"服务平台,开展智慧医疗健康在线宣传教育,近3年,每年科普作品数≥3篇	15
		2.1.11 服务对象满意度（20分）	近3年,每年至少开展1次服务满意度调查,连续3年服务对象满意度≥90%	20
		2.1.12 特色服务模式（80分）	1. 建立以人为本、多学科协作服务模式,提供连续性、个体化优质便民服务	20
			2. 利用信息化手段,提供在线预约、结果提醒查询等便民服务	20
			3. 对心脑血管疾病、骨质疏松等慢性疾病患者加强管理和随访,近3年慢病管理率(筛查、评估、转介/转诊、多学科会诊等)≥80%	40

评估指标	评估内容			县级	县级
3. 人力资源 (80分)	3.1 医护 人员	3.1.1 人才梯队建设		1. 制定更年期保健人才培养计划和实施方案,有体现人才培养效果和激励机制的量化评分标准。并予以落实	5
				2. 更年期保健门诊中级职称及以上医师数量≥3人	5
				3. 建立并落实学科带头人选拔与激励机制	5
		3.1.2 人员资质		至少有2人到三级甲等医疗机构更年期保健或妇科内分泌专业进修(或培训)3个月及以上,或至少有1人有三级甲等医疗机构更年期保健或妇科内分泌专业轮转半年及以上,并有相关证明	10
		3.1.3 人才培养制度		1. 有更年期保健人员定期学习制度,并落实	10
				2. 近3年,组织更年期保健门诊人员进行业务学习次数≥5次/年,<5次/年按比例得分	15
				3. 每年度医护人员至少参加1次针对性继续医学教育活动或省级更年期专科培训,并有相关证明	10
		3.1.4 门诊/ 专科负责人	技术 职务	中级及以上专业技术职称	5
			工作 年限	5年以上的妇产科临床工作经历	5
		3.1.5 学科 带头人	技术 职务	中级及以上专业技术职称	5
			工作 年限	10年以上的妇产科临床工作经历	5
4. 服务场所 设备设施 (60分)	4.1 房屋	4.1.1 房屋设置		设置诊室、检查室、心理检测室、功能检查室等	15
		4.1.2 建筑布局		各区域布局合理,就诊便捷,并有良好的私密性	15
	4.2 设备	4.2.1. 基本设备		满足业务开展需求,骨密度检查可在上级医院进行	15
				满足业务开展需求,乳腺X线摄影检查可在上级医院进行	15
5. 专科管理 (150)	5.1 科研 情况	5.1.1 科研课题/ 项目		根据本区域更年期女性主要健康问题开展或参与相关调查研究,参与各种更年期保健相关科研课题	20
	5.2 能力 提升	5.2.1 学术研讨和 培训		参加更年期保健相关培训班,<1次/人年,不得分	20
		5.2.2 人员进修		近3年派人员进修学习≥1人,且有进修学习证明	20
		5.2.3 基层技术指 导		接受与本专科有关的技术指导、监督检查或质量控制考核,考核结果合格得12分,考核结果优秀得20分	20
		5.2.4 专科引领		备选指标1:近3年本机构至少与1家上级医疗保健机构建立分级诊疗 备选指标2:与乡镇卫生院建立转诊关系,接收需要诊治患者 请从以上两个备选指标中,优先选择1个指标	10
	5.3 信息 管理	5.3.1 信息平台建 设		1. 建立针对更年期保健的专科病历系统或者平台,并且能够与医院的信息系统数据互联互通	20
		5.3.2 收集、分析、 上报和反馈相关数 据和信息		2. 建立机构内更年期保健工作核心指标,收集相关数据并进行分析	10
				3. 及时报送妇幼卫生信息,并定期对数据的准确性和完整性进行质量控制	10

续表

评估指标	评估内容	县级	县级
6. 基本条件	取得《医疗机构执业许可证》	取得《医疗机构执业许可证》	需全部满足,不计入评分
	医疗 / 保健机构等级	一级及以上	
	能够提供基本医疗保健服务	门诊应具备独立诊室等基本功能区域及基本工具(体重计、血压计、软尺等)	
	开设更年期专科门诊时间	≥1 年	
	无相关医疗事故	近 3 年无更年期保健相关医疗事故	
	医院配备宣教场所及设施	医院配备宣教场所及设施。有独立的更年期门诊诊室	

说明:

1. 本建议标准作为县级医疗保健机构更年期保健特色门诊或专科的建设目标。

2. 各县市可根据更年期保健专科建设标准结合当地具体情况提出修改意见。

3. 每一项目中有评分的具体要求内容,未完成的项目内容均按要求扣分。

后　记

　　2021 年 5 月在郁琦教授的推动下,中华医学会妇产科学分会绝经学组开启了新版中国绝经管理与绝经激素治疗指南的制定。历时 1 年 8 个月,诚如郁琦主编所言,各位医学专家、循证专家和助手们付出了难以想象的辛劳。《中国绝经管理与绝经激素治疗指南 2023 版》在 2023 年第 1 期《中华妇产科杂志》全文刊登,达到了"使国内各级医师更好地管理和防治绝经期相关疾病,更新知识,并与国际接轨"的目的。

　　为了让我国一线妇产科和妇女保健同行以及相关科室的医生更好地理解 2023 版指南的精粹,更规范地实践,中华医学会妇产科学分会绝经学组决定编写《中国绝经管理与绝经激素治疗指南 2023 版》的解读与实践案例。在郁琦教授的带领下,在人民卫生出版编辑部的支持下,2023 年 1 月正式组成了以 2023 版指南编写专家组为核心的编委会,特别邀请了中医药学、乳腺病学等专科编委,并拓展了青年学者加入编写工作。

　　按照编写本书的主旨,将 2023 版指南的重点临床关键问题(PICO)总结进行拓展和梳理,全书分为上、下篇,共 15 章。在 10 个月的写作过程中,编委会有分工有合作,精心撰写书稿,并以自审、互审和会审的形式进行了 3 次全稿通审,反复提炼,最终成书逾 42 万字。本书编排独具特色,每一章均聚焦相关主题,阐述 2023 版指南的要点和学术进展性,并有临床常见问题简答或临床病案解析,全书比较全面地涵盖了绝经健康管理实践中常见问题及临床处理,呈现了中国绝经健康管理的特色。不仅有助于一线医生规范实践医疗保健职责,也有利于广大更年期女性了解绝经健康管理原则和要点,真正成为个人健康的责任人。

　　感谢全体编委在郁琦主编的引领下以严谨的科学态度和执着的写作精神,不厌其烦地循证文献,讨论写作重点和反复修稿。特别感谢各章负责人完美履行职责,保证了本书的高质量完成。感谢徐苓教授、张绍芬教授、王惠兰教授 3 位绝经学组前辈认真审阅了书稿,提出了宝贵的指导意见。感谢人民卫生出版社编辑部指导和陪伴了全书的策划和编写过程。感谢编委会秘书袁春燕和王艳默默付出,做了大量细致而烦琐的案头工作。特别致谢本书的全体青年编者,他们代表了绝经健康管理领域青出于蓝的新一代。

　　希望本书能获得广大读者的喜爱和肯定,并敬请对本书的不足和欠妥之处不吝指正。更希望有志于绝经健康管理领域的同行们,能够在践行 2023 版指南的过程中,不断积累和创新,共同为绝经健康管理的中国特色添彩增辉。

任慕兰

2024 年 7 月 1 日于南京